がんを知る

Knowledge of cancer

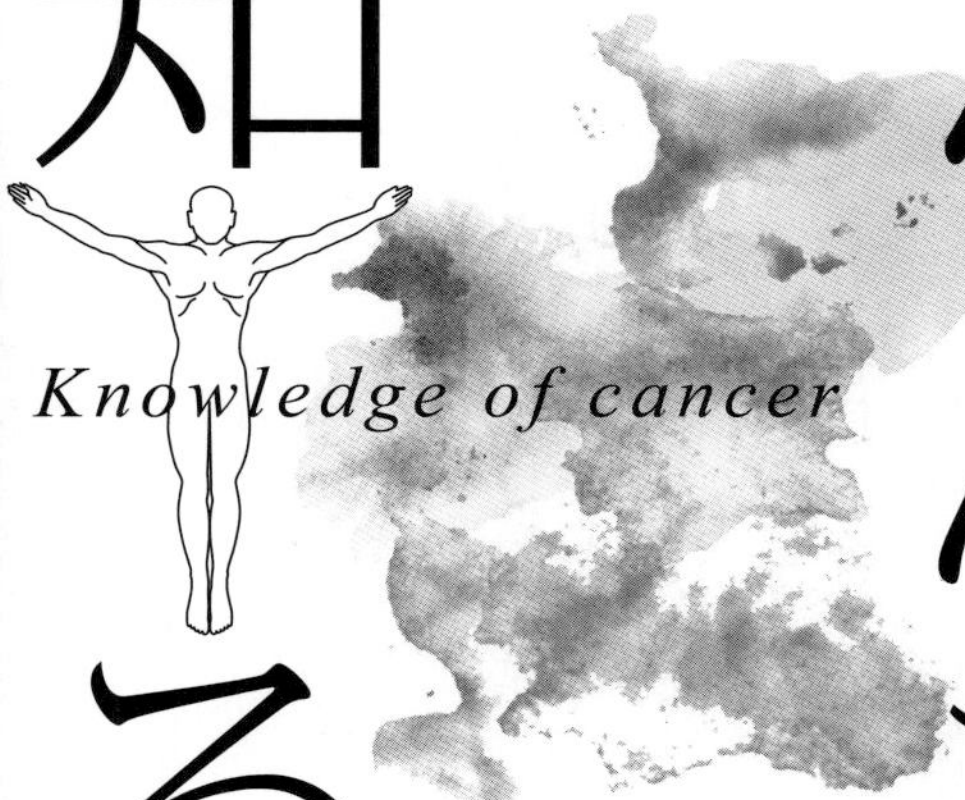

山形大学医学部 編集

「がんを知る」発刊に当たって

昭和56年（1981年）に日本人の死亡原因の一位が「脳血管障害（脳卒中）」から「がん」になって23年を経ました。近年では更に「がん」での死亡数が増加しております。国は「がん」が国民病であると位置づけ、平成18年にがん対策基本法を制定いたしました。その眼目は、国、地方公共団体等の責務を明確にし、基本的施策、対策の推進に関する計画と厚生労働省にがん対策推進協議会を置くことを定めたことです。

しかし、国民のがん医療への満足度は欧米諸国と比較して、決して高くありません。一方、日本のがんの日常医療は、世界保健機関（ＷＨＯ）が世界一位と評価しています。それにも関わらず、国民の日本のがん医療に対する評価は充分ではありません。「人は知らされていないと言うだけで、不安になり、猜疑心が出てくる」。このことが、日本人が日本の医療への不信感になっている原因の一つと考えます。そのため、国民にがんについて充分に知ってもらい、医療と共に、がんと闘う必要があります。

私が、２０１０年に国立がん研究センターの理事長に就いていたときの話です。当時はがん難民という海外では存在しない言葉が世間に溢れていました。がん患者さん本人が「医療から見捨てられたと感じた。」事ががん難民の定義です。そこで、国立がん研究センターに「総合がん患者相談室」を整備し、がん患者さんの医学的、社会的等全てのよろず相談を受け付けました。一番というよりほとんどの相談内容が「自分が受けているがん医療が適切な物なのか?」でした。その結果は「ほとんどのがん医療は適切ですよ。地元の病院での医療はそれで大丈夫です。」と答えておりました。その結果、患者さんは安心し、その相談結果に98%が満足して帰って行きました。

今回「がんを知る」を発刊する意義は、がんと言う病気に関係する全ての物を網羅し、がん患者さんの不安を取り去ることにあります。がんに関する医学的、社会的、費用等を山形新聞紙上に連載したものを編集した本です。がん患者さんが、この本を手元において何か不安や疑問が出たときに、ひも解いて頂きたいのです。がん患者さんにとって、この本は病気に対する疑問や次にどのような考えや行動をすれば良いかを導いてくれると確信いたします。がんにかかってもがんと闘い安心しながら療養できるための本です。日本人の二人に一人ががんにかかる時代です。是非各家庭に一冊用意してほしいと思います。

平成26年末

国立がん研究センター名誉総長
東北がんネットワーク会長
山形大学医学部がんセンター長
嘉山 孝正

目次

20090605　連載に先駆けて　予防、最新治療法など紹介
山形大学医学部がんセンター責任者・大学院医学系研究科公衆衛生学　教授　深尾　彰……10

20090612　概略（1）がんという病気
山形大学医学部がんセンターがん患者登録センター責任者・大学院医学系研究科公衆衛生学　教授　深尾　彰……12

20090619　概略（2）発生のしくみ（上）
がんセンターがん遺伝子診療研究部部長・医学科腫瘍分子医科学講座　教授　北中千史……14

20090626　概略（3）発生のしくみ（下）
がんセンターがん遺伝子診療研究部部長・医学科腫瘍分子医科学講座　教授　北中千史……16

20090703　概略（4）がんの疫学－何が、どこで？
山形大学医学部がんセンターがん患者登録センター責任者・大学院医学系研究科公衆衛生学　教授　深尾　彰……18

20090710　概略（5）がん対策基本法　大学院医学系研究科　医療政策学講座　助教　伊藤嘉高……20

20090717　概略（6）診療連携拠点病院　大学院医学系研究科　医療政策学講座　助教　伊藤嘉高……22

20090724　概略（7）がん登録　大学院医学系研究科　医療政策学講座　助教　伊藤嘉高……24

20090731　概略（8）医療費　大学院医学系研究科　医療政策学講座　助教　伊藤嘉高……27

20090807　検診と予防（1）がんの予防
山形大学医学部がんセンターがん患者登録センター責任者・大学院医学系研究科公衆衛生学　教授　深尾　彰……30

20090814　検診と予防（2）乳がん検診
外科学第一講座・附属病院手術部　病院教授　木村青史・外科学第一講座　主任教授　木村　理……32

20090821　検診と予防（3）肺がん検診　第一内科　病院助教　山内啓子……34

20090828　検診と予防（4）胃がん検診　内科学第二（消化器内科学）講座　佐々木悠……36

20090904　検診と予防（5）大腸がん検診　内科学第二（消化器内科学）講座（現・日本海総合病院）　折居智彦……38

20090911　検診と予防（6）子宮がん検診　医学科産婦人科学　教授　倉智博久……40

20090918　検診と予防（7）子どものがん（上）　附属病院小児科　講師　三井哲夫……42

20090925　検診と予防（8）子どものがん（下）　附属病院小児科　講師　三井哲夫……44

20091002　検診と予防（9）前立腺がん　腎泌尿器外科学講座　教授　冨田善彦……47

20091009　検診と予防（10）肺がんのCT検診　附属病院放射線診断科　講師　本間次男……49

20091016　検診と予防（11）PET 検診　医学科画像医学講座　助教　長谷川七重……51

20091023　検診と予防（12）人間ドック　大学院医学系研究科　医療政策学講座　助教　伊藤嘉高……53

20091030　検診と予防（13）「日本人の予防法」より
山形大学医学部がんセンターがん患者登録センター責任者・大学院医学系研究科公衆衛生学　教授　深尾　彰……55

20091106　最新の診断と治療法（1）がんの画像診断（上）　放射線診断科　助教　小田敦子……57

20091113　最新の診断と治療法（2）画像診断（MRI）（下）　放射線診断科　助教　朽木　恵……59

20091120　最新の診断と治療法（3）動注・塞栓療法　画像医学講座　助教　菅原千智……61

20091127　最新の診断と治療法（4）頭頸部がんの動注化学療法　放射線診断科　助教　鹿戸将史……63

20091204　最新の診断と治療法（5）ラジオ波凝固療法　附属病院第2外科　助教　深谷　建……65

20091211　最新の診断と治療法（6）病理診断（上）
人体病理学講座　助教（現　山形県立中央病院　中央検査部病理）　緒形真也……68

20091218 最新の診断と治療法（7） 病理診断（下） 病理診断学講座 助教 大竹浩也……70
20091225 最新の診断と治療法（8） 細胞診 病理部 准教授（現 鶴岡市立荘内病院 中央検査科長） 加藤哲子……72
20100115 最新の診断と治療法（9） 内視鏡 内科学第二（消化器内科学）講座（現・県立中央病院） 藤嶋昌一郎……74
20100122 最新の診断と治療法（10） 分子疫学研究 腫瘍分子医科学講座 教授 北中千史……77
20100129 最新の診断と治療法（11） 腫瘍マーカー 臨床腫瘍学講座 助教 福井忠久……79
20100205 最新の診断と治療法（12） ロボット手術 公立置賜総合病院外科 水谷雅臣・外科学第一講座 主任教授 木村 理……81
20100212 最新の診断と治療法（13） 内視鏡手術 外科学第一講座 病院教授 蜂谷 修・主任教授 木村 理……83
20100219 最新の診断と治療法（14） 肺がんの内視鏡手術 外科学第二講座 助教 鈴木 潤……86
20100226 最新の診断と治療法（15） 化学療法（抗がん剤） 臨床腫瘍学講座 教授 吉岡孝志……88
20100305 最新の診断と治療法（16） 増える外来での抗がん剤治療 臨床腫瘍学講座 助教 福井忠久……90
20100312 最新の診断と治療法（17） 分子標的治療 臨床腫瘍学講座 教授 吉岡孝志……92
20100319 最新の診断と治療法（18） 遺伝子治療 臨床腫瘍学講座 教授 吉岡孝志……94
20100326 最新の診断と治療法（19） 免疫療法 免疫学講座 教授 浅尾裕信……96
20100402 最新の診断と治療法（20） ワクチン療法 免疫学講座 教授 浅尾裕信……98
20100409 最新の診断と治療法（21） 放射線治療 放射線腫瘍学講座 教授 根本建二……101
20100416 最新の診断と治療法（22） 放射線の内照射 国立がんセンター中央病院 がん専門修練医（元山形大学医学部 放射線腫瘍学講座 助教） 黒田勇気……103
20100423 最新の診断と治療法（23） 高精度放射線治療 放射線腫瘍学講座 准教授 和田 仁……105
20100430 最新の診断と治療法（24） 粒子線治療 放射線腫瘍学講座 医学部講師 野宮琢磨……107
20100507 最新の診断と治療法（25） 緩和医療 医学部附属病院 疼痛緩和内科 講師 山川真由美……109
20100514 最新の診断と治療法（26） 精神医療 医学部精神医学講座 助教 澁谷 譲……111
20100521 最新の診断と治療法（27） 病期診断 臨床腫瘍学講座 教授 吉岡孝志……113
20100528 最新の診断と治療法（28） 血液のがん 山形大医学部附属病院 輸血部 病院教授 田嶋克史……115
20100604 最新の診断と治療法（29） 脳腫瘍 医学部附属病院 脳神経外科 講師 櫻田 香……117
20100611 最新の診断と治療法（30） 目のがん 眼科学講座 助教 今野伸弥……119
20100618 最新の診断と治療法（31） 頭頸部がん 耳鼻咽喉・頭頸部外科学講座 准教授 小池修治……121
20100625 最新の診断と治療法（32） 甲状腺がん 附属病院 耳鼻咽喉科 講師 太田伸男……123
20100702 最新の診断と治療法（33） 咽頭・喉頭のがん 医学部附属病院 耳鼻咽喉科 講師 那須 隆……125
20100709 最新の診断と治療法（34） 口腔がん 歯科口腔・形成外科学講座 主任教授 飯野光喜……127
20100716 最新の診断と治療法（35） がん治療と口腔ケア 附属病院歯科口腔外科 病院教授 濱本宜興……129
20100723 最新の診断と治療法（36） 肺がん（1） 外科学第二講座 病院教授 大泉弘幸……131
20100730 最新の診断と治療法（37） 肺がん（2） 第一内科 病院助教 山内啓子……133
20100806 最新の診断と治療法（38） アスベストと中皮腫 外科学第二講座 助教 遠藤 誠……135
20100813 最新の診断と治療法（39） 乳がん（1） 外科学第一講座・附属病院手術部病院 教授 木村青史・外科学第一講座 主任教授 木村 理……137
20100820 最新の診断と治療法（40） 乳がん（2） 附属病院第一外科 助教 鈴木明彦・主任教授 木村 理……140

20100827 最新の診断と治療法（41） 食道がん（1） 山形県立中央病院外科 野村 尚・外科学第一講座 主任教授 木村 理……142
20100903 最新の診断と治療法（42） 食道がん（2） 内科学第二（消化器内科学）講座 佐藤剛司……144
20100910 最新の診断と治療法（43） 胃がん（1） 外科学第一講座 講師 蜂谷 修・主任教授 木村 理……146
20100917 最新の診断と治療法（44） 胃がん（2） 内科学第二（消化器内科学）講座（現・県立中央病院） 武田弘明……148
20100924 最新の診断と治療法（45） 肝臓がん（1） 外科学第一講座 病院教授 平井一郎・主任教授 木村 理……150
20101001 最新の診断と治療法（46） 肝臓がん（2） 内科学第二（消化器内科学）講座（現・公立置賜総合病院） 斎藤孝治……152
20101008 最新の診断と治療法（47） 膵臓がん（1） 公立置賜総合病院 外科 森谷敏幸・外科学第一講座 主任教授 木村 理……154
20101015 最新の診断と治療法（48） 膵臓がん（2） 内科学第二（消化器内科学）講座 牧野直彦……156
20101022 最新の診断と治療法（49） 胆嚢がん（1） 外科学第一講座 病院教授 平井一郎・主任教授 木村 理……158
20101029 最新の診断と治療法（50） 胆嚢がん（2） 内科学第二（消化器内科学）講座 戸沢智浩……161
20101105 最新の診断と治療法（51） 大腸がん（1） 山形済生病院 診療副部長 磯部秀樹・外科学第一講座 主任教授 木村 理……163
20101112 最新の診断と治療法（52） 大腸がん（2） 内科学第二（消化器内科学）講座（現・日本海総合病院） 折居智彦……166
20101119 最新の診断と治療法（53） 小児がん（1） 附属病院小児科 講師 三井哲夫……168
20101126 最新の診断と治療法（54） 小児がん（2） 附属病院小児科 講師 三井哲夫……170
20101203 最新の診断と治療法（55） 子宮がん 産婦人科学講座 病院教授 中原健次……173
20101210 最新の診断と治療法（56） 卵巣がん 産科婦人科 病院教授 高橋一広……175
20101217 最新の診断と治療法（57） 皮膚がん（1） 附属病院皮膚科 講師 松永 純・主任教授 鈴木民夫……177
20101224 最新の診断と治療法（58） 皮膚がん（2） 附属病院皮膚科 講師 松永 純・主任教授 鈴木民夫……180
20101231 最新の診断と治療法（59） 肉腫について 整形外科学講座 助教 土屋登嗣……183
20110114 最新の診断と治療法（60） がんの骨転移 整形外科学講座 助教 土屋登嗣……185
20110121 最新の診断と治療法（61） 骨のがん 整形外科学講座 助教 土屋登嗣……187
20110128 最新の診断と治療法（62） 軟部組織のがん 整形外科学講座 助教 土屋登嗣……190
20110204 最新の診断と治療法（63） 腎臓がん 腎泌尿器外科学講座 教授 冨田善彦……192
20110211 最新の診断と治療法（64） 膀胱がん 腎泌尿器外科 助教 川添 久……194
20110218 最新の診断と治療法（65） 前立腺がん 腎泌尿器外科学講座 准教授 長岡 明……196
20110225 最新の診断と治療法（66） 精巣腫瘍 附属病院泌尿器科 講師 加藤智幸……198
20110304 最新の診断と治療法（67） 原発不明がん 臨床腫瘍学講座 教授 吉岡孝志……201
20110311 最新の診断と治療法（68） がんとエイズ 感染症学講座 教授 本郷誠治……203
20110415 その他（1） がんの情報得るには 臨床腫瘍学講座 助教 福井忠久……205
20110422 その他（2） がん医療人の育成 腫瘍分子医科学講座 教授 北中千史……207
20110429 その他（3） 患者会 附属病院がん患者相談室 看護師長 今野貴代美……209
20110513 その他（4） セカンドオピニオン 臨床腫瘍学講座 助教 伊藤由理子……211
20110520 その他（5） 東北がんネットワーク 放射線腫瘍学講座 教授 根本建二……213
20110527 その他（6） CTB 放射線腫瘍学講座 講師 野宮琢磨……215
20110603 その他（7） がん患者相談室 附属病院がん患者相談室 看護師長 今野貴代美……217
20110610 その他（8） がん看護（1） 臨床看護学講座 准教授 武田洋子……220

20110617　その他（9）　がん看護（2）　看護学科　臨床看護学講座　成人慢性期　助教　井上水絵……222
20110624　その他（10）　がん看護（3）　看護学科　臨床看護学講座　成人急性期　教授　古瀬みどり……225
その他（11）　がん化学療法看護分野　附属病院　がん化学療法看護認定看護師　小澤千佳・がん化学療法看護認定看護師　黄木千尋……227
その他（12）　がんの痛みは、怖がらなくとも大丈夫　附属病院　看護部　鹿野たかね・がん性疼痛看護認定看護師　鈴木幸子……229
その他（13）　その人らしく生きるために　附属病院　緩和ケア認定看護師　齋藤一美……231
その他（14）　食べる楽しみを応援します　附属病院　摂食・嚥下障害看護認定看護師　大泉美喜……233
その他（15）　「がん」と「スキンケア」　附属病院　皮膚・排泄ケア認定看護師　加賀紀子・小林由貴子……235
その他（16）　放射線治療中に起こる副作用とセルフケア　附属病院　がん放射線療法看護認定看護師　天野　緑……237
20110701　その他（17）　がんと薬剤師　附属病院薬剤部　教授・薬剤部長　白石　正・准教授・副薬剤部長　豊口禎子……239
20110708　その他（18）　緩和ケア病棟　医学部附属病院疼痛緩和内科　講師　山川真由美……241
20110715　その他（19）　在宅医療　附属病院地域医療連携センター　看護師長　今野貴代美……244
20110722　がんと放射線　自然界から毎日被ばく　放射線腫瘍学講座　教授　根本建二……246
20110729　外部被ばくと内部被ばく　正しい知識で冷静に対応　放射線診断科　助教　鹿戸将史……248
20110807　原爆被ばく者の発がん　1シーベルトでリスク1・5倍に　放射線診断科　助教　小田敦子……250
20110814　チェルノブイリ原発事故と発がん　飲酒・喫煙よりリスク小　放射線腫瘍学講座　講師　野宮琢磨……252
20110821　放射線ホルミシス、適度な量でプラス作用　放射線診断科　教授　細矢貴亮……254
20110828　PETとがん医療（上）　病気を正確に検出、撮影　放射線診断科　准教授　菅井幸雄……256
20110904　PETとがん医療（下）　他検査と併用し有効活用　放射線診断科　准教授　菅井幸雄……258
20110911　これからのがんとのつきあい方　個人に合った治療法探る　先端分子疫学研究所　准教授　成松宏人……260
20110918　がんとおカネのはなし　医療進歩で増える治療費　先端分子疫学研究所　准教授　成松宏人……262
20110925　オーダーメードのがん医療　細胞にあわせ治療研究　先端分子疫学研究所　准教授　成松宏人……264
20111002　がんと体質のはなし　予防、治療へ長期調査　先端分子疫学研究所　准教授　成松宏人……266
20111009　新しい医薬品の開発と承認　研究、試験に費用数百億円　医薬品医療機器評価学講座　教授　松田　勉……268
20111016　ドラッグラグについて　承認遅い日本、対策急ぐ　医薬品医療機器評価学講座　教授　松田　勉……270
20111023　医薬品承認後の安全対策　迅速に副作用情報を収集　医薬品医療機器評価学講座　教授　松田　勉……272
20111030　泌尿器科における低侵襲手術　ロボット手術普及に期待　附属病院泌尿器科　講師　加藤智幸……274
20111106　消化器外科における低侵襲手術　早期がんを中心に普及　第一外科病院　教授　蜂谷　修・主任教授　木村　理……277
20111113　胸部の低侵襲手術　肋骨の隙間から内視鏡　外科学第二講座　准教授　大泉弘幸……280
20111120　子宮頸がんの妊孕性温存治療　正確な病期の判断必要　産科婦人科　病院教授　高橋俊文……282
20111127　子宮頸がんワクチン　検診と併用で高まる効果　産科婦人科　病院教授　高橋一広……284
20111204　がんの免疫療法（上）　樹状細胞に「抗原」教える　免疫学講座　教授　浅尾裕信……286
20111211　がんの免疫療法（下）　免疫系の無力化徐々に解明　免疫学講座　教授　浅尾裕信……288
20111218　放射免疫療法　がん細胞攻撃、全身に効果　放射線腫瘍学講座　助教　鈴木志恒……290
20111225　国のがん医療政策　基本計画に沿って対策　医療政策学講座　教授　村上正泰……292
20120108　がん医療費　高齢化、技術進歩で増大　医療政策学講座　教授　村上正泰……295
20120115　がんと医療保険　公的制度拡充議論に注目　医療政策学講座　教授　村上正泰……297

20120122 緩和ケアチーム　専門家連携、主治医に協力
医学部附属病院疼痛緩和内科　緩和ケアチーム　山川真由美…… 299

20120129 チーム医療 NST　適切な栄養管理、回復支援
附属病院薬剤部　NST 専門薬剤師　丘　龍祥・消化器・乳腺甲状腺・一般外科　教授　木村　理…… 301

20120205 チーム医療放射線治療　日々の品質管理で安全に
がんセンター　医学物理士　主任診療放射線技師　鈴木幸司…… 303

20120212 感染症とがん　院内感染防ぐ手指消毒
附属病院　感染制御部部長　病院教授　森兼啓太…… 305

20120219 がんリハビリ　治療後の QOL 高める
附属病院　リハビリテーション部　主任作業療法士　村川美幸…… 307

20120226 がん幹細胞　治癒への本当の敵
腫瘍分子医科学講座　教授　北中千史…… 309

20120304 がん幹細胞　治療方針の決定　一人一人の最善考え努力
外科学第一講座　助教　藤本博人・主任教授　木村　理…… 311

20120311 肺がん治療の変遷と現在　早期発見、体に優しい手術
外科学第二講座　助教　加藤博久…… 314

20120318 肺がん治療・最新の話題　がん細胞を狙い撃ち
第一内科　助教　山内啓子…… 317

20120325 肝臓がん治療・最新の話題　選択肢増え成績も向上
内科学第二（消化器内科学）講座　奥本和夫…… 319

20120401 がんサロンと患者会　体験語り、支え合う
看護学科　臨床看護学講座　教授　佐藤和佳子…… 321

20120408 脳腫瘍の最新の話題　神経膠腫に効く治療法開発
附属病院　脳神経外科　総合医学教育センター　教授　佐藤慎哉…… 324

20120415 目のがん・最新の話題　機能、組織残す技術進歩
眼科学講座　助教　今野伸弥…… 326

20120422 皮膚がんの最新の話題　塗り薬で免疫力強化も
附属病院　皮膚科　助教　紺野隆之・主任教授　鈴木民夫…… 329

20120429 口腔がん最新の治療　進行がんも機能障害少なく
耳鼻咽喉・頭頸部外科学講座　助教　野田大介…… 331

20120506 口腔がんの再建手術　血管とともに組織移植
歯科口腔・形成外科　主任教授　飯野光喜…… 333

20120513 せん妄　認知症と区別、回復可能
精神医学講座　助教　渋谷　譲…… 335

20120520 在宅緩和ケア　スタッフ連携し環境整備
医学部附属病院疼痛緩和医療部　緩和ケアチーム　奥山慎一郎…… 337

20120527 骨肉腫　化学療法導入で生存率向上
整形外科　病院助教　菅原正登…… 339

20120603 悪性骨軟部腫瘍　アクリジンオレンジ導入
整形外科　講師　土屋登嗣…… 342

20120610 膵臓がん・最新の治療　再発の鍵握る神経叢
外科学第一講座　助教　手塚康二・主任教授　木村　理…… 344

20120617 ロボット支援手術　精度高く、普及に期待
附属病院泌尿器科　講師　加藤智幸・主任教授　冨田善彦…… 346

20120624 腎がんに対する分子標的薬　副作用への対策重要
附属病院泌尿器科　講師　加藤智幸…… 349

20120701 卵巣がん　自覚なく早期発見困難
産科婦人科学講座　助教　太田　剛…… 351

20120708 小児がん最新の治療　拒絶反応の「利用」探る
附属病院　小児科　病院教授　三井哲夫…… 353

20120715 急性白血病の治療　第一目標は「寛解」到達
附属病院　輸血部　講師　加藤裕一…… 356

20120722 重粒子線治療　副作用少なく効果大きく
放射線医学総合研究所重粒子医科学センター（前附属病院　がん臨床センター　准教授・現在出向中）　野宮琢磨…… 358

20120729 新たな PET 検査　正確に診断、治療効果的に
附属病院放射線診断科　助教　桐井一邦…… 360

20120805 化学療法後の高次脳機能障害　回復可能、早めに相談を
高次脳機能障害　教授　鈴木匡子…… 362

20120812 大腸がん最新の治療　完治へ術前術後に補助療法
臨床腫瘍学講座　助教　福井忠久…… 364

20120819 連載のおわりに　正しい情報、正しく理解を
がん臨床センター長　根本建二…… 366

がんを知る

連載に先駆けて　予防、最新治療法など紹介

山形大学医学部がんセンターがん患者登録センター責任者・
大学院医学系研究科公衆衛生学　教授　深尾　彰

ロック歌手の忌野清志郎さん、作曲家の三木たかしさんなど、最近、著名人が立て続けにがんで亡くなりました。著名人ばかりでなく、家族や友人など周囲の方でも最近がんにかかる方やがんで亡くなる方が多くなったという印象をお持ちの読者も少なくないと思われます。

厚生労働省の人口動態統計によれば、がんの死亡率は現在、死因別死亡率の第1位で、がんで亡くなる方は全死亡者の30%、つまり亡くなる方の3分の1はがんということが分かっています。また、国立がんセンターの資料によれば、日本人男性では、生涯に2人に1人ががんにかかり、4人に1人はがんで死亡すると推計されています（女性では3人に1人ががかかり、6人に1人が死亡）。このような数値を眺めていくと、周囲の方にがんの方が多くなったという印象が的外れでないことが分かるはずです。

がんがこのように身近な存在（あまりなれなれしくしてもらっては困るのですが）になった現在、それに対処するためには、がんについての情報を集める必要がありますが、その場合、大切なことはいかに正確な情報を効率よく集めるかということです。情報がはんらんしている昨今、実はこのことがとても難しい作業になっています。そこで、山形大学医学部の専門医たちが、がんについてのより正確な情報を読者に提供する目的で、「がんを知る」をメーンテーマとしたシリーズを執筆します。

山形大医学部は、２００５年に全国の大学医学部では初めてとなるがんセンター（センター長・嘉山孝正医学部長）を設置しました。このセンターは、診療科の壁を取り払って患者さんを中心としたがんの包括的医療を目指しています。

私どもの附属病院に入院したがんの患者さんは、主治医と放射線治療医、化学療法治療医が現在なしうる最良の治療法について十分討議した上で治療方針が立てられます。また、本医学部では、「東北がんＥＢＭ事業」（注1）や「東北がんプロフェッショナル養成プログラム」（注2）などを通じてがん医療の専門家を育成する教育プログラムを実施していますが、本シリーズの執筆者はがんセンターの主要メンバーであり、これらの教育プログラムの指導者でもあるので、最新のしかもより正確な情報を提供できるものと確信しています。このコーナーでは、がんとはそもそも何者かを分子レベルから解き明かしたあと、その予防方法、最新治療などに進んでいく予定です。どうか、このシリーズを上手に活用してがんに立ち向かっていただきたいと思います。

（注1）文部科学省補助金による本学独自の事業。病院勤務医ががん専門医を取得するなどして、地域のがん診療のリーダーとして活躍できる能力を育成するのが目的。EBM は Evidence-based Medicine（科学的根拠にもとづいた医学）の略。

（注2）文部科学省補助金により、東北大学、福島県立医科大学と共同で実施している事業で、がん診療の専門医や専門時術者を育成する大学院のコースを設置するのが目的。

概略（1） がんという病気

山形大学医学部がんセンターがん患者登録センター責任者・
大学院医学系研究科公衆衛生学　教授　深尾　彰

ご存じのように、ヒトは細胞の集合体ですが、その細胞の数は１００兆個以上といわれています。その多くの細胞がレンガ造りの建物のように、整然と決められた規則に従って配置されて、ヒトの形を形成しているわけです。

古くなったり、外力で壊されたりした細胞は、生体の維持機構が監視していて常に新品に取り換えられるようになっています。ところが、ある条件がそろったとき、整然と並んでいた細胞の一つが突然規則を無視して勝手に増殖を始めます。この規則破りの細胞ががん細胞で、この細胞が出現することをがん化といいます。

がん細胞は、整然と配列していた周囲の正常細胞を押しのけてがん細胞の塊（かたまり）を作っていく性質があり、やがて腫瘍（しゅよう）という病変として認知される大きさにまで進んでいきます。「がんという病気」にかかったというのは一応この時点以降と考えていいと思います。腫瘍がある程度大きくなると、その腫瘍がある臓器の機能が障害され、肺がんであればせきや血痰（けったん）、大腸がんであれば便通障害や血便など、いろいろな症状が出てきます。

この規則破りのがん細胞のさらに困った性質は、ある程度の大きさに腫瘍を作ってしまうと、さらに縄張りを増やそうと血管やリンパ管を伝ってほかの臓器に進出し、そこで新たな増殖を始めるということで、これを転移といいます。「○○は社会のがんだ」と言うことがありますが、これは、○○が徒党を組んで、社会のあちこちでまともな生活を営んでいる人々に迷惑をかけるという意味で、がんの性質を実に上手に使った言い方だと思います。

では、規則破りのがん細胞の出現は、不幸にしてがんにかかった人だけに起きたことなのでしょうか。答えはノーです。実は、紫外線にあたるとか、タバコを吸うとか、日常よくある場面で、規則破りのがん細胞はちょくちょくできていると考えられています。しかし、そういう細胞が出現すると、生体の免疫機構が「そういう規則破りのやからは、うちにおいておくわけにはいかない不届きなよそ者だ」と認識してその細胞を壊しにかかります。免疫機構が万全だと、少々徒党を組んで塊になりかけたものまで破壊すると考えられています。

われわれの誰もが、日常がん細胞の一つや二つ（あるいはもっと）を持ち歩いていても、免疫の力でそのつどこわされているのでがんという病気にならずにすんでいるのですが、免疫の働きが弱ったとき、あるいは、がん細胞の増殖力がやたらに強くて免疫の力が及ばないときに、先ほど述べたような腫瘍の形成や転移という方向へ進んでいくのです。高齢者にがんにかかる人が多いのは、高齢者の免疫力が弱くなるからだろうと考えられています。

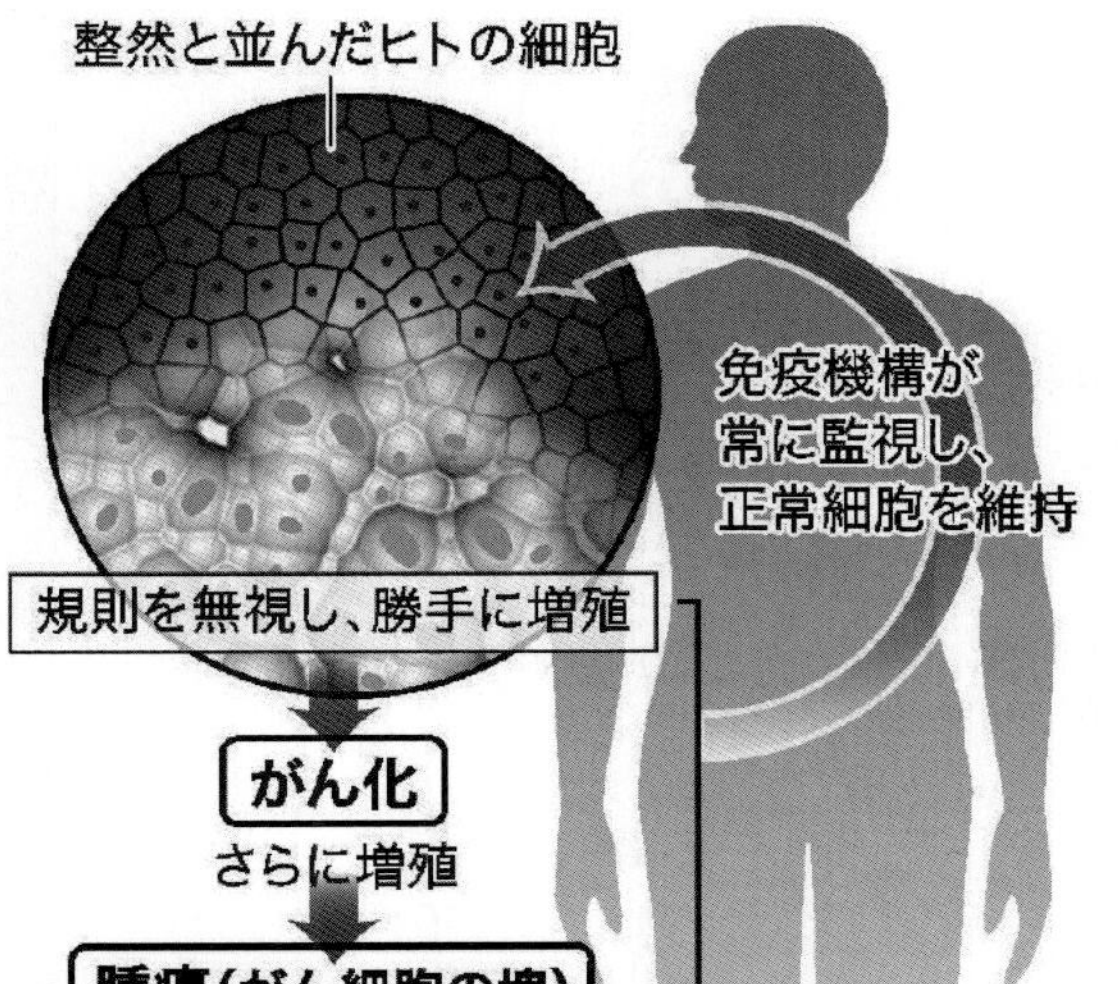

概略（2） 発生のしくみ（上）

がんセンターがん遺伝子診療研究部部長・
医学科腫瘍分子医科学講座　教授　北中千史

前回のお話にもありましたように、がん（腫瘍）はがん細胞が集まってできた「かたまり」で、これが際限なく大きくなりながら周囲に食い込んだり、あちこちに転移して新しいかたまりを作ったりすることで人体を死へと追いやる病気です。つまりがんという病気の本質は、それを構成するがん細胞の際限のない増殖能力にあると言えます。

がん細胞は、がんと診断がついた時点ではすでに莫大（ばくだい）な数に増えていますが、もとはたった1個のがん細胞です。また、このたった1個のがん細胞も無から生じたわけではなく、もとは全く正常な細胞であり、それが「ちょっとしたキッカケ」でがん細胞に変化したものなのです。ですから、このがん細胞と正常細胞の違いに注目することで、がん発生のしくみを理解するための手がかりを得ることができます。

さて、それではがん細胞と正常細胞は何が違うのでしょうか？正常細胞の中にも非常に活発に増殖しているものがありますが、決して際限なく増えることはありません。なぜなら、正常細胞は周囲から「増えろ」という合図を受けたときだけ増殖し、細胞の数が十分足りて周囲から「もう増えるな」と合図されるとピタリと増殖をやめることができるからです。いわば「増殖のアクセルとブレーキ」が効いた状態です。一方、がん細胞はというと、増えろという合図がなくても勝手に増え、増えるなという合図があってもそれを無視という、さながら「増殖のアクセル踏みっぱなし、ブレーキ崩壊」状態で、その結果、際限ない増殖の暴走がおきています。つまり、「ちょっとしたキッカケ」で増殖のアクセルやブレーキがおかしくなることが、正常細胞ががん細胞へと変化する上での重要な出来事ということになります。

それでは、細胞の中の「どこ」がおかしくなると、このような異常がおきるのでしょうか？ そのヒントは1個のがん細胞が細胞分裂をして2個の細胞になっても、二つともがもとと全く同じがん細胞になるという事実に潜んでいます。つまり、がん細胞の性質は細胞から細胞へと「遺伝するもの」でなければいけないということです。事実、がん細胞でおかしくなっているのはまさに遺伝物質そのもの、DNAなのです。そしてこのDNAは細胞の作り方が書き込まれた設計図である「ゲノム」を構成する物質にほかなりません。

ここまでをまとめると、がん発生のしくみは次のようになります。

「ちょっとしたキッカケ」がDNAに変化を引き起こす→DNAからなる細胞の設計図（ゲノム）上で増殖のアクセルやブレーキの設計が書かれた部分（＝遺伝子）に異常が生じる→細胞が増殖の暴走を来す。

次回はこのがん発生のしくみについてもう少し詳しくお話ししたいと思います。

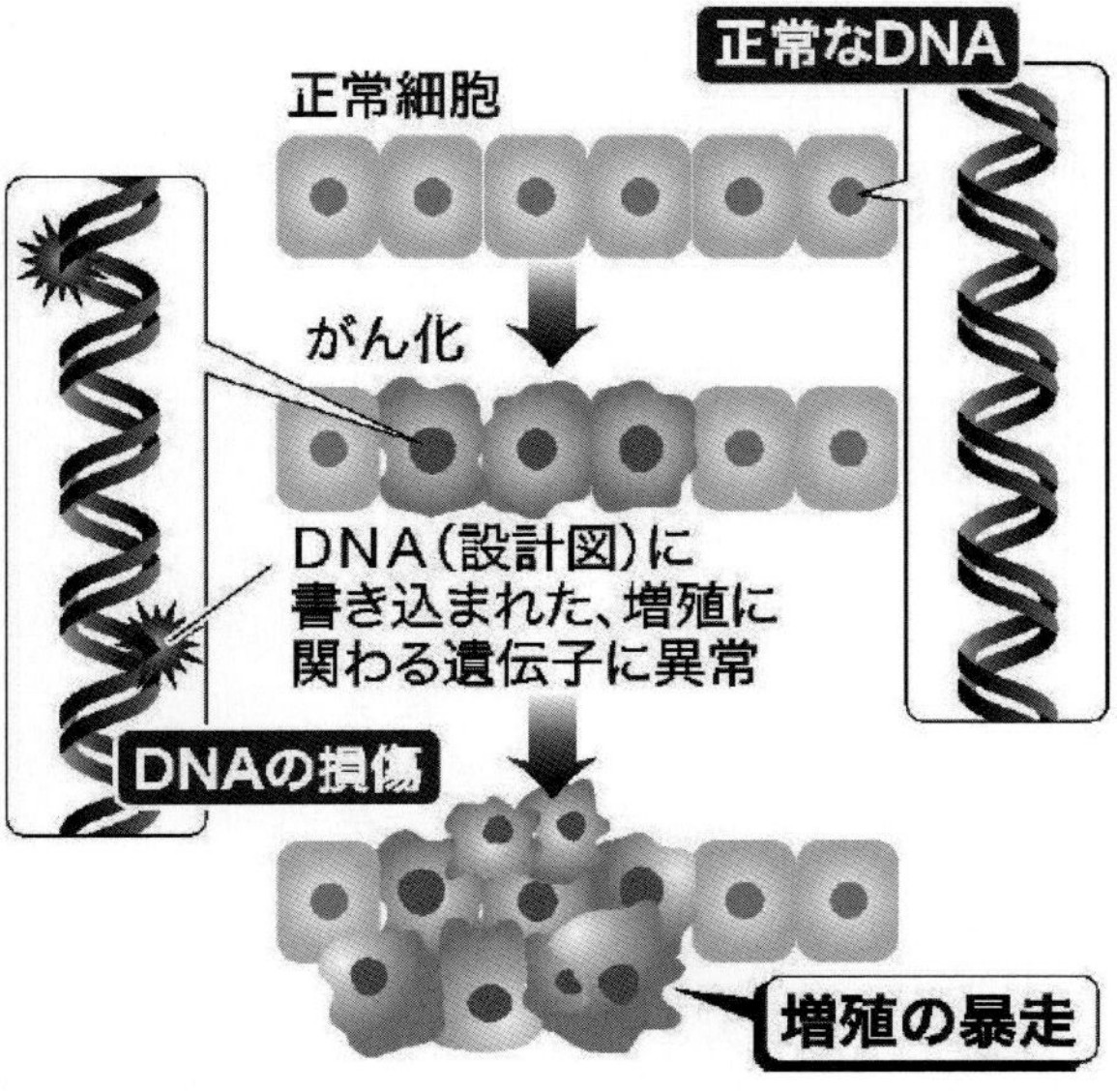

概略（3） 発生のしくみ（下）

がんセンターがん遺伝子診療研究部部長・
医学科腫瘍分子医科学講座　教授
北中千史

がんとは、正常の細胞が変化してできたがん細胞が際限ない増殖を繰り返す結果生じる病気で、正常細胞ががん細胞に変化するしくみの概略については前回お話ししました。すなわち、「ちょっとしたキッカケ」が細胞の設計図＝ゲノムDNAに変化を引き起こし、増殖のアクセル・ブレーキ系統の設計部分（遺伝子）に異常が生じると、細胞が増殖の暴走を始めるというものでした。

今回は「どのようなキッカケ」が「どのような変化」をおこすことでがんが発生するかについて、放射線、紫外線、発がん化学物質といった代表的キッカケを例にあげてお話ししたいと思います。

まず放射線ですが、放射線はゲノムDNAを切断する作用があります。これは設計図をビリッと破るようなものです。細胞は破れた設計図を元通りに接着しようとしますが、つなぎ目にはどうしても「つぎはぎ」が残ってしまい完全に元通りにはできません。その「つぎはぎ」のところにたまたま増殖ブレーキなどの部品の設計が書き込まれていたりすると、欠陥部品をもった細胞が作りだされてしまうことになります。

次に発がん化学物質ですが、まず細胞自身が作り出す化学物質である活性酸素を例に挙げてお話ししましょう。活性酸素はいろんなものにベタベタくっつきやすい性質をもった酸素で、ゲノムDNAにもくっついて設計図に「小さなシミ」をつけてしまいます。このシミは細胞が設計図を使う際に「見間違い」をおこす原因となるため、しばしば欠陥部品が作られてしまうことになります。同様に、他の多くの発がん化学物質にもこの「設計図にシミをつける性質」が備わっています。ちなみに化学物質ではありませんが、紫外線も（肌だけでなく）ゲノムDNAに「小さなシミ」を作りますので要注意です。

このように私たちの体の内外にある目に見えないような「ちょっとしたキッカケ」が細胞の中にあるゲノムDNAに作用すると、設計図に書き込まれている部品の設計（遺伝子）に異常が生じます。そして運悪く増殖のアクセルやブレーキ系統の部品（遺伝子）に異常が生じるとアクセルが働きっぱなしになったり、ブレーキが効かなくなったりして増殖の暴走が始まり、ついにはがん細胞へと変ぼうを遂げることになります。

ちなみに欠陥のために働き過ぎてがんを引き起こす部品が「がん遺伝子」で、逆に欠陥のため働かなくなることでがんを引き起こす部品が「がん抑制遺伝子」と呼ばれるものです。

いったん書き変わってしまった設計図をもとに戻すのは至難のわざですので、がん細胞を作らない（がんを予防する）ためにはこういった内外のキッカケをゲノムDNAに近づけさせないことが最善の策と言えます。（がん予防については本連載ならびに国立がんセンターホームページ http://ganjoho.ncc.go.jp/public/pre_scr/prevention_12.html 参照）

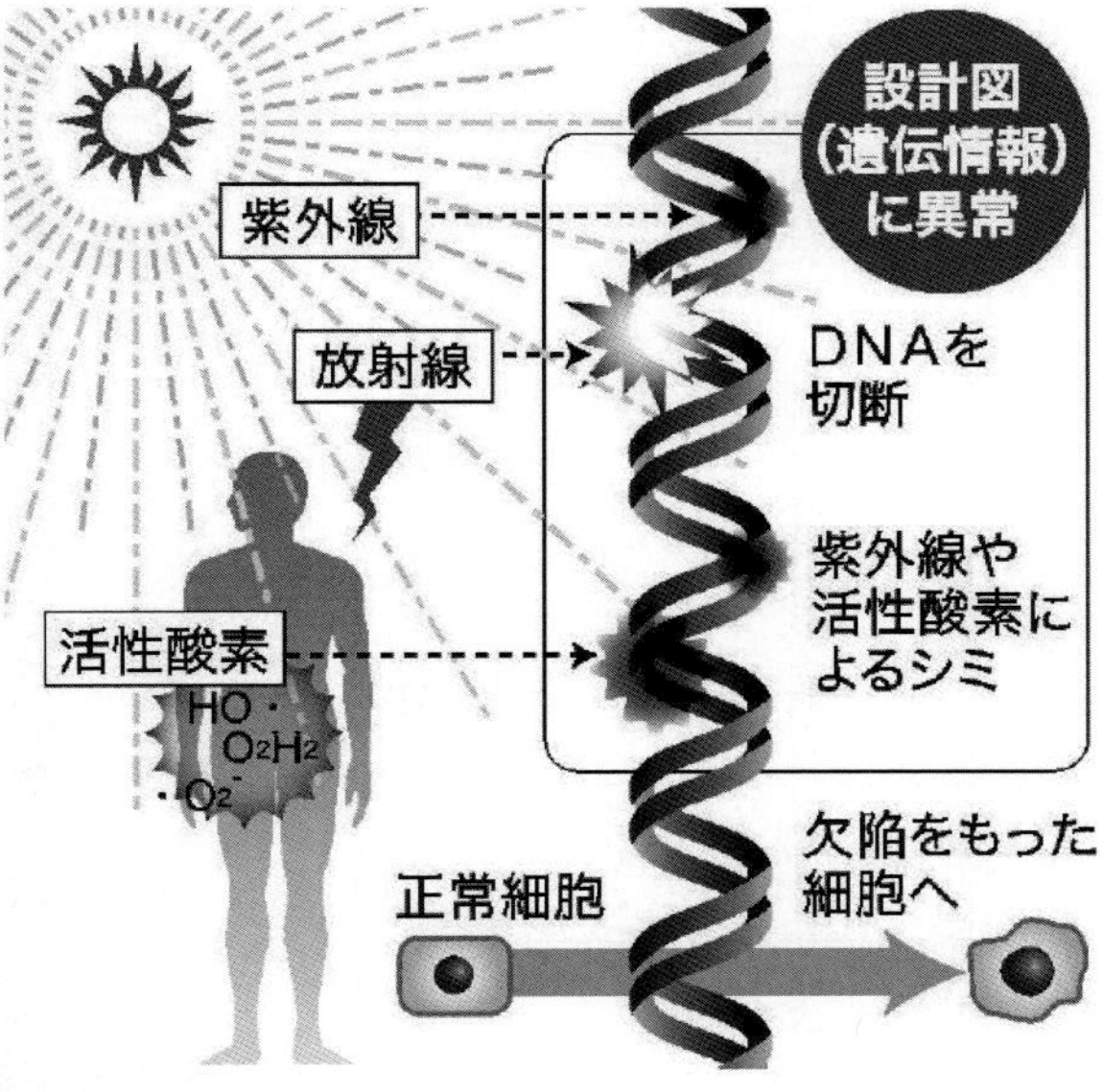

概略（4）　がんの疫学－何が、どこで？

山形大学医学部がんセンターがん患者登録センター責任者・
大学院医学系研究科公衆衛生学　教授　深尾　彰

「5Wと1H」というのをご存じでしょうか。いつ（When）、どこで（Where）、誰が（Who）、何を（What）、なぜ（Why）、どのように（How）の頭文字を集めたもので、もともとジャーナリストが記事を書く際の心構えを表したものです。医学の分野で、病気に関する「5Wと1H」について探求する分野が「疫学」です。今回は、がんについての「5Wと1H」についてお話ししましょう。

「何を」は、もちろん「がん」です。「いつ」、「どこで」、「誰が」については、がんの死亡率や罹患（りかん）率の年次推移、地域差、男女差などといった頻度や分布ということになります。今回は、話がややこしくなるので、死亡率について四つの図を紹介します。図1は、がん死亡率の年次推移を男女別に見たものです。タイトルに粗（そ）死亡率とあるのは、がんの死亡者数をその都市の人口で割った値のことです。がん死亡率は、女性より男性に多く、最近の経済動向とは逆に右肩上がりの傾向が歴然です。

ところがこれを、この期間の人口の年齢構成が同じであると仮定して計算しなおすと、図2のようになります。これを年齢調整死亡率といいますが、これで見ると、なんだか最近の経済動向と同じように見えます。つまり、図1で見られた粗死亡率の増加は、人口の高齢化によるものだということがお分かりになると思います。次に、「どこで（Where）」、つまり地域差についてみてみましょう。

図3に男性の都道府県別の年齢調整死亡率を示します。これを見ると、がんの死亡率は北海道、青森県、秋田県など北日本、大阪府や兵庫県などの近畿地方、鳥取県、山口県、福岡県など山陰や九州北部に多く、長野県や岐阜県などの中部地方が少ない傾向が見られます。女性の場合もほぼ同様の傾向が見られます（図4）。

わが山形県はどうかというと、男性では1番低いグループ、女性でも下から2番目のグループにいました。でも、ご承知の通り山形県は人口の高齢化が進んでいるので、さっきの粗死亡率では男女とも全国でも5本の指に入ります。このような地域差が生じる理由としては、(1)そもそも地域によってがんにかかる率（罹患率）が違う(2)罹患率はそれほど違わないが、がんの医療のレベルに地域差があるという二つの理由が考えられています。このうち(2)に関しては、どこに住んでいても同等の高いレベルのがん診療が受けられる体制を作ることを目的としたがん対策基本法が制定される根拠になっています。「5W1H」のなぜ(Why)とどのように(How)については予防の項でお話しします。

図1 全がん粗死亡率の推移

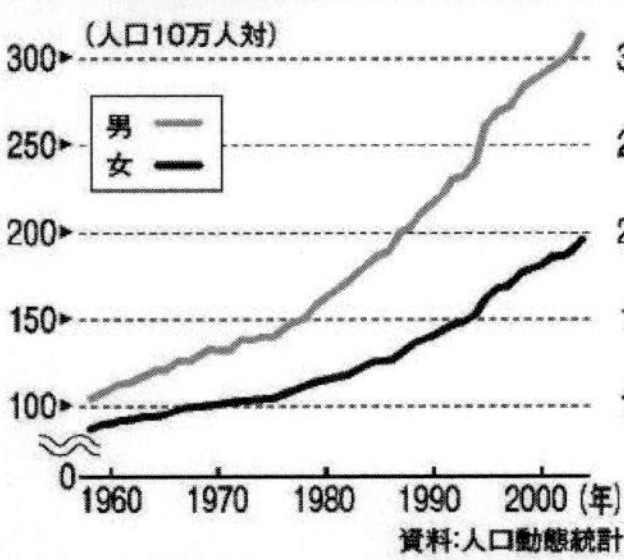

資料:人口動態統計

図2 全がん年齢調整死亡率の推移(日本人口)

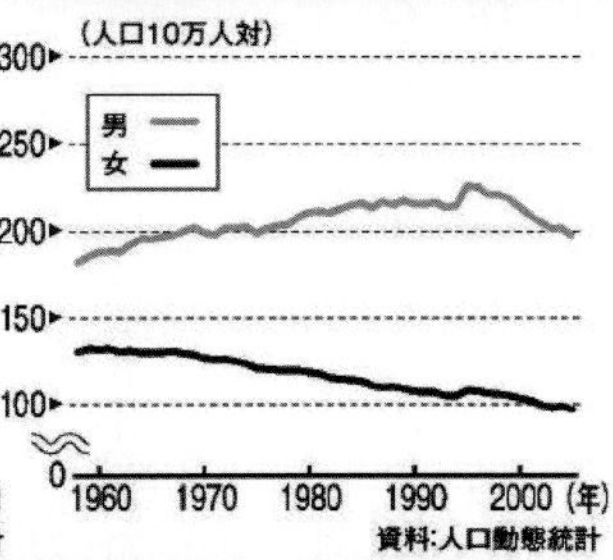

資料:人口動態統計

図3 都道府県別75歳未満年齢調整死亡率 (全部位 2005年)男性

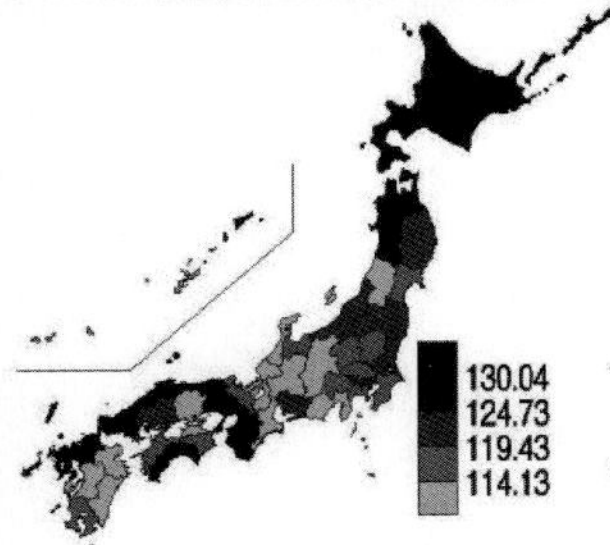

資料:国立がんセンターがん対策情報センター

図4 都道府県別75歳未満年齢調整死亡率 (全部位 2005年)女性

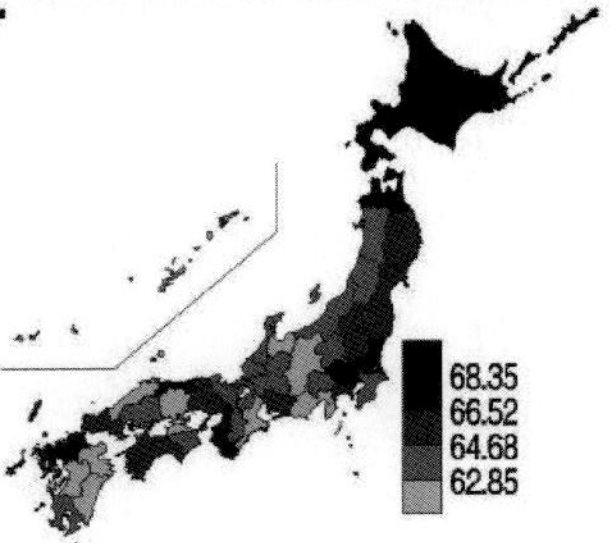

資料:国立がんセンターがん対策情報センター

概略(5) がん対策基本法

大学院医学系研究科
医療政策学講座　助教
伊藤嘉高

国を挙げた「がんとの闘い」が始まっています。2006年6月に「がん対策基本法」が国会で成立し、07年6月には同法に基づき数値目標や達成時期などを設定した基本計画（がん対策推進基本計画）がまとめられました。

同法成立の背景には、納得できる医療を求めてさまよう「がん難民」の存在がありました。そこで、基本法および基本計画では、そうした難民をなくすことを目指すべく、以下の課題に積極的に取り組むことがうたわれました。すなわち、全国でがん診療の拠点病院を整備し、がんの治療水準の地域差を解消すること。痛みを和らげる緩和ケアの充実。がん検診によるがんの早期発見。がん登録の推進などに取り組むことなどです。

今回から、数回に分けて、がん対策基本法成立以降の制度上、政策上の動きを見ていくことで、大きく変わりつつある日本のがん医療の流れを読み取っていくことにしましょう。

そもそも、がんの治療は、手術、放射線治療、抗がん剤などの化学療法の3本柱で成り立っています。日本の場合は、伝統的に胃がんの数が多かったこともあり、手術を行う外科医ががんの治療を担当してきました。

しかし、今日では、がんの種類が多様化しています。たとえば、欧米型のがんの代表である肺がんの死亡率が、１９９０年代初めに胃がんの死亡率を上回り、さらには、乳がんや前立腺がん、大腸がんなども増えています。そしてこれらのがんに対しては、手術にも匹敵するような新しい放射線治療や化学療法が開発されるようになっています。

ところが、日本では、こうした分野の人材が著しく不足しています。ある調査によれば放射線治療は欧米の半分以下の実施にとどまっています（日本のがん患者で放射線治療を受けているのは25％程度であるのに対して、米国では66％、ドイツでは60％に達しています）。そして、化学療法を担当する腫瘍（しゅよう）内科医も米国の１％程度の人材しかそろっていません。日本では、外科医が手術を行いながら、化学療法にも取り組んでいるのが現状です。

そこで、基本計画では、こうした放射線治療や化学療法、緩和ケアにかかわる人材育成をうたい、全国各地の地域の要となる「がん診療連携拠点病院」にこれらの専門医を配置することを求めています。

しかし、全国レベルでの深刻な医師不足のなか、そうした専門医の確保は容易ではありません。そうしたなかで、山形大学では、２００６年度に放射線治療を扱う放射線腫瘍学の講座が、そして、07年度には、化学療法を扱う腫瘍内科学の講座が新設されるなど、地域の人材育成に先駆的に取り組んでいます。

「がん対策推進基本計画」の概要

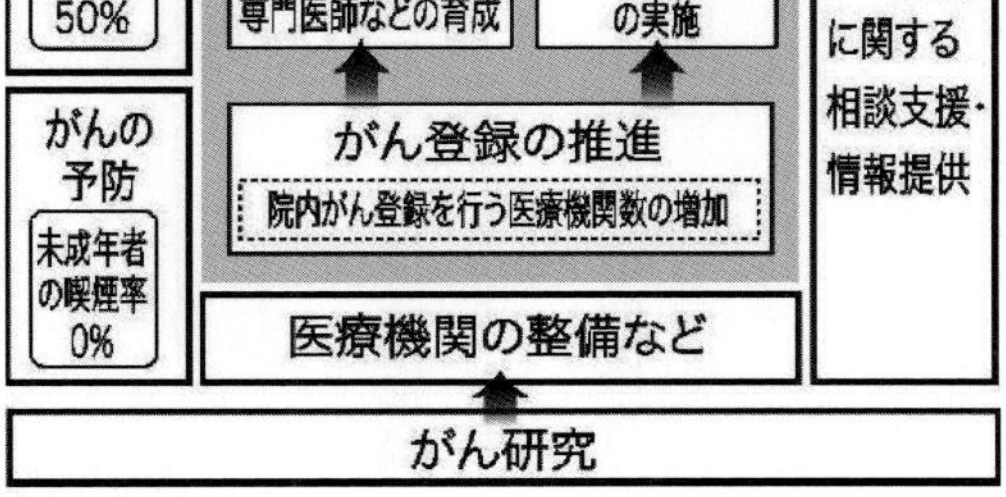
すべての患者・家族の安心
がんの早期発見
受診率50%
重点的に取り組むべき事項
放射線療法・化学療法の推進、専門医師などの育成
治療の初期段階からの緩和ケアの実施
がん医療に関する相談支援・情報提供

概略（6）　診療連携拠点病院

大学院医学系研究科
医療政策学講座　助教
伊藤嘉高

前回紹介した「がん対策推進基本計画」（２００７年策定）では、放射線・化学療法の推進、専門医育成などの重点課題とともに、10年以内に達成すべき目標が定められています。

まず全体目標として、⑴（高齢化の影響を除去するため75歳以上の死亡を除いた）がん死亡率を20％減少させること⑵すべてのがん患者、その他の家族の苦痛軽減と療養生活の質の維持向上の二つが掲げられています。２点目については、治療の初期段階から緩和ケアを実施することはもちろんのこと、がん医療のさらなる充実、相談支援や情報提供の充実がポイントになっています。

また、以上の全体目標を達成するために、数多くの個別目標が掲げられています。今回は、そのうち前回でも少し触れた「がん診療連携拠点病院」について見てみましょう。

はじめに、原則すべての2次医療圏に1カ所の「地域がん診療連携拠点病院」を10年以内に設置することが掲げられています。山形県では、すでに全2次医療圏で拠点病院が設置されており、「都道府県がん診療連携拠点病院」である県立中央病院を中心として、村山医療圏では山形大学医学部附属病院と山形市立病院済生館、最上医療圏では県立新庄病院、置賜医療圏では公立置賜総合病院、庄内医療圏では日本海総合病院が拠点病院として指定されています（もちろん、拠点病院以外の施設でもがん診療は活発に行われています）。

次に、5年以内にすべての拠点病院で放射線と外来化学療法を実施することが掲げられています。山形県では、すでにすべての拠点病院で、放射線治療、化学療法を実施する体制が確立しており、手術を含めた治療方法を効果的に組み合わせた集学的療法の実施と推進に当たっています。

また、5年以内にすべてのがん診療拠点病院で5大がん（肺がん、胃がん、肝がん、大腸がん、乳がん）に関する地域連携クリティカルパスを整備することも求められています。地域連携クリティカルパスとは、施設ごとの医療機能の分化・連携を前提として、疾病発症後の入院治療からリハビリ等を経て、在宅に至るまでの複数の医療機関にまたがる診療計画のことです。山形県では、大腿（だいたい）骨頸部（けいぶ）骨折や脳卒中などですでにこのパスが活用されていますが、がんについては、現在、整備中です。

そして、基本計画では、2次医療圏ごとに相談支援センターを設置することを掲げています。山形県では、すべてのがん診療連携拠点病院に相談支援センターが設置されており、がん患者本人はもとより家族に対する心のケアにも取り組み、患者や家族の交流の場の確保や活動支援にも当たっています。

このように、がん診療連携拠点病院を通じた、がん治療水準の地域格差解消への取り組みが全国的になされており、山形県でも着実に進められています。

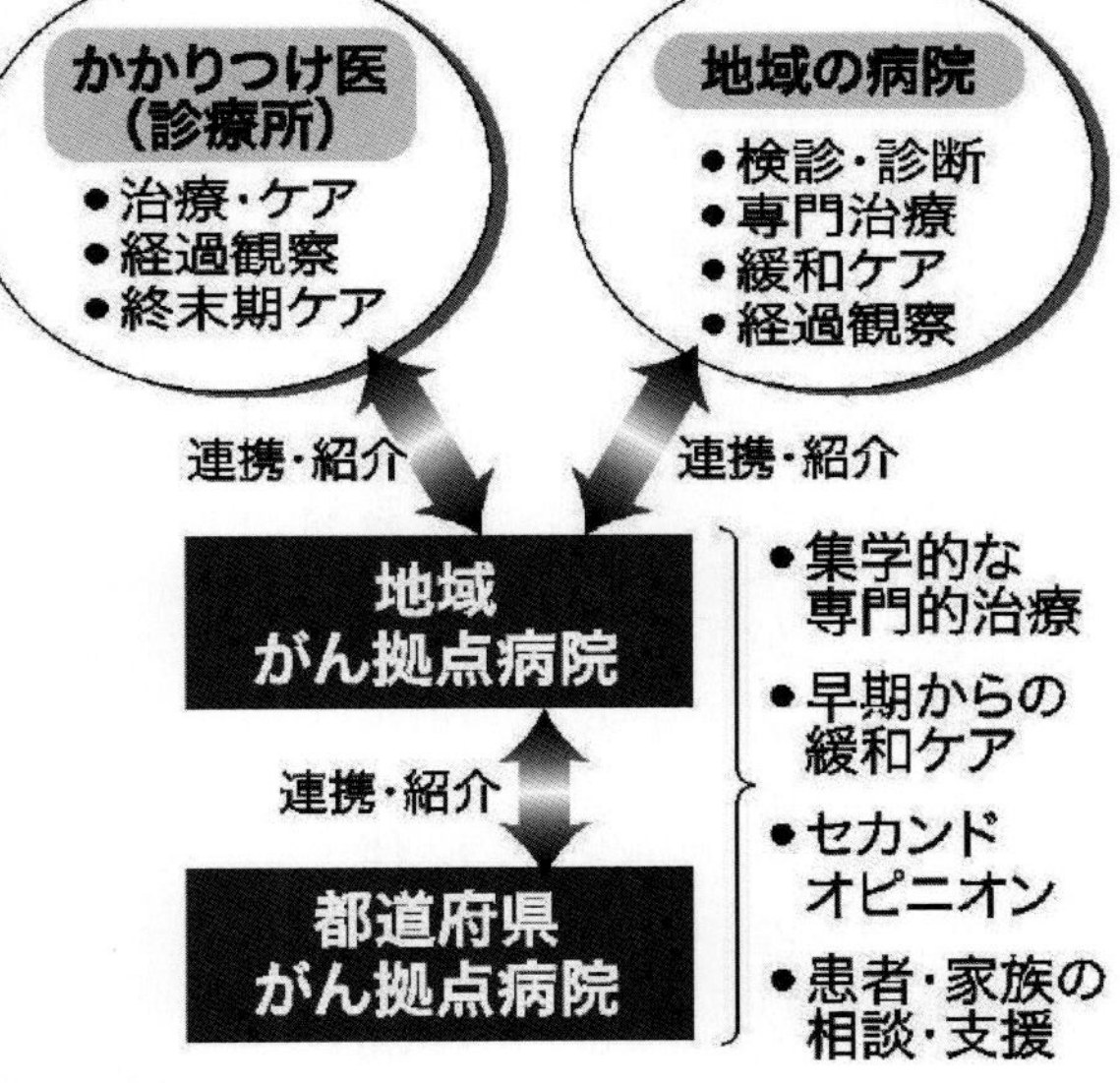

概略(7) がん登録

大学院医学系研究科
医療政策学講座 助教
伊藤嘉高

がん対策基本法で掲げられている重点課題は、放射線治療・化学療法、緩和ケア、がん登録の三つです。今回は、がん医療の屋台骨をなす最後の「がん登録」について紹介します。

がん登録は、がんと診断された患者さんについて、個人情報を適切に保護した上で、がんの種類、進行度、治療、その結果などを詳しく登録して分析する仕組みです。さらには、検診は役立っているのか、禁煙によってがんは減ったのか、生活習慣の改善はどの程度の予防効果があるのか、といったことを明らかにする資料にもなっています。

がんによる死亡は死亡届で把握することができますが、がんごとの生存率の算定などに必要な罹患（りかん）率や治療後の改善率は、がん登録でしか把握できません。つまり、がん登録のデータによってはじめて、科学的根拠に基づく適切ながん医療を国民に対して提供することが可能になるのです。

がん登録は、先進国のみならず多くの国で当然のように実施されています。たとえば米国では１９９４年にがん登録法が成立し、登録を法的に義務づけています。そして、この登録データに基づいてがんの治療法開発に対する国家戦略を打ち立てたことが、90年代のがん患者の死亡率を減少させる一因となったとされています。

しかし、日本のがん登録は大きく立ち遅れており、これまで一部の地域・医療機関でしか実施されてきませんでした。登録精度が国際的標準に達したと評価され、２００７年度の国際データブックに掲載された地域は山形県を含む7府県市のみであり、そのうち登録精度が最良のAとされたのは2登録にとどまり、欧米の多くがA判定を得ているのとは対照的です。

がん登録には「地域がん登録」と「院内がん登録」があります。地域がん登録は、大部分が道府県事業として行われており、各医療機関の診療情報（院内がん登録）を集約して、診断、治療、その後の経過に関する情報を系統的に把握しています。

２００８年度末で地域がん登録を実施しているのは35道府県ですが、山形県では、県民の方のご理解とご協力のもと、１９７４年から地域がん登録を実施し、着実にその成果を積み重ねてきました。登録資料の管理については、個人情報保護法および山形県個人情報保護条例を順守しています。

また、各自治体が独自に作成しているがん登録のスタイルを統一し、標準化を進めることも課題になっています。

厚生労働省はこのために、２００４年に「標準

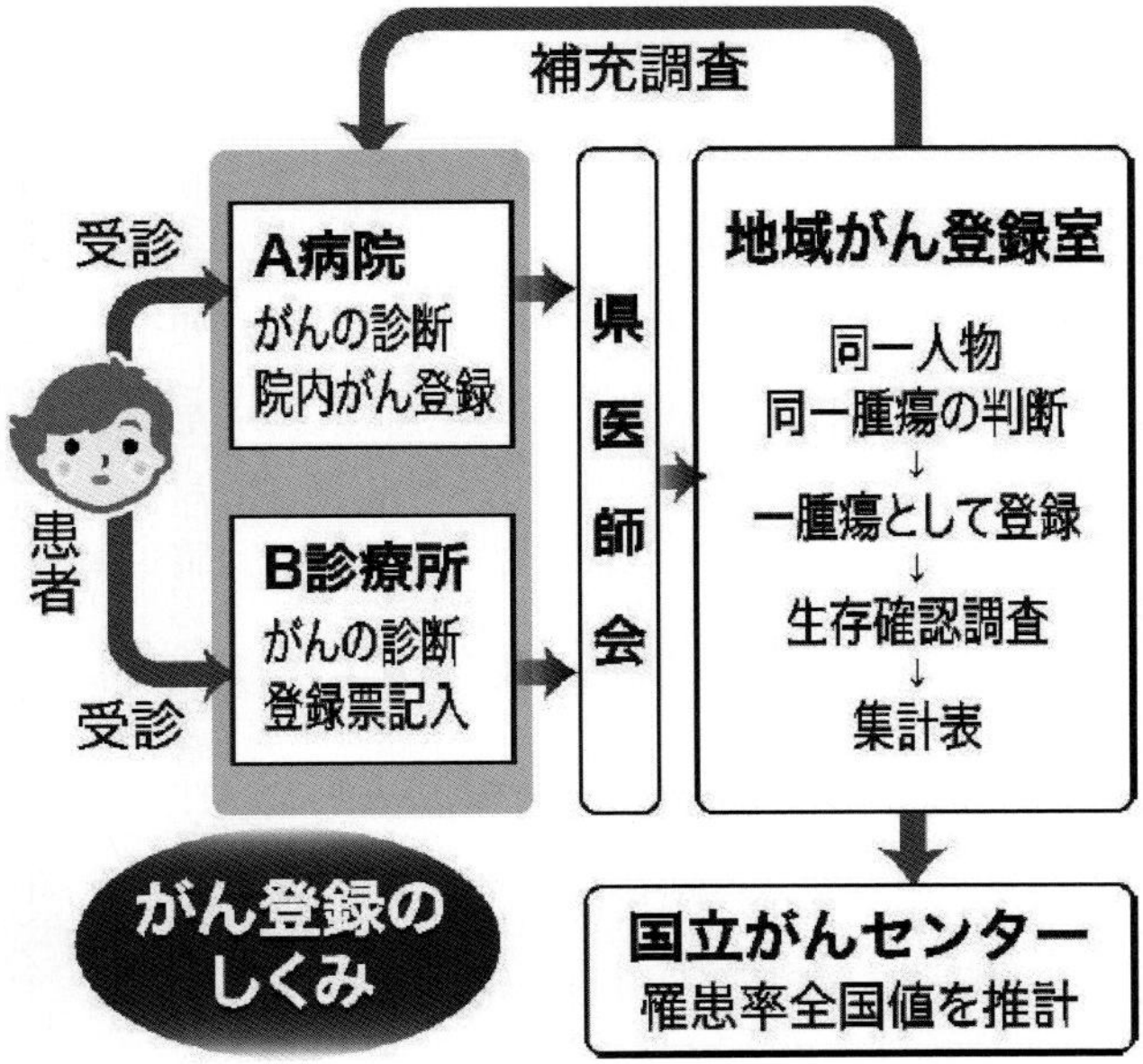

登録項目」を作成し、全国集計のためのデータベースシステムを開発し、山形県では、２００５年に全国に先駆けて導入し、全国データとの照合を可能にしています（現在では13府県がこの標準システムを導入）。さらに、山形県では、死亡情報のないものについて住民登録の照会を通した居住確認なども独自に行っており、地域がん登録の精度向上に取り組んでいます。

概略(8) 医療費

大学院医学系研究科
医療政策学講座　助教
伊藤嘉高

がんの医療費は年々増加を続けており、2015年には約3兆円になると推計されています。がんの治療・療養は長期にわたり、再発・転移があれば再入院が必要になり、最新の治療技術はしばしば高額であるからです。これに対抗して、公的な医療費を抑制しようとすれば、患者の自己負担額が大きく上昇することにもなりかねません。今回は、がんをめぐる医療費について見てみましょう。

2008年の全日本病院協会の報告によれば、全国で胃がんの手術を受けた患者の平均在院日数は23・0日、医療費は平均で100万410円でした。ただし、実際に病院の窓口で支払う金額は、自己負担1割の場合は10万41円、3割負担の場合は30万123円になります。

下の表から分かるように、がん手術の医療費の自己負担額は、3割負担の場合、約20～30万円が目安になります。なお、肺がんなどの放射線治療の場合は、外来通院が多いこともあり、多くの場合は、手術の3分の1程度の費用になります。

ただし、ほとんどの人が加入している健康保険の「高額療養費制度」を用いることで一月当たりの負担額を軽減させることができます。自己負担額の上限は年齢と所得によって異なります。一般的な所得の場合は、毎月の上限額が8万100円＋（保険診療医療費－26万7千円）×0・01になります。たとえば、100万円のがん治療を受けたとすると、３割負担の場合は、自己負担限度額が８万７４３０円になります（入院時の食事療養費や生活療養費などの自己負担額は対象になりません）。

しかしながら、抗がん剤による化学療法の場合は治療が長期にわたることが多く、分子標的薬と呼ばれる新しい抗がん剤は非常に高額で、1回の注射が10万円を超えるものも珍しくありません。ある調査によれば、平均で年間60万円ほどの自己負担になります。

さらに、国際的に有効性が確認されながら国内では未承認の抗がん剤を使用する場合には、治療にかかるすべての医療費が全額自己負担になってしまい、毎月数十万円を自己負担しなければならないケースもあります。また、がん治療の先進医療の多くも健康保険でカバーされておらず、この場合は、先進医療にかかわる医療費が全額自己負担になります。たとえば、重粒子線治療は約３２０万円、免疫細胞療法は約１８０万円の負担額になります。最近では、民間のがん保険で、先進医療を受けた場合に支給される「先進医療給付金」があるタイプも登場しています。

ちなみに、フランスでは、軽症疾患の薬剤の場合、患者の自己負担率は65％になっていますが、がんのような重い病気は自己負担がありません（２００８年から健康保険の赤字解消のため一部自己負担の導入が進んでいますが、抗がん剤などは依然として１００％保険でカバーされます）。日本は、これまでどおり風邪もがんも同じ割合の負担でよいのか、民間保険にどの程度委ねてもよいのか、国民一人一人ががん医療にかかる費用を認識し、がん医療費のあるべき姿について考える時期に来ているように思います。

〈がんと医療費〉

疾患名	在院日数	医療費	3割負担額
胃がん	23・0日	1、000、410円	300、123円
結腸がん	18・3日	869、650円	260、895円
直腸がん	13・8日	900、550円	270、165円
気管支・肺がん	20・8日	711、960円	213、588円
乳がん	15・5日	725、230円	217、569円

全日本病院協会調べ（2008年1〜3月、平均）

検診と予防(1) がんの予防

山形大学医学部がんセンターがん患者登録センター責任者・
大学院医学系研究科公衆衛生学 教授 深尾 彰

今回は、がんの予防の話をします。図1を見てください。細胞のがん化は、日常茶飯事で起きていますが、ある日、体のどこかで本格的ながんが成長をはじめます。これが「発がん」(図のA)です。そこからがん細胞が固まりを作って大きくなっていきますが、最初のうちは何も症状はありません。しかし、ある程度の大きさになると症状が出ますが(図のB)、厄介なのはこの場合の症状が、がん特有のものでないことです。せき、食欲減退、便秘など、日常よく経験する症状なのですが、これがいつもより長引いたりひどくなったりしていって、それを放っておくと進行が進み、最悪の場合には死亡してしまうことになります(図のC)。この世に医療や予防がないとしたら、がんはこのような経過をたどるということで、これを「がんの自然史」といっています。

幸い医学が進歩している現実の世界では、症状が出て病院を受診し、がんと診断されれば手術などの治療で回復という最良の結末を迎えることが可能です。思わず「最良の結末」という言葉を使ってしまいましたが、実は、どのがんでも症状が出た後では回復の見込みは100%ではありません。つまり、この時期のがんでは、最善の治療をしても再発などで何割かは自然史と同じ最悪のシナリオをたどってしまうのです。

この最悪のシナリオを回避するために、なんとかがんの医療レベルを上げようと臨床医の先生方は日夜努力を重ねているわけですが、もう一つの考え方は、この最悪のシナリオに至る前の段階でがんの自然史を変える方法はないかということ、つまり「がんの予防」です。

図2を見てください。さきほどの自然史の図の中に三つのがんの予防対策を書き込んでみました。一次予防は、発がんを押さえ込む予防です。これはがんの原因となるもの（例えば喫煙）を避け、がんを抑制するもの（例えば緑黄色野菜）を多くとるといった生活習慣を改善していくことです。二次予防は、発がんしてしまっても、症状が出る前に検査をしてがんを早期に見つけて治療してしまうという方法です。これがいわゆるがん検診で、この時点で発見されたがんの治療成績は格段に良くて回復の見込みは限りなく１００％に近づいていきます。三次予防は、がんの治療が終わった人の再発防止のことです。

どの予防も重要なのですが、このシリーズでは次回から二次予防（がん検診）について解説します。

図１　がんの自然史

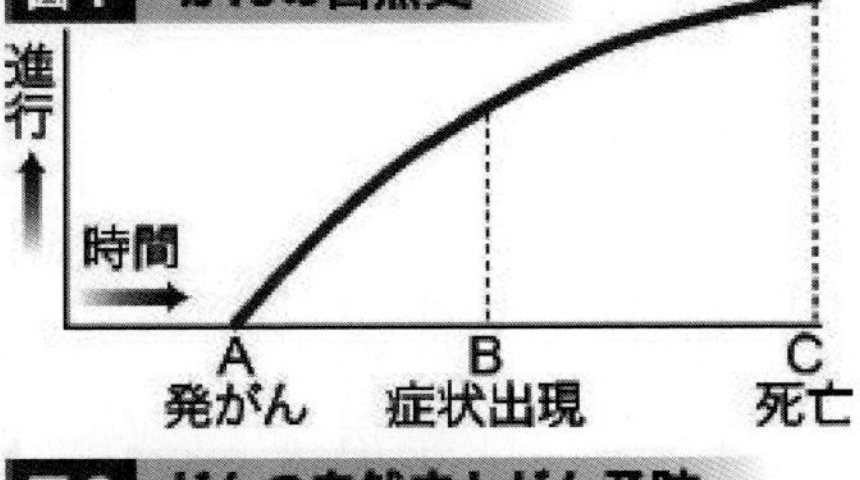

図２　がんの自然史とがん予防

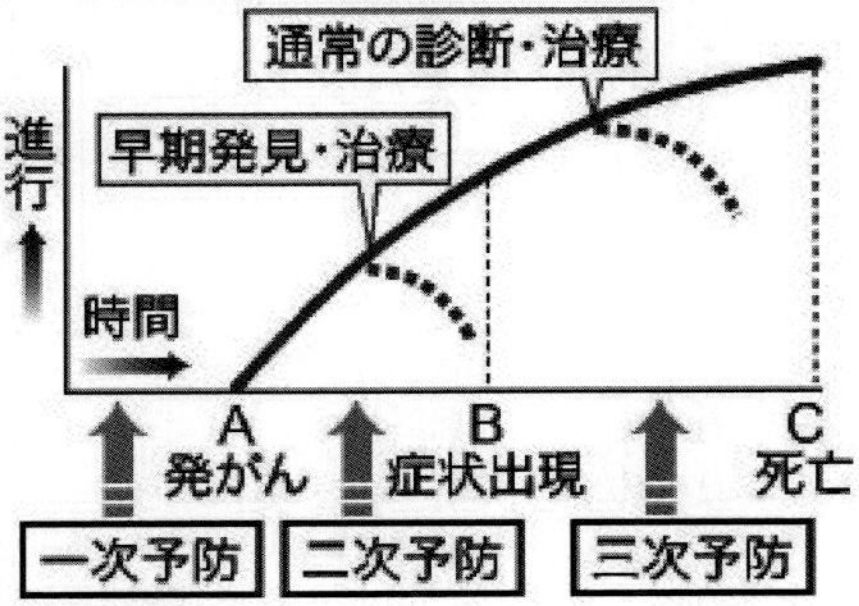

検診と予防(2) 乳がん検診

外科学第一講座・
附属病院手術部　病院教授　木村青史
外科学第一講座　主任教授　木村　理

乳がんは女性のがんの中で最も罹患（りかん）率の高いがんで、年間5万人を超える人が新たに乳がんと診断されています。この30年間で約4・8倍に増加しており、日本人女性の16人に1人が乳がんにかかると言われています。しかも罹患のピークは40歳代後半で、比較的若い年代に多いことが特徴です。乳がん死亡者数も年間1万1千人を超え、死亡率は30～64歳では女性のがんの第一位となっています。

それでは、乳がんで命を落とさないためにはどうすれば良いのでしょうか。乳がんは、早期に発見し適切な治療を受ければ、90％以上が治る病気です。しこりが小さく、リンパ節や他臓器に転移がないうちに見つけることが大切で、そのために有用なのが乳がん検診です。

乳がん検診では、視触診とマンモグラフィーが行われます。視触診では、乳房の左右差や皮膚の変化、しこりの有無、わきの下のリンパ節の腫れ、乳頭分泌の有無を見ます。マンモグラフィーは乳房専用のレントゲン撮影で、乳房を斜め方向や上下方向に挟んで撮影をします。触診ではわかりづらい小さなしこりや、早期のがんに見られる特徴的な石灰化も写し出すことが出来ます。乳房を薄く引き伸ばすため時に痛みを伴いますが、良い写真を撮るために必要と理解して下さい。

検診の結果、精密検査が必要となる人は１０００人に50人程度で、その中から乳がんが見つかる人は3～

４人ほどです。精密検査が必要とされても、いたずらに不安になる必要はありませんが、必ず医療機関の乳腺科あるいは外科を受診することが重要です。もう一つ、検診で必ずしもすべての乳がんが発見できるわけではありません。検診で異常がなくても毎月自己触診を行い、しこりや乳頭分泌がないかをチェックすることが大切です。

国の指針では、乳がん検診は40歳以上の女性を対象とし、原則として2年に1回行うことになっています。30歳代の女性については自己触診の重要性を説いています。しかしながら、職場での健康診断やドック検診はこの限りではありません。母親や姉妹などの近親者に乳がんになった人がいるなど、乳がんの危険因子にあてはまる場合は、早い時期から乳がんに関心を持ち、検診を受ける習慣をつけましょう。

山形県の乳がん検診受診率は40％を超え、全国でもトップレベルです。しかし、県では死亡率減少につなげるため、目標を60％においています。国も女性特有のがん対策の推進として、40歳から60歳までの5歳間隔で選んだ対象者に、乳がん検診の無料クーポンを配布しています。

今年も乳がんの早期発見・早期治療を目指したピンクリボン運動や、さまざまな啓発活動が行われます。検診は受けなければ命を守ることにはつながりません。さあ、思い立ったが吉日。乳がん検診を受けましょう。

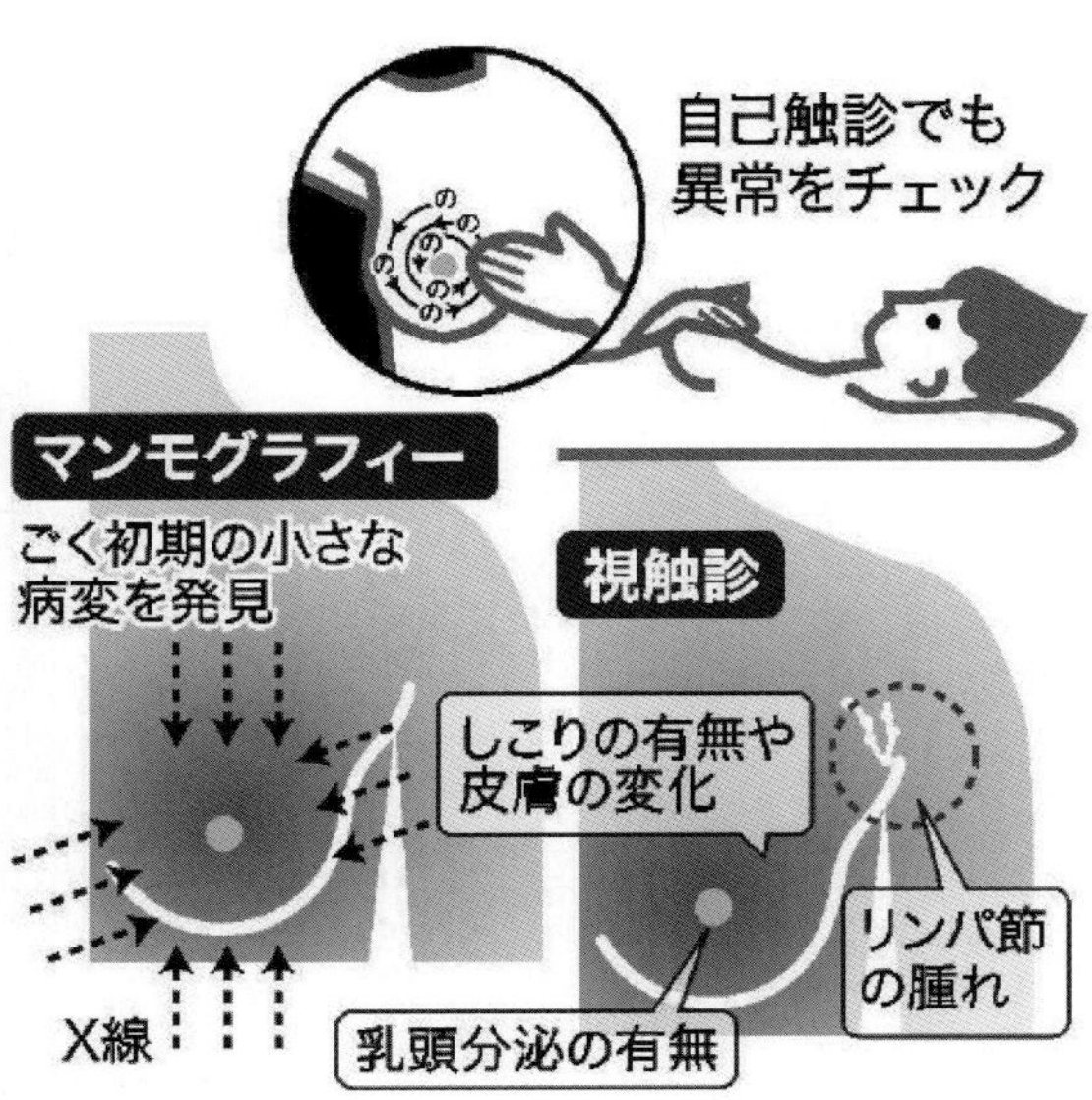

検診と予防(3) 肺がん検診

第一内科 病院助教
山内啓子

日本の肺がんの死亡率は徐々に増えており、1998年にはがんの死因の中で1位を占めるようになりました。

肺がんの一番の治療は手術で取りきることですが、せきや血痰(けったん)などの症状が出てから見つかる肺がんは既に進行しており、手術ができない状態になっていることが多いのが現状です。ですから、肺がんは早く見つけることがとても重要であり、その一つの方法として肺がん検診があります。

肺がん検診では、問診(症状や喫煙の有無など)をしてから、胸部のレントゲン検査をすることが一般的です。また、ハイリスク群といって50歳以上で喫煙指数(1日の喫煙本数×喫煙年数)が600以上の人や、40歳以上で6カ月以内に血痰のあった人はレントゲン検査と喀痰(かくたん)細胞診(3日間集めた痰の中にがん細胞がいないか)を組み合わせることで、がんの発見率をより高めることができます。実際に2006年には「肺がん検診をした集団では肺がんによる死亡率が30~60%減少する」ということが科学的に証明されました。さらに肺がん検診の受診率が高い地域ほど、低い地域と比べて肺がんの死亡率が減っていることが分かり、肺がんの早期発見がとても大切なことが確認されました。

肺がん検診で行われるレントゲン写真では、エックス線の通り抜けない骨は白く映りますが、肺の中はほとんどが空気なので黒く映ります。もし、肺の中に腫瘍（しゅよう）や肺炎などがあると、レントゲンでは白く映るため、病気を見つけることができます。しかし、レントゲン写真の問題点は腫瘍の大きさが1センチほどにならないとはっきり見えてこないことです。小さな病変はレントゲンでは映らないことがあり、「去年は大丈夫だったから」と安心せず、毎年定期的に住民検診を受けることが早期にがんを見つけるためにはとても大切です。

人間ドックでは、CT検査によるより精度の高いスクリーニングも行われるようになってきており、CTでは数ミリ程度のより小さい病変を見つけることができます。しかし、レントゲンよりも放射線被ばく量が増えてしまうため、CTによる検診が肺がんの死亡率を減らせるかどうかについては、現在研究が進められているところです。一部の研究ではCT検診によって、喫煙者の肺がんの死亡率を減らすことが報告されました。さらに、山形大学医学部附属病院をはじめ、PET/CTを用いて肺を含めた全身をスクリーニングする高度先進医療的な人間ドックを行っている施設もあります。

肺がん検診では結核や肺炎などの肺がん以外の病気が見つかることもあるので、異常が見つかった時は専門の病院で検査を受けることが大切です。

肺がんになるのを防ぐために喫煙習慣の見直しをするとともに、早期発見のために肺がん検診を毎年忘れずに受けるようにしましょう。

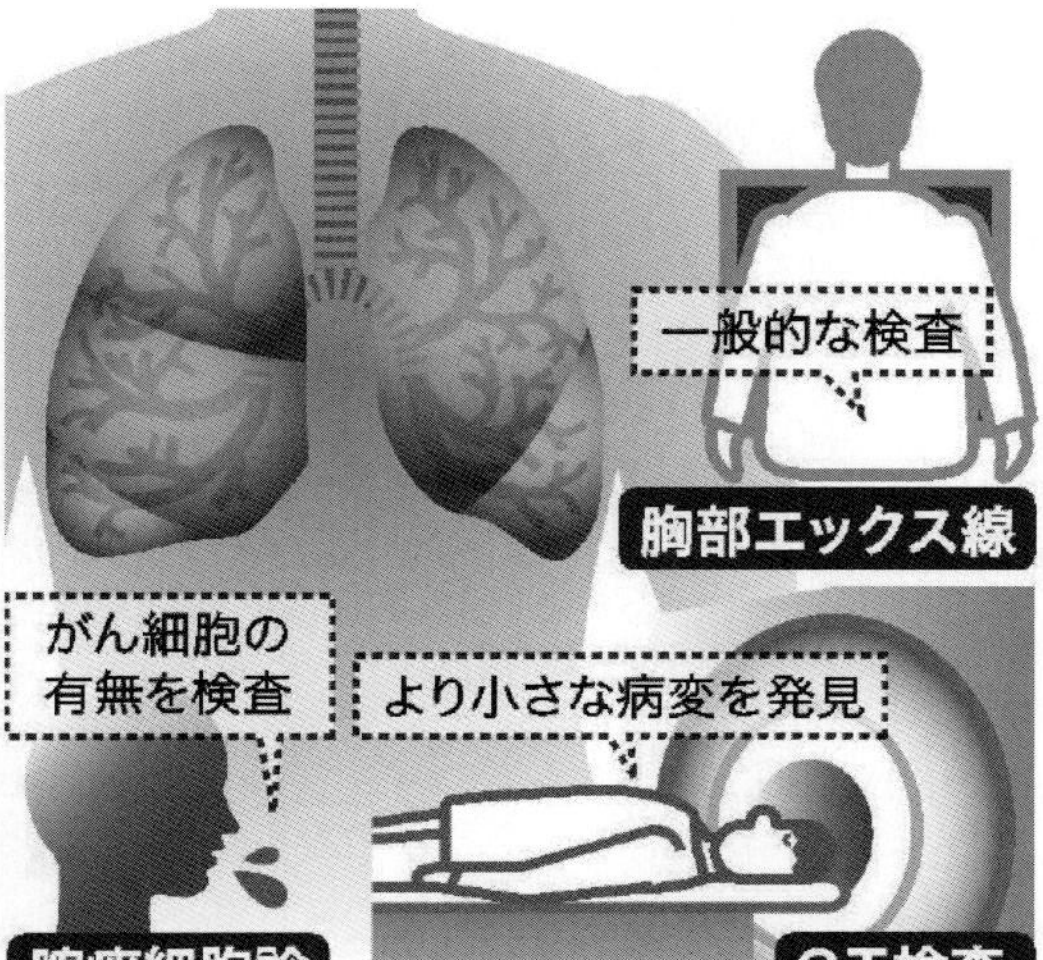

検診と予防(4) 胃がん検診

内科学第二(消化器内科学)講座
佐々木悠

胃がん検診といえば、バリウムを飲んで体を上下左右に動かしてエックス線写真を撮る検査を誰しもが思い浮かべるのではないでしょうか。日本では1960年代から広く普及し始め、およそ半世紀の間に社会に定着した検査となりました。「胃がんにかかって亡くなる人(死亡率)を減少させる」効果が、科学的に証明されている唯一の検診方法です。これまでの研究から、この検診を受けることで男性では61%、女性では50%の胃がん減少が認められたことが分かっています。

山形県での胃がん検診の現状はどうかというと、2007年度の集計値では、検診受診者数は約20万人、このうち精密検査が必要と判断された人は約2万人(要精検率11%)で、実際に精密検査を受けた人は約1万7000人(精検受診率74・8%)です。結果、検診受診者中で胃がんは264人(0・13%)に発見されました。無症状のうちに検診を受けられている人がほとんどであり、こういった人たちは早期のがんである可能性が高く、この段階で治療すれば現在ではほぼ治癒が可能です。検診の効果が実感される数値ではないでしょうか。

ところで、病院での胃がん診断は胃内視鏡検査で行われることは皆さんご存じかと思います。特に最近では経鼻内視鏡が普及し、苦痛のより少ない検査も可能となってきました。とすれば検診も経鼻内視鏡で、と皆さん思われるかもしれません。このことは現在、さまざまな検討が行われており、胃エックス線検査に比べ胃がん発見率や早期がん発見比率が高いことなどが報告され期待がもてますが、まだ検診として行うには検証が十分ではなく、残念ながら集団検診ができるほど内視鏡検査医がいないのも事実です。

また胃がんは、その重要な発生要因であるヘリコバクターピロリ菌を持ち、胃粘膜の萎縮（いしゅく）が進んでいる人ほど発生しやすいことが分かっています。この状態かどうかは、血中のヘリコバクターピロリ菌に対する抗体の有無と胃粘膜の萎縮とともに分泌量が減少するペプシノゲンを測定（ペプシノゲン法）することで簡便に評価できます。この方法であらかじめ胃がんになりやすい度合いを判別し、その度合いが強い人ほど重点的な検診を行うことで、より効率的な検診を行おうという試みもなされております。将来的には個人のリスクに見合ったオーダーメードの検診が実施されるかもしれません。

どの方法も胃がんを見つける優れた検査であります。したがって必要なのは、皆さんがとにかく検診を受け、そして万が一ひっかかってしまったら、精密検査を必ず受けることです。山形は隣県の秋田とともに、日本で1、2位を争う胃がん死亡率の高い県であります。ぜひ積極的に、そして定期的に検診を受け、胃がんによる死亡者を減らしていきましょう。

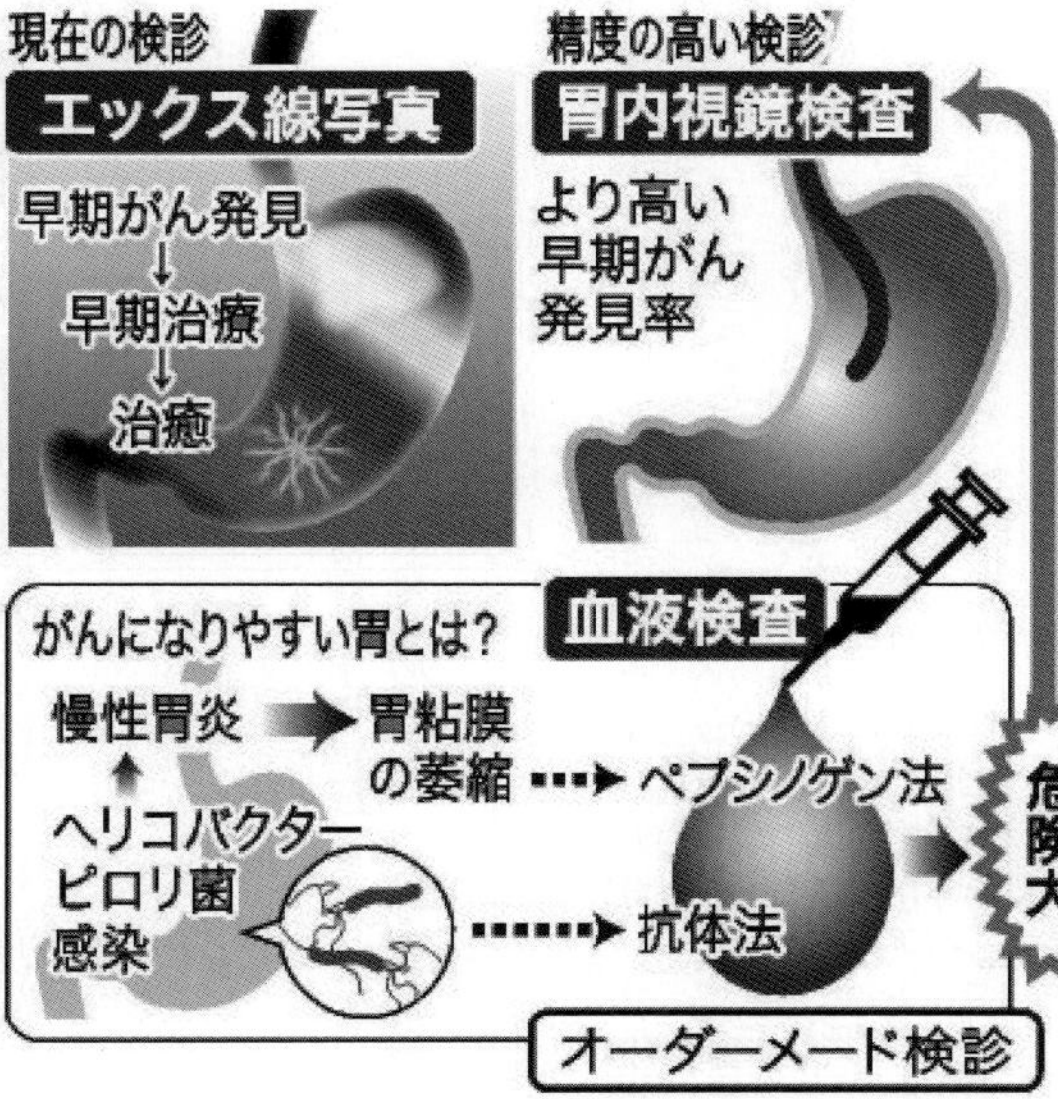

検診と予防(5)　大腸がん検診

内科学第二（消化器内科学）講座
（現・日本海総合病院）
折居智彦

直腸と結腸にできるがんを大腸がんと呼びます。日本人の死亡原因の第1位はがんであり、毎年、大腸がんは増え続けています。２００７年の厚生労働省の統計によれば、がんで亡くなった方の部位別で大腸がんは3位（1位は肺がん、2位は胃がん）と以前より上位にきています。特に、女性のがん死亡原因の1位です。こうした近年の大腸がんの増加は、食生活の欧米化（高脂肪食）や、運動不足、肥満が影響しているといわれています。このように確実に増加している大腸がんですが、早期に発見できれば治すことができる病気です。

大腸がんは進行するにしたがって腹痛や血便、便が細くなる、便秘、下痢といった症状がでるようになります。しかし、かなり進行しても自覚症状に乏しい人もいますし、早期の段階ではほとんど自覚症状はありません。このため、大腸がんの早期発見には症状のない時期から検診を受けることが必要です。

大腸がんを診断する最も確実な方法は、大腸内視鏡（大腸カメラ）で全大腸を観察する方法です。がんを直接観察し、その組織の一部を採取して診断することができます。ごく早期のがんであれば、大腸内視鏡を使って治療もできます。しかし、大腸内視鏡検査は、検査前に下剤で腸をきれいにしなければならないこと、人によっては苦痛を伴う場合があること、一度に検査を受けられる人数が限られることなどの理由で、人間ドックなどの個人検診で行われることはあっても、一度に多くの人を対象にする地域検診や職域検診には向きません。そのため集団検診では便潜血検査が行われます。

大腸がんは目に見える血便がなくても微少な出血をしていることがあります。目に見えない糞便中に含まれるわずかな血液を検出するのが便潜血検査です。便潜血検査には化学的方法と免疫学的方法がありますが、最近は感度が優れ食事の影響を受けない免疫学的方法が用いられています。便の表面を細い棒でこすって採取し、多くの場合2回（2日間）分を提出します。

これで陽性となった場合は、大腸内視鏡検査やバリウムを使った注腸エックス線検査で詳しく調べます。便潜血検査を行うことで大腸がんの早期発見につながり、大腸がんによる死亡率を下げることができるとされています。ただし、便潜血検査をしても、進行大腸がんの5～10％、早期大腸がんの40～60％で陽性にならない（偽陰性）場合があるという報告もあります。つまり「便潜血検査陰性＝大腸がんでない」とはなりませんので注意が必要です。この点を理解していれば、簡単な検査であり、自覚症状のない健康な人たちから精密検査が必要な人を拾い上げるのには有効な検査です。検診の機会があれば、ぜひ受けてみてください。

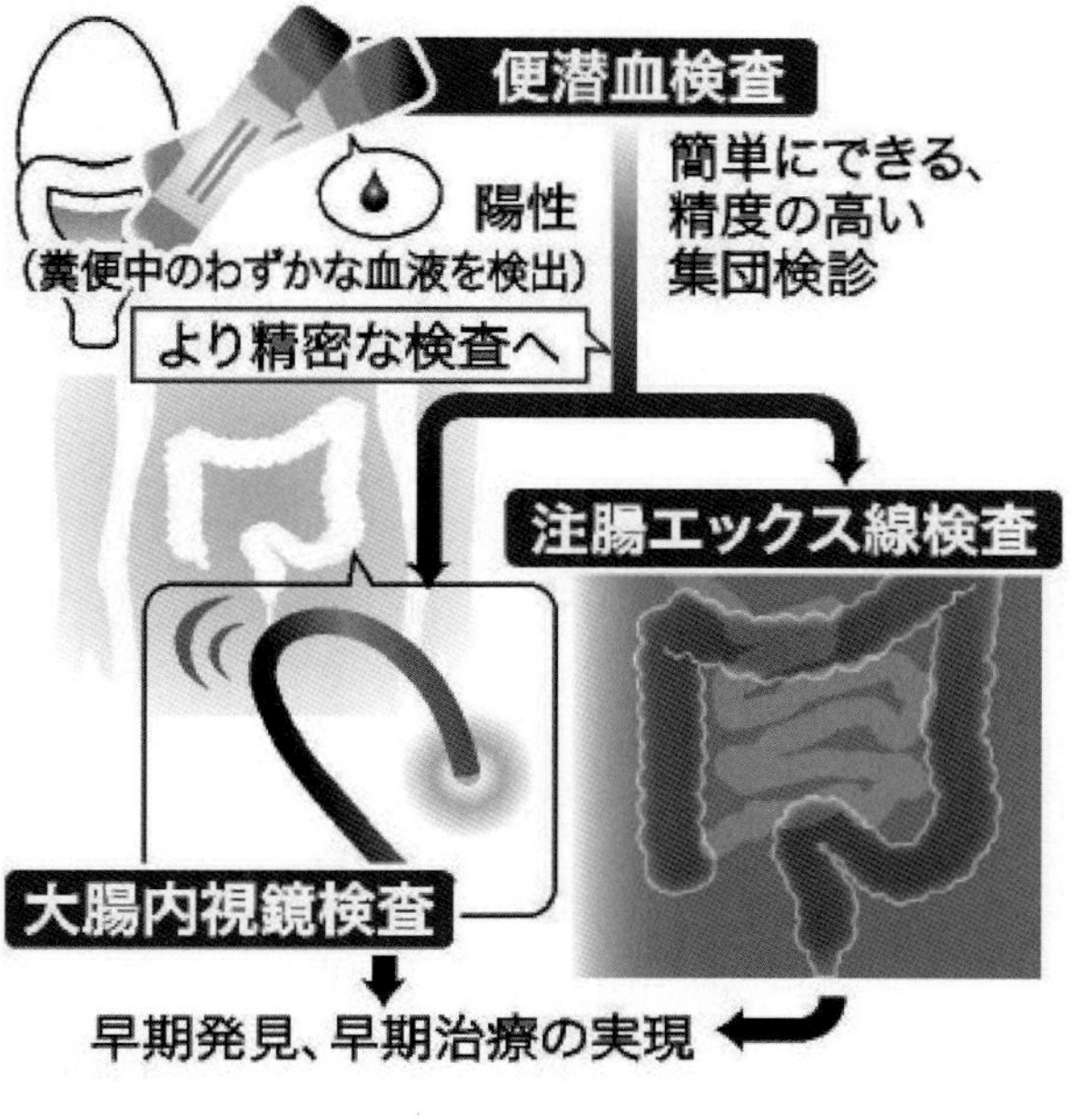

検診と予防(6) 子宮がん検診

医学科産婦人科学 教授
倉智博久

2007年、「ZARD」の人気ボーカリスト坂井泉水さんが亡くなって、若い女性の子宮がんが大きな話題となりました。事実、最近数年間で、20~30歳代の女性の子宮がんが増加し、死亡者数も増えています。これは、われわれ産婦人科医にとって大変残念なことです。と、申しますのも子宮頸(けい)がんは、原因が解明されており、その対策も十分に分かっているからです。

子宮がんには、子宮の出口(頸部(けいぶ))にできる「頸(けい)がん」と、子宮の内部にできる「体がん」の2種類があります(図1)。「がん検診」の効果がより確実なのが「頸がん」です。一般的には、「子宮がん検診」といいますと、「頸がん」の検診のことで、「体がん」の検査はなされていないことにはご注意いただきたいと思います。

「子宮頸がん」は、ヒトパピローマウイルス(HPV)が感染することによっておこります。HPVは、皮膚に「イボ」を作るウイルスで、8割の女性は感染するありふれたものです。HPVには100以上の型がありますが、その中で16、18型などが高リスク型で、これが子宮頸部の細胞に入り込み、5年から10年間もかけて感染者の1割程度に「前がん病変」をおこし、その一部の方は、生命にかかわりうる「がん」に進行します。

このように、「子宮頸がん」は病気の原因が明らかで、病気の進行についても詳しくわかっています。しかも、

「頸がん」は肉眼で見える部分に発生し、その部分から細胞を採取し、その細胞を顕微鏡で観察することによって、確実に「前がん病変」の段階で診断することができます。「前がん病変」で発見することは、単に、確実に治療ができるということだけでなく、子宮の出口の部分だけを円すい状に切除する（円すい切除）だけで、子宮を温存し、妊娠が可能な状態で治療をすることができます。このことは、「前がん病変」が30歳前後の女性にもっとも多いことを考えると重要なことです。このことから、20歳からは子宮頸がん検診を励行すべきであることがご理解いただけると思います。

子宮頸がんは、目で見て診断できるような、また、命にかかわるような「がん」になって発見されるべきではありません！　そのためには、20歳からの「子宮頸がん検診」が重要なのです。

最近、HPVワクチンが開発され、日本でも近々に使うことができるようになります。このワクチンは、「予防ワクチン」ですので、HPV感染が起こってしまってからでは効果がなく、また、がんを治療する効果はありません。しかし、HPV感染は１００％予防し、したがって、ワクチンを投与した型（現在は16、18型HPVに対するワクチンのみです）によっておこる子宮頸がんは１００％予防できます。今後は、12～13歳の女子を対象とするワクチン接種も勧めていくべきであると思われます。

図１　子宮頸がんと子宮体がん

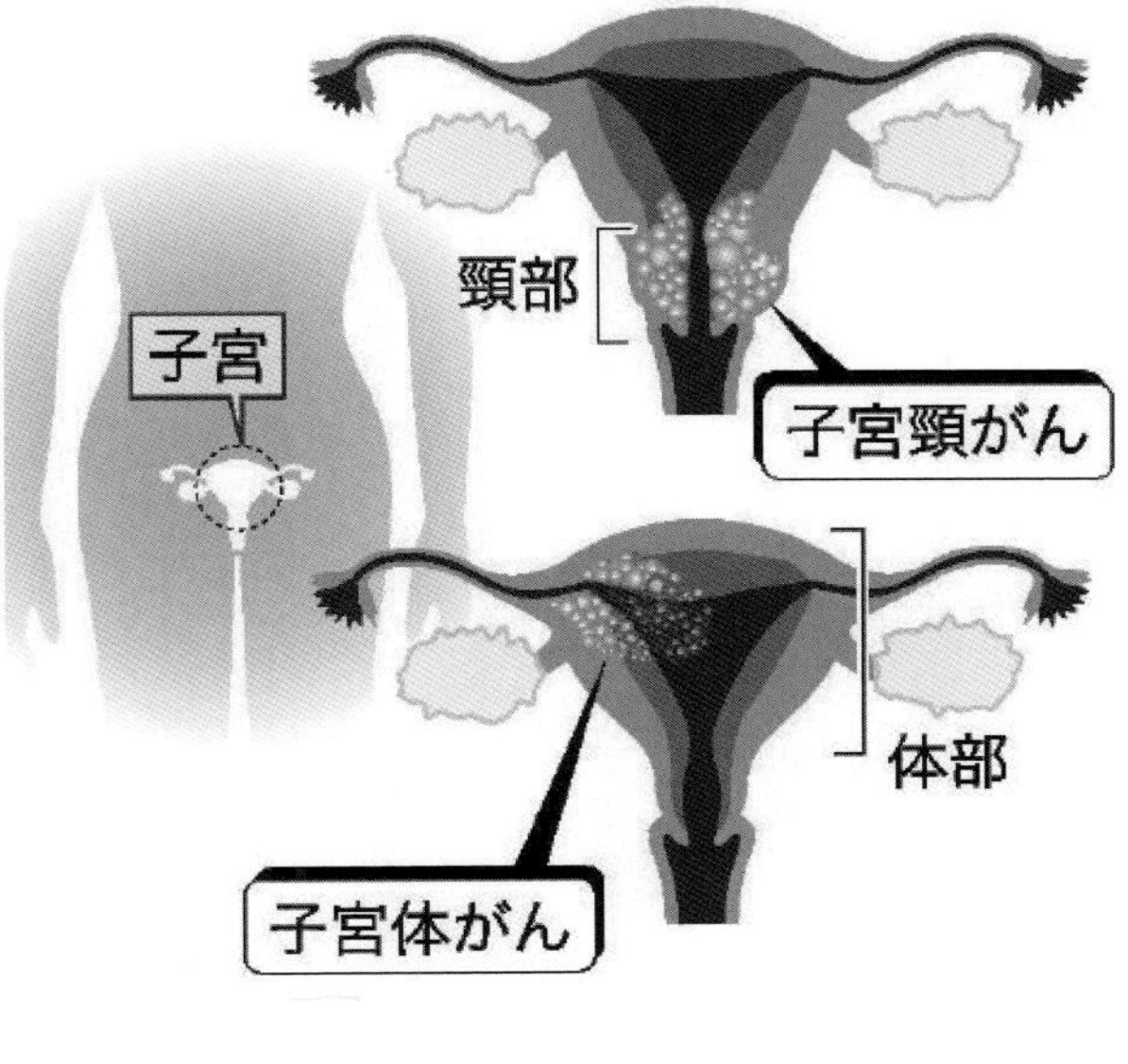

検診と予防(7)　子どものがん(上)

附属病院小児科　講師　三井哲夫

この連載記事の最初にも書かれていますが、がんは、ほとんどの先進国で大人の死因の第一位です。それでは子どもではどうでしょうか。実は子どもでも、病気での死因第一位は、がんです。
日本の２００９年の15歳未満の人口は約１７００万人、年間の小児がんの発生数は１７００例前後、年間こども１万人に１人は小児がんになることになります。頻度はそう多くは無いですが、小児がんになるということは大変なことです。自然に恵まれ、食事もおいしい山形では、がんの発生は少ないでしょうか。残念ながらそうでもありません。私たちが１９９５年から10年にわたり行った調査では、代表的な小児がんである急性白血病は、県内で小児人口10万人あたり年間４・９人の発症がみられました。欧米や国内他地域の調査では10万人あたり４・０人前後のところが多く、山形での発症数はむしろ多めであることがわかります。

小児がんは、かぜや肺炎といったよくある病気に比べ、数は多くないですが、死んでしまう可能性がある重大な病気であるのは間違いありません。重大ですが、なってしまったらもう駄目でしょうか。そんなことはありません。例えば、小児白血病でもっとも数多い急性リンパ球性白血病は、山形大学附属病院が開設された１９７６年当時は、米国で最新の治療を行なっても5年生きられる確率が30％程度でした。でも今は適切な治療をすれば、５年を越えて生きる確率は日本でも80％以上になっていて、その数字は米国や欧州とも変わりありません。その他のがん種も同様で、実際の闘病にはなかなか難しい面もありますが、あきらめずにしっかりと病気と闘えば、治ったといえる状態になる人も多いのが小児がんです。

子どものがんは大人のものとちょっと異なります。大人のがんはご存じのように、胃がんや大腸がんといった上皮とよばれる細胞にできるものが多いのですが、子どもの場合は白血病を中心とした血液細胞のがんや、肉腫（にくしゅ）と呼ばれる非上皮性の細胞のがんが多いのです。したがって、治療の戦略も大人のものとは少し異なります。

実際の病気としては、白血病と呼ばれる血液細胞のがんが、小児ではもっとも多く35％を占めます。その次に多いのは、頭の中にできる脳腫瘍（しゅよう）です。その次に神経芽腫（がしゅ）というおなかにできやすいがんが続きます。

小児がんを早く見つけるにはどうしたらいいでしょうか。じつは、初期症状には、小児がん特有なものはありません。長く続く微熱、不機嫌、元気がない、繰り返す同じ場所の痛み、食欲不振、転びやすい、点状出血、鼻血、おなかが膨らんでいる、頭痛、吐き気など。いずれも子どもには時々ある症状ですが、こうした症状が短い期間に繰り返す、だんだん程度がひどくなってくる。そうしたときにはすぐ、普段からよく見てくれているお医者さんへ相談することです。繰り返し同じ目で診ていてもらう事で、早期に発見できる場合が多いのです。さて、次回は病気の治療・予防に関するお話です。

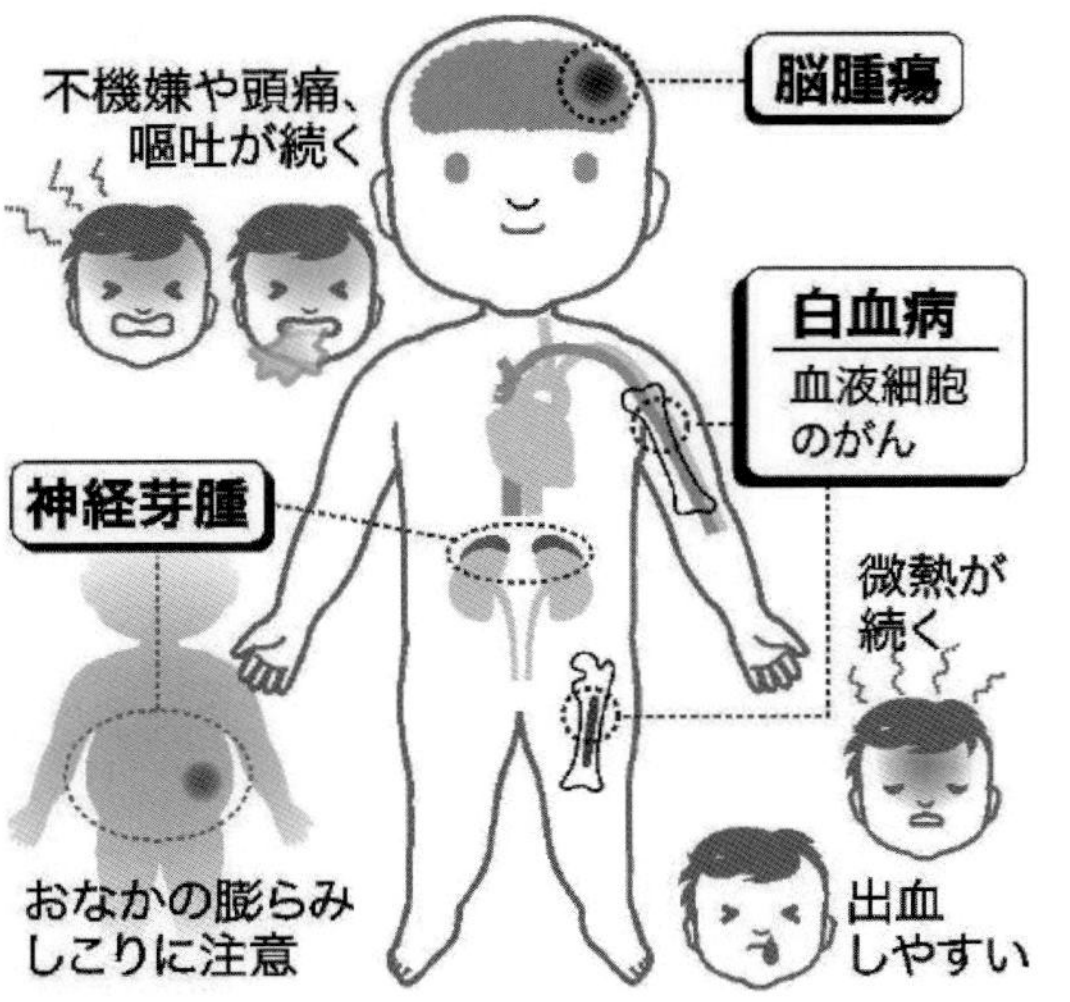

検診と予防（8）　子どものがん（下）

附属病院小児科　講師　三井哲夫

前回は、大人とはちょっと違う子どものがん、またその初期症状についてお伝えしました。今回はその治療、予防についてです。

前回も書きましたが、小児がんはそう数多い病気ではなく、病気によっては日本全体でも年間数例しか発症しない種類もあります。そうした頻度の少ない病気に対して、いくら大きな大学病院でも、その施設独自の治療を勝手にしていては、治療法が結果として良かったか悪かったか何も分かりません。以前は、どこの国でも施設独自か、せいぜい近くの地域ごとにまとまって同じ治療をしてその治療法の是非を考えるということが行われていました。

しかし、それではいけないと、ヨーロッパはEUの発足とともにヨーロッパ全体で、またアメリカもアメリカ全体で、日本は日本全体でまとまって同じ治療を行い、情報を交換し、より良い治療法を見つけて行こうという形になってきています。ここ数年は、ヨーロッパや米国のこうしたグループと日本の臨床研究グループとの意見交換も、機会をつくって盛んに行われるようになっています。世界中の小児がんの先生が一堂に集まり、特定の子どものがんについて、より良く治療するため討議をするさまは、一種の感動を覚えます。

実際の治療は切除可能なら外科的切除、そのほか放射線治療、また化学療法と呼ばれる抗がん剤を点滴したり飲んだりする治療が中心になります。こうした通常の治療で治る可能性の高いがんはそれだけでもいいですが、前回書きましたように、いまだ治るのが難しいがんもあります。その場合はいわゆる移植と呼ばれる治療を併用して行ったりします。

肝臓がんの生体肝移植のような固形臓器移植が行われる場合もありますが、そういう例はまれで、子どものがんにおける移植とは、強い化学療法をした後に造血の細胞を補充する、いわゆる骨髄移植や臍帯血（さいたいけつ）移植といった治療が中心です。山形大学医学部附属病院では国内でもかなり早い段階で１９８４年からこの移植の治療を行っていて、２００９年末までで１１６例に行いました。

このほか最近新聞等で話題になった遺伝子治療や免疫治療というものもありますが、残念ながら、これらはまだしっかりとした良い成績を示すまでには至っておらず、治療の中心になっていません。

小児がんは、その発症において、医療用を含む放射線（ＣＴ検査等）、化学物質、重金属、殺虫剤（農薬）、有機溶剤、医薬品の一部などがかかわっていることが分かっています。こうしたものを不必

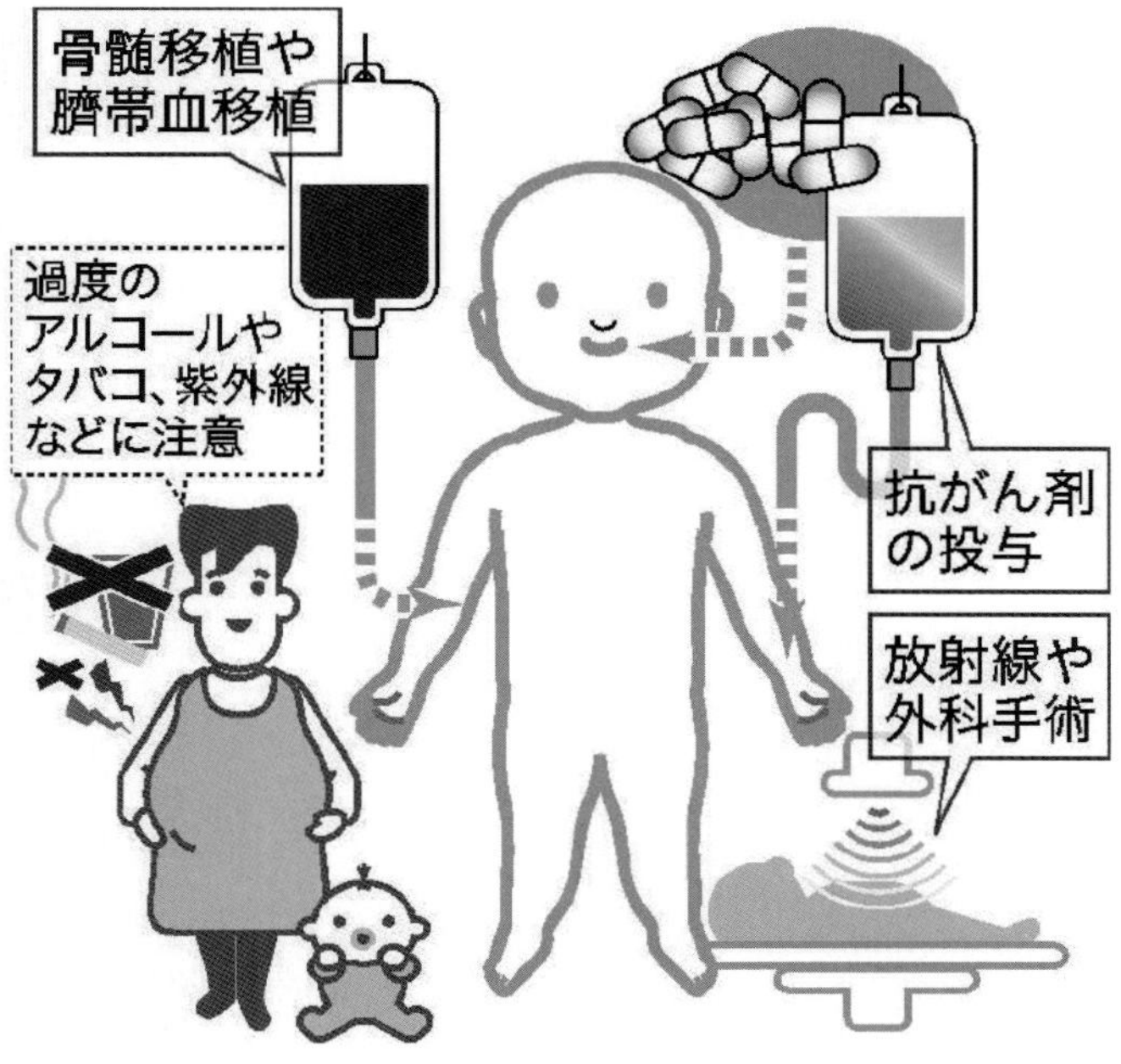

要に浴びないことが予防のために必要です。妊娠中のお母さんは、自分と子どものためにもたばこ、過度のアルコール、放射線は避けてください。漢方薬を含め薬はもちろんサプリメントも、医師によく相談してから使う必要があります。また、送電線のすぐそばで強力な電磁波を持続的に浴びるのも、白血病発症との因果関係が報告されています。

検診と予防(9) 前立腺がん

腎泌尿器外科学講座　教授　冨田善彦

日本での前立腺がんの患者さんは一貫して増えており、死亡する人の増加にも歯止めがかかっていません。また、患者さんの年齢が若年化してきています。50～60代の読者の皆さんも「自分より高年齢者の病気である」と油断しないでください。がん治療の原則は早期発見、早期治療ですが、前立腺がんも同じです。

前立腺がんの早期発見のためには、年1回の血液検査(前立腺特異抗原＝PSAの測定)を行えばよいのです。この血液検査が異常であれば、精密検査を受けることになります。早期発見のための社会的な取り組みには「がん検診」がありますが、「検診で早期に発見して、適切な治療をすれば、治癒するか、少なくともがんで苦しんだり、命を落としたりすることはない」ということが検診を行う根拠になっています。

このがん検診をする意味が医学的にあるのか、を検討する際には「検診によってがんで死亡する人が減るかどうか」を調べて判断します。つまり、検診を受ける人と受けない人のグループの二つに分けて、長い期間観察し、どちらのグループが前立腺がんで死亡する率が高いか検討して判断します。しかし、「受けない」と決められた人でも、「不安だなぁ」と思えば、こっそりPSA検査を受けてしまうことがあります。ただ、それでは本当の比較とはいえません。

最近、大規模な研究の結果が、ヨーロッパとアメリカから報告されました。ヨーロッパは「検診で死亡率が減少した」で、アメリカは「変わらない」でした。しかし、アメリカの報告を注意深く読むと、「受けない」と決められたグループにPSA検査を受けていた人が多く含まれています。これでは「変わらない」という結論は出せません。さらに、死亡率の比較では「治癒する」や「苦しむ」かどうかについては無視されるのです。医学の発達で、進行がんの患者さんでも長生きできるようになってきましたが、薬の助けを借りながら、病気による不都合を我慢して生活するより、早期発見で「治癒」して普通に生活する方が良いのは言うまでもないと思います。

昨年、厚生労働省の研究班は前立腺がん検診は意味がないと報告していますが、医学的に考えても前立腺がん検診は意味がある、というのが日本泌尿器科学会の立場ですし、私もそう思います。われわれ山形大学医学部泌尿器科でも、見逃しの少ない精密検査を行っていて、早期発見の取り組みと、治癒するための治療を行っています。山形県では、不正確な情報に惑わされず、「50歳を過ぎたら年に1回PSA検査を、血縁に患者さんがいたら40歳から」を合言葉に、前立腺がん早期発見・早期治療をしていきましょう。

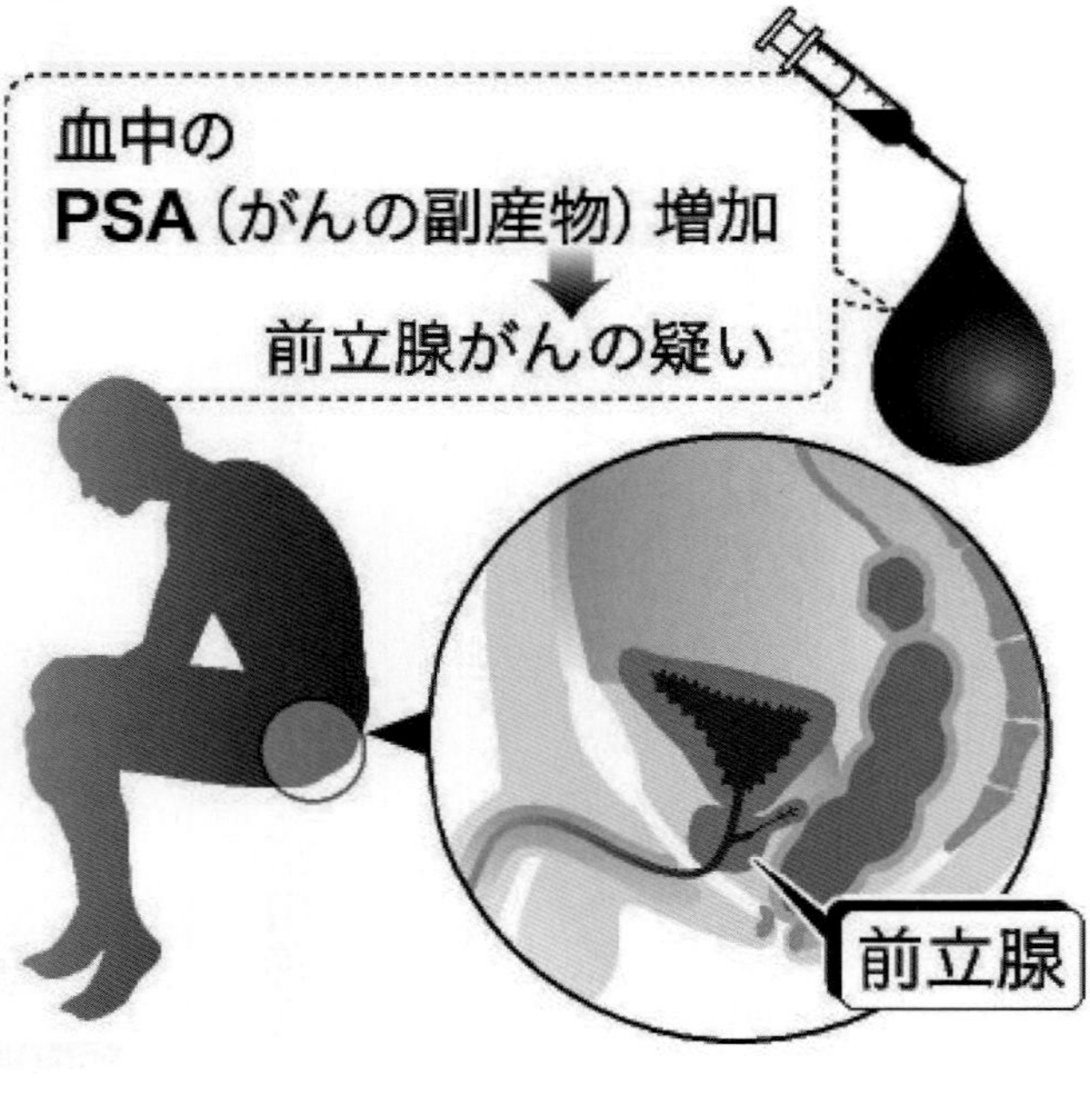

検診と予防（10） 肺がんのCT検診

附属病院放射線診断科　講師　本間次男

肺がんは１９９８年以後、日本人のがんの中で死亡原因の第1位となっています。肺がんに対する治療には手術、化学療法（抗がん剤による薬物療法）、放射線治療があり、どの治療法も年々進歩しています。しかし、現在のところ進行した肺がんについては、治る可能性は決して高くありません。さらに有効な治療法の開発を期待したいところですが、現状では、今の治療法で治る小さな肺がん、早期の肺がんを見つけることが最も効果的な対策と考えられます。

治る肺がんを見つけるためには肺がん検診が重要です。現在の肺がん検診は胸部エックス線写真（いわゆるレントゲン写真）と喀痰細胞診（たんを取ってがん細胞がないかを調べる）の組み合わせで行われています。年1回の胸部エックス線写真による肺がん検診は、肺がんによる死亡を半分から3分の1に減少させる、という報告もあります。しかし、胸部エックス線写真による小さな肺がん、早期の肺がんの発見には限界があります。なぜなら、胸部エックス線写真は肺がんだけでなく、肺の中を通る血管や肺の周囲にある肋骨（ろっこつ）などの正常構造もすべて一枚の写真に重なって写るからです。

このために、近年はＣＴを使った検診が行われるようになってきています。ＣＴは体のまわりのいろいろな方向からエックス線をあてて体の断層（輪切り）の画像を作る検査法です。

輪切りですから前後・左右方向の重なりがなく、エックス線写真よりも小さな肺がん、早期の肺がんを発見することができます。特に最近ではヘリカル（らせん）ＣＴという種類のＣＴが急速に普及しており、１回の息止めで肺全体を細かく検査することが可能になり、より小さな肺がん、早期の肺がんが発見されるようになっています。

ただし、ＣＴを使った肺がん検診にも問題があります。一つは放射線被ばくの問題です。胸部エックス線写真もＣＴもエックス線という放射線を使った検査ですが、ヘリカルＣＴの検診レベルの被ばくは胸部エックス線写真のおよそ10回分にあたります。そのため、撮影の条件を検討し、できるだけ被ばくを少なくするような努力が行われています。

また、ＣＴ検診では小さな肺がん、早期の肺がんが見つかりますが、肺がんではない良性の病変（多くは肺炎や結核が治った跡）の方がずっと多く見つかります。その中には肺がんとの区別がつかず手術が行われ、その結果初めて良性と判明するものもあります。

ＣＴ検診はまだ歴史が浅く、現時点ではＣＴ検診で肺がんによる死亡率が減るという研究結果は出ていません。前記のようなＣＴ検診の利益と不利益を十分に理解した上で受けていただくことが大切です。

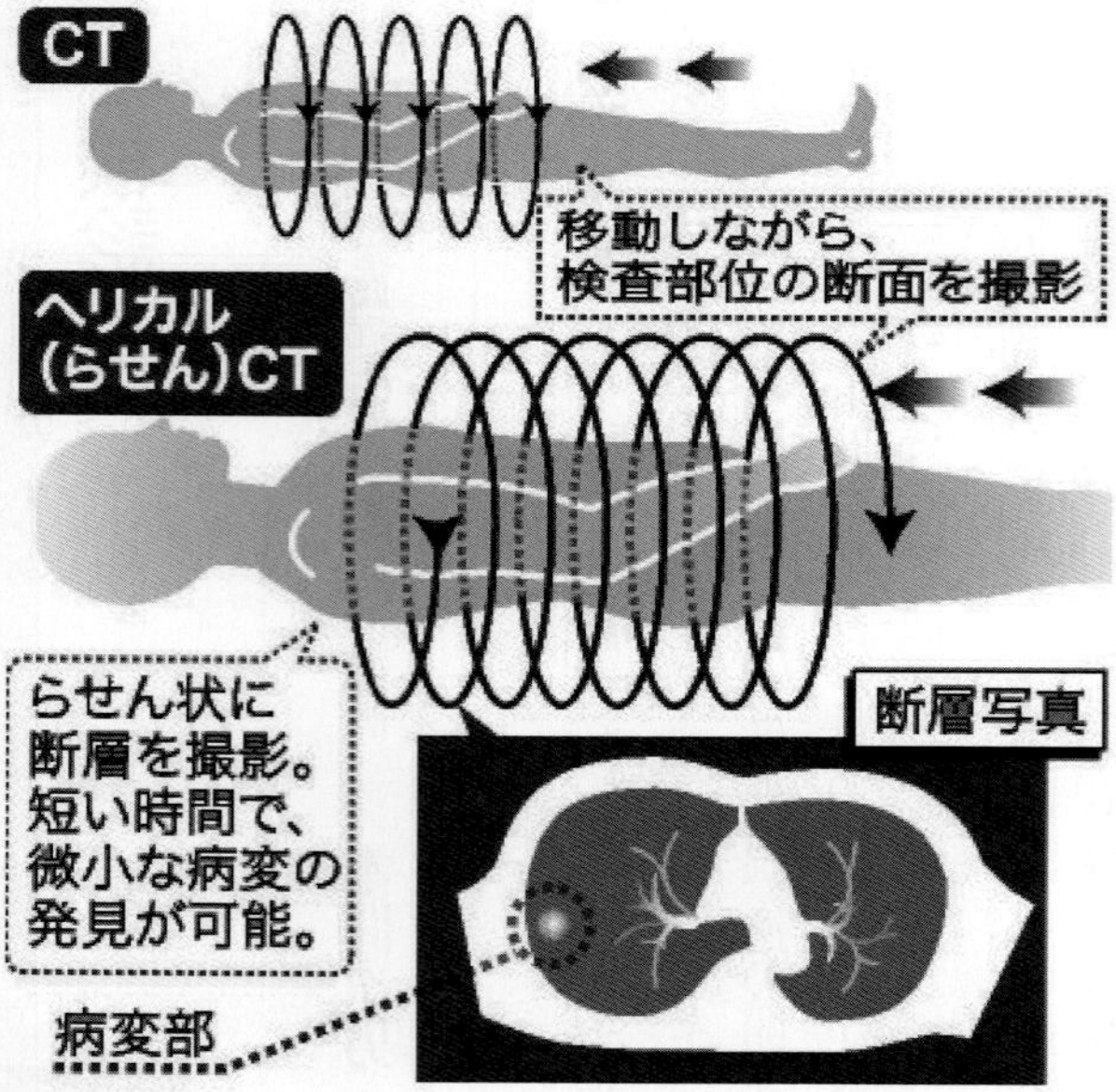

検診と予防(11) PET検診

医学科画像医学講座　助教
長谷川七重

今回は、PETを用いたがん検診についてお話しします。PET検診では、従来の検診では見つからなかったがんが発見されたり、より早期の状態のがんが発見されたりします。全身のがんを1回の検査で発見できるがん検診の切り札と期待され、夢の検査として話題を呼びました。しかし最近、PET検診でのがんの発見率があまり高くないという結果が報道されて、その有効性について疑問が持たれ始めています。

従来のエックス線写真やCT、MRIなどの検査は、形の異常からがんを見つけますが、PETは、がん細胞が正常の細胞に比べてブドウ糖というエネルギーを多く消費する性質を利用した検査です。ブドウ糖の一部に豆電球(18F)をくっつけてブドウ糖によく似た疑似餌(FDG)を作って体内に投与します。FDGが十分行き渡ったころ、豆電球の光を体外から撮影できる機械(PET)で写真を撮り、強く光って(FDGがたくさん集まって)いる部分を探してがんのある場所をみつけます。

がん細胞の性質を利用して、今までとは違う視点からがんを見つけようというのがPET検査なのです。最近ではPETとCTを組み合わせたPET-CTが普及してきており、診断の精度がさらに向上しています。

しかし、PETは万能ではありません。FDGは正常の細胞にも取り込まれるので、もしがんがあっても周りに比べて強く光らなければ、病変として認識できません。がんにはそれぞれ個性があります。がんの中でもブドウ糖をあまり消費しないがんや、正常組織の中にばらばらに入り込むようながん、非常に小さながんなどは、光り方が弱くなります。

また、FDGの排せつ路である尿路系臓器や、脳や心臓のようにもともとブドウ糖の消費率が高い臓器のがんは、まわりの光に埋もれてしまってよく見えません。PETでは見つかりにくいがんがあることも事実なのです。また、PETで光るよりも早く形態的な変化でみつかるがんもあり、消化管がんや乳がん、肺がんの一部などが挙げられます。がん検診の精度を維持するためには、従来の検診を省くことはできません。

PET検査に使用するFDGの合成には大規模な設備が必要です。また、FDGの豆電球の寿命は数時間程度のため作り置きができません。そのため、FDGは非常に高価な薬剤であり、検査料も高額になってしまいます。がん検診にPET検診を加えることができたならがんの発見率が向上するのは間違いありませんが、費用対効果を考慮すると、国民すべてが受けられる検査ではないかもしれません。現段階では、どのような方がどんな頻度でPET検査を受けるのが有効なのかが、まだわかっていないのです。PETにも限界があることを理解していただき、PET検診を有効に利用していただくことをお勧めいたします。

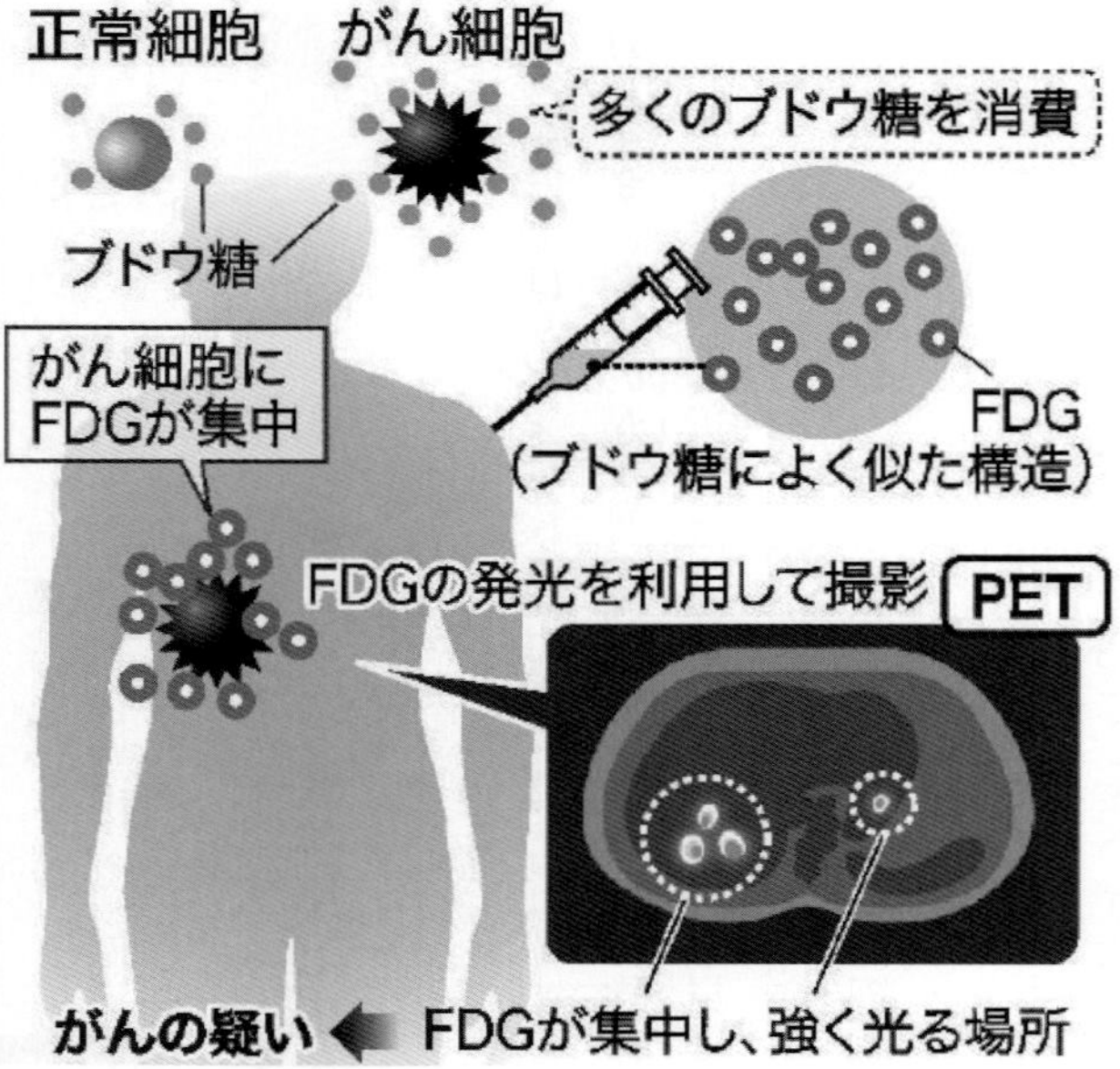

検診と予防(12) 人間ドック

大学院医学系研究科
医療政策学講座　助教
伊藤嘉高

人間ドックや検診を受けることで、がんが100％見つかるわけではありません。しかし受けずに済ませていると、進行した状態で見つかり、治療が困難となる可能性が大きく高まります。今回は、決して無駄ではない人間ドック・検診とがんの関係について見ていきましょう。

前回までさまざまながん検診について見てきましたが、そもそも検診とは、症状がない状態で、特定の疾患にかかっていないかを調べ、その疾患を早期に発見し治療することを目的にしたものです。保険診療ではありませんので、検診費用は自費負担になりますが、市区町村や職場が費用を一部補助し、安い費用で受けられる検診もあります。

一方、特定の疾患に限定せず、がんや生活習慣病など頻度の高い疾患を網羅的にチェックすることを目的とした検診を、人間ドックと呼びます。人間ドックは、受診者の個別の希望に応じて行うものであり、各医療機関もさまざまなコースを用意しています。たとえば、3日以上かけてしっかりと検査できるメニューもあれば、半日や1日で帰れるメニューもあります。さらに、通常の人間ドックとは別に、がんに特化したがんドックもあります。

人間ドックによるがんの発見率を5年単位で見ると、約10％ずつ上がっており、近年のデータでは

1000人に2~3人の割合で何らかのがんが発見されていることがわかります。とりわけ、胃・大腸がんの発見に効果があり、最近では、検査技術の向上、生活環境の変化によって、肺がん、乳がん、前立腺がんの発見率も高くなっています。

代表的ながんである胃・大腸がんについては、7割以上が早期の段階で発見され、全体の9割以上が手術を実施しており、術後の死亡例はほとんどありません。さらに、早期発見の場合は、肉体的負担がたいへん少ない内視鏡手術でがんを取り除くこともでき、退院後のスムーズな社会復帰にもつながります。

では、何歳からどの程度の頻度で人間ドックを受診すればよいのでしょうか。40代以降になるとがんや生活習慣病にかかる割合が増えていくことから、40歳を過ぎたら、早期発見のために年に1回の人間ドックの受診が推奨されています。

人間ドックの費用は、1日ドックで4~5万円、2日ドックで6万円程度ですが、受診に対して補助を行っている健康保険組合が多いので、加入している健保の担当者へ問い合わせてみるといいでしょう(ただし、75歳以上の高齢者については、後期高齢者医療制度の導入によって、費用補助を打ち切る市町村国保が相次ぎ、問題となっています)。

検診・人間ドックの受診者は増加を続け、現在は、年間約1000万人、そのうち人間ドックの受診者は約300万人に達しています。人間ドックの検査に強い痛みを感じるものはありません。これまでドックを受診したことのない方も、末永く健康で充実した生活を送るために、ぜひとも、継続的な受診をご検討ください。

〈人間ドック受診者とがん発見率〉

期間(年)	受診者数	がん総数	発見率
1986~1990	4,335,295	7,988	0.18%
1991~1995	8,655,249	16,901	0.20%
1996~2000	11,282,484	24,530	0.22%
2001~2005	13,628,203	32,083	0.24%

(人間ドック全国統計より)

検診と予防⒀「日本人の予防法」より

山形大学医学部がんセンターがん患者登録センター責任者・
大学院医学系研究科公衆衛生学　教授　深尾　彰

一通りがん検診の話が済んだので、今日は一次予防、つまりがんにかからないための予防の話をしましょう。ここでは、厚生労働省の「生活習慣改善によるがん予防法の開発に関する研究班」（主任研究者津金昌一郎）が、日本人を対象にして行われた疫学論文をもとにして作成した「日本人のためのがん予防法」を紹介しましょう＝表参照。

最初は喫煙についてですが、これはもう皆様ご承知の通りでわざわざコメントするまでもありません。次に飲酒。肝臓がんのほか、大腸がんや食道がんのリスクを高めます。「節度」というのが微妙な表現ですが、アルコール換算で23グラム（日本酒1合、ビール大瓶1本、ウイスキーダブル1杯）を超えるとだんだんリスクが高まるとしています。

食事については、とにかくバランスに注意することです。食塩のとりすぎは血圧ばかりでなく胃がんのリスクを高めますし、赤肉のとりすぎは大腸がんや乳がんのリスクを高めます。バランスに注意すれば、サプリメントの力を借りる必要もありません。身体活動は意外と思われるかもしれませんが、大腸がんと大いに関係があります。メタボ対策ばかりでなく、大腸がんの予防にも運動は欠かせません。

体形については、成人後の肥満が大腸がんや乳がんのリスクを高めることがわかっていますが、やせすぎもリスクを高めるという報告があります。要は適度な体重を維持する（これが難しいのですが…）ことが肝心のようです。最後の感染については、ここに書いてある肝炎ウイルスのほかにもヘリコバクタ・ピロリ菌（胃がんと関連）、ヒトパピローマウイルス（子宮頸がんと関連）などが指摘されています。

こうしてみると、がん予防といってもあらためて特別なことをするわけではないことがお分かりになったと思います。がん予防の実践は、あなたの今の生活習慣を見直すこと。それに尽きるのです。

最後に質問。がんに立ち向かうためにあなたは次のどちらを選びますか。1　生活習慣を変える気はないので、検診を毎年受ける。2　生活習慣を変えたので、検診は受けなくても大丈夫。…答えはどちらも不正解。1を選んだ方は、検診をしていないがん（前立腺がんや卵巣がんなど）には無防備ですし、2を選んだ方は、生活習慣の改善だけでがんの発生が100％抑えることはできないことを知っておくべきです。正解は、がんの発生を防ぐ一次予防とがんによる死亡を予防する二次予防の両方を上手に活用した総合的な予防に取り組むことなのです。

喫煙	たばこは吸わない。他人のたばこの煙をできるだけ避ける。
飲酒	飲むなら、節度のある飲酒をする。
食事	食事は偏らずバランスよくとる。 ＊塩蔵食品、食塩の摂取は最小限にする。 ＊野菜や果物不足にならない。 ＊加工肉、赤肉（牛・豚・羊など）はとり過ぎないようにする。 ＊飲食物を熱い状態でとらない。
身体活動	日常生活を活動的に過ごす。
体形	成人期での体重を適正な範囲に維持する（太りすぎない、やせすぎない）
感染	肝炎ウイルス感染の有無を知り、感染している場合はその治療の措置をとる。

最新の診断と治療法（1） がんの画像診断（上）

放射線診断科　助教
小田敦子

がんは現在日本での死因のトップで、生涯のうち2人に1人はがんを経験し、3人に1人はがんで死亡する時代です。がん患者の診療のなかで、私たちはがんの画像診断に携わり、日々がん治療に必要な情報を提供しております。がんの画像診断には、がんの発見、病期の決定、治療効果の判定という三つの重要な役割があります。ここではがん治療には欠かすことのできない病期の決定についてお話しします。

がんと診断された場合、適切な治療を選ぶためにがんがどのぐらい進行しているのかを正確に知る必要があります。進行の程度は「病期（stage）」で表され、がんを三つの点で評価します。TNM分類といわれ、Tはがんそのものの広がり、Nはリンパ節転移、Mは肝臓、肺、脳、骨などの離れた臓器への転移（遠隔転移）の有無を示しています。

がんそのものの広がりを診断する検査は、精度の高い診断をするために、臓器やがんの種類によって評価する画像診断の手段が異なります。肺がん、肝がんであればエックス線を使ったCT（computed tomography＝コンピューター断層撮影）検査、胃・食道・大腸などの消化器がんではカメラ（内視鏡検査）や透視検査、乳がん・子宮がん・前立腺がんでは超音波検査やMRI（磁気共鳴画像）検査が選ばれます。

多くのがん患者において、リンパ節転移、遠隔転移を診断するためにCT検査が必要となります。CTでは技術の進歩により短時間で広い範囲を撮影できるためです。ＣＴ検査ではヨード造影剤という画像診断のための薬を使用することにより、他臓器への転移がより明瞭（めいりょう）となります。また、造影剤を使わなければ分かりにくいがんの性状、広がり、血管や周囲臓器との関係が明瞭となります。

遠隔転移の中で、骨への転移を調べる検査として、骨シンチグラフィーという核医学検査を行うことがあります。骨はカルシウムから出来ており、カルシウムの代謝に取り込まれるように微量の放射線を発生する薬を静脈に投与します。ＣＴやエックス線写真で一見正常に見えても、骨に病気がある時には骨シンチグラフィーで異常を見つけることができます。

診断のための検査で受ける放射線で障害を起こすことはまずありません。検査の費用、時間、副作用のことなど、心配なことは医師、看護師に相談しましょう。適切な検査を受け、精度の高い診断を得て、はじめて最も適切な治療を選ぶことができます。

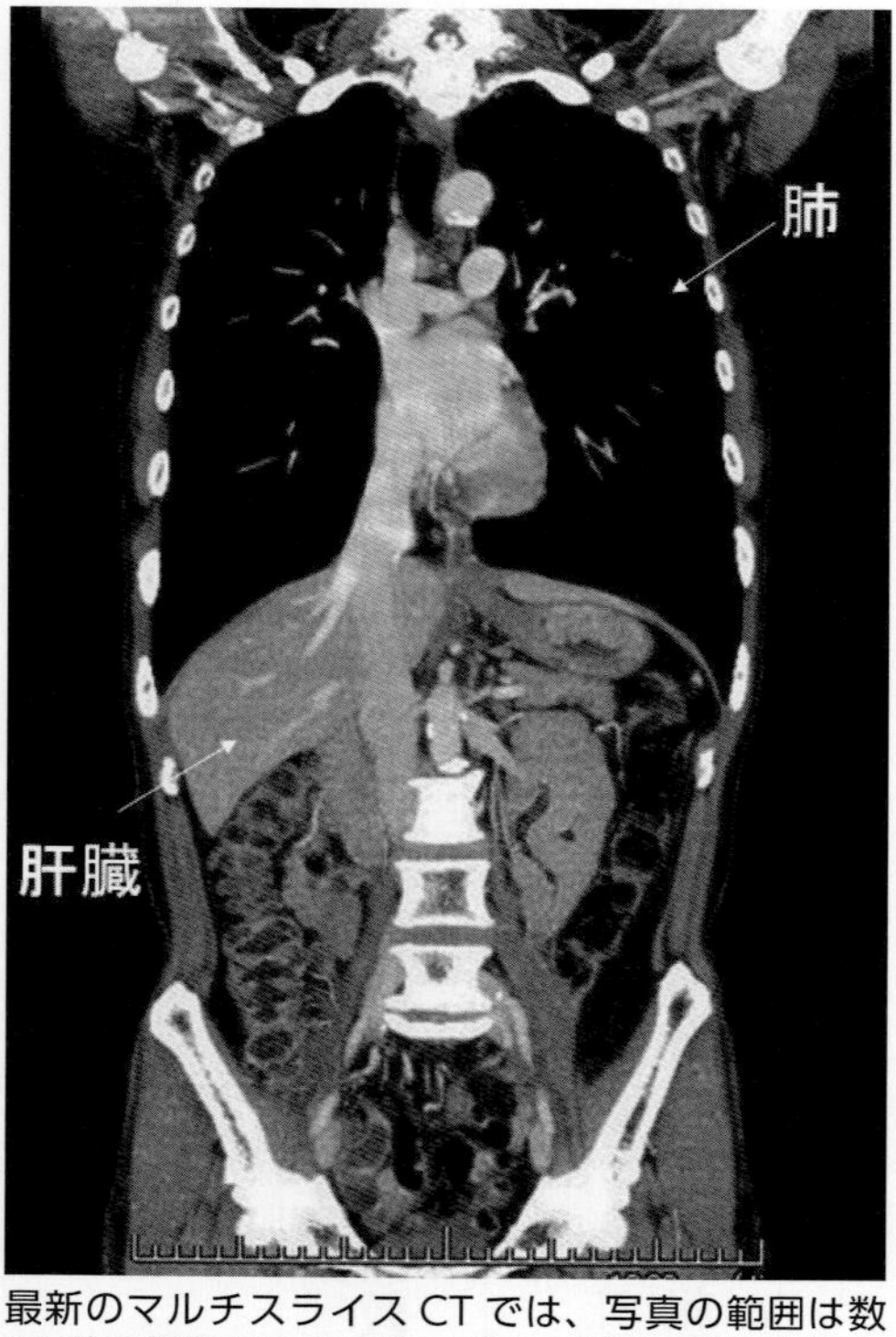

最新のマルチスライスCTでは、写真の範囲は数10秒で撮影できる。さまざまな断面で肺、肝臓などへの遠隔転移を評価する

最新の診断と治療法(2) 画像診断(MRI)(下)

放射線診断科　助教
朽木　恵

今回はMRI（磁気共鳴画像法）についてお話しします。

MRIは、前回取り上げられたCTと並ぶがんの主な画像診断方法です。MRIは強い磁石と電気の力によって、身体の内部の状態を検査します。CTと似ていますが、CTと異なりエックス線を使用しないので放射線の被ばくはありません。また、CTでは基本的に身体の輪切り像しか撮れないのに対して、MRIでは縦、横、斜めなど見たいと思う断面画像が撮れるという利点があります。

MRIでは独特の画像を得ることができ、CTの画像と比べて臓器、筋肉、骨髄などの区別が容易です。特に脳・脊髄（せきずい）、乳腺・子宮・卵巣、前立腺、肝臓、四肢の病変の描出を得意としています。がんの部位、形、広がりを詳細に描出することができ、MRIを撮影することで新たながんが発見できたり、CTでわからなかった広がりがわかることがあります。

近年、MRI検査では、がんの形や広がりだけでなく、拡散強調画像と言われる画像を合わせて撮影することで、その性質まで診断することが可能になってきました。拡散強調画像とは、体内にある水分子の動きをとらえて画像化したものです。細胞内や、細胞間のすき間には水分子の細かい動きが存在しますが、がんでは細胞密度が高く、これらのすき間が狭いため水の動きが減少します。

拡散強調画像を撮影すると、水分子の動きの低下した部位が強調されて写りますので、がんや転移巣を鋭敏に発見することができます。拡散強調画像を撮影することで、初期のリンパ節転移や早期の乳がんを容易に検出することができるようになり、がんの検出率が向上しています。

一見良いことずくめのMRIですが、欠点もあります。一度に広範囲を詳しく見ることができません。また、検査を受けられない方もおられます。MRIは強力な磁石を使用するため、埋め込み型ペースメーカーや人工内耳のような医療器具を装着されている方は使用できません。また脳動脈瘤（りゅう）クリップや眼球内金属異物など、体内に金属が埋め込まれている方も原則として使用できません（最近の脳動脈瘤クリップの多くはMRI検査可能です）。その他化粧品の一部や入れ墨は鉄を含んでいることがあり、危険な場合があります。これは安全に検査を受けていただくためにとても重要なことです。

がんの画像検査は日々進歩していますが、一つの検査で１００％正しく診断できるという画像検査は今のところありません。一人の患者さんに対して複数の画像検査が行われるのが一般的です。医師は、適切な画像検査を行って、効率よく診断することを考えています。どうぞ、安心して、検査を受けて下さい。

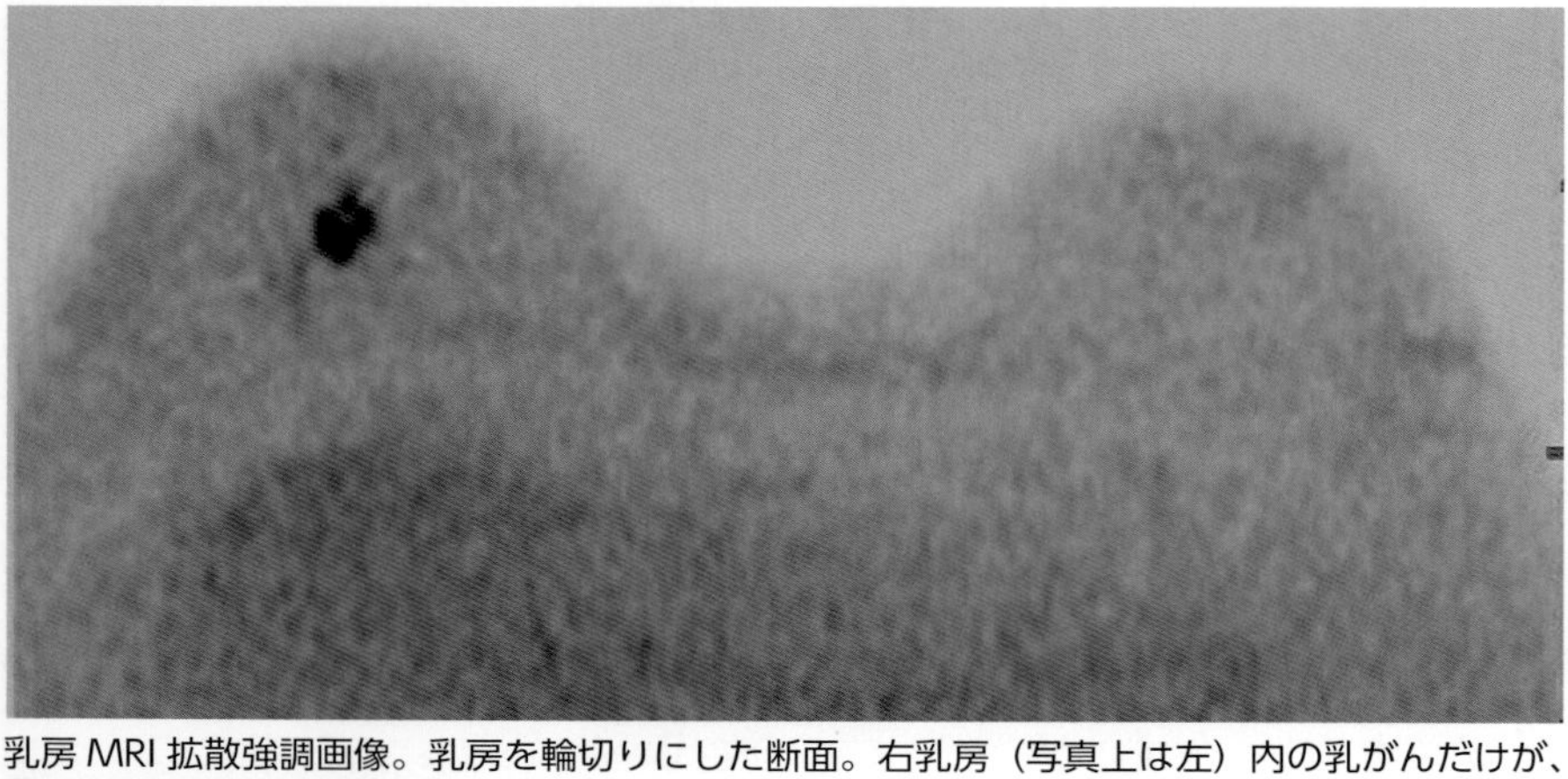

乳房MRI拡散強調画像。乳房を輪切りにした断面。右乳房（写真上は左）内の乳がんだけが、黒い点状に明瞭に描出されている

最新の診断と治療法(3)　動注・塞栓療法

画像医学講座　助教　菅原千智

動注療法は、動脈に細い管を入れてそこから直接薬剤を注入する治療法です。動注療法の「動」は動脈を表しており、がんの場合は抗がん剤で治療します。がん細胞は動脈から栄養を受けているので、高濃度の抗がん剤を注入することで効果的な治療が可能になります。

塞栓（そくせん）療法は、血管を塞（ふさ）いでがん細胞に栄養がいかなくなるようにします。いわゆる兵糧攻めです。動注療法と塞栓療法を組み合わせる場合もあり、抗がん剤による効果と兵糧攻めの相乗効果が得られます。

動脈に細い管を入れるには、血管造影という検査手技を使います。肝がんの動注療法を例にして説明します。あおむけに寝た状態で太ももの付け根の内側を触ると、拍動している大腿（だいたい）動脈があります。この大腿動脈とその周りに局所麻酔をしてから、カテーテルという鉛筆の芯より少し細いぐらいの管を動脈の中に入れます。麻酔が効いているので、ほとんど痛くありません。

次に、太ももの付け根からおなかの方にカテーテルを進めて行き、最後に肝臓の動脈までカテーテルを入れます。がんが細い血管の奥の方にある場合は、マイクロカテーテルというシャープペンの芯くらいの細い管を使います。造影剤を流してがんの場所と大きさを確認できれば、準備完了です。カテーテルから抗がん剤を注入し、その後塞栓物質といわれる直径が1ミリくらいのゼリー状の小さいつぶを流して動脈を塞いでしまいます。治療の時間は2～3時間程度で、その後4時間安静にすれば普段の生活に戻れます。

動注療法では、1回ごとにカテーテルを抜いてしまいます。繰り返しの動注療法が効果的な場合には、特別に柔らかいカテーテルを動脈の中において、リザーバーと呼ばれる小さい器具をつないで皮下に埋めてきます。リザーバーからは針を刺して薬を流すことができ、動注療法が簡便に行えます。

動注療法は、少ない薬剤量で高い効果が期待できますので、全身的な副作用が少なくてすみます。非常に良い治療法で、肝がん以外にも、大腸がんの肝転移や腎がん、ぼうこうがんなどで効果的です。

動脈の走り方によってはがん細胞に行く血管にカテーテルを入れるのが難しいことがありますが、当院には動注療法を行いながらCTを撮影できる新しい機械が導入されていますので、以前よりもさらに正確かつ確実にがんを治療することができるようになりました。

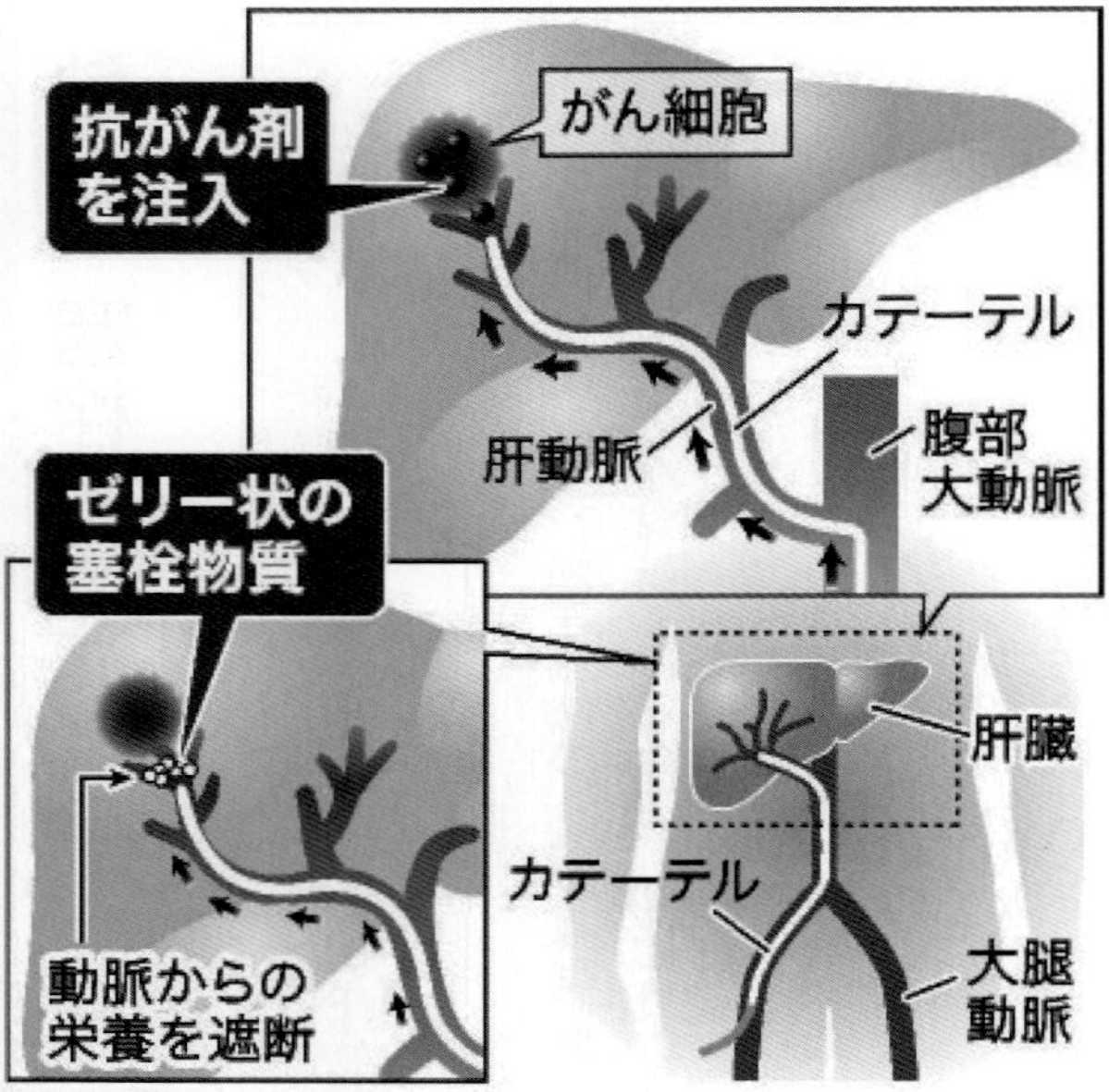

最新の診断と治療法（4） 頭頸部がんの動注化学療法

放射線診断科　助教
鹿戸将史

顔面や頸部（けいぶ）には副鼻腔（びくう）がん、舌がん、咽頭（いんとう）がん、喉頭（こうとう）がんなど、さまざまながんが発生します。肺がんや胃がんなどと比べると発生頻度が低いがんですが、そしゃくや発声などの重要な機能が損なわれてしまいます。手術治療が多く行われますが、機能が損なわれるだけでなく、顔面変形に伴う美容上の問題が大きな負担となります。

機能を温存し、美容上の問題も少ない治療法として、最近では重粒子線治療や超選択的動注化学放射線同時併用療法が行われるようになってきました。今回は、当院で約10年前から行っている超選択的動注化学放射線同時併用療法を紹介したいと思います。

がん細胞は栄養血管と呼ばれる動脈から血流を得て生きています。この栄養血管に細い管を挿入し、直接大量の抗がん剤を投与してがんを治療します。がんに信じられない濃度の抗がん剤が投与されますので、劇的な治療効果が得られます。治療中は同時に抗がん剤の中和剤を静脈から投与しますので、全身に対する副作用はほとんどありません。

抗がん剤は、足の付け根の太い動脈からカテーテルと呼ばれる細い管を入れて投与されます。週1回、合計5回程度、放射線治療と同時に行います。この方法を行うようになって、上顎洞がんと呼ばれるほおの辺りにできるがんでは、90％以上が完治するようになりました。上顎洞がんは治りにくいがんの代表でしたが、今やよほど進行していない限り治るがんになったのです。

腫瘍（しゅよう）に対する効果が高く、副作用が少ないので理想的な治療法と言えますが、残念ながらすべての頭頸部がんに適応がある訳ではありません。副鼻腔がん、喉頭がん、咽頭がん、舌がんなどに適応があり、基本的に手術の切除範囲を小さくするために用いられます。場合によっては、手術を行わなくても腫瘍を完治できてしまいます。山形県には、この治療法について経験豊富な耳鼻咽喉（いんこう）科医、放射線治療医、カテーテル治療に精通した放射線診断医がそろっています。近くに頭頸部がんでお悩みの方がおられましたら、まず専門の耳鼻咽喉科医にご相談ください。最善の治療法をご提案できると思います。

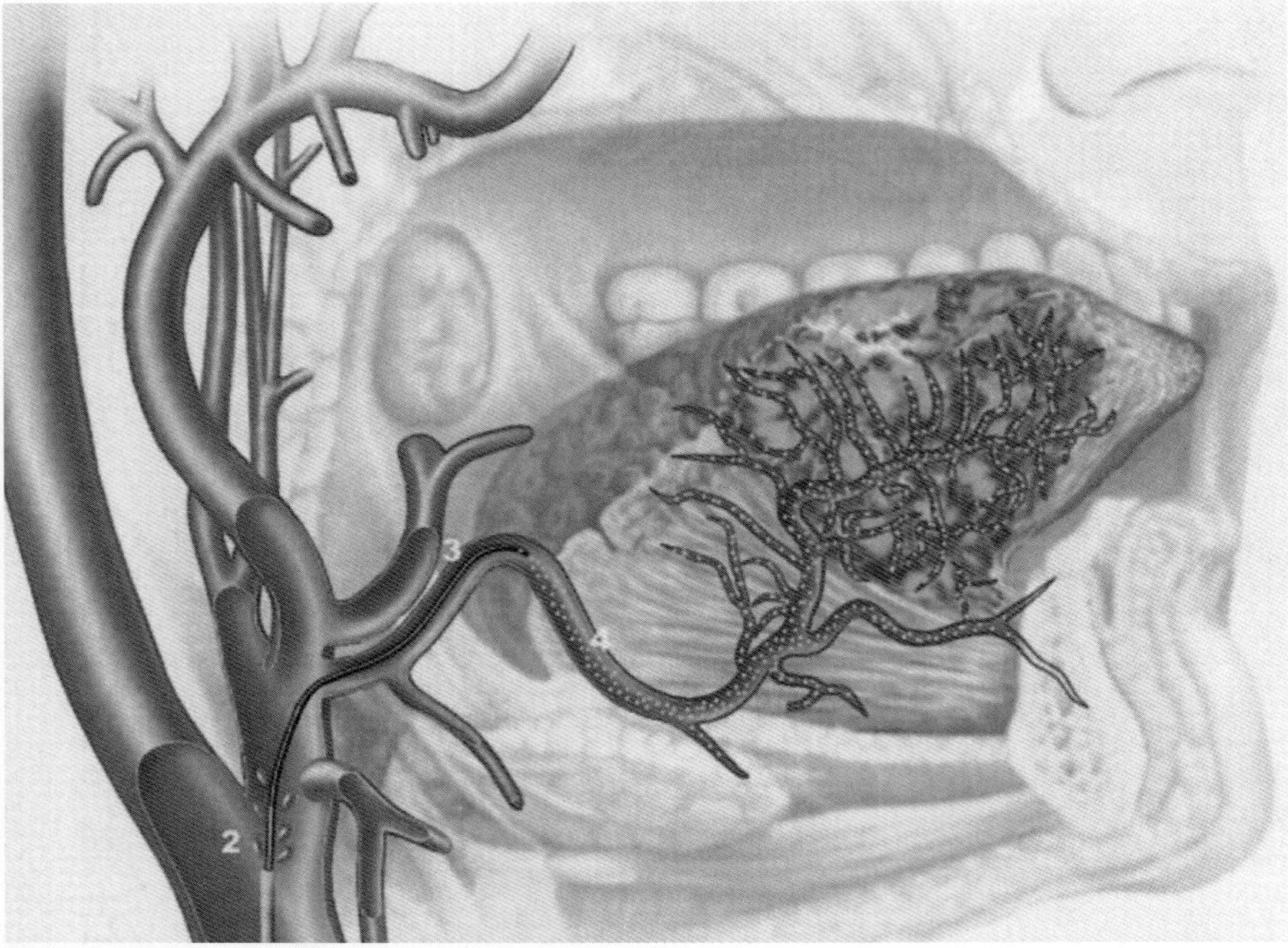

舌癌の超選択的動注化学療法。動脈内のカテーテルから（(2)）高濃度の抗がん剤を注入（(3)）。患部に浸透する（(4)）（AJR2003Jul;181(1):253-60. より引用）

最新の診断と治療法(5) ラジオ波凝固療法

附属病院第2外科　助教　深谷　建

ラジオ波凝固療法は、がん組織に特殊な電極を刺し入れ、電磁波の一種であるラジオ波を流し、高熱(60～100度)でがんを死滅させる方法で、局所麻酔でできます。

この治療法の特徴は、局所のがん細胞だけを焼いて治療できる点です。患者さんの身体への負担が軽く、しかも手術に近い治療効果が期待されます。従来の抗がん剤治療や放射線治療とは全く異なる治療法として、さまざまながんに対して応用されています。

中でも、肝臓がんに対するラジオ波凝固療法はその有用性が多数報告されており、現在では肝臓がん治療の約30%がこの治療で占められています。その他、最近では肺や腎臓、骨など他領域への応用がなされてきました。

◇適応

がんの種類にもよりますが、適応は大きさなどに左右されます。肝臓がん、肺がんでは原則的にがんの大きさは3センチ以下であることが望ましく、個数も3個を超えるものについては治療が困難であるとされています。それ以上だと腫瘍(しゅよう)の遺残、再発の確率が高くなるためです。また、がんが他の臓器と近い場所に存在し、損傷する危険性がある場合や、出血の危険性が高い場合には、治療の対象から外れることがあります。

◇治療の実際

まず針を刺す部位を決め、そこに局所麻酔をして電極針をがんに向かって刺します。針の太さは直径2～3ミリ程度で、肝臓がんの場合には超音波、肺がんや骨腫瘍の場合にはCT画像で確認しながら針を進めます。針を刺す時、患者さんは呼吸を止める必要があります。針が正しくがんに刺さったのを確認できたら、通電して焼きます。焼けたがんの部位は、ほぼ確実に壊死（えし）するので、その部位については治療効果が高く、完治の可能性もあります。治療後は、効果判定のためCTなど画像検査による経過観察が必要です。がん全体がうまく焼けていない時や、再発した場合には追加治療が必要になることもあります。がんの遺残や再発に対して、繰り返し治療できる点もラジオ波凝固療法のメリットです。

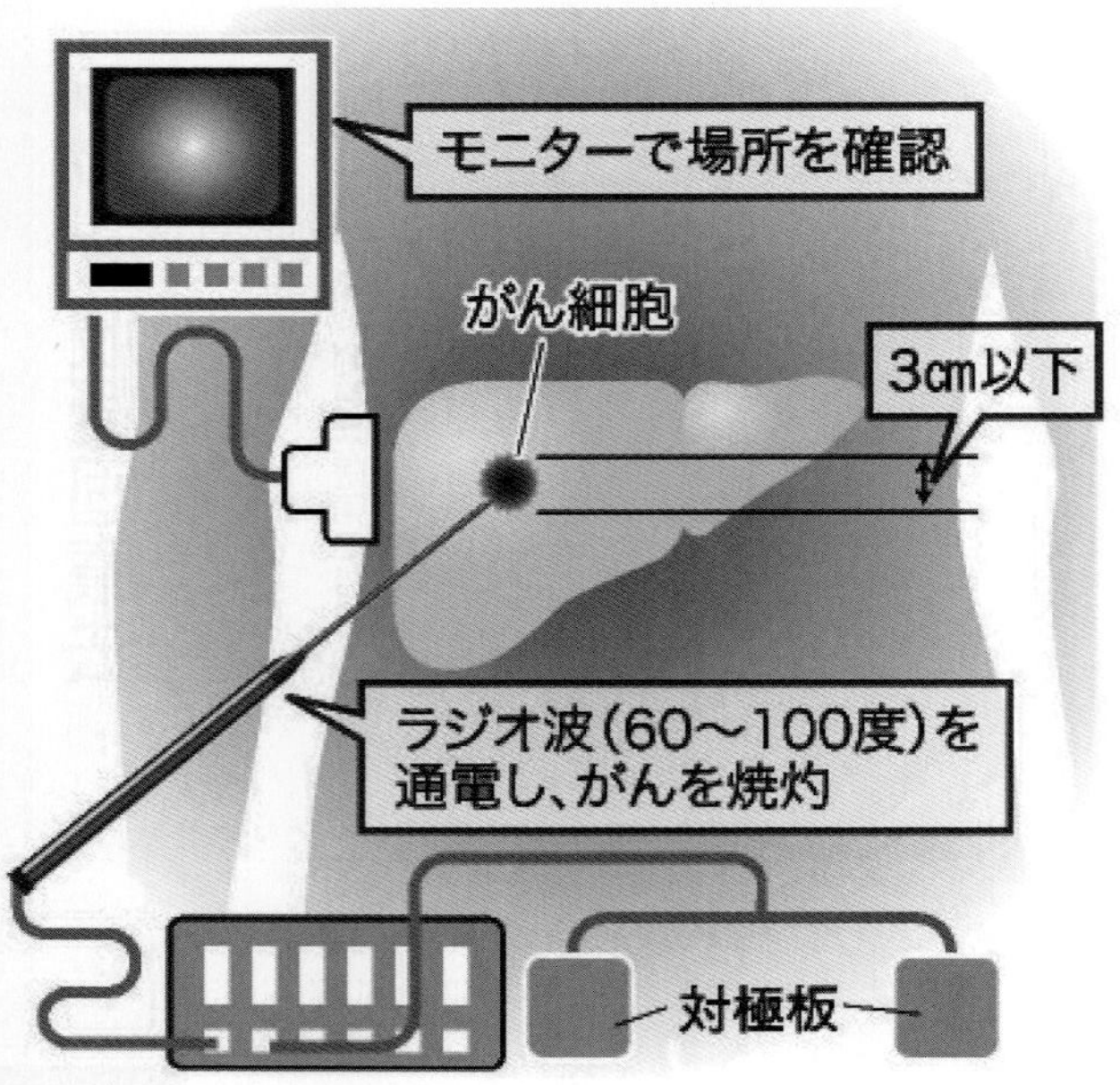

◇合併症

主な合併症は、治療中の熱さ・痛み、さらには出血や感染などが挙げられます。また、肺がんの場合、針を刺すことにより肺が縮んでしまう「気胸」があります。胸の中に管を入れて脱気が必要な場合もありますが、自然軽快することの方が多いようです。

◇今後の展望

ラジオ波凝固療法は、肝臓がんにおいては既に有用性が認められており、多くの施設で行われている治療法です。肺がん、腎がんなどについては現段階では長期治療成績が明らかになっていないため、治療対象となる適応は手術ができない人などに限られますが、従来の外科的手術、抗がん剤治療、放射線治療に加え、治療法の有用な選択肢に発展していく可能性があります。他の治療法と組み合わせることで、さらなる効果が期待されます。

最新の診断と治療法（6）　病理診断（上）

人体病理学講座　助教
（現　山形県立中央病院　中央検査部病理）
緒形真也

「病理診断」ってあまり聞きなれない言葉ですね？

無理もありません。病理診断を行う「病理医」は普段は患者さんと接する機会がほとんどなく、「病理診断科」と公的に看板を出せるようになったのもつい最近２００８年4月になってのことですから。しかし、病理診断は旧来からがん診療に不可欠な役割を果たしています。病理診断は、多くの場合、病気の最終診断となり、治療法の選択や病気の進行予測などに重要な情報を提供するからです。

病理診断が実際の医療現場でどのようにかかわっているか、胃を例に紹介いたしましょう。皆さんも一度や二度は胃痛や胸やけなどで医院や病院を訪れたことはおありですね？　症状や経過から胃や食道の病気が疑われたとき、内科医は必要に応じて上部消化管内視鏡検査（胃カメラ）をお勧めします。内科医が行う内視鏡検査でがんを疑うような異常（病変）が見つかったとき、診断をより確実にするために病変の一部（米粒ほどの大きさ）を切りとってさらに詳しい検査がなされることがあります。これを生検病理診断といいます。病理医がそれを顕微鏡で観察し、がんかどうか判定します。

病理診断とは、鍛えぬかれた肉眼と顕微鏡とを駆使し、病変の形態や細胞の形態を観察して病気の診断をする医行為のことです。結果は臨床医を通じて患者さんに伝えられます。もし生検病理診断で胃がんと病理診断された場合はどうでしょう。患者さんと内科医あるいは外科医とで話し合い、治療方針が決定されることになります。がんが小さいうちは内視鏡を使った小規模な手術をしますが、病変が大きい場合や進行した例では外科医による大規模な手術が行われます。ある種の特殊ながんでは抗がん剤による化学療法や放射線治療が選択されるかもしれません。

手術でがんを含む胃の半分をとり除かれた場合、今度は切除されたがん全体を病理診断する必要があります。なぜならがん全体を詳しく検査することで、術前の診断が正しかったか、手術でがんが全部とりきれているか、リンパ節への転移はないか、追加治療の必要がないかなどを確認しなければならないからです。これを外科病理診断といいます。化学療法後や放射線治療後では、治療がどれくらい有効であったかの判定も行います。

CTやMRI、超音波などの画像機器が発達し、がんの早期診断が可能になってきた現代医療において、より小さながんを見つけ出して早い段階で治療を開始することが期待されています。たとえ小さながんであっても顕微鏡を武器に微細な形の違いを読み取って「鑑定」する病理診断は、今後ますます重要性を増していくことでしょう。

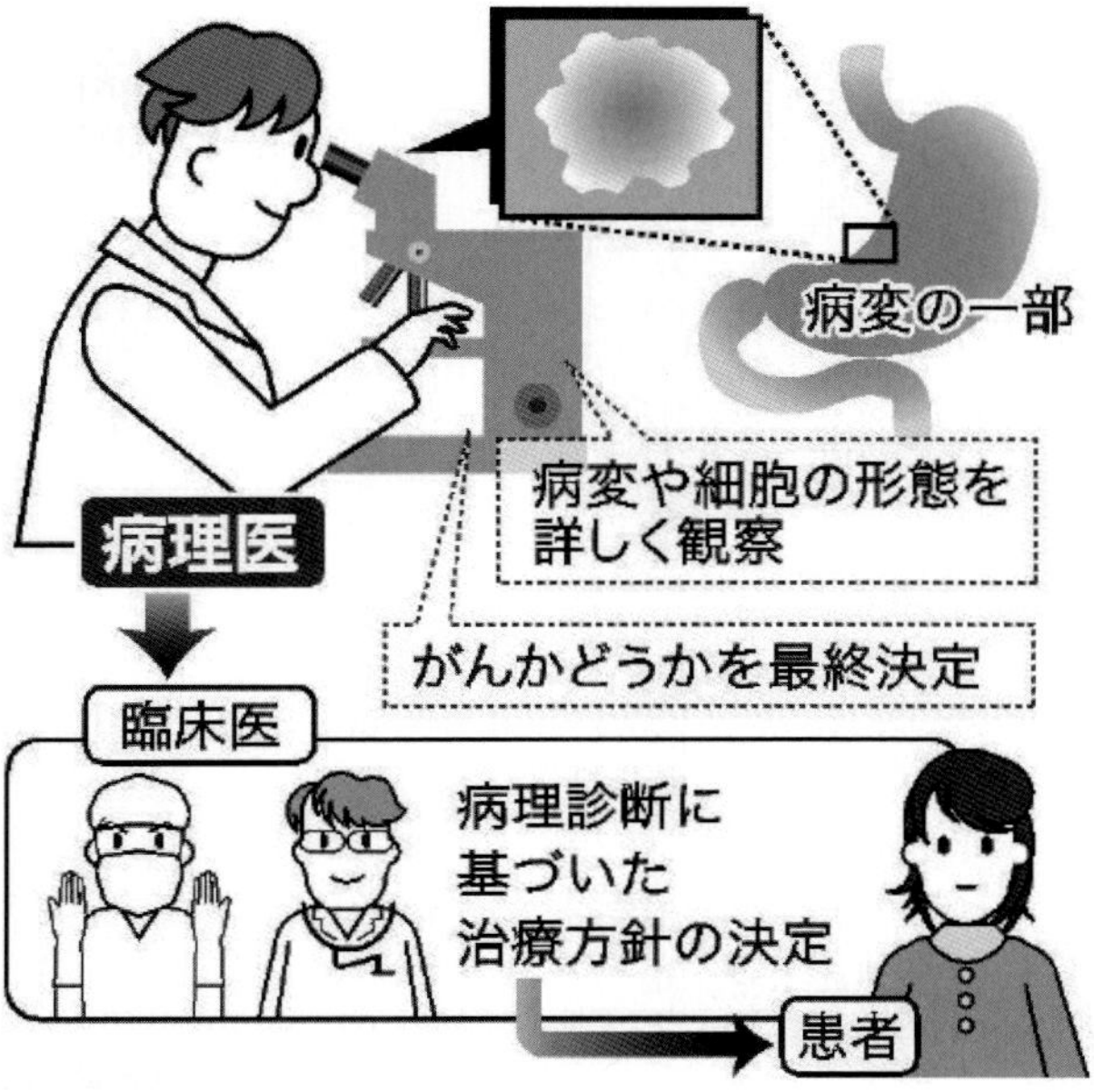

最新の診断と治療法（7）　病理診断（下）

病理診断学講座　助教
大竹浩也

病理医は、患者さんを直接診察するのではなく、手術で切除された病変や、検査のために採取された組織などを顕微鏡で調べて診断を下す役割を担っています。ときにはがんの手術の最中に、切除された病変がどのようながんであるのか、あるいは病変が取りきれているかどうかを判断しなければいけないことがあり、このようなときにも病理医が標本を観察して診断します。これは術中迅速診断と呼ばれ、ある種のがんの手術には欠かせない業務です。迅速診断の結果に基づいて、手術の方式や切除する範囲が変更されることもあります。

病理医の仕事はさまざまな病気の治療に欠かせないものですが、残念なことに病理医の数は著しく不足しています。地方の総合病院には常勤の病理医が不在のところが珍しくありません。そのような病院では、院外の施設に標本を送って診断を依頼したり、定期的に大学病院から病理医を招聘（しょうへい）することで対処しています。問題となるのは術中迅速診断の場合で、従来は手術時に病理医が居合わせなければ診断を受けることができませんでした。

このような病理医の不足に対処するために、テレパソロジー（遠隔病理診断）という技術が普及しつつあります。テレパソロジーとは、病理医が遠方の病院に設置された特殊な顕微鏡を通信回線を用いて操作し、病理医側のコンピューターに送信されてくる画像を見ながら病理診断を行うものです。近年の通信技術の発達により、画像の転送速度が大幅に向上し、このような診療が可能になりました。このテレパソロジーを利用すれば、病理医のいない病院でも、手術中にがんが十分とりきれているのかなどを判断することができます。山形県内でも数カ所の病院で導入されており、日々の診療に役立てられています。

最近では、組織標本全体をデジタル化する、バーチャルスライドという技術も広まってきています。デジタル化された画像は、コンピューター上で見たい部分を自由に拡大したりできるだけではなく、インターネットによって他の病院から閲覧することも可能になります。これは主に病院間のコンサルテーションや、多人数での症例検討の際のプレゼンテーションなどに用いられています。

病理医の数が不足していてもより質の高い医療が提供できるように、このような新しい技術が取り入れられているのです。

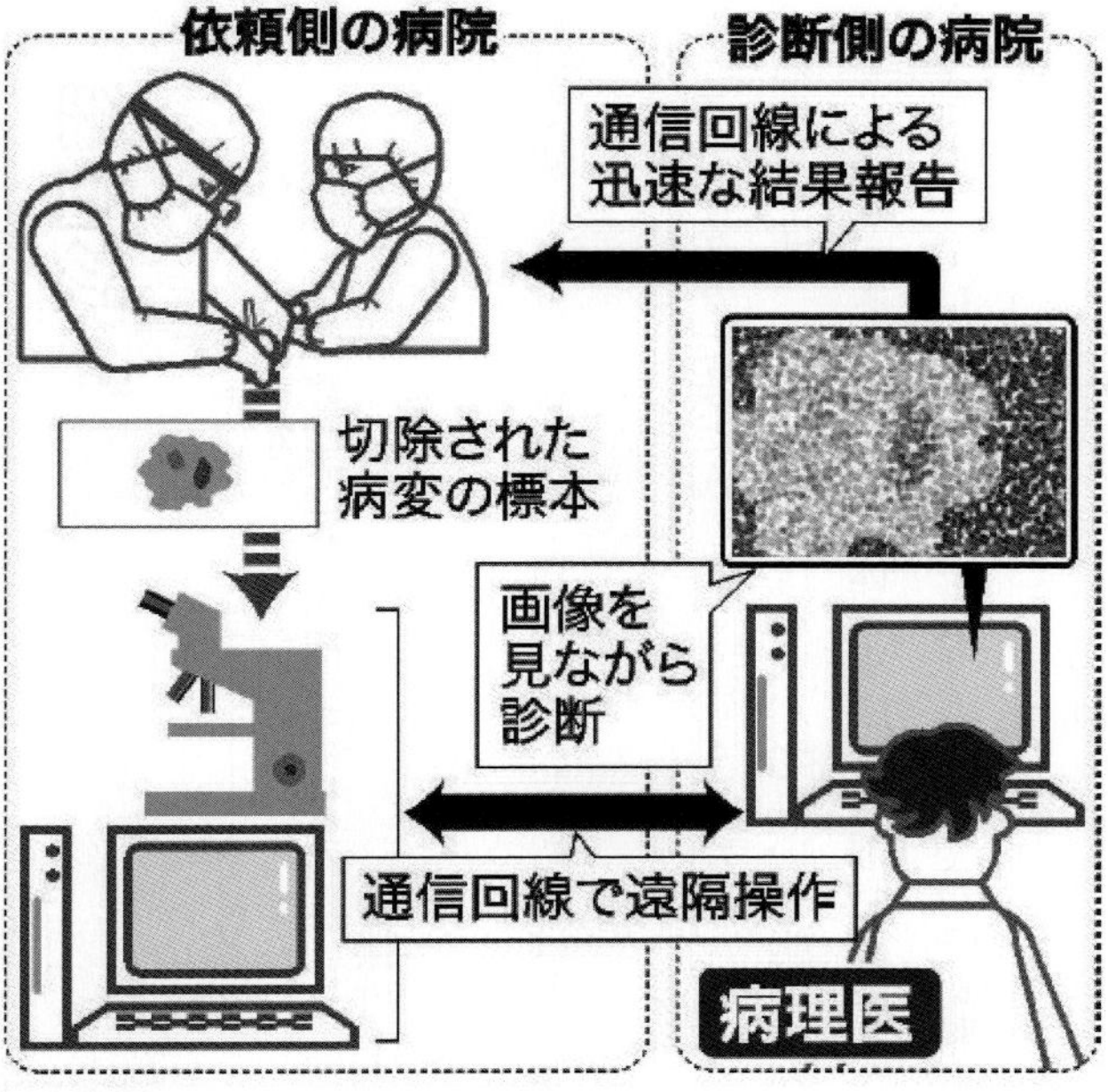

最新の診断と治療法（8） 細胞診

病理部 准教授
（現 鶴岡市立荘内病院 中央検査科長）
加藤哲子

あらゆるがんは異常な細胞が自分勝手に増えていく病気です。では、細胞の「異常」というものはどのようにして見分けることができるでしょうか。

それには何といっても細胞のかたちを顕微鏡で観察することが欠かせません。というのも、細胞の「異常」はたいていの場合、細胞のかたちの変化として現れてくるからです。例えば本来は小さくて丸い細胞が、がん化すると大きく不整なかたちになったりします（写真A参照）。また、私達の体を構成する細胞はほとんどが細胞内に「核」という遺伝情報の詰まった構造物を1個もっているのですが、異常な細胞ではその核が大きくなったり、いびつになったり、ふぞろいになったりします（同B参照）。このような細胞のかたちの変化に注目して細胞の異常を見分ける検査のことを「細胞診」といいます。

細胞診における細胞の採取の仕方には大きく三つあります。一つは尿や痰に含まれている細胞を回収する方法です。この場合は尿や痰を所定の容器にいれて提出するだけなのでとても簡単です。がん細胞は一般的に細胞どうしの結びつきが弱く、尿や痰に落ちてきやすいという性格がありますので、特に痰の細胞診は肺がん検診にも取り入れられています。

二つめは体の一部をへらや棒で軽くこすってはがれてきた細胞を回収する方法です。この場合も痛みや出血などを伴うことはまずありません。子宮、特にその入り口の子宮頸部（けいぶ）の細胞は通常このようにして採取されています。子宮がん検診においても、細胞診は子宮頸がんやその前段階の病変の早期発見に大きく貢献しているのです。三つめは病変が体の表面から比較的近いところにある場合（例えば乳房のしこりなど）、そこに針をさして細胞を吸引してくる方法です。この場合も注射と同程度の痛みで済みます。

このように細胞診の長所は何といっても簡便であること、痛み・出血などの肉体的負担が少なくてすむことにあります。けれどもすべての物事に長所と短所があるように、細胞診にも難点があります。細胞が十分量採れてこなかったり、人工的な変化が加わってしまった場合には細胞診を再度試みたり、あるいは組織の一部を採取する検査に変更したりします。また、細胞の異常の程度や病変の広がりなどをより正確に知り治療方針を決定するためには、組織の一部を採取する検査が必要になることがあります。

細胞診という、体にとっては負担の少ない検査をがん検診などで上手に利用して、がんの早期発見、健康管理に役立てたいですね。

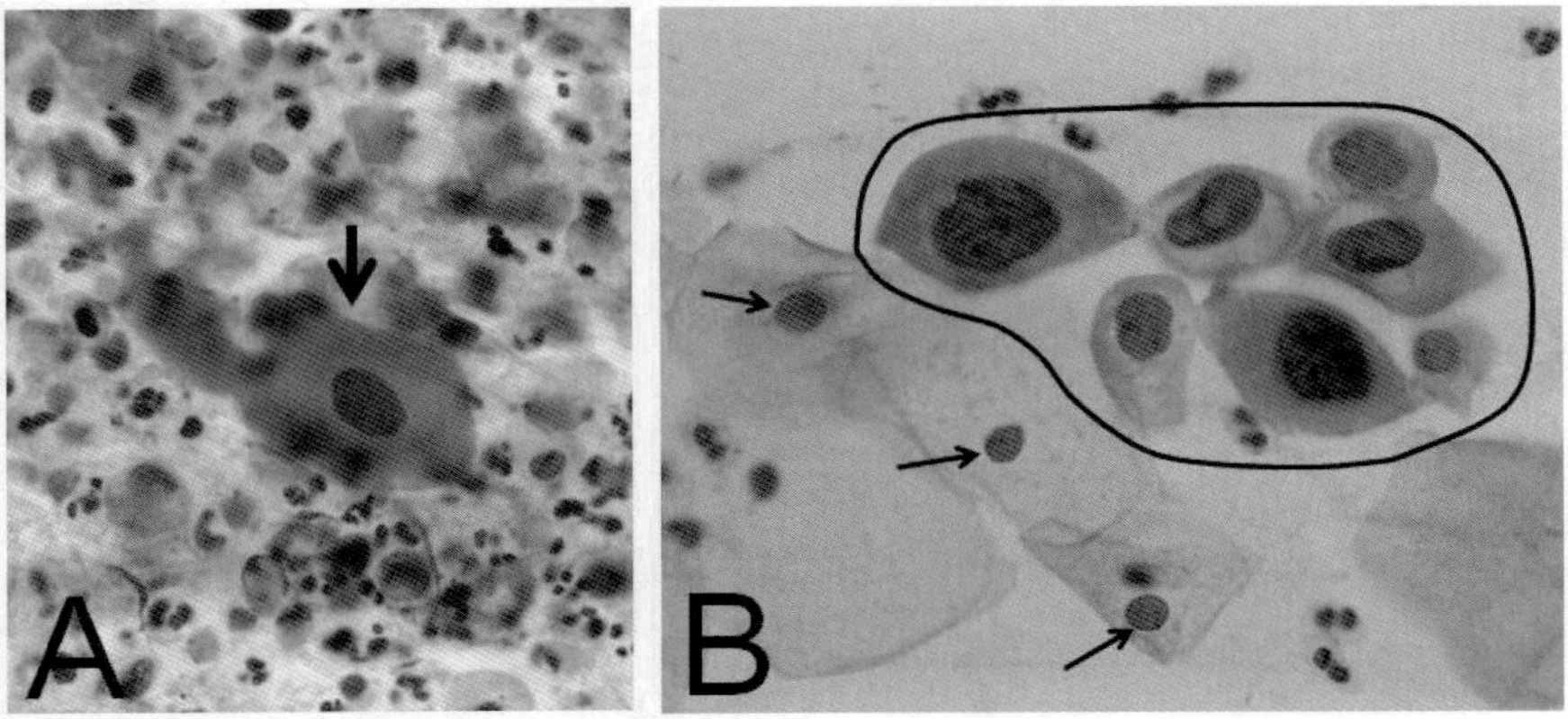

(右) 子宮がん検診で認められた異常細胞（線内)。通常の細胞の核（矢印）に比べて、大きくいびつでふぞろいな核をもつ。がんになる前段階の細胞であり、この時期に見つけて治療することが大切
(左) 痰のなかに出現した肺がん細胞（矢印)。いびつなおたまじゃくし状のかたちをしている

最新の診断と治療法(9) 内視鏡

内科学第二(消化器内科学)講座
(現・県立中央病院)　藤嶋昌一郎

近年、消化管領域における内視鏡の技術は飛躍的に進歩を遂げています。病気の存在診断だけでなく、がんを切除したり出血を止めたり、いろいろな治療が可能です。特に食道がん、胃がん、大腸がんの内視鏡切除の手技は、ここ数年で大きく変わっています。これまで病変が大きいため内視鏡では切除できず、外科的手術を選択していたがんの多くが、内視鏡で治療できるようになりました。

もちろん、すべてのがんが内視鏡で治療できるわけではありません。内視鏡治療で十分ながんの切除ができるかを診断し、適応と判断された病変のみです。そのため、内視鏡治療か外科的手術かを判断する治療前の内視鏡診断が、これまで以上に重要になってきました。今回は消化器がんに対する内視鏡診断と治療についてお話しします。

◇消化管がんの存在診断

内視鏡でがんが存在するかどうかは、内視鏡医の眼と知識によって判断されます。粘膜の形態の異常、色調の変化、出血の有無を手がかりにがんを探します。内視鏡医の肉眼診断を補助するため、最近では酢酸インジゴカルミン散布法や、粘膜を拡大して観察できる内視鏡、さらには粘膜表層の血管を強調できるNBI

(Narrow Band Imaging) システムが登場し、診断精度の向上に寄与しています。がんが疑われた場合には、組織の一部採取し、顕微鏡下でがん細胞の有無を検査します。

◇消化管がんの内視鏡切除の適応

顕微鏡でがん細胞が確認された場合は、内視鏡切除の適応かどうかの検査を行います。近年、普及しつつある内視鏡的粘膜切開はく離術では、治療適応かどうかに病変の大きさの制約はあまりありません。重要なのは消化管の外にあるリンパ節に転移している可能性があるかどうかになります。内視鏡では消化管の外のリンパ節は切除できないからです。がんが消化管壁にどこまで深く浸潤しているか、その程度でリンパ節転移の有無を推定できます。これを見るために、超音波内視鏡という検査を行うことがあります。各種の精密検査の結果、リンパ節転移の可能性がほとんどない病変と診断された場合に、内視鏡切除の適応となります。

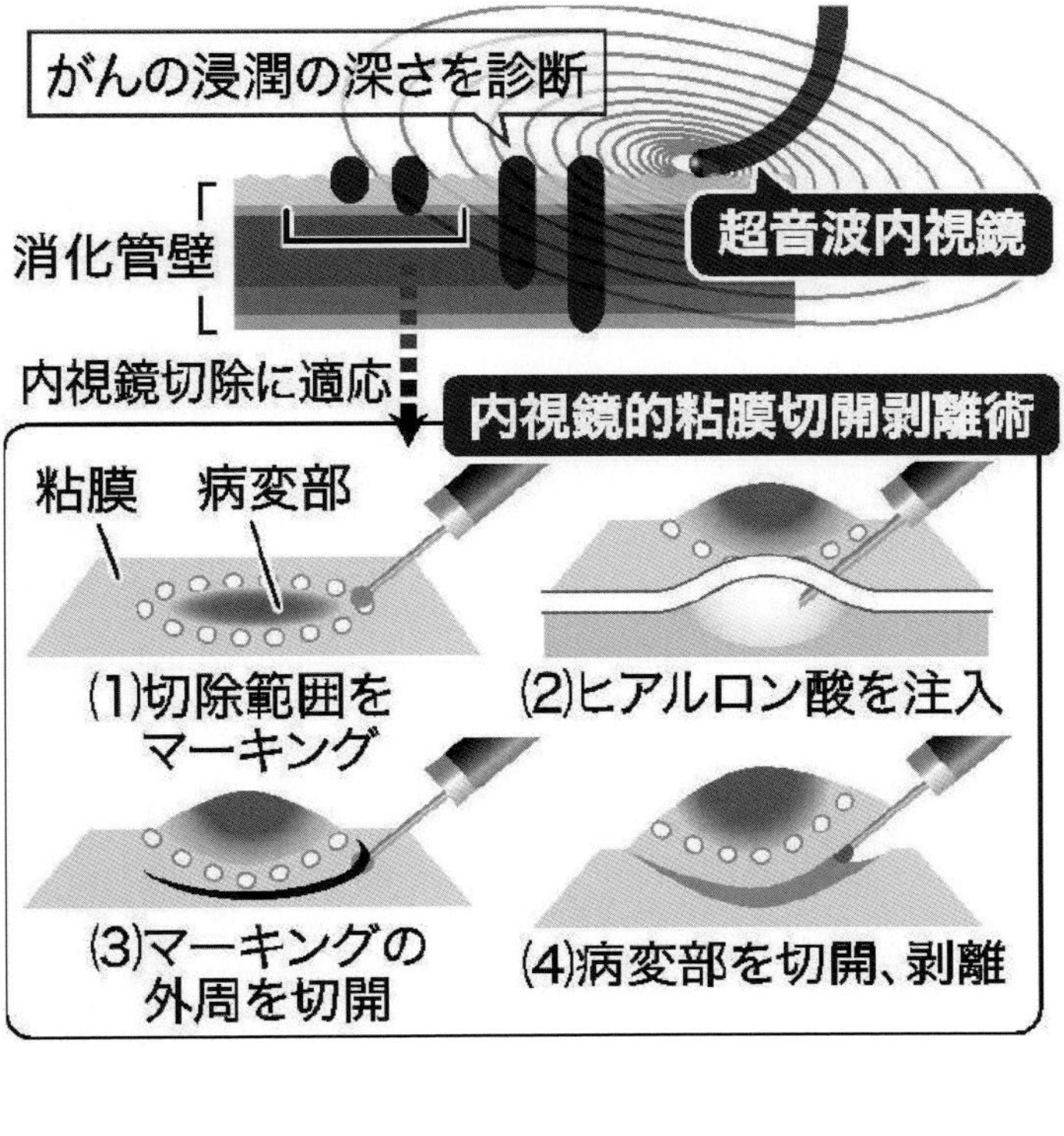

◇消化管がんの内視鏡切除の実際

内視鏡的粘膜切開はく離術は、⑴がん病変を確認し切除範囲に目印をつけ、⑵周囲にヒアルロン酸を注入し、⑶目印の外周を全周切開し、⑷ヒアルロン酸を注入して病変部を盛り上げ、病変をはく離して切除します。この方法により、これまでより大きな病変を一括して切除できるため、確実な内視鏡治療が可能となりました。しかし、従来の方法に比べて治療の難易度が高く、治療時間も長いという側面があります。今後はさらなる手技の向上や道具の開発が期待されます。

最新の診断と治療法(10) 分子疫学研究

腫瘍分子医科学講座　教授
北中千史

「がんの分子疫学研究」というと、ちょっと難しそうに聞こえるかも知れませんが、一口で言うと遺伝子の個人差を調べることでその人がどれくらいがんにかかりやすいかを「予言」できるようになるための研究、ということになります。

例えば人によってお酒の強い、弱いがありますね。あのお酒の強い、弱いは実はアルコールの代謝にかかわっている遺伝子の個人差によるものです。従ってその遺伝子を調べれば、その人がお酒を飲む前からお酒に強いか弱いかを言い当てることができます。

これに対して、どの遺伝子を調べればその人のがんに対するかかりやすさをあらかじめ言い当てられるかを明らかにしてゆくのが、がんの分子疫学研究ということになります。

とはいえ、遺伝子を調べた結果ただ単に自分ががんになりやすい、あるいはなりにくいということがわかっても、一喜一憂するだけであまり役に立たないかも知れません。ところが最近の研究結果から、遺伝子の個人差とがんのなりやすさとの関係はそれほど単純なものではないことがわかってきました。

例えばA遺伝子がXタイプの人はYタイプの人と比べて、タバコを吸うとがんになりやすいけれども、野菜に含まれるがん予防物質を摂取しているとその効果がより強まって、むしろがんにかかりにくくなるという事例が明らかになってきました。そうなるとA遺伝子を調べてXタイプであることが判明した人に対しては、タバコを吸わないようにして積極的に野菜を食べるようにしてくださいという生活習慣アドバイスができるようになります。つまり遺伝子の個人差を調べることで、その人その人にあった「オーダーメードのがん予防法」を提案できるようになるということです。

ただ、残念ながら現時点ではA遺伝子のようにオーダーメードがん予防に使えそうな遺伝子はまだほんの一握りです。そこで今後私たちが分子疫学研究を通じてA遺伝子のような遺伝子を見つけてゆくことがとても重要になってきます。現在山形大学医学部ではグローバルCOEプログラムという国家的プロジェクトのもと、がんを始めとする種々の生活習慣病の分子疫学研究を進めていますので、近い将来、そういった遺伝子がいくつも見つかってくることが期待されます。

ちなみにこの分子疫学研究は、研究に参加していただいた地域の皆様の血液サンプルから遺伝子タイプの割り出しを行い、日ごろの生活習慣を調査し、その後長期間追跡して初めて成果が得られる研究です。地域の皆様のご理解とご協力なくして研究を進めることはできません。山形から「がん予防法の世界基準」を発信するためにも、調査に伺いました際は、是非一人でも多くの方のご協力をお願いいたします。

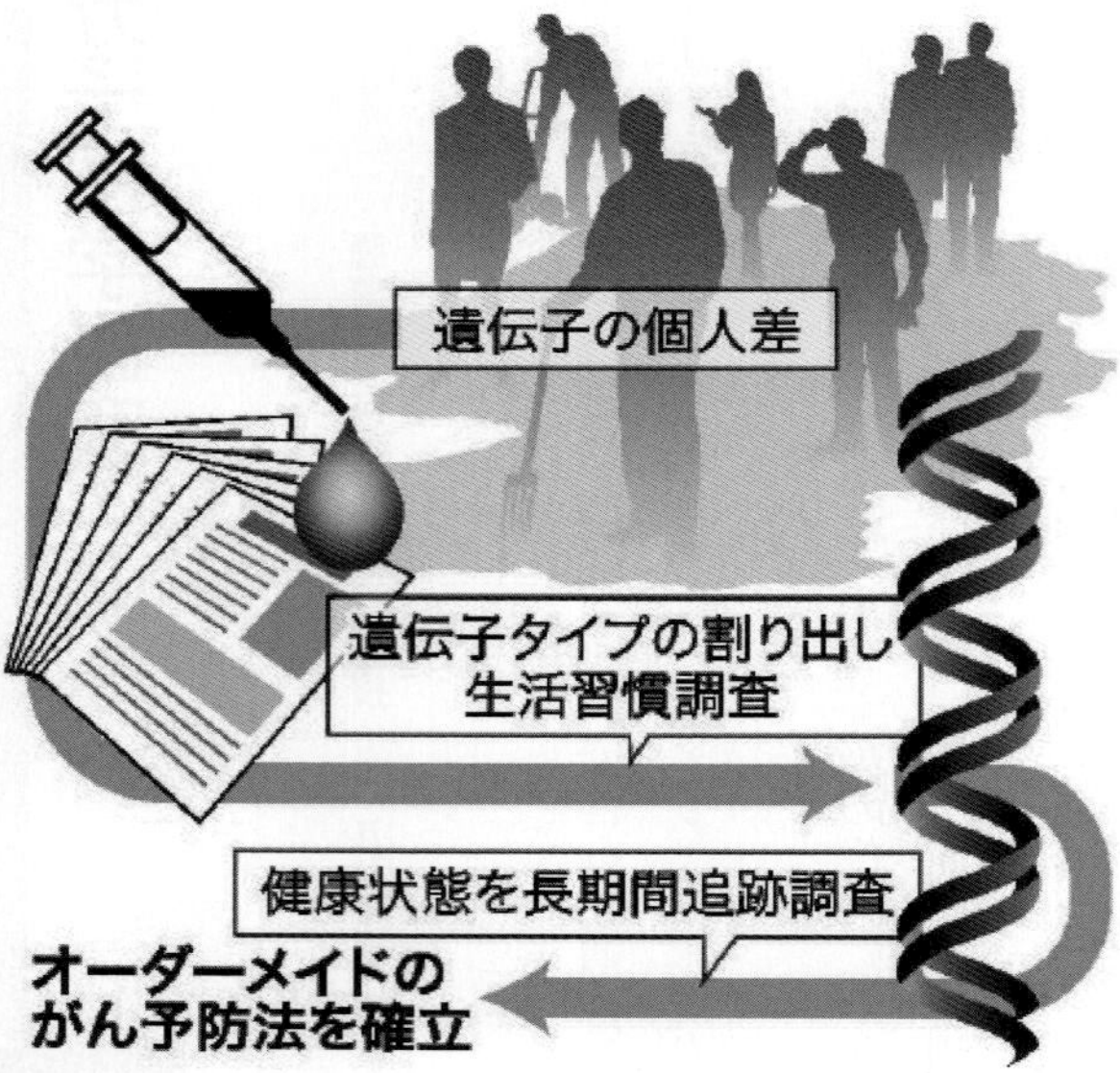
遺伝子の個人差
遺伝子タイプの割り出し
生活習慣調査
健康状態を長期間追跡調査
オーダーメイドの
がん予防法を確立

最新の診断と治療法（11）　腫瘍マーカー

臨床腫瘍学講座　助教
福井忠久

近年では健康診断で腫瘍（しゅよう）マーカーを測定する場合もあり、検査値の異常を主訴に病院を受診する患者も増えてきました。腫瘍マーカーとはどのようなもので、どのような時に異常値がでるのでしょうか。

腫瘍マーカーとはがん細胞や非がん組織による生体反応によって産生される物質です。がん組織や喀痰、尿、胸水、腹水、採血サンプルを用いて診断されます。具体的には酵素、ペプチドホルモン、増殖因子、サイトカイン、免疫グロブリン、糖タンパク、タンパク、ムチン、アミンやそれら代謝産物など多岐にわたります。これらを利用して悪性腫瘍（しゅよう）の質的診断や抗がん剤やホルモン療法効きやすさの指標として検査する事もありますが、今回は主に採血検査で判定する代表的な腫瘍マーカーについてご説明いたします。

表に比較的頻度の高い悪性疾患を記載しましたが、これ以外の可能性も十分にあります。重要なことは必要な検査を受けたあとも、放置せずにさらに経過観察する事です。前回検査と比較する事で早い段階での病気発見につながります。早期がんでは腫瘍マーカーの産生量も少ないために、検出感度の問題から異常値が出ない事があります。

早期がんの診断には腫瘍マーカー以外の検査をお勧めします。特に消化器がんでは内視鏡検査が重要視されます。また、非がん疾患や健常人でも異常値が出る可能性がありますので、担当医と十分に相談してください。さらに、進行がんの状態であっても腫瘍マーカーが上昇しないケースがあります。正常値だからといってがんの可能性が完全に否定されるものではありませんので、症状がある場合は必要な検査を行い、経過観察する事が大切です。

どのような場合でも、適切な検査と担当医との良好なコミュニケーションが良い医療につながります。

代表的な腫瘍マーカー

	疑われる悪性疾患	良性または非がん疾患
AFP	肝細胞がん、肝芽腫（しゅ）	慢性肝炎、肝硬変
PIVKA-II	肝細胞がん	ビタミンK欠乏、ワーファリン内服
CA19-9	膵（すい）がん、胆管がん、胆のうがん	胆石、膵炎、胆管炎
CEA	胃がん、大腸がん、直腸がん、膵がん	喫煙者、肺気腫
SCC	頭頸部がん、食道がん、子宮頸（けい）がん	喫煙者、腎疾患
CA153	乳がん	肝硬変
CA12-5	卵巣がん、子宮がん、膵がん、大腸がん	子宮内膜症、子宮筋腫、肝硬変、腹膜炎、急性膵炎
PSA	前立腺がん	前立腺触診後など

最新の診断と治療法（12）　ロボット手術

公立置賜総合病院外科　水谷雅臣
外科学第一講座　主任教授　木村　理

外科手術は科学技術の進歩に支えられて発展してきました。最近では、約20年前から行われるようになった胆石症に対する腹腔（ふくくう）鏡下胆のう摘出術が画期的な手術でした。以前は大きな創（きず）を必要としていた手術が４カ所の１～２センチの小さな創でできるようになりました。

現在ではより高度な手術支援ロボットが研究開発されています。ロボットを使うことにより手術のなかでも微細な作業や、精確な手技を必要とする部分に威力を発揮すると考えられます。とりわけ、da Vinci（ダヴィンチ）と呼ばれる手術支援ロボットは１９９７年に臨床応用され、アメリカを中心として普及してきています。

２００９年4月現在、世界中で１０００台以上のダヴィンチが臨床用および教育用として使用されています。当初、心臓外科手術用に開発されたものではありましたが、現在は一般消化器外科のみならずあらゆる領域に使用されています。とくに泌尿器科の前立腺手術においては、米国では60～70％をロボット手術が占めているそうです。また、夢物語と考えられていた、離れたところでのロボット手術も報告されています。アメリカ・ニューヨークとフランス・ストラスブールを専用回線で結び、アメリカの外科医がフランスの患者さんの胆石の手術を行ったのです。

しかしながら、ダヴィンチに代表される手術支援ロボットは設置面積・重量とも巨大であり、そう簡単にどこの施設でも導入できるものではありません。小型軽量化されたものの開発が待たれるところです。

それではダヴィンチの操作の実際について説明します。サージョンコンソールという直接操作のできる装置の前に座り、画面をのぞき込みます。そして3次元表示のモニターを見ながら左右の手で2本のコントローラーを操作することで手術を進めます。さらに両足でカメラの位置、焦点を調節し、高周波通電、超音波凝固などを行います。サージョンコンソールは清潔区域に入らないので手術執刀医は手洗いせずに手術を行います。

なかなかイメージがわかないかもしれませんが、今後、新しい機器がどんどん開発されていき、安全かつ低侵襲なロボット手術が日常的に行われていくことになるのではないかと考えられます。

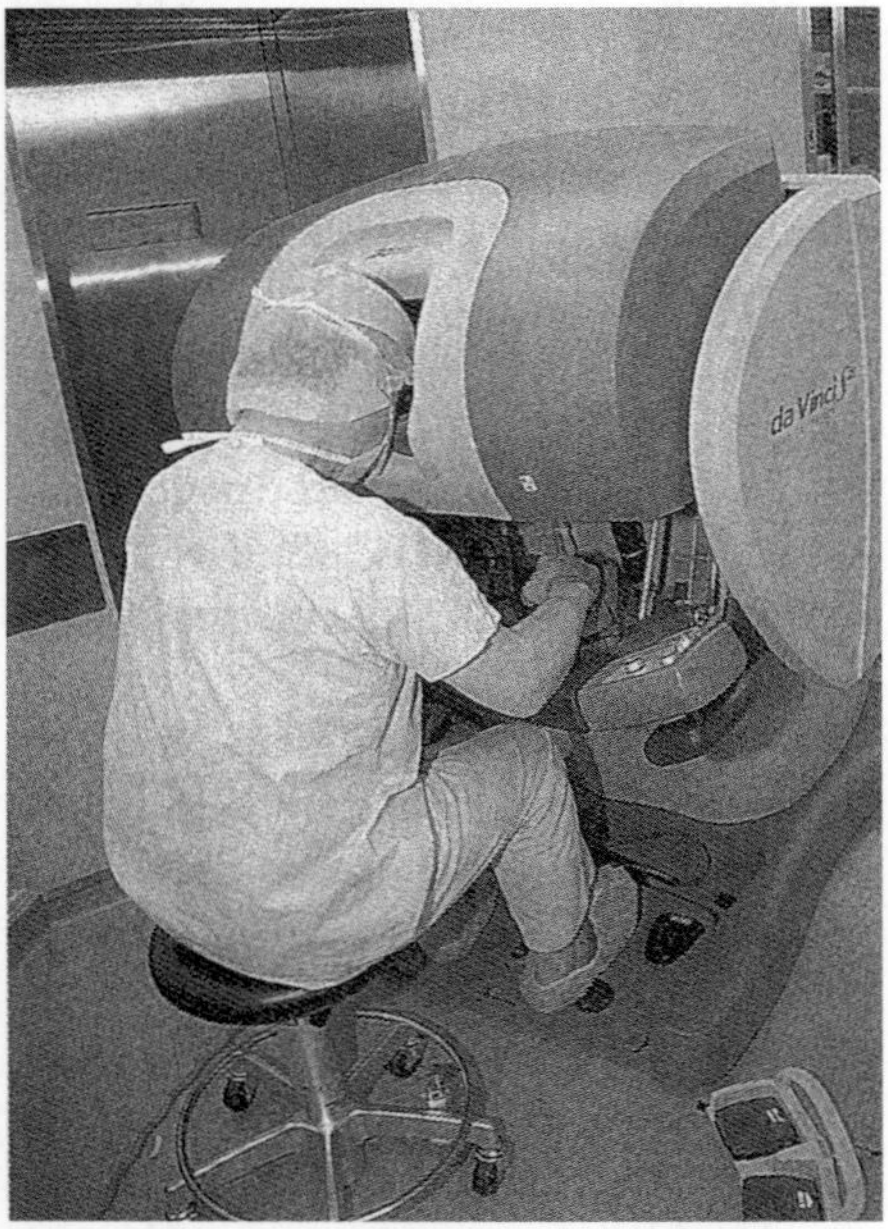

手術支援ロボット「ダヴィンチ」を操作する医師

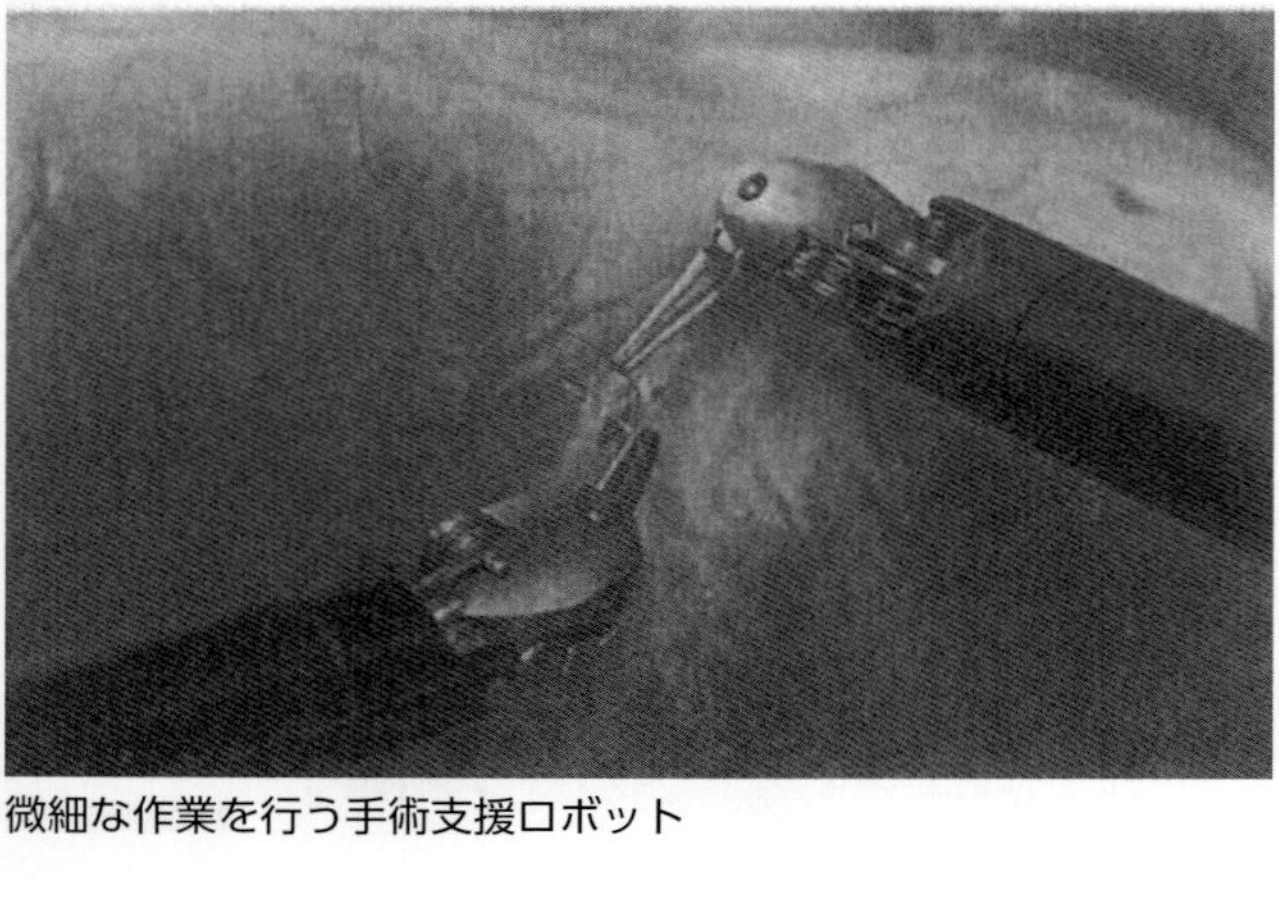
微細な作業を行う手術支援ロボット

最新の診断と治療法(13) 内視鏡手術

外科学第一講座 病院教授 蜂谷 修
主任教授 木村 理

おなかや胸の中を観察するカメラをそれぞれ腹腔(ふくくう)鏡、胸腔(きょうくう)鏡と言います。こうしたカメラでおなかや胸の中をモニター画面に映し出し、それを見ながら小さなキズで行う手術が内視鏡外科手術です。

1990年代に入って急速に普及し、さまざまな臓器でこの内視鏡外科手術が取り入れられ、がんに対しても応用されるようになりました。

現在では胃がん、大腸がん、食道がんのほか、肺がんや泌尿器科領域のがんなどに対してこの内視鏡外科手術が行われています。

それでは胃がんに対する腹腔鏡を用いた手術について具体的にお話しします。まず臍(へそ)のところから直径10ミリのカメラ(腹腔鏡)を挿入し、おなかの中をモニターに映し出します。次におなかの壁の数カ所に5ミリあるいは12ミリの孔(あな)を開けます。その孔から細長い特殊な器具を出し入れして、モニターの映像を見ながら胃を切除します。

切除した胃は新たに設けた5センチほどのキズから取り出します。食べ物の通り道をつくる再建術はその5センチのキズから直接行います。最近では再建術もカメラで見ながら行うことによって、さらに小さなキズで済むようになっています。

以上、腹腔鏡を用いた胃の手術について述べましたが、こうした内視鏡外科手術の最大の特徴はキズが小さいということです。そのため美容的に優れているばかりではなく、術後の痛みが少なくて済みます。また、腹腔鏡の手術ではおなかの中の環境が保たれたまま手術が行われるために、腸の動きなどの回復が早く、癒着も少ないと言われています。

ほかにも良い点として、細かい血管や神経を拡大して見ることができるため、より精密な手術が可能になることなどが挙げられています。

しかし、もちろん良いことばかりではありません。直接手で触れることができず、また動きが制限されるうえに、平面のモニターを見ながらの手術であることから、技術的には難しい手術になります。したがって安全に行うために手術時間が長くなる傾向にあります。

また状況によっては内視鏡外科手術での対応が困難な場面に遭遇することがあります。その際は途中からキズを大きくして従来の手術方法に切りかえる必要があります。

こうした内視鏡外科手術は、まだ限られた施設でしか行われていないのが現状です。また

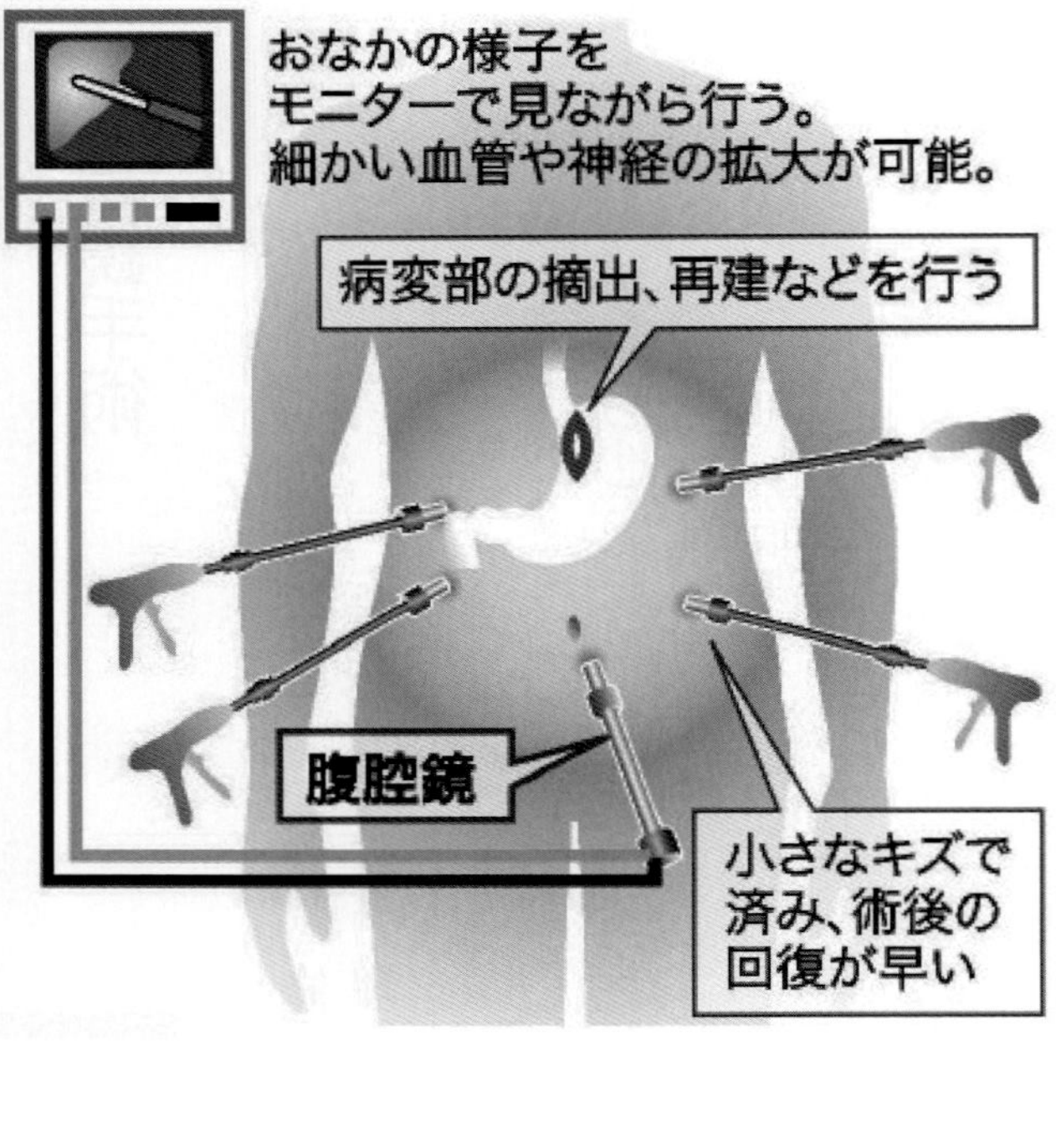
おなかの様子を
モニターで見ながら行う。
細かい血管や神経の拡大が可能。
病変部の摘出、再建などを行う
腹腔鏡
小さなキズで
済み、術後の
回復が早い

２００８年に出された内視鏡外科診療ガイドラインによると、現段階では早期のがんを中心に行うことが望ましいとされています。つまり、すべてのがんの手術が対象になるわけではありません。

これからも内視鏡外科手術はキズが小さく体に優しい手術として、さらに普及し進歩していくものと考えられています。今後のさらなる発展にご期待ください。

最新の診断と治療法(14)　肺がんの内視鏡手術

外科学第二講座　助教
鈴木　潤

内視鏡手術は、1987年に胆石症に対して行われて以来、1990年代には、悪性腫瘍（しゅよう）の手術にも応用されるようになってきました。現在、消化器外科をはじめとして、胸部外科などさまざまな領域で行われています。今回は肺がんに対する内視鏡手術についてお話しします。

胸の中のことを胸腔（きょうくう）といいます。人間の肺はこの胸腔と呼ばれるところに存在します。胸腔鏡とは胸腔内の観察・治療を行う内視鏡のことです。従来の肺がんの手術は、胸に大きな傷が必要でした。その場合、肋骨（ろっこつ）の一部を切離して肋骨と肋骨の間（肋間）を大きく広げる必要があり、これが術後の痛みの大きな原因となっていました。胸腔鏡下手術では、3から4カ所の傷（当院では0・5から2センチ程度）から胸腔に内視鏡と、手術器具を挿入し、テレビモニターを観ながら手術を行います（テレビ画面に胸の中が映し出されます）。

内視鏡やすべての手術器具は肋間から挿入するので、痛みの原因となる筋肉・神経の損傷は少なく、何よりも肋間を広げないため、術後の痛みが開胸術に比べてはるかに軽減されると言われています。傷が小さいことは、傷の痛みが少ないだけでなく体の負担が少ないため、術後の回復も早く、入院期間が短くて済みます。従って手術によっても違いますが術後2、3日から1週間程度で退院できます。

また、胸腔鏡手術はその後の免疫機能が保たれるなどの利点が報告されていますが、すべての肺がんに対して行うことができるわけではありません。進行している病気に対しては、胸腔鏡手術が行えない場合があります。また、平面のテレビモニターを見ながらの手術であり、手術部位を直接手で触れることができないため、技術的には難しい手術になります。出血などが起こらないよう細心の注意が必要ですし、操作が行えない場合や、病変が見えない場合は切除が困難なこともあります。その際は途中から傷を大きくして従来の手術方法に切りかえることもあります。

こうした内視鏡外科手術は、まだ限られた施設でしか行われていないのが現状ですが、これからは傷が小さく体に優しい手術として、さらに普及し進歩していくものと考えられています。例えば私たちは、３次元画像処理をこの手術に応用しています。従来、病変が見えない場合には内視鏡手術は困難でしたが、そのような病変に対しても切除することが可能となりました。今後のさらなる発展にご期待ください。

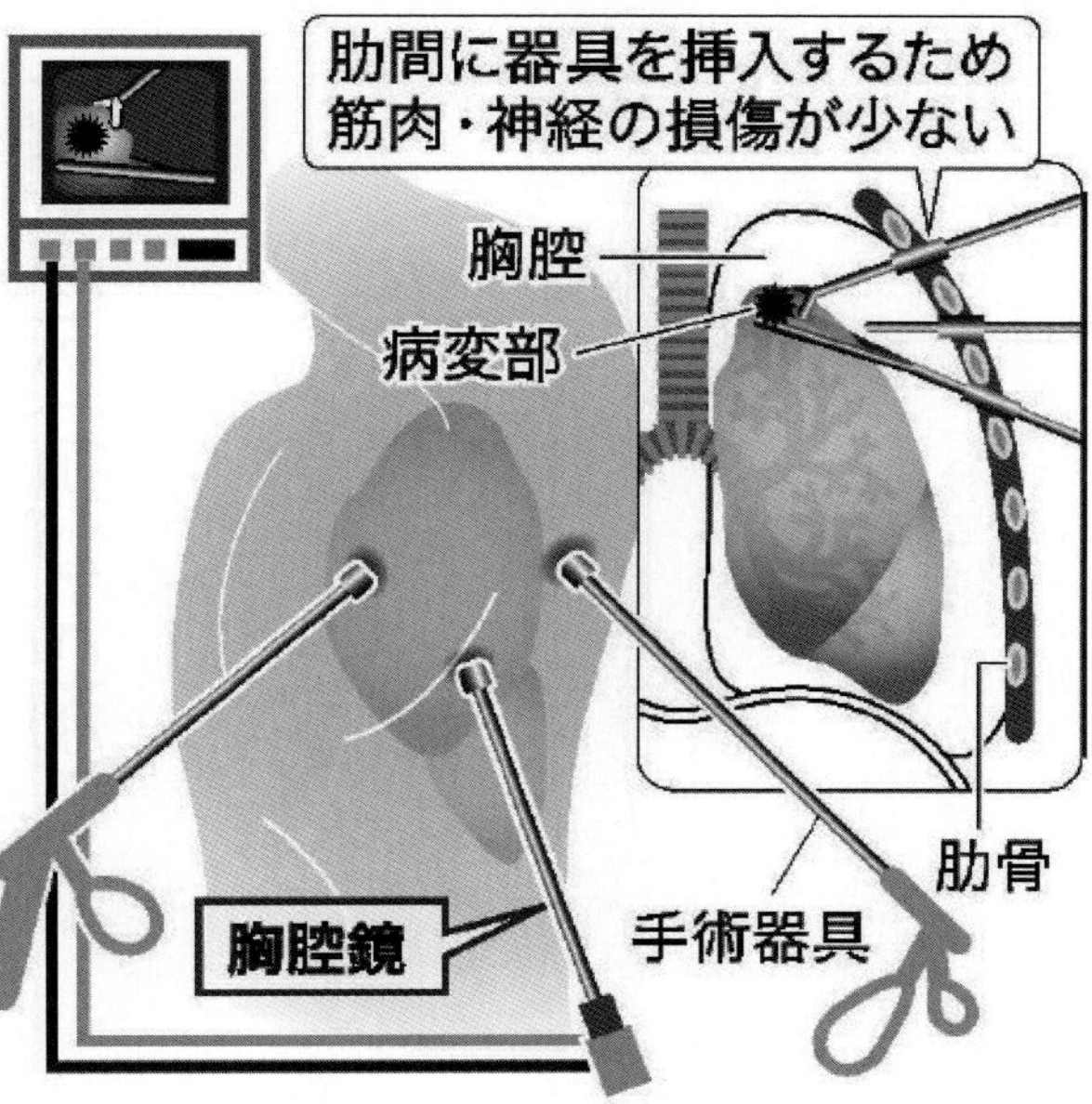

最新の診断と治療法(15) 化学療法(抗がん剤)

臨床腫瘍学講座　教授　吉岡孝志

がん化学療法とは、抗がん剤を使用した治療をさします。抗がん剤には、がん細胞を殺す作用を主とする化学療法剤のほかに、ホルモン剤、がん細胞に抵抗するように体の細胞に指令を伝えるサイトカインと呼ばれる薬剤、最近登場したがん分子標的治療薬などがあります。現在百種類ほどの抗がん剤が市販されており、一種類のがんの治療に、およそ5から15種類の抗がん剤が使われています。

抗がん剤を使った治療の目的は、大きく二つあります。ひとつは、手術に組み合わせて抗がん剤の治療を行い、手術後の再発を抑制することで、本当に治る人を増やすことです。一般には、手術後間もない時期から一定期間（半年～5年間）抗がん剤を使用する術後補助化学療法が主流ですが、最近では、手術前に抗がん剤を投与する術前補助化学療法も、ある種のがんで有効性が確認されています。

もう一つの目的は、がんを縮小させたり進行しないようにすることで、命を永らえたり、つらい症状を軽減することです。手術後一定期間をおいて再発してきたがんや、手術では取り除くことのできない進行がんの治療に使われる場合がこれにあたります。

抗がん剤が効きやすく治ることもあるがんには、白血病や悪性リンパ腫などの血液がん、精巣や卵巣などにできる性腺のがんがありますが、これらは頻度の少ないものです。日本人に多いがんは、肺がん・胃がん・

大腸がん・乳がん・肝がんで、従来抗がん剤の効きはあまり良くありませんでした。「副作用ばかりで、効かない抗がん剤」と言われて来たゆえんです。しかし、最近は効果の高い新しい抗がん剤が登場してきて、治療成績は目覚ましく向上してきています。例えば転移性大腸がんの場合、２０００年ごろまでは平均の生存期間は1年程度でしたが、近年は3年近い生存期間を期待できるほどの治療成績になりました。

近年の研究から術後補助化学療法は、大腸がん・胃がん・乳がん・肺がんで再発率を下げることが分かってきました。さらに再発率を下げる治療法の開発も盛んに行われています。また、進行・再発がんにおける生存期間の延長効果は、大腸がんのみならず、乳がん・胃がん・肺がんでも示されており、これについてもさらなる治療成績の向上に向けた取り組みがなされています。

最も効果の高い治療法を標準治療と言いますが、がん化学療法においては標準療法の更新が近年ものすごいスピードで行われており、治療成績が年々向上しています。

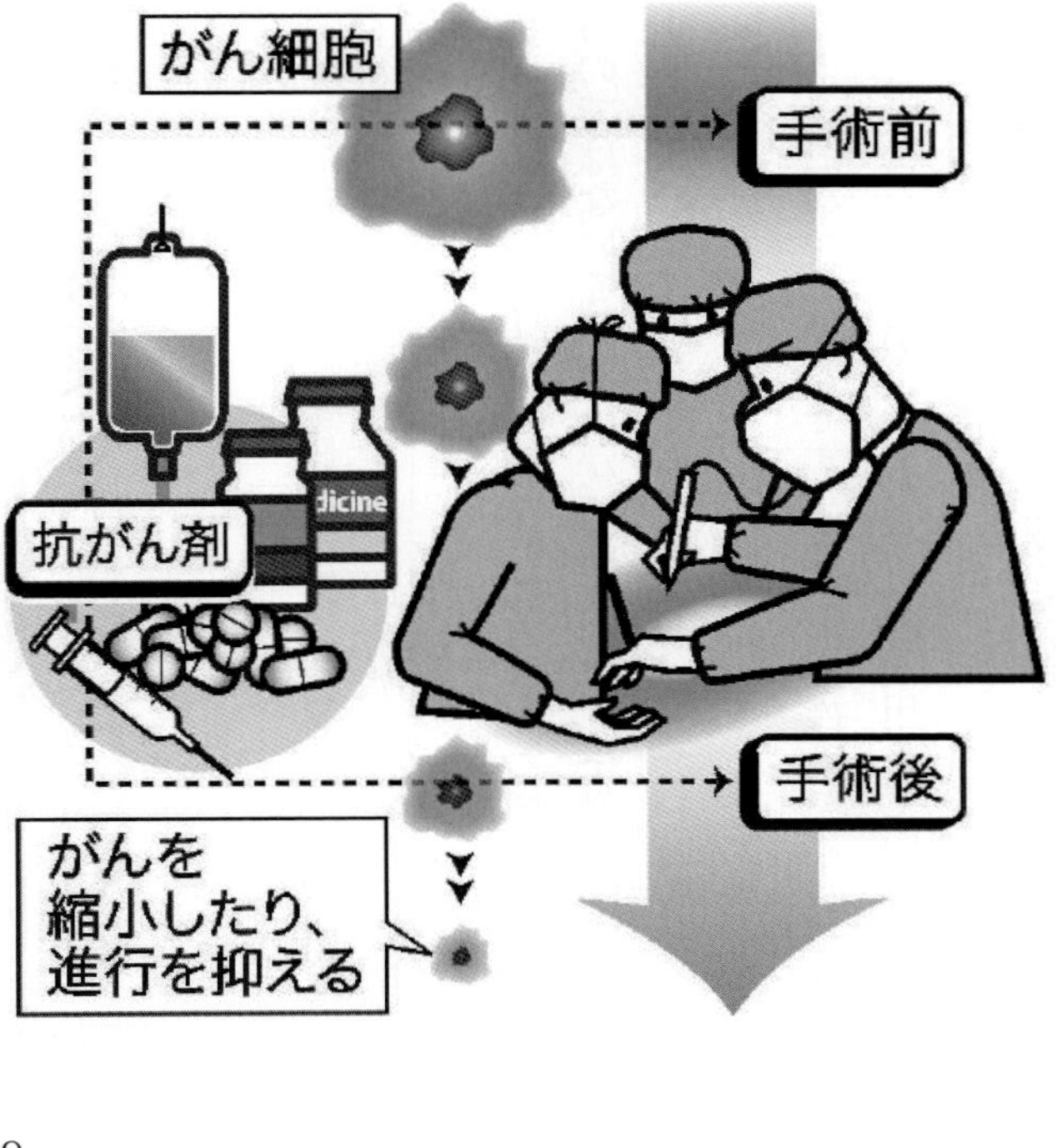

最新の診断と治療法(16)

増える外来での抗がん剤治療

臨床腫瘍学講座　助教　福井忠久

　がん罹患（りかん）者の増加とともに、抗がん剤治療（がん化学療法）を受ける患者さんも増加しています。皆さんの周囲でも、治療を受けた話を聞く事があるのではないでしょうか。最近のがん化学療法の主流は、外来通院（外来化学療法）に大きく変化しています。従来のイメージからは想像もできない方もいると思いますが、いくつかの理由があります。

まず、多くの新薬登場によって治療を長期間継続するようになったことです。さらに副作用を軽減させる治療が確立してきています。最近日本でも処方可能になったアプレピタントや、従来使用している5-HT3阻害剤、デキサメタゾン、メトクロプラミドなどを組み合わせることで悪心嘔吐（おうと）は制御可能です。白血球減少時のG-CSF＝顆粒（かりゅう）球コロニー刺激因子＝によって重篤な感染症の発症を抑えられます。

　このような副作用を軽減させる治療のことを「支持療法」といいます。支持療法を適切に行う事で、外来通院による治療を可能にしている大きな要因になっています。

　外来通院には患者さんにとってさまざまなメリットがあります。なるべく普段の生活に近づけることで、治療に対する前向きな気持ちが出てきます。家族と過ごす時間を増やし、体調に合わせて趣味や仕事などに打ち込む事はとても有意義です。体調が安定していれば、旅行も可能ですし食事制限もありません。

医療現場も大きく変化しています。２００６年６月に「がん対策基本法」が成立し、がん治療の体制を整備する事が積極的に進められました。山形大学医学部附属病院では２００４年に「外来化学療法室」が設置され、２００５年４月に全国の医学部で最も早く「がんセンター」が、２００７年６月には「腫瘍（しゅよう）内科」が新設され、がん治療を専門的に行う体制が整っています。

がん化学療法は腫瘍内科教授を中心とした専門チームが、投与量・スケジュールを確認・登録し、科学的根拠に基づいた適切な治療が提供されます。さらに処方ミスを防ぐために、新たなオーダリングシステムも導入しました。

外来化学療法室には、抗がん剤の専門知識を持った「認定看護師」が患者さんの体調を注意深く観察し、「がん専門薬剤師」が調剤と投薬量チェックを担当することで、安全な治療を手伝っています。

がん化学療法の進歩、支持療法の確立、医療制度、病院設備やスタッフの充実によって、外来化学療法は成り立っています。

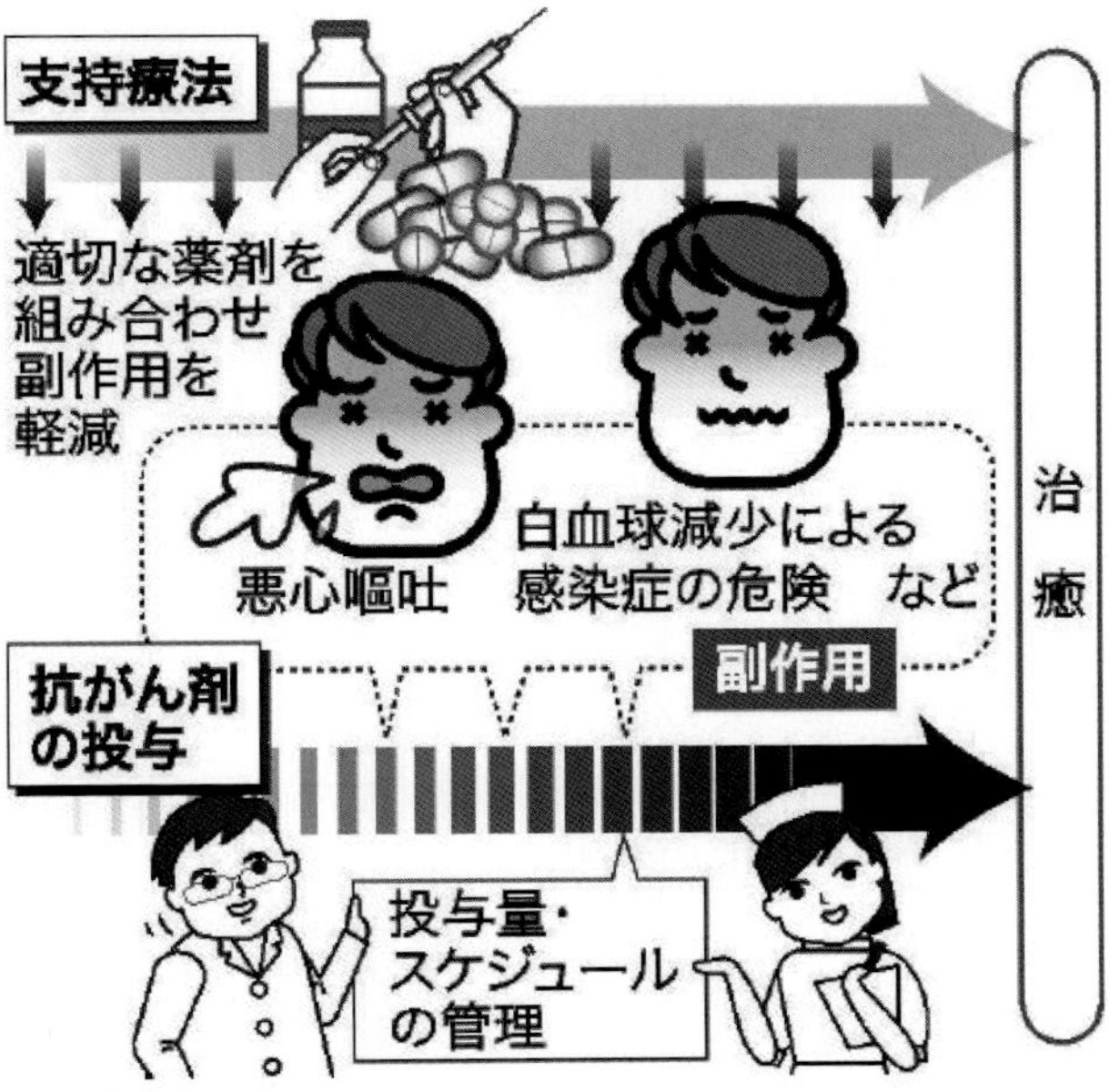

最新の診断と治療法(17) 分子標的治療

臨床腫瘍学講座　教授

吉岡孝志

がん細胞は、正常の細胞と異なる性質を持っています。勝手に増え（自律的増殖）、周りの正常部分を破壊しながら広がっていき（浸潤）、できた場所以外にも飛んで行ってそこに新たな病巣を作ります（転移）。また、がん細胞は周囲にある組織も自分に都合のよい環境に変えてしまいます。酸素や栄養が十分補給できるように新しい血管を作り（血管新生）、支えてくれる組織も自分の居心地の良い形に変えます。

こうした正常細胞にはないがん細胞の性質を作るように指令を出すスイッチ（分子）を狙い撃ちにすることで、がん細胞の特性を奪ってしまおうというのが、がんの分子標的治療といわれる治療法です。

肺がんでイレッサという薬剤が使用されています。間質性肺炎が起きたことで新聞を賑わしたことがあるので、ご存じの方も多いかと思います。このイレッサは、がん細胞の増殖に不可欠なヒト上皮成長因子受容体が活動を活発化するために必要なエネルギーを補給する口をふさいでしまうことで、がん細胞の増殖を抑えます。副作用は怖いものですが、効く方には劇的な効果を示すのも事実です。

劇的効果を示す方というのは、東洋人で非喫煙の女性の腺がんの方らしいということが当初から推測されていましたが、その後の研究でヒト上皮成長因子受容体のエネルギーが入る口の形を決めている遺伝子の異常のある方、別の言い方をすると「口」の形が最初から変形している方ということが分かりました。

たまたまそのような遺伝子異常の方が、東洋人で非喫煙の女性の腺がんに多かったということです。進行肺がんにおけるがん化学療法の治療成績は、効果を示す人が30％程度で、生存期間も平均で10カ月と言われています。しかし、このイレッサは、効果を示すと思われる遺伝子異常を持つ方だけを集めて使用してみると、70％以上の方に劇的な効果を示し、生存期間も2年以上になることが分かってきました。間質性肺炎を起こしやすい方の特徴も次第に把握され、現在では有効と思われる方を選んで安全に治療が行われています。

今回は、ヒト上皮成長因子受容体に対する薬のみを例にとりましたが、がんの性質を特徴づける分子は、さまざまな努力で続々と見つかってきており、それらに対する薬の開発も大変なスピードで進んでいます。また、これにより肝臓がんや腎臓がんといった、これまで全く抗がん剤の効かなかったがんにも有効な治療法が出て来ました。

近い将来がんの分子標的治療薬ががん化学療法の主役を演ずるようになると考えられています。

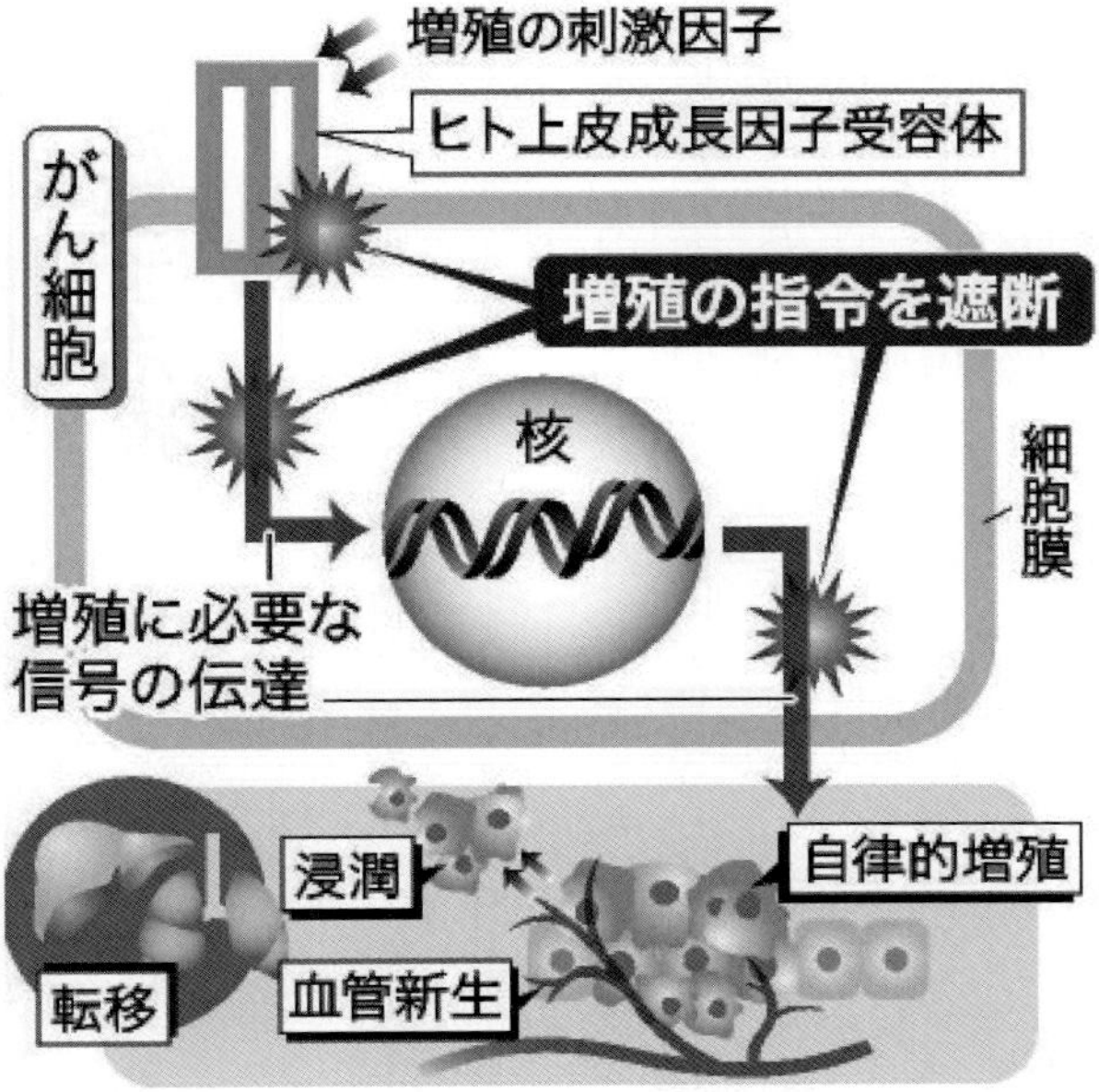

最新の診断と治療法⑱ 遺伝子治療

臨床腫瘍学講座　教授　吉岡孝志

「がん」になる原因は、ある種の遺伝子に傷がつくためだという事は早くから知られていました。がんになるのを促進する遺伝子を「がん遺伝子」と呼び、がんになるのを防いでいる遺伝子を「がん抑制遺伝子」と呼んでいます。いずれの遺伝子に傷がついても、がん遺伝子ならば過剰に働くようになり、がん抑制遺伝子ならがん化を防ぐ働きを失ってしまって、「がん」ができてしまいます。これらの遺伝子のほかにも、「がん」ができるうえで大切な遺伝子が見つかってきて、それらの遺伝子にも傷がつくと、「がん」ができてくることも分かって来ました。これら「がん」になるのにかかわる遺伝子の傷の付いていない正常のものを、がん細胞に直接入れることで「がん」を治す治療を、がんの遺伝子治療と呼んでいます。

がんの遺伝子治療として、いくつかの作戦が展開中です。正常のがん抑制遺伝子をがん細胞に入れることで、がん抑制遺伝子の機能を回復させてがん細胞を正常化させる方法が、肺がんの治療として試みられています。また、動物の脳腫瘍（しゅよう）の研究で、自殺遺伝子といわれる遺伝子をがん細胞内に入れると、毒性を持った物質を産生するようになり、がん細胞が自殺してしまい「がん」が小さくなることが分かり、自殺遺伝子の利用が検討されています。

がん細胞のみに感染して殺してしまうウイルスが発見されており、正常細胞に影響なくがん細胞のみを選択的に殺していく治療法も、頭頸部（けいぶ）がんや転移性肺がん・大腸がんの肝転移の患者さんで臨床試験が行われています。直接遺伝子を入れる方法ではありませんが、過剰に働くようになったがん遺伝子の出す「がん」になるための情報を、ある種の物質で遮断することで、「がん」化を食い止める試みも行われており、一部は製品化されてアメリカでは使用されています。

しかし、遺伝子治療には、いくつかの問題点が存在します。一番大きな問題は、治療に使う遺伝子を目的のがん細胞に、効率よく入れる方法が、まだ見つかっていない点です。現在試みられているのは、ある種のウイルスに目的の遺伝子をくっつけて、がん細胞に入れるやり方です。しかし、もともとウイルスが生体に入ると、感染症や炎症反応と呼ばれる生体側の防御反応が起きて、生体側に不都合な副作用を生じてしまいます。

遺伝子治療は、「がん」の原因に対する治療なので非常に期待されていますが、実用までに越えなければならない高いハードルがいくつかあり、研究途上の治療法です。

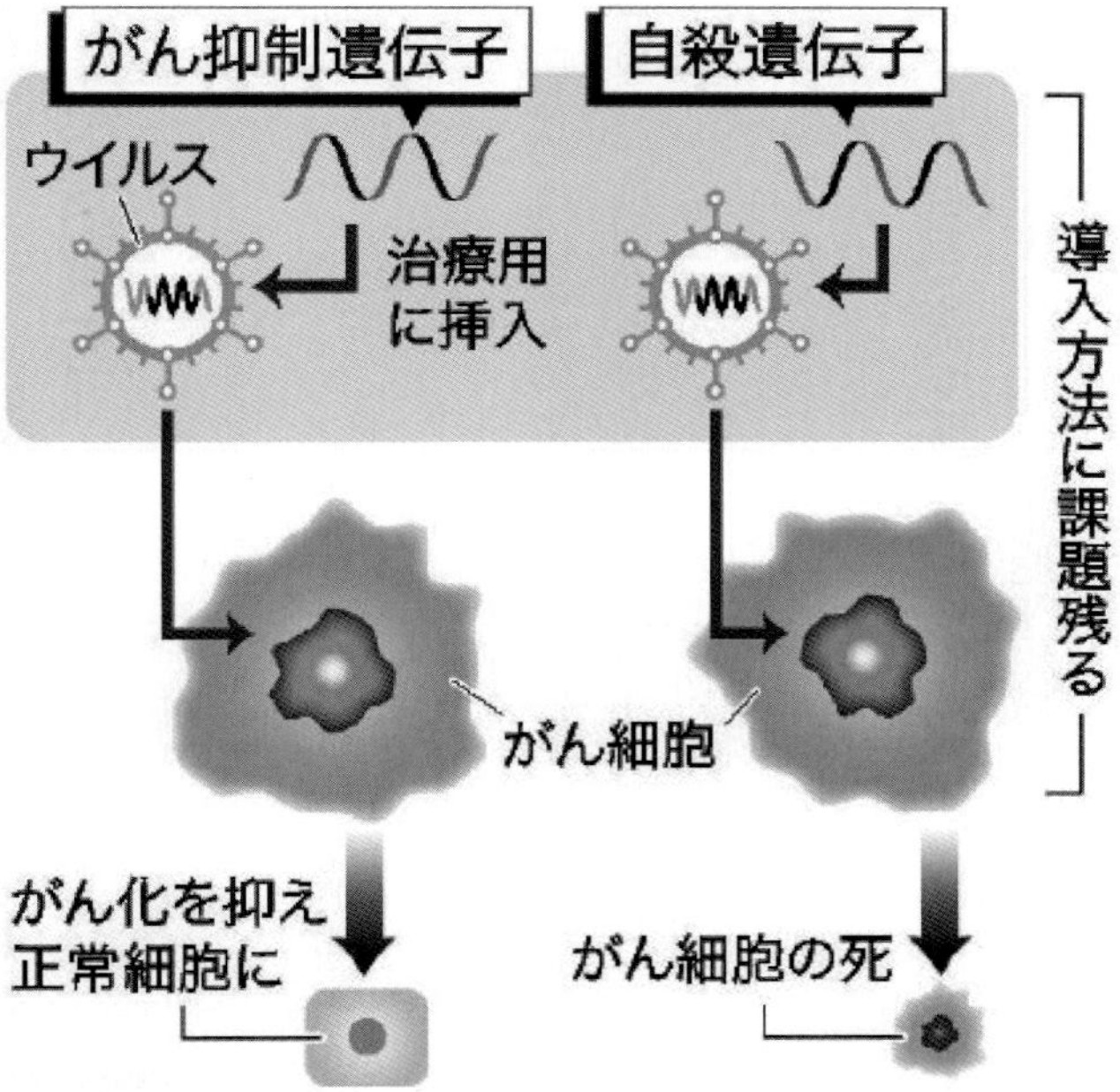

最新の診断と治療法(19)　免疫療法

免疫学講座　教授　浅尾裕信

がんは体の中で毎日発生していますが、多くはわたしたちの体に備わっている免疫力によって破壊されます。そこで手術、放射線療法、化学療法に加え、この免疫力を利用したがんの治療が昔から試みられてきました。しかし、免疫療法は、がんの治療法として主役の座を得るには至っていません。今回と次回の2回にわたり、がんの免疫療法の研究はどこまで進んでいるのか、そして免疫力によるがんの治療がなぜ難しいのかを紹介します。

免疫は外敵から体を守る巧妙な仕組みです。人の体にはさまざまな免疫細胞がいて、外来微生物の侵入を24時間見張っています。免疫細胞の仕事は仕分けと破壊です。つまり、自分の細胞や組織（自己）には反応しませんが、外来性の細菌やウイルスなど（非自己）を見分けて攻撃し破壊するのです。

では、免疫細胞は何を見ているのでしょうか。それは抗原（ペプチド）と呼ばれる小さな分子です。体を作る細胞や組織、微生物などはさまざまな種類の抗原を持っています。免疫細胞は抗原受容体と呼ばれるレセプターで、それら自己と非自己の抗原の構造の違いを見分けているのです。

では自分の細胞から発生するがん細胞はどうでしょうか。免疫細胞は自己の正常細胞には反応しませんが、がん化した細胞には程度の差はあれ反応することが知られています。従ってがん細胞は正常細胞が持たない、がん細胞特有の抗原を持っていると考えられます。この抗原を「がん抗原」と呼んでいます。

　さて、免疫細胞ががん細胞を見分けて攻撃してくれるのに、なぜ私達はがんになってしまうのでしょう。理由はいくつか考えられます。一つにはがん細胞は不安定で、変異を繰り返しているうちに、がん抗原を持たないがん細胞が出現することがあるのです。これに対して免疫細胞はほとんど無力です。

　二つめは免疫細胞の働きが悪くなっている場合です。その原因として、加齢やさまざまな原因による免疫力の低下が考えられます。また、がん細胞自身が免疫細胞を不活性化する物質を産生したり、がんに対する免疫反応を抑える特殊な免疫細胞を誘導することが分かってきました。がんの免疫療法とは、このように働きの悪くなっている免疫細胞を活性化させるものです。

　がんの免疫療法には多くの種類があり、非特異的免疫療法と特異的免疫療法に分けられます。非特異的免疫療法は昔からいろいろ試されて来ました。結核菌の菌体成分（BCG）やキノコ抽出物などを投与し、体全体の免疫力を高める免疫賦活療法、免疫細胞を採取し、サイトカインという液性因子により活性化してから体内に戻すLAK療法、直接サイトカインを注射して体内の免疫細胞を活性化させる方法などがあります。一部を除き効果にばらつきがあり、さらなる科学的な検証が必要です。

　次回は特異的免疫療法、特にがんワクチン療法について紹介します。

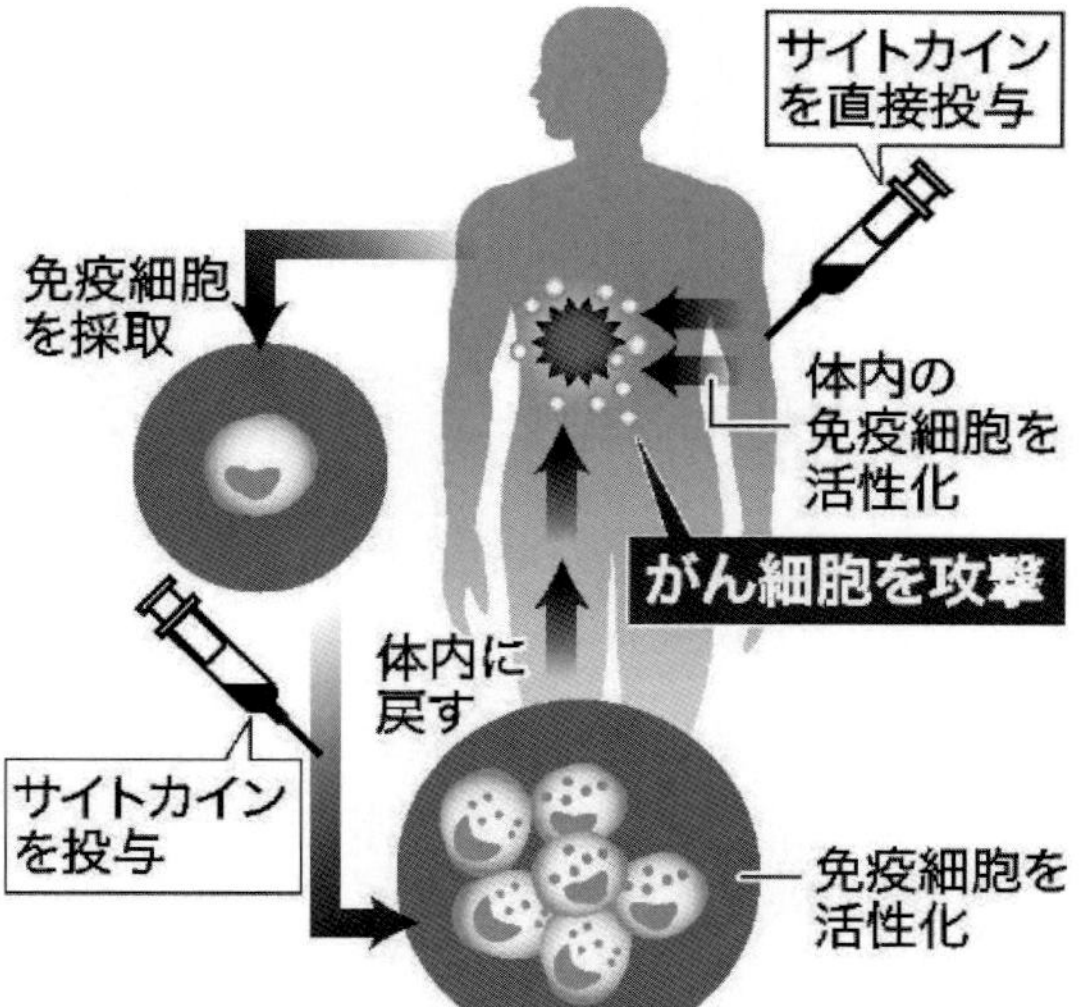

最新の診断と治療法(20) ワクチン療法

免疫学講座　教授
浅尾裕信

がんの特異的免疫療法をご理解いただくために、がんに対する免疫反応について簡単に説明しましょう。がん細胞はナチュラルキラー細胞という24時間監視細胞により直接殺されることもありますが、より強力な免疫反応として、殺し屋と呼ばれるリンパ球が登場します。このリンパ球はそれぞれ形の異なる抗原に対する受容体を持ち、平時はリンパ節などで待機しています。がん細胞が発生すると、樹状細胞という特殊な免疫細胞ががん細胞を取り込み、免疫応答がスタートします。

がん細胞を取り込んだ樹状細胞は自ら近くのリンパ節へ移動し、待機しているリンパ球に対してがん抗原を見せるのです。がん抗原と結合できる抗原受容体を持つリンパ球がいると、そのリンパ球だけが活性化し、がん細胞を極めて特異的に殺すことが出来ます。がんの患者さんでは、この反応がどこかで止まっていると考えられます。

そこで、この一連の反応をコントロールし、目的のがん抗原に反応するリンパ球のみを活性化してあげるのが、がんに対する「特異的免疫療法」です。インフルエンザウイルスなど特定の感染微生物に対して免疫反応を誘導するワクチン接種と同様、がんに対する特異的免疫反応を起こさせることから、「がんワクチン療法」と呼ばれます。代表的なものを紹介します。

◇がん抗原ワクチン療法

体の中にがん細胞があっても、樹状細胞がきちんと処理しないとがんに対する免疫応答はスタートしません。そこで、がん抗原を皮下に注射し、皮下にいる樹状細胞に抗原を人為的に取り込ませる方法が「がん抗原ワクチン療法」です。

がん抗原を取り込んだ樹状細胞は、がん抗原特異的な殺し屋リンパ球を活性化することが期待されます。しかし、この方法には大きな課題があります。がん抗原といってもがんの種類によってさまざまで、同じ臓器でも患者さんによりがん抗原は異なることがあるのです。しかも多くのがんでは、がん抗原はまだ見つかっていません。現在このがん抗原を探す努力が続けられていますが、目的のがん抗原を見つけ出すのは至難の業です。

がん抗原が不明な場合、がん細胞を外科的に取り出し、その細胞をすりつぶして患者さんにがん細胞ワクチンとして投与する方法もあります。がん細胞の抽出液にがん抗原が含まれることを期待する方法です。

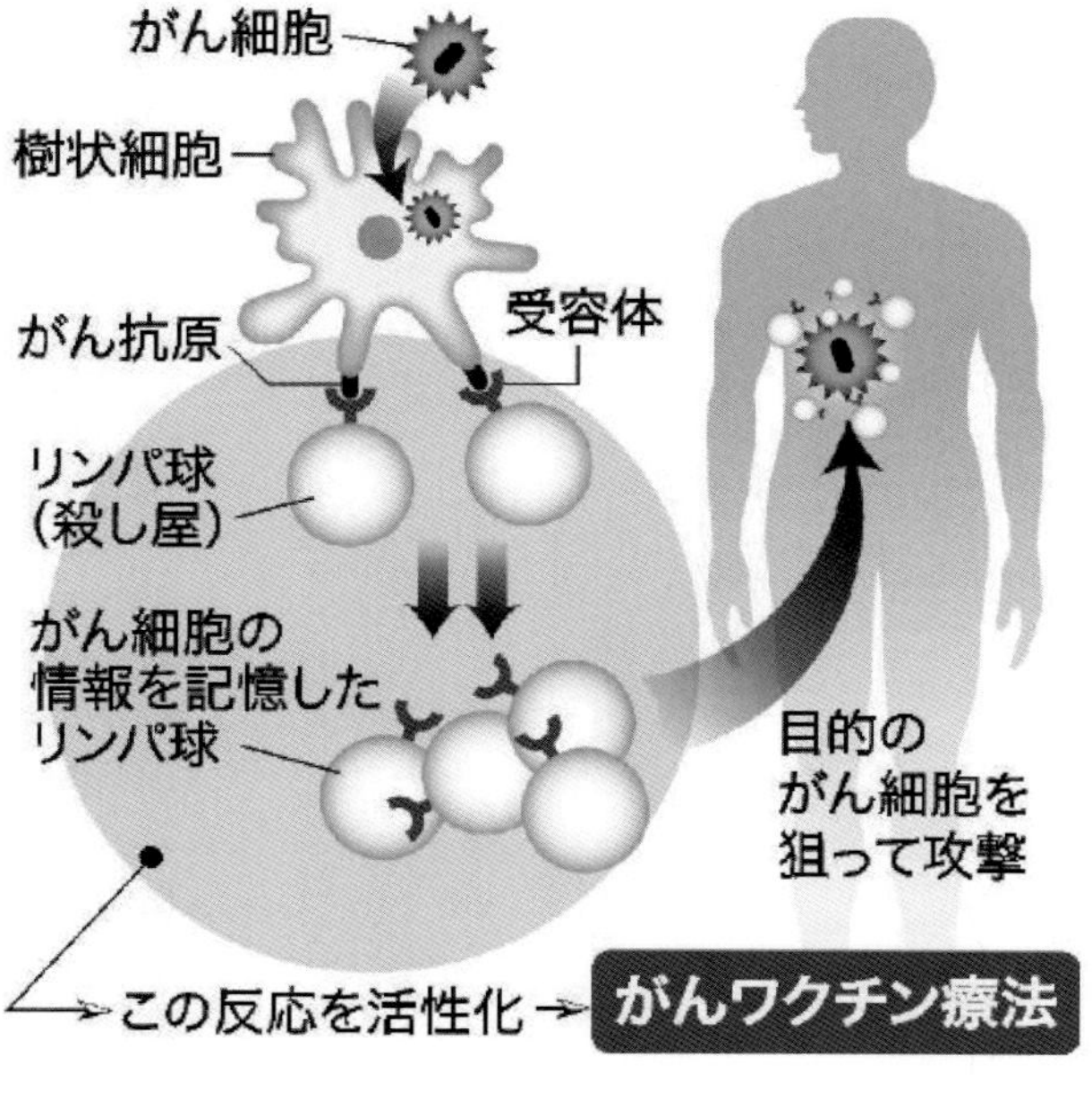

◇樹状細胞ワクチン療法

効率良くがん抗原を樹状細胞に取り込ませるために、患者さんの樹状細胞を採取し、体外で増殖させてからがん抗原を取り込ませ、体内へ戻す方法です。がん抗原が同定されていない場合は、外科的に切除したがん細胞を取り込ませることも可能です。

がん抗原を利用したがんワクチン療法は身体への負担が非常に小さく、体力の衰えたがんの患者さんにとって、優しい治療法として期待されています。しかし、その開発には、それぞれのがんが持つがん抗原を同定することが必要です。さらに、がんに対する免疫反応を邪魔する特殊な免疫細胞の働きをいかに抑えるかなど、新たな課題も分かってきました。今後の研究の進展が大いに期待されています。

最新の診断と治療法（21） 放射線治療

放射線腫瘍学講座　教授　根本建二

放射線治療はがん治療の中で手術、化学療法と並んで治療の3本柱といわれますが、歴史は手術と比べて短く、百年と少しです。歴史は浅いのですが、急速に進歩しているがん治療の分野です。放射線は遺伝子DNAを傷つける作用があり、DNAが傷ついた細胞は増殖できなくなって死んでしまいます。このことは、がんでも正常の組織でも起きますので、がんにのみ放射線を集中させるのが治療を成功させる鍵となっています。

以前は「がんは切らないと治らない」が一般的でした。しかし、最近ではがんに放射線を集中する技術が進歩し、いろいろながんで「臓器を残して治す」ことができるまでになっています。また、放射線は体への負担が小さいのも特徴で熱い、痛いなど苦痛がなく、高齢、または体力のない患者さんでも治療が可能です。

このような治療技術の進歩とがん患者さんが増えたことで、放射線治療を受ける患者数は急増しています。1990年には全国で年間5万人の患者さんの治療が行われているだけでしたが、2009年の調査では全国で24万人の患者さんが治療を受けるようになっています。おおむね、がんの患者さんの3人に1人の割合です。山形県内では7カ所の病院で放射線治療が行われています。

最近、放射線治療の分野では重粒子線や陽子線など、粒子線治療が注目を集めています。普通のX線による治療よりがんに放射線を集中させやすく、治療効果も高いことが特徴です。特に重粒子線治療は日本が世界をリードしている分野で、治療ができる施設は世界で6カ所、うち4カ所が日本（千葉、兵庫、群馬、佐賀）です。一方で、健康保険が使えず300万円を超える医療費を実費で支払う必要があること、建設費が100億円以上と高額である、などの欠点もあります。

がん対策基本法という法律ができ、「日本のどこに住んでいようと同じレベルのがん治療が受けられるようにする」ということが定められましたが、東北地方では重粒子線治療を受けることができない状態が続いています。人口1千万〜2千万人に1施設程度が適正な配置数と考えられ、人口の少ない県単位の取り組みでは導入が困難とされています。せっかくの良い治療法ですから健康保険を使えるようにし、国や自治体、医療機関が連携して東北という広い枠組みで導入を考える必要があります。

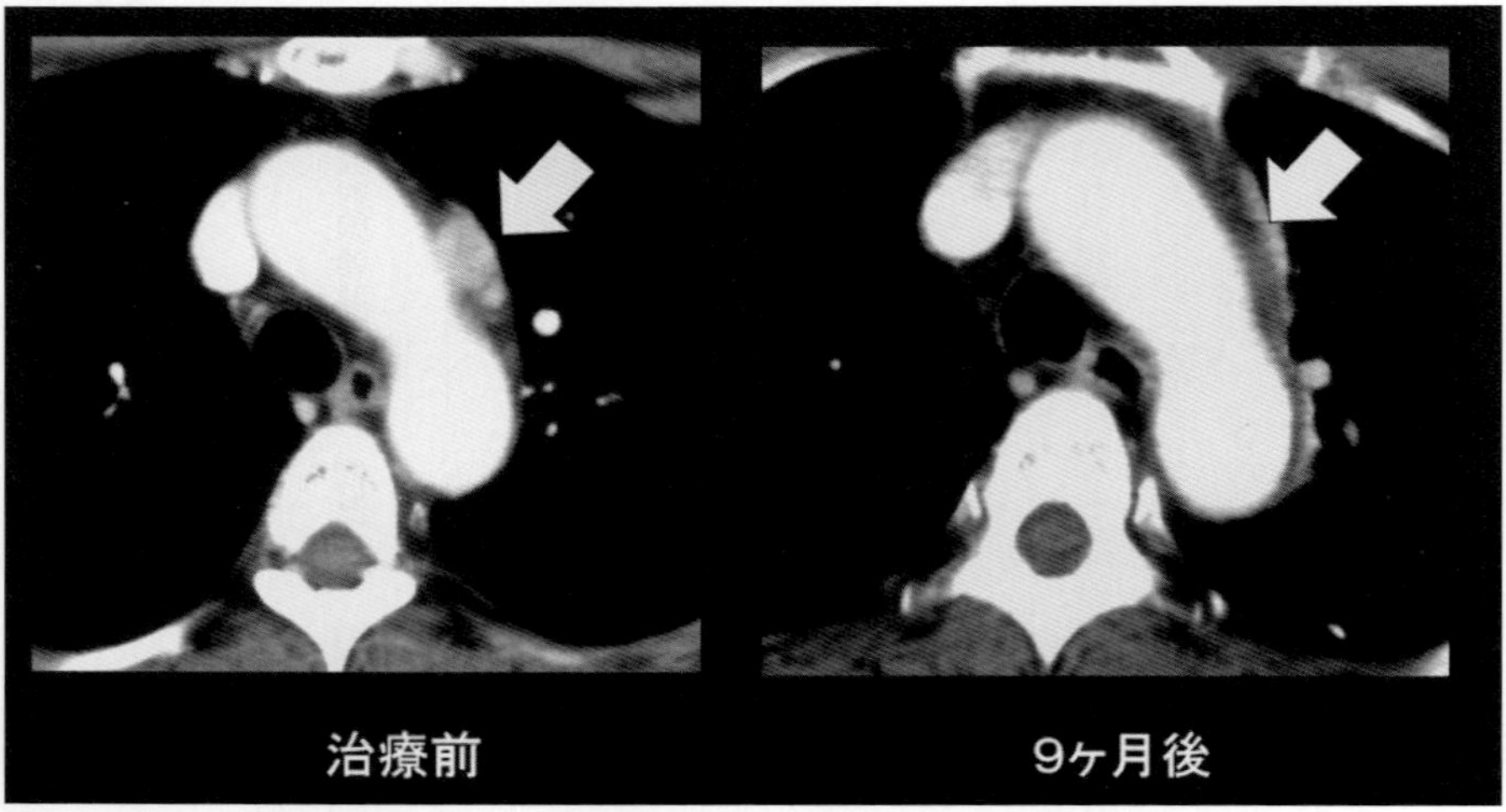

胸部のがんの放射線治療の例。左図矢印のがんが、右では完全に消えている

最新の診断と治療法(22) 放射線の内照射

国立がんセンター中央病院
がん専門修練医
(元山形大学医学部
放射線腫瘍学講座　助教)
黒田勇気

高齢化に伴うがん患者数の増加により、低侵襲で臓器温存可能な放射線治療が注目されています。

放射線治療は放射線の当て方の違いにより、体の外から病巣に放射線を当てる外照射と、体の中から当てる内照射に分類されます。現在、放射線によるがん治療の約9割は外照射で行われ、残りの1割程度を内照射が担っています。内照射の方法には、放射性物質を体内に点滴・内服するアイソトープ治療、挿入する腔内照射、刺入する組織内照射があります。腔内照射と組織内照射をまとめて小線源治療と呼んだりもします。

アイソトープ治療として古くから知られているのは、甲状腺がんや甲状腺機能亢進（こうしん）症に用いられるヨード治療です。昆布などの海藻類に多く含まれるヨードは、胃腸で吸収されると自然と甲状腺に集まりとどまる性質があり、この性質を利用し放射線を出すように細工した131ヨードカプセルを内服する治療法です。甲状腺機能亢進症の場合は外来での日帰り治療が可能で、甲状腺がんの治療でも5日間の入院で済みます。

最近ではストロンチウム治療という新しい治療法が登場しました。これは、ストロンチウムというカルシウムに似た放射性物質が骨に集まる性質を利用し、全身の骨に転移したがんの治療に用いられ、外来での日帰り治療で痛みを和らげる効果があります。

腔内照射は体内に挿入した金属のなかから放射線を照射するという治療法で、子宮頸（けい）がんでは標準治療の一つとして推奨されています。通常は外照射と組み合わせて行われることが多く、週に1回1時間程度の治療を3～5回行いますので、通院での治療も可能です。早期の子宮頸がんでは手術と同じくらいよく治りますし、手術ができないほどに進行した場合でも完治することがある治療法です。

組織内照射は体内の臓器に放射線物質を直接埋め込むことで放射線を照射する治療法で、早期の舌がんや前立腺がんに用いられます。1週間程度の入院で済みますので患者さんにはとても優しい治療法なのですが、熟練の技術と専用の設備が必要なため、良質な組織内照射が行われているのは日本国内でも都市部を中心に10カ所程度しかありません。残念ながら山形県はそのなかに該当していないのが現状です。本県のがん治療の均霑（きんてん＝等しく恩恵などを受けること）化の課題の一つとなっています。

内照射の対象となるがん患者さんの数はあまり多くなく、診療報酬も安く抑えられていますので、実入りが安いうえに安定していません。一方機械のコストは高額で、病院経営上は赤字必須のお勧めできない治療方法になってしまっています（逆に患者さんにとっては、安くてよく治るお勧めの治療法なのですが…）。

内照射に関しては各施設ごとに適応となる疾患が異なりますのでご留意ください。

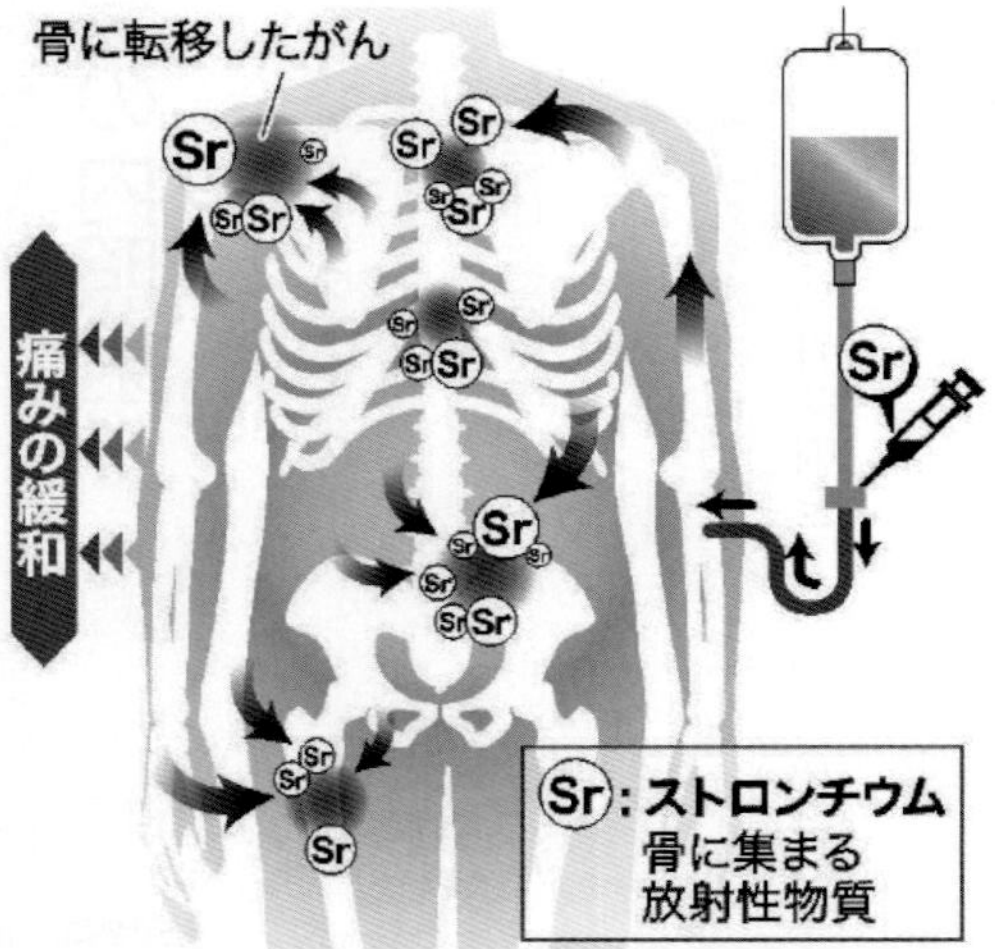

最新の診断と治療法（23）

高精度放射線治療

放射線腫瘍学講座　准教授

和田　仁

放射線治療の原則は、腫瘍（しゅよう）にできるだけ多く照射（放射線をあてること）し、正常組織にはなるべく照射しないようにすることです。最近、コンピューターの進歩によって、腫瘍を狙い打ちする放射線治療技術の開発はめざましいものがあります。今回は三つの高精度放射線治療についてご紹介いたします。

「定位放射線照射」は、きわめて正確に腫瘍へ放射線を集中させる照射法です。腫瘍へピンポイントに照射するため、周囲の正常組織に対する放射線の影響がとても少なく済みます。また1回に大量の放射線をあてることができるので、短期間で治療が終わります。まるで手術で切除したかのように腫瘍がきれいに消えることが多く、ラジオサージャリー（放射線手術）と表現する場合もあります。頭部、肺、肝臓、脊椎などにある比較的小さなサイズの腫瘍が治療の対象となります。脳転移や早期肺がんでは手術に匹敵する治療効果が多く報告されています。

「強度変調放射線治療（IMRT）」は、異なる形をした照射範囲を放射線量に強弱をつけながら多方向から積み重ねることにより、腫瘍の形に精密に合うように放射線の分布を得る照射法です。コンピューターが計算した無数の複雑な放射線治療パターンから最適なものを選び、腫瘍への放射線量を効果的に増やすことができます。凹型のような入り組んだ形で腫瘍と周囲の正常臓器が接している前立腺がんや頭頸部（けいぶ）

がん、脳腫瘍などで効果が高く、従来の放射線治療よりも優れた治療成績が多く報告されています。とても高度な放射線治療技術であり、これを安全に実施するためには放射線治療専門の医学物理士による放射線の品質管理が必要です。

「画像誘導放射線治療（IGRT）」は、CTや透視装置、超音波などの画像技術と放射線治療装置を組み合わせ、治療時に腫瘍の位置を画像上で直接確認しながら放射線治療を行う技術です。この技術と定位放射線照射や強度変調放射線治療を組み合わせることで、さらに精度の高い放射線治療を行うことが可能となります。今後の治療技術の進歩によって、呼吸運動などによる病巣の移動量が大きい肺や腹部腫瘍に対する治療効果がさらに高まることが期待されています。

これらの高精度放射線治療が可能かどうかは施設ごとの放射線治療装置や体制によって異なりますので、最寄りの施設に遠慮なくお問い合わせください。

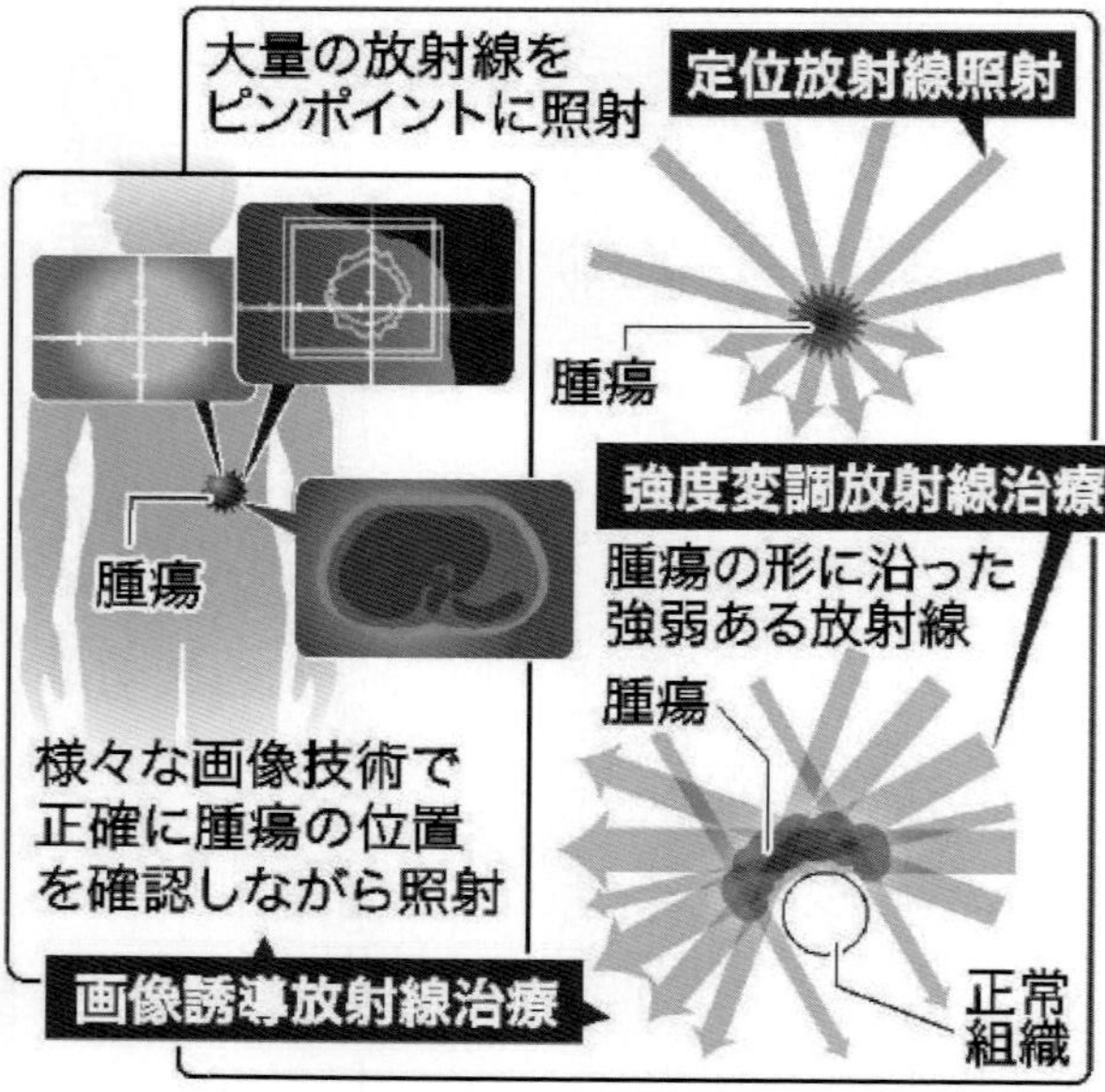

最新の診断と治療法(24) 粒子線治療

放射線腫瘍学講座
医学部講師　野宮琢磨

1、粒子線の物理学的特性

一般的に多くの施設で用いられている放射線治療はX(エックス)線を用いたものです。エックス線とはエネルギーの強い電磁波、重さを持たない「波」の特性を持ちます。これに対して粒子線治療では「物質」である粒子そのものを加速器(シンクロトロン)内で加速し、がん病巣に照射します。粒子線治療には「陽子線治療」や「重粒子線治療」があり、それぞれ質量数が1の陽子、質量数が12の炭素原子核を用いています。

エックス線と粒子線(陽子線や重粒子線など)では照射された場合、体内での挙動が異なります。図のように、エックス線では標的(=がん)を越えて貫通し、標的より手前に線量が多く照射されます。それに対して粒子線では標的の部分だけに高線量域を絞り(拡大ブラッグピーク)、その手前や奥の線量を低く抑えることができます。

粒子線治療ではまた、一方向からでもがん病巣に絞って高い線量を照射することができます。正常臓器には影響を少なく、がん病巣に高い線量を照射する、まさにがんを「狙い撃つ」ことができるのが一つ目の特徴です。

2、粒子線の生物学的特性

同じ放射線でもエックス線、陽子線や重粒子線では性質が異なるので同じ量を照射してもがん細胞への影響が異なります。ピストルと大砲では同じ一発でも破壊力が違うのを想像すると、分かりやすいかもしれません。エックス線より重さがある陽子線、陽子線よりも重さのある重粒子線の方ががん細胞を死滅させる効果が高くなります。エックス線の効果を1とすると、陽子線の効果が1・1〜1・2倍、重粒子線の効果が2〜3倍ほどと、粒子の重さに応じて効果が強くなります。

これまで述べた「標的を狙い撃つ」効果と「強力な制がん作用」を併せ持つことで、従来のエックス線治療よりも良い治療成績が多くのがんで報告されてきています。副作用もゼロには出来ませんが、今までより少ない副作用で高い効果が得られるようになってきています。

良い所だらけのように見えますが問題点の一つとしては、経済的負担が大きいことが挙げられます。まだ健康保険が適用されず、約300万円が患者自己負担となります。しかし民間医療保険が適用できるものも多くあり、また難治性疾患の一部は将来、国の医療保険適用を受けられる見込みが高いと言われています。

現在国内で重粒子線治療を受けられる場所は千葉県と兵庫県で、3カ所目の群馬県で今年から治療が始まり、4カ所目の佐賀県では建設計画が進められています。東北地方でもより効果の高いがん治療が受けられるようになることを期待したいです。

エックス線と粒子線の線量分布の違い（イメージ図）

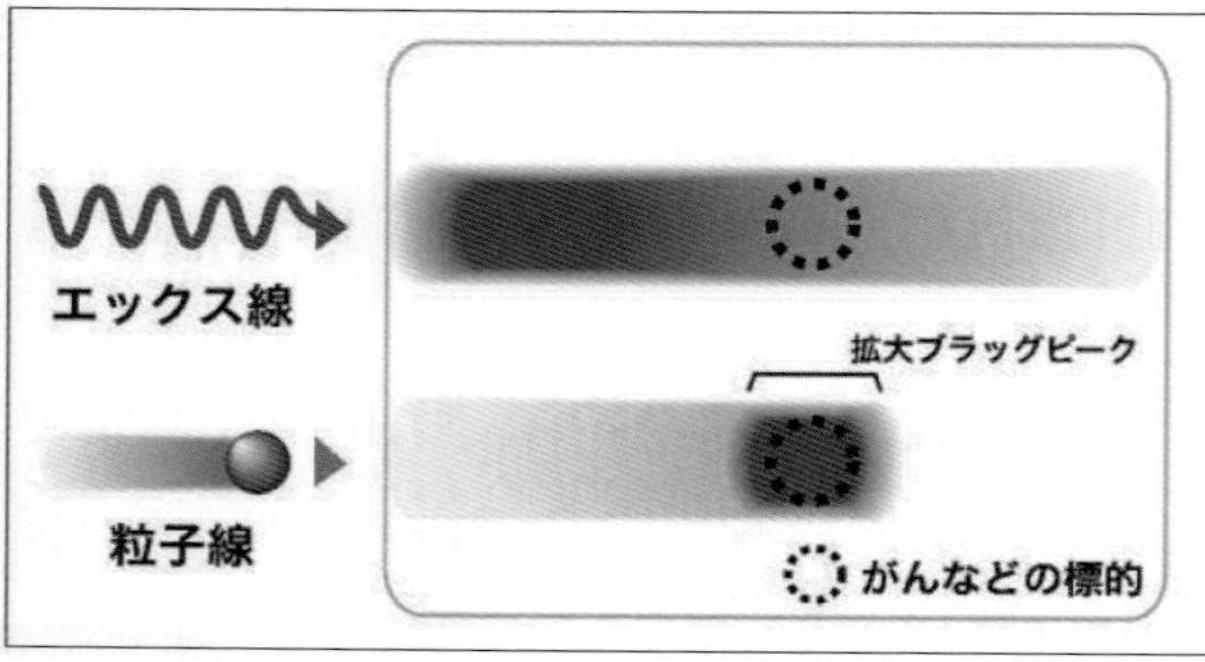

最新の診断と治療法(25) 緩和医療

医学部附属病院
疼痛緩和内科　講師　山川真由美

「緩和」とは「厳しい状態がやわらぐこと、または、ゆるめたりやわらげたりすること」。しばらく前の「規制緩和」を思い出しますね。がんの「緩和医療」では、何をどのように緩和するのでしょうか?

がんの「緩和医療」とは、がんの治療や療養にともなう苦しさや辛さを和らげて、生活の質を向上させる方策のことです。がんがどんな状態であっても、患者さんやご家族の体や心の苦痛を和らげるための医療です。がんそのものに対する治療がなくなってから、あるいは亡くなる前の終末期に行う医療だけが緩和医療である、という誤解が広がっていますが、それは間違いです。

がんの病期に関係なく、がんに対する治療(手術や化学療法、放射線治療など)の時も、そうした治療ができなくなった場合でも、そして終末期であっても、患者さんとご家族をともに支えるのが緩和医療の役割です。緩和医療では、それぞれの症状に適した方法で対処します。とりわけ「痛み」は出来るだけ早く確実に取らなければなりません。痛みはがんの早期から現れて患者さんをもっとも苦しめる症状だからです。

痛みを取るにはモルヒネをはじめとする医療用麻薬を使います。「モルヒネ」「麻薬」には、「最期の薬」「怖い薬」という誤解がつきものです。「最期の薬」は、亡くなるまで痛みの治療が不十分だったためかもしれません。「怖い薬」には、覚せい剤や不正麻薬との混同があります。覚せい剤や不正麻薬の使用は、痛みを取るために「医療用麻薬」を使うことと全く異なる犯罪です。

日本の医療用麻薬使用量は先進諸国の20分の1程度しかありません。十分に痛みが取れていない患者さんが、まだたくさんいる状態です。医療用麻薬について正しく理解し、適切に使うようにしなければなりません。中等度から高度の痛みには、モルヒネ・オキシコドン・フェンタニルなどを使います。患者さんの状態に合わせて、内服薬・坐薬・注射薬・貼付薬を使い分けたり、薬の切り替えも行います。

緩和医療を実践するために、がん診療連携拠点病院では必ず緩和ケアチームが活動しています。その他の病院でも、緩和ケアに積極的に取り組んでいるところが少なくありません。緩和ケアチームは、さまざまの症状や療養全般の問題に対応する専門のスタッフによって構成されている「その道のプロ」です。主治医と協力しながら、一丸となって患者さんやご家族を支えるお手伝いをしています。院内の掲示板などにある案内のポスターや資料をぜひご覧ください。気軽にスタッフに聞いてみてください。がんと上手に付き合っていくために、できるだけ多くの「応援団」を味方につけましょう。

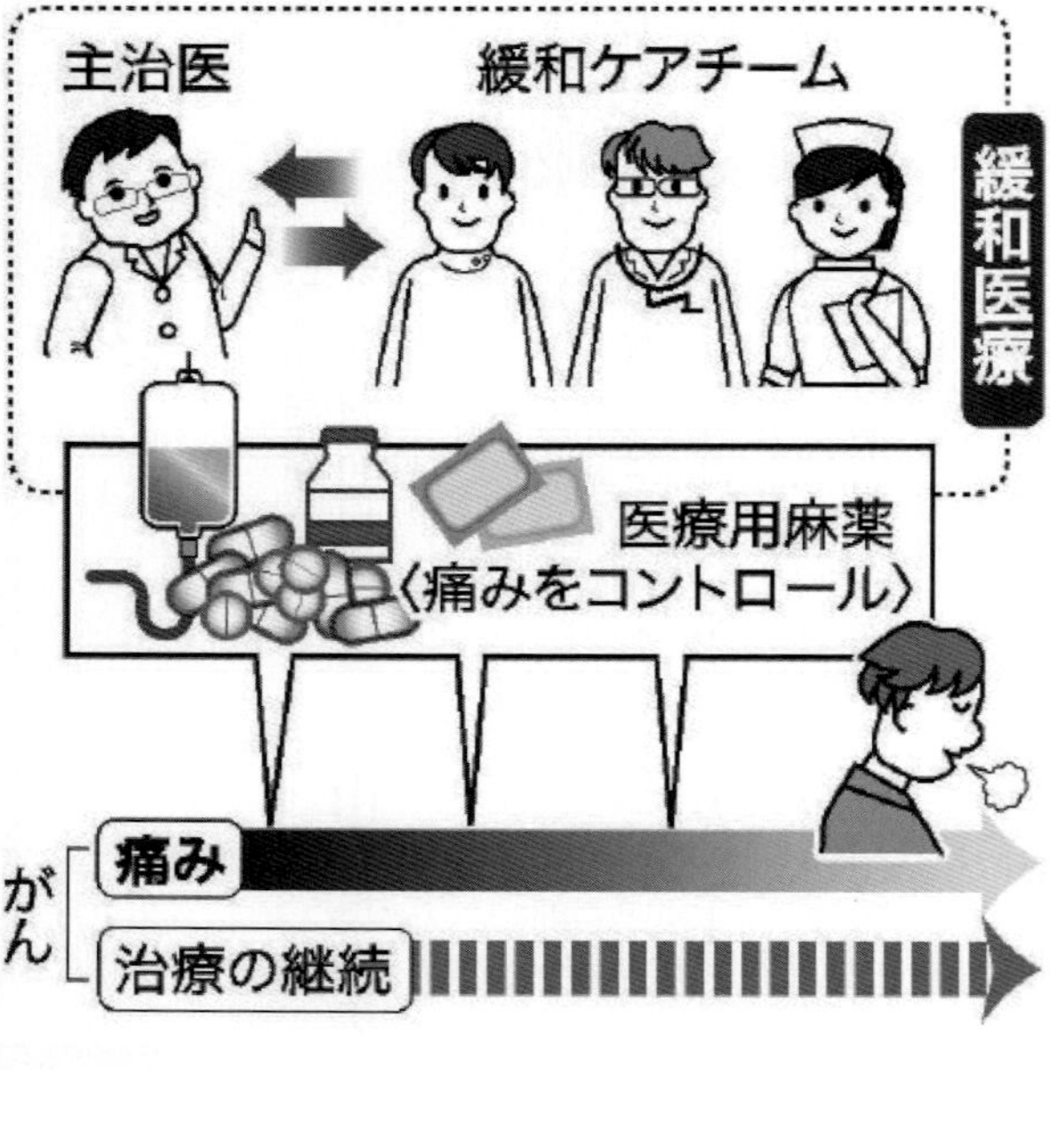

最新の診断と治療法(26)

精神医療

医学部精神医学講座　助教　澁谷　譲

患者さんやご家族は、がんと疑われたとき、診断や病状の説明、治療の経過、再発や転移などさまざまな場面でストレスを感じます。また家族や親せき、友人などに自分のことをどう話せばいいのか、会社にはどう説明したらいいのかなど、誰にも言えずに抱え込んでしまうこともしばしばです。なぜ自分がこんな目に遭うのかと、やり場のない怒りを感じることもあるでしょう。

そうしたなかで経験する気持ちのつらさの代表的なものが「不安」と「落ち込み」です。これらはある程度は通常の反応です。それがあったからといって直ちに治療が必要というわけではありません。通常は数日から2週間程度で、困難を乗り越えて適応しようとする力が働きだします。しかし、それ以上たってもつらさが回復せず、日常生活への支障が続くようであれば、「適応障害」や「うつ病」が考えられ、専門的な治療が必要になります。

これらは決して特別なものではなく、がん患者さんにとっては誰にでもおちいる可能性のある心の状態です。近年の調査では、がんに罹患（りかん）されている方の約2~3割は、うつ病や適応障害といった強い気持ちの落ち込みや不安感を経験していることが明らかになっています。

「適応障害」とは、強いストレスをきっかけに起こる不安や落ち込みによって日常生活に支障を来し、精神的苦痛がふだんよりも非常に強い状態を指します。「うつ病」は、適応障害よりもさらに精神的苦痛が強く、落ち込みが2週間以上続くほか、何をしても楽しめない、やる気が出ない、眠れない、食欲が出ないといった症状がみられ、日常生活に大きな支障を来します。これらの疾患は、治療でよくなる病気ですから、思い切って心のケアの専門家に相談してみましょう。

心のケアは、精神科や心療内科の医師、心理士、心の問題を専門に扱う看護師、ソーシャルワーカーなどが窓口になり、患者さんご自身やご家族の心や精神面に関連する問題についてお話をうかがいます。また、がん診療連携拠点病院には、心のケアの専門家だけでなく、体のつらい症状などさまざまな問題に対応する緩和ケアチームがありますので、そこに相談することもできます。

がん患者さんやご家族の最も多い相談内容は、不安と落ち込みです。お話ししながら問題点を整理することで気持ちが楽になることは多くの方が経験しています。また、必要に応じて薬による治療をうけることで、多くの方がストレスと上手に向き合うことができるようになります。

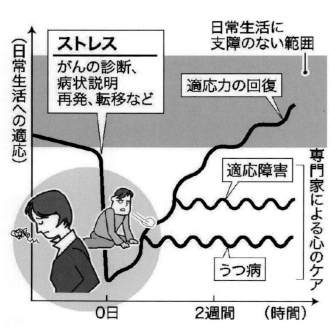

最新の診断と治療法（27）病期診断

臨床腫瘍学講座　教授
吉岡孝志

がんの病期というのは、病気の拡（ひろ）がりからみたがんの進行の程度を表す指標で、腫瘍（しゅよう）の大きさ、リンパ節転移の有無、他臓器への転移の有無の組み合わせにより、0からⅣまでの五つのステージに分けられます。おおむねステージ0－Ⅰが早期がん、ⅡからⅢが手術可能な進行がん、ステージⅣが手術できない進行がんを指しています。

がんの病期には、治療前の検査で決定される「臨床病期」と、手術後に顕微鏡を使ってどこまでがんが拡がっているか調べて決める「病理病期」の二つがあります。「臨床病期」は、治療法の選択の上で重要な役割を果たし、「病理病期」は、病気の回復の見込みの予想と追加治療の必要性の有無の決定に重要な情報となります。

たとえば「胃がん」であれば、まず胃内視鏡検査とともに行われる組織検査により、「胃がん」であることが確認されます。その上で、臨床病期の決定のために、全身ＣＴ検査やMRI検査で全身検索を行い、リンパ節転移の有無や他臓器転移の有無を検査します。もしリンパ節転移や他臓器転移のない小さな胃がんで、ステージ0－Ⅰが疑われれば、内視鏡に超音波を発生する端子を付けた超音波内視鏡検査で、「がん」が胃壁のどの深さまで浸潤しているのか決定します。

「がん」が浅い場所に限局していれば、胃内視鏡で「がん」を切除する内視鏡下粘膜切除が行われますが、ある一定の深さを超えていれば潜在的な転移の可能が考慮され手術が行われます。また、ステージⅡ～Ⅲであれば手術が、Ⅳであれば抗がん剤の治療が行われます。手術後には、取りだした手術標本から「病理病期」が決定されます。詳細な検討の上で病理病期が決定され、ステージⅠであれば経過観察のみ、ステージⅡ～Ⅲであれば通常経口抗がん剤を1年間内服して頂くことになります。また、病理病期によって再発の危険率が分かっていますので、程度に応じて再発・転移の有無に関する検査を定期的に少なくとも約5年間は行っていきます。

「がん」症例では、出来たもとの臓器にとどまっている方が、それをこえて拡がっている場合より生存率は高く、時間の経過とともに病変も一定度の進行を示します。従って、病期を正確に診断することは、進行度を把握して適切な治療法を選択するとともに、生命に対する危険度もある程度推察するための重要な情報の提供となります。

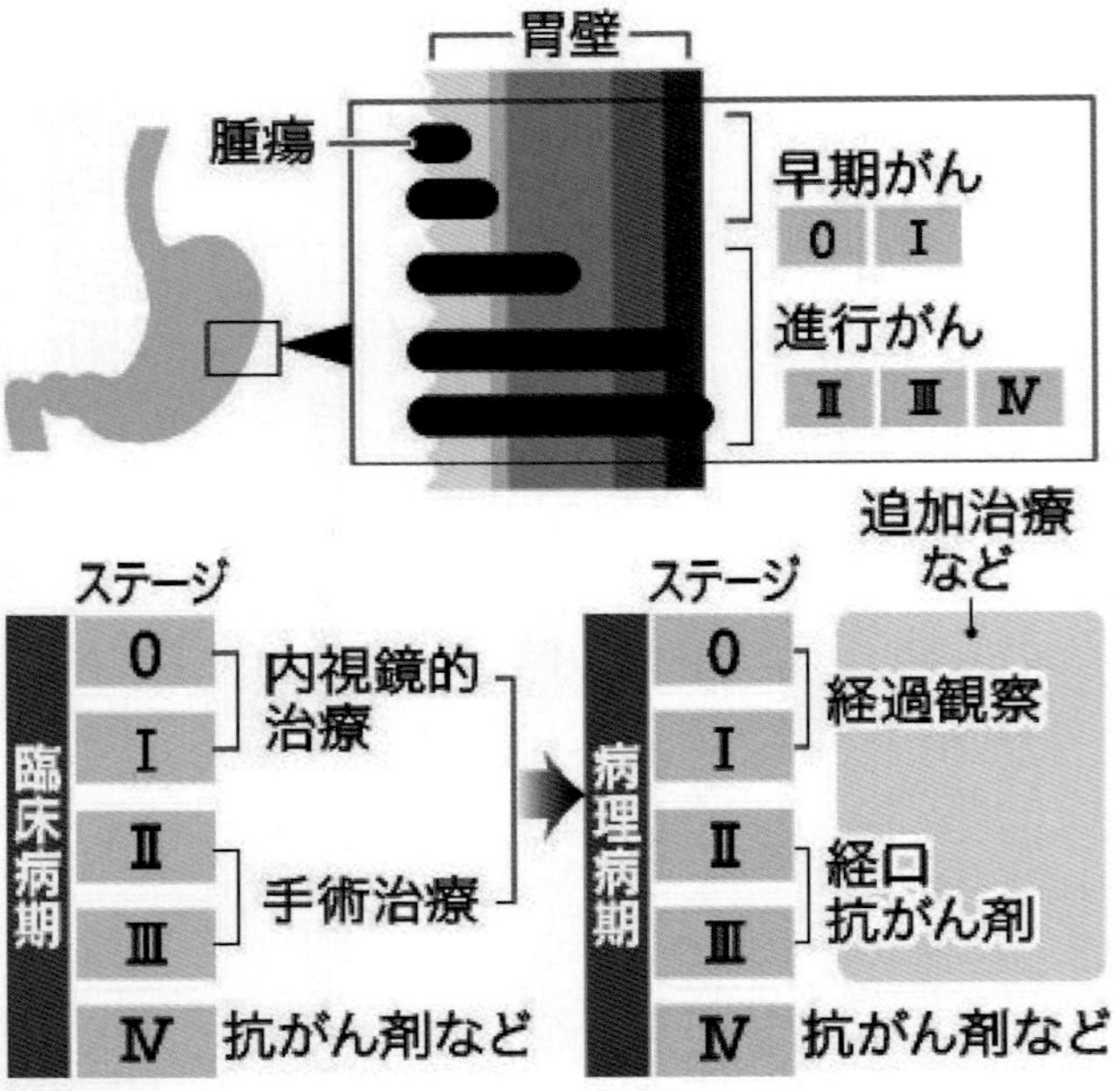

最新の診断と治療法(28) 血液のがん

山形大医学部附属病院
輸血部　病院教授
田嶋克史

「血液のがん」というと、皆さんはどんなイメージをお持ちでしょうか? 漠然と治ることのない病気、あるいは自分とは関係ないと思われる方もいるでしょう。

血液細胞はどこで作られるでしょうか? 血液の産生工場は固い骨の中の骨髄です。骨は全身にありますので血液は全身で作られることになります。血液の細胞には三つの系統(3系統)があります。赤血球、白血球、血小板です。赤血球は血液を赤くするもので、主に体中に酸素を運ぶ役割をしています。これが不足すると、長い距離を歩いたり坂道を登ったりすると動悸(どうき)・息切れがします。

白血球は細菌、ウイルス、かびから体を守る大事な働きをしています。少ないと熱がでたり肺炎になったり命にかかわります。血小板は出血した時に血を止める働きをしています。不足すると紫斑(あざ)が出来やすく、頭の中に出血すると命にかかわってきます。これら3系統の細胞は、骨髄の中でその元となる一つの細胞(これを血液幹細胞と呼びます)から分裂、成熟して血管の中に出て来てそれぞれの役割を演じてくれます。ちなみに移植とはこの血液幹細胞を入れ替える治療です。

血液のがんにはどんな種類があり、どんな特徴があるでしょうか? 血液がんの代表は急性白血病、悪性リンパ腫です。日本では年間10万人当たりそれぞれ5人、10人の発症で胃がん、肺がんなどに比べれば約5分の1の頻度です。血液がんの一番の特徴は、その増える速さ（増殖速度）とがん細胞の広がりにあります。がんが見つかった時点で、がん細胞は全身に広がっていると考えられ、手術したり、放射線で治る動きの少ないがんとは全く性格が違います。増殖速度も速い場合には、一日で倍の量になりますので、治療は一刻を争う場合があります。

従って治療の基本は抗がん剤の全身投与です。未治療の白血病のがん細胞は重さにして1キロ以上で肝臓に匹敵する大きさです。これが全身にばらまかれている状態から治療が始まります。血液内科医は抗がん剤という強力なメスで治療すると言われるゆえんです。副作用は正常の3系統の細胞の働きを引き算するとわかりやすいです。

副作用を出来るだけ抑えるには患者さんの協力が不可欠でチーム医療でがんに立ち向かいます。抗がん剤以外にも、がん細胞特有な目印を標的にした分子標的療法、抗体療法、そして移植療法などが駆使されます。治療効果判定は正確に分子生物学的な方法で行われることが多く、具体的には100万個に1個のがん細胞があってもわかる感度です。血液学は医学研究をリードし、最新の研究成果をいち早く臨床応用して来ました。これからもその役割を担い続けます。

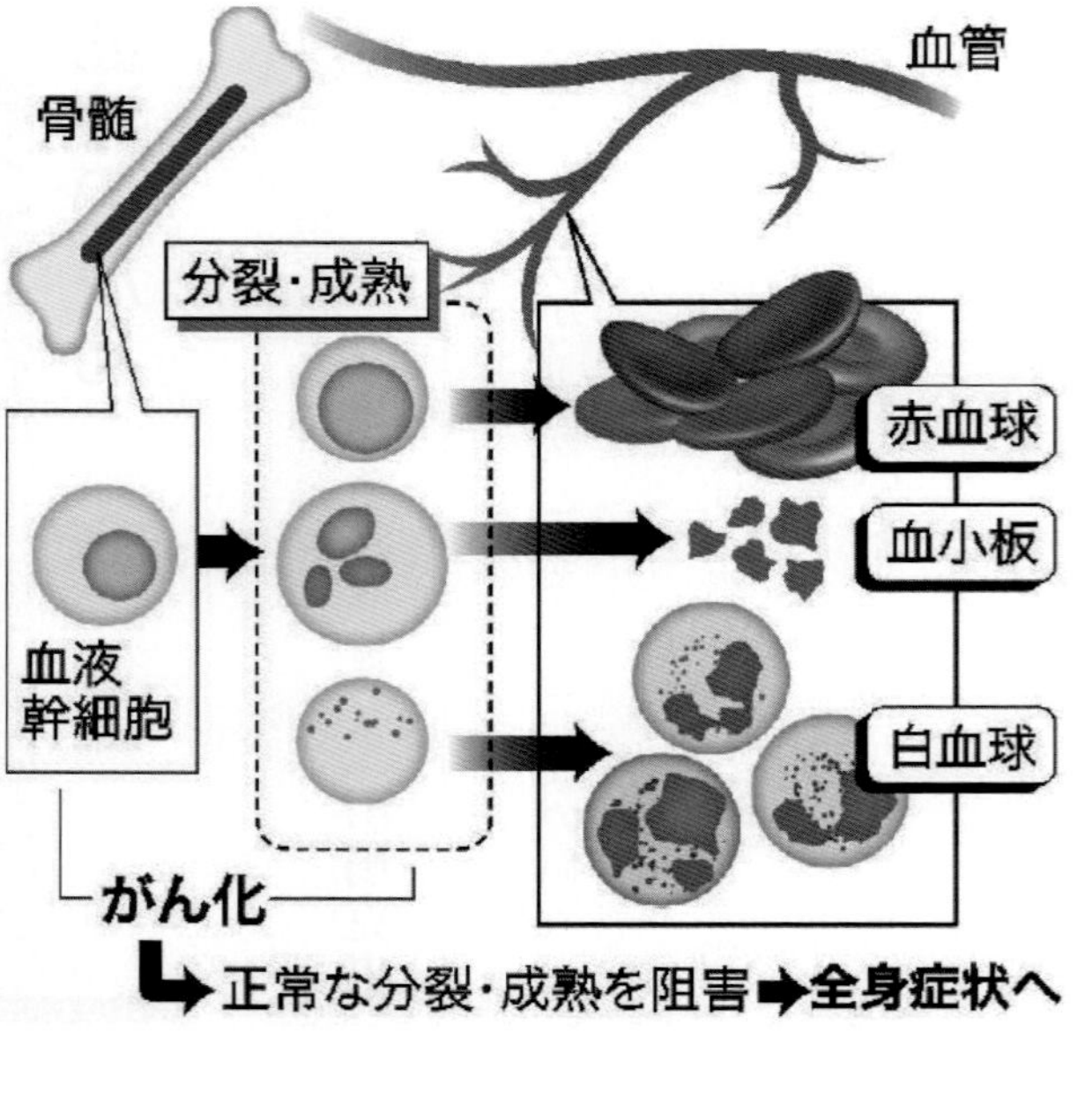

最新の診断と治療法(29) 脳腫瘍

医学部附属病院
脳神経外科 講師
櫻田 香

脳腫瘍(しゅよう)とは、頭蓋(ずがい)骨内に発生した腫瘍の総称です。胃がん、肺がんなどと比べると患者さんの数も少なく、脳腫瘍になる、などということはなかなか想像されないと思います。しかし、小児の固形腫瘍(白血病などの血液がん以外)では、脳腫瘍が最も発生頻度が高くかつ命の危険が最も高い腫瘍です。

脳腫瘍の症状は多彩です。脳腫瘍を疑う頭痛としては毎朝頭が痛い、嘔吐(おうと)するなどが典型的症状ですが、小児がうまく歩けなくなってしまった、だるくて学校に行けないというような症状が出る場合もあります。引きこもり、不登校の原因が脳腫瘍であったということもありますので注意が必要です。視力や視野の障害が脳の病気で起こっている場合もあります。また、大人になってから出現したけいれん、てんかんは特に注意が必要です。このような場合には必ずMRI検査を受けて下さい。

脳腫瘍の中で神経膠腫(こうしゅ・グリオーマ)という腫瘍が脳腫瘍の3割程度を占めています。神経膠腫は正常細胞に染みこむように広がるため腫瘍と正常脳との境界がわかりにくく特に治療が難しいと言われています。しかし、最先端の医療技術を駆使した手術や放射線治療、抗がん剤によって治療成績が向上してきています。手術では、症状を悪化させずにできるだけ多くの腫瘍を取り除くことがとても重要で、手術中に患者さんと話をしながら腫瘍を摘出（覚醒下手術）したり、脳を電気で刺激して手足の動きを検査（モニタリング）するという方法があります。

また、特殊なアミノ酸を術前服用することで脳腫瘍を赤く光らせて摘出を行う方法（術中蛍光診断）もあります。さらに山形大学医学部附属病院では、２００８年7月に国内で3番目（東北地方では唯一）の高磁場術中MRI・ナビゲーションシステムが新手術室に設けられました。ナビゲーションシステムとは、カーナビと同じで手術部位をMRI上に示してくれるもので、術中にMRIを撮影することで情報をアップデートして腫瘍がどの程度どの部位に残っているのか、いないのかを教えてくれる最先端医療システムです。

手術以外の治療法では、２００６年から従来の薬よりも治療効果も高く副作用の少ない新薬「テモゾロミド（商品名テモダール）」も使えるようになりました。また、他の臓器のがんで治療効果をあげている分子標的薬が脳腫瘍にも有効ではないかと期待されています。

今後さらに安全で効果的な治療方法の開発・開拓がされて脳腫瘍の患者さんの治療成績が向上することを願いつつ、私たちもまたそのための努力を続けていきたいと思います。

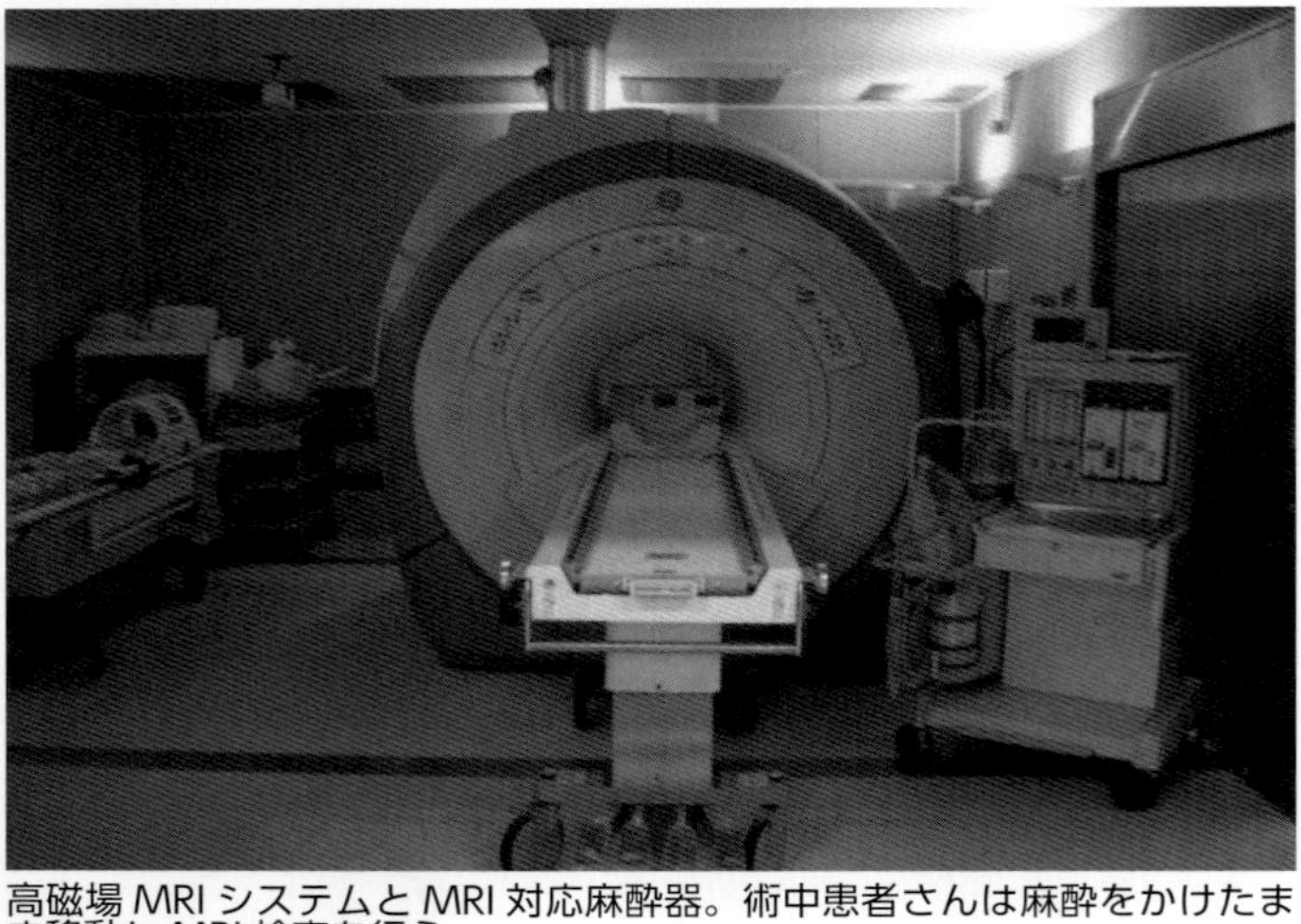

高磁場MRIシステムとMRI対応麻酔器。術中患者さんは麻酔をかけたまま移動しMRI検査を行う

最新の診断と治療法(30) 目のがん

眼科学講座　助教　今野伸弥

〝目〟のがんといわれてもみなさんはあまり聞いたことがないと思います。眼科では目（眼球）のほかにまぶた＝眼瞼（がんけん）＝と眼球のまわりにある組織（眼付属器）を治療しますが、そのいずれにもがんは発症します。ただし発症頻度はかなり低いです。

そのなかでも比較的多いのが眼瞼に発症するがんです。基底細胞がん、脂腺がん、扁平（へんぺい）上皮がんが眼瞼に発症するがんとして多いです。眼瞼に発症するこれらのがんには共通する特徴的な所見がみられることがあります。それは⑴高齢者であること、⑵腫瘍（しゅよう・がん）が急激な増大傾向を示すこと、⑶表面が凹凸不整で、境界が不鮮明であること、⑷出血しやすいこと、⑸腫瘍上のまつげが消失していることです。

これらのがんに対する基本的な治療方法は切除することです。がんの種類にもよりますが、正常な部分もふくめておおきく切除します。眼瞼が大きく欠損することがありますが、その際には眼瞼の形成手術も同時におこないます。がんでほとんど眼瞼を切除しなければならない場合でも整容的、機能的に問題のないように手術できます。

眼付属器に発症するがんには腺様囊胞がんがあります。これは眼球の外上方にある涙をつくる器官である涙腺から発症します。まぶたの外側が急激に腫れたり眼球が下方に変位したり前方に突出したりして気付くことが多いです。かなり悪性度がつよいがんなので、手術治療をする場合は眼球とその周囲ごと切除する眼窩（がんか）内容除去手術をします。ただし、この手術では視機能が温存できないため最近では健康保険の対象外ですが、重粒子線療法をし、眼球をのこすこともできるようになりました。

眼球内に発症するがんは悪性度がつよいものがおおいです。自覚症状としては視力が低下したり、黒い影のようなものがみえたりします。乳幼児に発症することがある網膜芽細胞腫は黒目の奥が白く光ってみえたり、眼球が外側または内側に寄る斜視になったりして発見されることがあります。

眼球内のがんは悪性度が強いため、昔は眼球を摘出しなければならないことが多かったのですが、現在は化学療法、放射線療法、前述の重粒子線療法などで可能な限り視機能を温存させる方法を選択できるようになりました。

目のがんは発症頻度こそ低いものの、他の部位にできるがんと同じようにそのままにしておけばがんが浸潤、転移し生命にかかわる問題となります。他のがんと同じように早期発見、早期治療が大事ですので前述のような症状があればすぐに眼科を受診してください。また目のがんの治療を専門にしている医療機関は少ないので治療は大学病院などの専門医がいる病院でうけることが望ましいです。

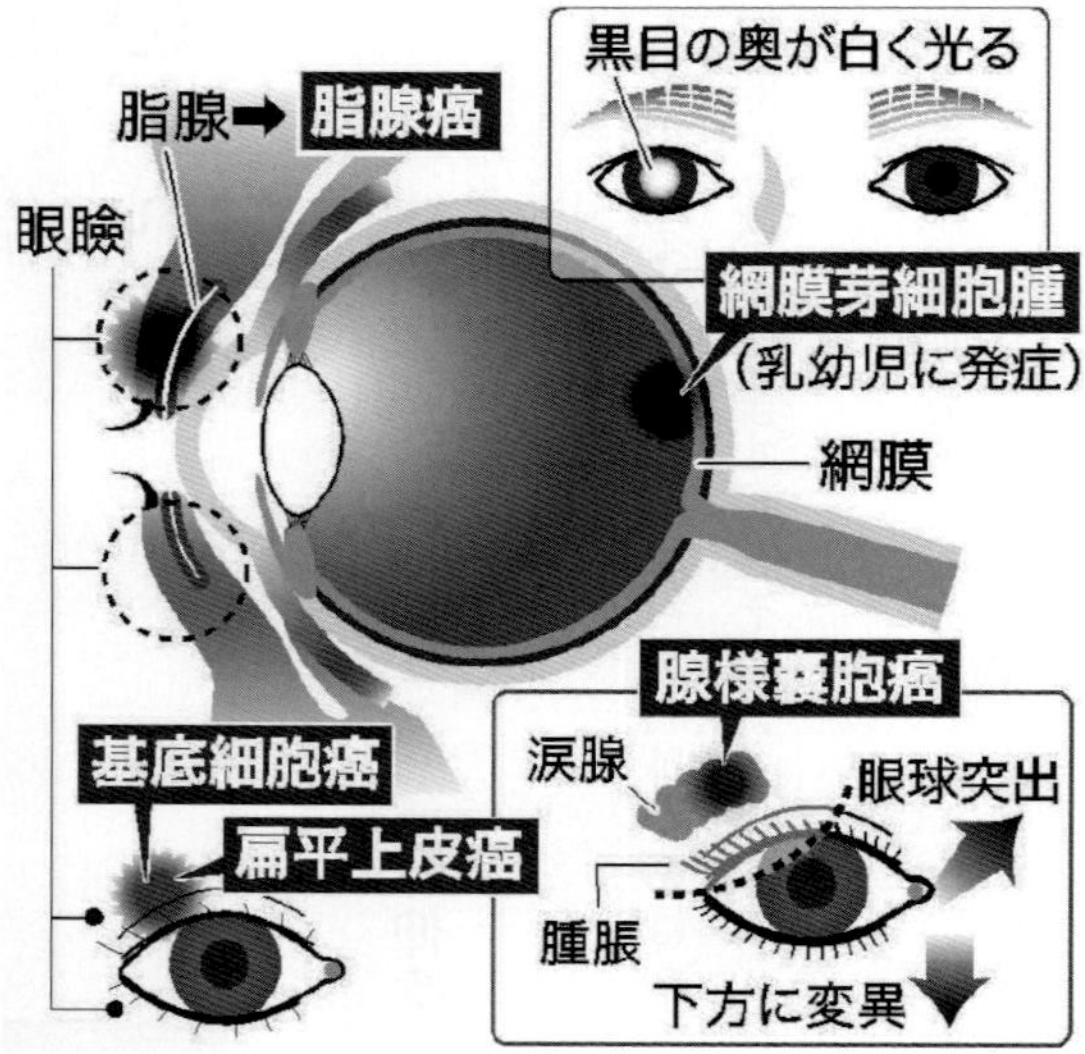

最新の診断と治療法（31） 頭頸部がん

耳鼻咽喉・頭頸部外科学講座
准教授　小池修治

「頭頸部（けいぶ）がん」という言葉は聞きなれない言葉ですが、簡単にいえば顔面から頸部までの部分を意味し、その範囲は頭側では脳の下面まで、体幹に近い方では鎖骨までの、鼻・副鼻腔（びくう）、口腔（こうくう）、のど＝咽頭（いんとう）・喉頭（こうとう）、上顎、下顎、耳、唾液（だえき）腺、甲状腺に発生するがんが「頭頸部がん」です。

頭頸部がんは、胃がん、肺がんなど他の臓器のがんに比べて発生頻度は低く、すべてのがんの約5～7％程度です。全体数は少ないのですが発生する部位が多彩で、部位により治療法や予後が異なるのが特徴です。また高齢化社会の進展により発生頻度が上昇傾向にあります。頭頸部がんの発生には喫煙や飲酒が大きくかかわっています。特に声帯のがんである喉頭がん患者の90％以上が喫煙者であり、肺がん以上に喫煙との因果関係が高いがんです。禁煙が喉頭がんを予防する近道です。

また飲酒に関しては、最近遺伝的にアルコールを分解する能力の弱い（ビールコップ1杯ですぐ顔が赤くなる）方が、飲酒を長期間続けると咽頭がんや食道がんになる危険が非常に高いことがわかってきました。アルコールの弱い方は無理して飲酒しないことが将来の咽頭がん、食道がんの予防につながります。頭頸部は、呼吸・食事などの人間が生きる上で必須な機能、さらに発声、味覚、聴覚など社会生活を送る上で重要な機能が集中しています。治療によりこれらの部位に障害が生じると、患者自身のQOLに大きく影響します。また顔面・頸部は外から見え、顔立ちや表情を作り出しており、治療には整容的な配慮も欠かせません。頭頸部がんの治療は、がんの根治性を高めつつ治療後のQOLの低下を少なくするために、手術、放射線治療、化学療法の複数の治療手段を用いて行う集学的治療が行われます。口腔のがんである舌がんでは、舌を半分以上切除しますと術後の構音障害や嚥下（のみ込む）障害が高度になるために、形成外科と協力して腹部の筋肉と皮膚を口の中へ移植し新たな舌を作る再建手術を行い、出来る限り機能障害を少なくします。

また鼻・副鼻腔のがんである上顎洞癌では、放射線科医と協力してがんの栄養動脈に直接細いカテーテルを挿入して高濃度の抗がん剤を注入した後に放射線治療を行い、出来る限りがんを小さくしてから眼球や歯列を保存する手術を行います。頭頸部がんは、各科が力を合わせていろいろな治療手段を組み合わせながら治療を行う集学的治療によって、根治性と機能性に優れたよりよい治療が可能になります。山形大学医学部附属病院は、頭頸部がん治療に十分なスタッフをそろえ、また各科の垣根なく協力して治療できる体制ができており、頭頸部がん治療専門医制度認定研修施設に認定されています。

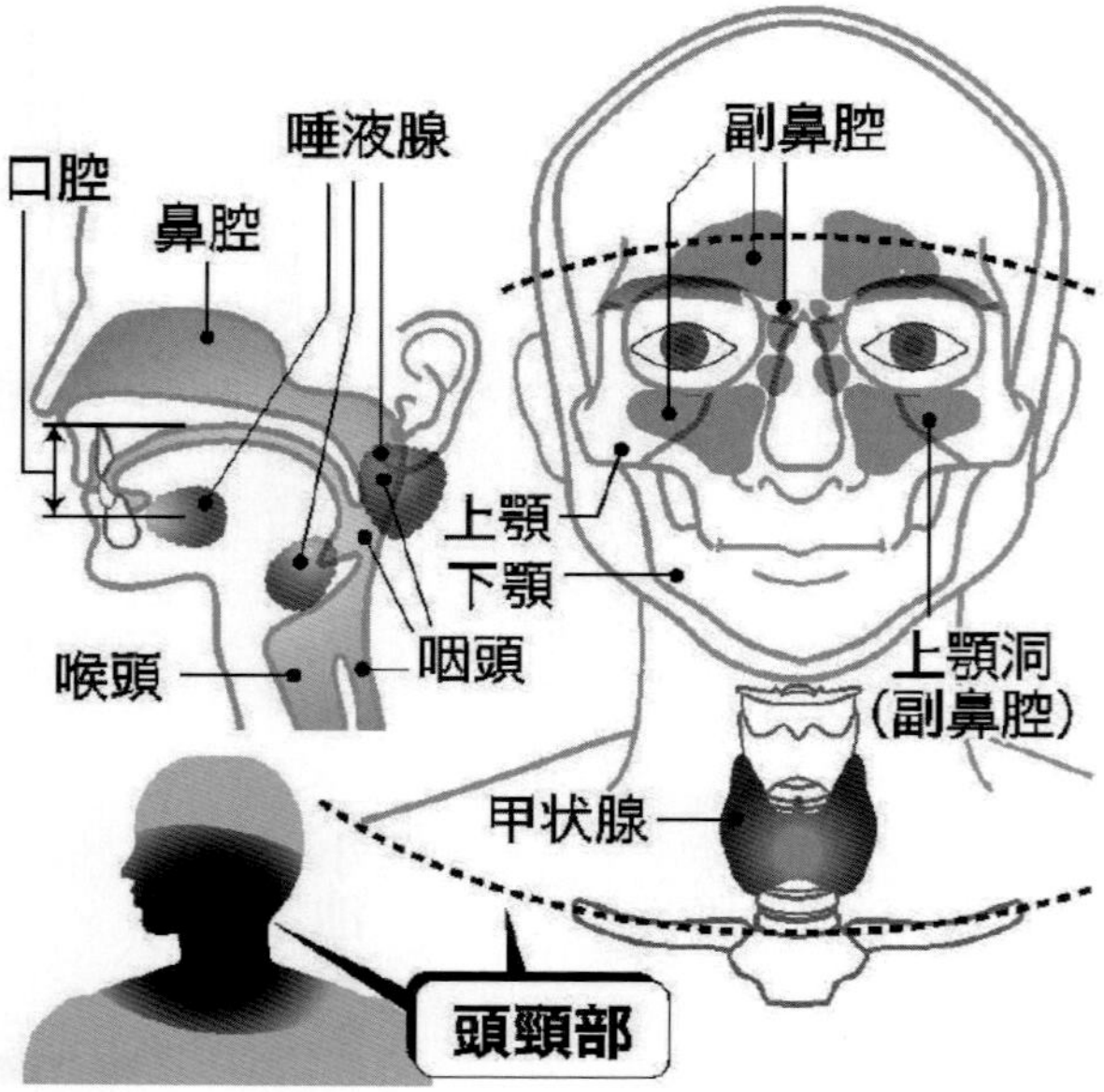

最新の診断と治療法(32)

甲状腺がん

附属病院　耳鼻咽喉科　講師

太田伸男

甲状腺がんってなに?甲状腺は〝のどぼとけ〟のすぐ下にある重さ10から20グラム程度の小さな臓器で、ホルモンをつくっています。羽を広げたチョウのような形をしています。甲状腺の病気は、男性よりも女性に多く、甲状腺の腫瘍(しゅよう)の大部分は良性でがんではありません。しかし、中には大きくなったり、まわりの臓器に広がる悪性の性質を示す腫瘍があり、これを甲状腺がんといいます。

甲状腺がんの多くは首のしこり以外の症状はほとんどありませんが、のどの違和感、痛み、飲み込みにくさ、声のかすれなどの症状が出てくることがあります。このため、甲状腺の病気が甲状腺がんかどうかは、診察や検査をもとに詳しく調べていくことになります。甲状腺がんは1年間に人口10万人あたり7人の割合で発症しています。

甲状腺がんの検査はどうするの?

甲状腺がんの診察の基本は触診です。自覚症状がほとんどないので、健康診断やほかの病気で診察を受けるときに、首の触診で甲状腺がんが疑われることが少なくありません。ただし、触診だけでは腫瘍が良性か悪性かの判断ができないことが多いため、(1)血液(ホルモン、腫瘍マーカー)検査(2)超音波(エコー)検査(3)CTやMRI(4)穿刺吸引細胞診などから状態に合わせて必要な検査を行います。

甲状腺がんの治療はどうするの？

甲状腺がんの治療には、⑴手術⑵放射線治療⑶ホルモン療法⑷化学療法（抗がん剤治療）などがあります。これらは甲状腺がんの種類や病気の広がりや進み具合など、患者さんの病気の状態に応じて選択されますが、多くの場合は手術が基本となります。また、手術の方法にはいくつかの種類があります。がんの広がり、リンパ節のへの転移の有無などに応じて手術する範囲が決められます。

甲状腺がんの治療の後は？

治療を行った後の体調や再発の有無を確認するために、定期的な通院が必要です。治療後、10年以上たってから再発する場合もありますので、長期の経過観察が必要になります。

最後に

甲状腺がんは、早く発見し治療を受ければ治る病気です。『体調がおかしいな』と思ったまま放っておかず、なるべくはやく医療機関を受診しましょう。その際には、受診のきっかけや気になっていることをメモしておくと整理できます。検査が続いたり、その結果が出るまでに時間がかかることもありますが、この検査や診断についてよく理解することが治療法を選択する上でとても大切なことなのです。

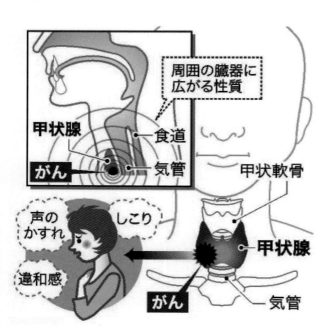

最新の診断と治療法(33)

咽頭・喉頭のがん

医学部附属病院
耳鼻咽喉科　講師
那須　隆

咽頭（いんとう）・喉頭（こうとう）は隣り合って位置する、いわゆる「のど」にあたり、多くの機能を持っています。咽頭は、食べ物の通り道であり、呼吸のための通路でもあります。喉頭は呼吸の通路であるとともに発声機能を担っています。さらにそれぞれが協調しあって嚥下（のみ込む）機能を担っています。

咽頭や喉頭に発生するがんは、それぞれ咽頭がん、喉頭がんと称します。咽頭がんは、その発生部位から、上咽頭がん、中咽頭がん、下咽頭がんに分類されています。咽頭がんは自覚症状が少ないため、のどの痛みや飲み込んだ時の痛み、飲み込みにくさ、声のかすれ、首の腫れなどの症状が、病期が進行してから見つかる方が大半です。一方、声帯にできる喉頭がんは、声のかすれが早いうちから出現するので病期が早期の段階で見つかる方が多いのが特徴です。

咽頭がん、喉頭癌はいずれも早期の段階で発見されれば、放射線治療により、咽頭、喉頭の機能を十分保ちながら、高い確率で治癒することが可能です。しかし、進行がんになると、放射線治療での根治は困難で、根治にはがんを大きく切除する外科治療と、これを補助する化学療法や放射線治療を加える集学的治療が必要になります。

このため喉頭や咽頭をふくめた広範な切除により音声機能、摂食・嚥下機能が犠牲となりますが、近年、形成外科や消化器外科と協力して、切除された咽頭腔を再建するため遊離小腸移植という手術を行い、摂食・嚥下機能を回復することが容易になってきました。遊離小腸移植とは、腹部から栄養血管も含めて小腸を採取し、欠損となった咽頭部に小腸を移植し、小腸を栄養する血管を頸部の血管につないで腸管を生着させる手術です。

また音声機能に関しては、電気喉頭の使用や食道発声法などのリハビリテーションにより音声によるコミュニケーションが可能となっています。これらの手術により過去には極めて予後不良であったこの領域の進行がんも、最近では治療成績がめざましく向上しております。

最後に、咽頭がん、喉頭がんの発がんには、長期の喫煙、多量飲酒がかかわっているとされます。これらは頭頸部がんのみならず肺がん、胃がん、食道がんなどの発がんのリスクにもなっているため、重複がんが発症する原因ともなっています。がん治療成績の向上により一度の人生で複数のがんを罹患（りかん）することも珍しいことではない現在です。発がんのリスクを下げるためにも禁酒、禁煙が重要であることはいうまでもありません。

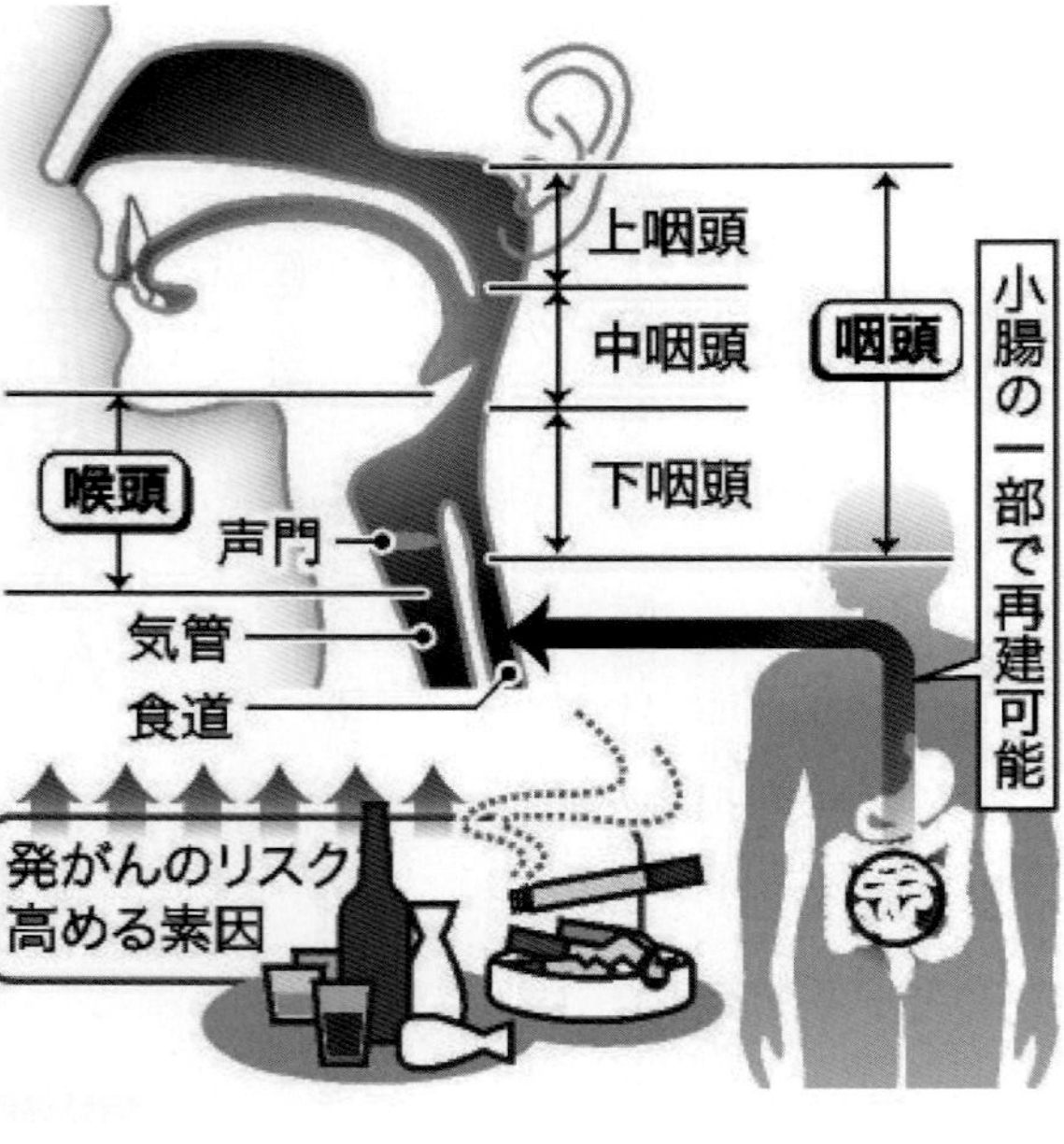

最新の診断と治療法(34) 口腔がん

歯科口腔・形成外科学講座
主任教授　飯野光喜

口の病気といえば、口内炎、歯周病、虫歯などが一般的ですが、口にもがん＝口腔（こうくう）がん＝が発生することをご存じでしょうか？口腔がんには「舌がん」と歯ぐきにできる「歯肉がん」が多く、その他、「口腔底がん」「頬粘膜がん」などがあります。国立がんセンターのがん対策情報センターによると、わが国では口腔がんで亡くなる方が急増しています。口腔咽頭（いんとう）がんによる死亡数を１９９０年と２００５年で比較すると、男性が約２０００人から４０００人へ、女性も約７５０人から１５００人と15年間に男女とも約2倍に増加しています。

口腔がんの進行程度を示す「病期」は、がんの大きさ、首のリンパ節への転移の有無、遠隔転移の有無により、Ⅰ～Ⅳ期に分けられます。Ⅰ期（初期）は大きさが2センチ以下のがんだけで他に転移のないもので、治療により約90％の高い5年生存率が得られますが、がんが4センチを越えるか首のリンパ節や遠隔転移が生じたⅢ期やⅣ期の進行がんでは50％位に下がってしまいます。

口腔がんの治療法の主体は手術で、がんに周囲の健康な組織を一部つけて切除します。従ってがんが小さければ簡単な手術で後遺症もほとんど残りませんが、大きいがんでは舌やあごの骨がなくなったり顔が変形したりするため、食事や会話などの日常生活に大きな支障が生じます。最近では口腔がんに対する放射線治療や化学療法もめざましく進歩しており、山形大学では放射線科や腫瘍（しゅよう）内科、耳鼻咽喉（いんこう）科と協力して、患者さんごとに最適な計画を立て診療を進めています。

口腔がん発生の最大のリスクは「タバコ」と「お酒」です。喫煙または飲酒どちらかの習慣のある人はない人に比べて6～7倍口腔がんが発生し、両方の習慣のある人はさらに数倍口腔がんの危険性が高くなるという調査結果があります。また、欠けたままの虫歯や合わないさし歯、入れ歯などをそのままにしていると、口を傷つけてがんが発生しやすくなるとも言われています。

胃がんや肺がんと口腔がんの大きな違いは、口腔がんは直接見たり触ったりすることができるので比較的発見しやすいということです。口腔がんの危険信号は、お口の中の「しこり」「盛り上がり」「荒れや赤いただれ」「白い斑点」などです。時々はご自分の口をよく観察してください。

口腔がんの予防および早期発見で最も大切なことは、かかりつけ歯科医を持ち定期的に診察を受けることです。これにより口腔がんが早期に発見される確率は大幅に上がります。さらに、虫歯や歯周病の早期治療、入れ歯の適切な調整はがんの予防にもつながります。皆さん、かかりつけ歯科医を持ちお口の健康を守り、一生涯お食事や会話を楽しんでください。

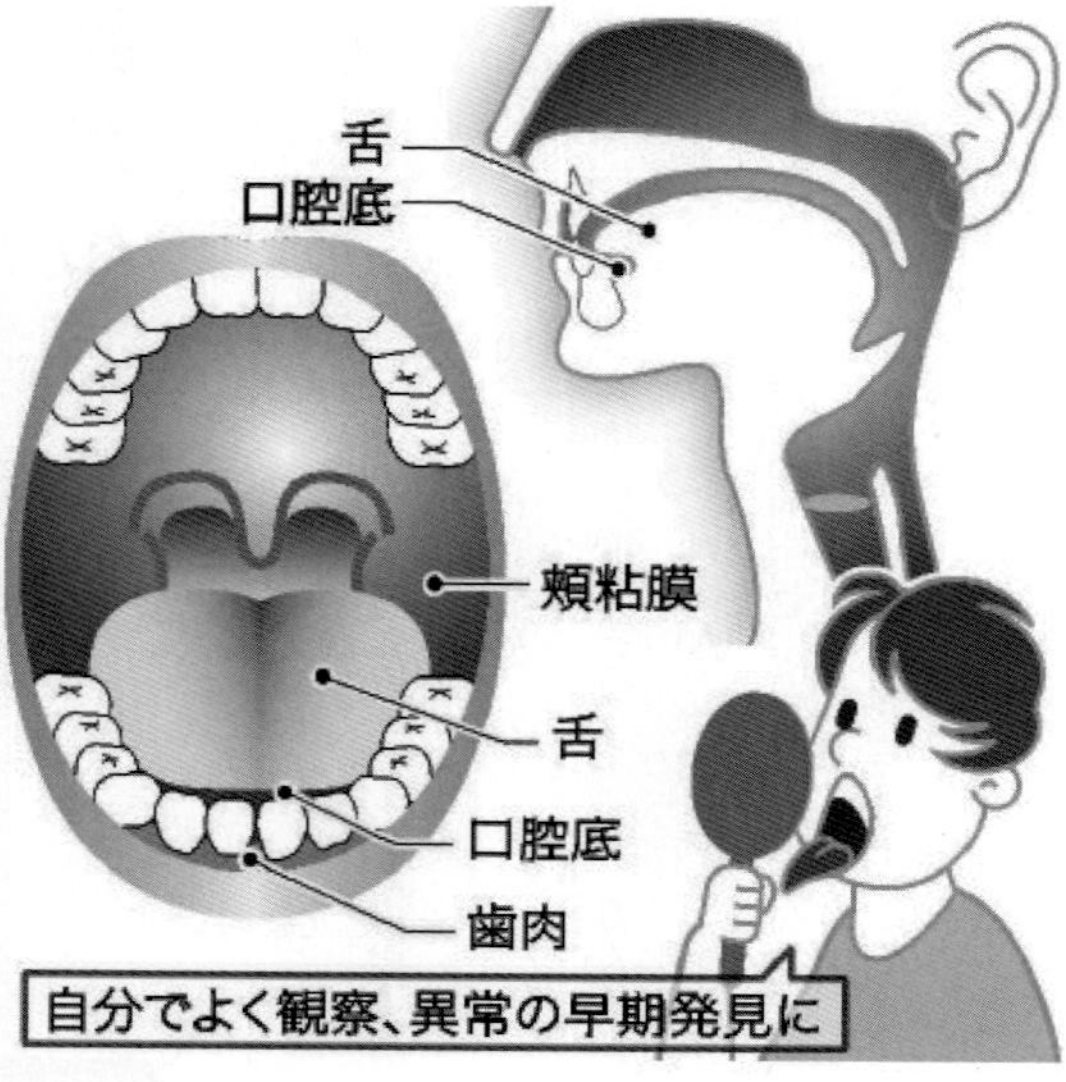

最新の診断と治療法(35) がん治療と口腔ケア

附属病院歯科口腔外科
病院教授 濱本宜興

がんの治療は心と体の両方に対して大きな負担となることがあります。抗がん剤の副作用で骨髄抑制が出現すると体の抵抗力が減少し、細菌やカビに感染しやすくなります。発熱するとますます体力を消耗します。手術や放射線治療でも、生きるための さまざまな機能が失われ日常生活の活動度が衰えます。

がんの種類にかかわらず、がん治療をやり遂げるためには、食事をしっかり取り体力を落とさないことが重要です。そのためには歯でしっかりとそしゃくすることが重要です。歯を守ること、歯がない人では義歯を調整することにより、口から十分な食事を採れるようにすることが大切です。口腔(こうくう)ケアとはそのための手段です。

口腔ケアと言っても、その基本は特別なものではありません。口腔ケアの目標は、歯や義歯に対する日常的な管理やメンテナンス(歯磨きなど)を継続することです。歯磨きや義歯の手入れは、元気な時は日常的に行っていることであり、それを病気になってからもきちんと継続できれば良いのです。そんなことは簡単と考える人もいるかと思いますが、がん治療中は口内炎や筋力、体力の低下などにより、健康な時のようにはできなくなることがあります。そのようなときは家族や介護者に口腔ケアを行ってもらうことになります。

元気なうちは、歯や義歯の調子が多少悪く、食物を良くかまずに飲み込んでいても、胃腸の力で消化できます。しかし、消化器がんになり、消化力や顎や口の筋力が落ちると、調子の悪い義歯や歯では十分に食事ができなくなります。そこで、がん患者さんでは、健康な人以上に歯や義歯の管理が重要になります。例えば胃がんの手術後は小胃症状という状態になることがあります。この場合、しっかり歯で食物をそしゃくする必要があります。

単に栄養を採るためだけでなく、歯や口の病気が、がん治療そのものに影響を与えることもあります。乳がんや前立腺がんの骨転移や多発性骨髄腫という血液のがんでは、ビスフォスフォネート製剤という骨吸収を抑制する薬を使います。この薬の副作用として、抜歯後の治癒が不良になることがあります。悪化すると顎骨が壊死（えし）し食事ができなくなります。このような状態にならないためには、日ごろから口腔ケアを行い、歯を抜かなくてもすむようにすることが大切です。

口腔ケアには日常的口腔ケアと専門的口腔ケアの二種類があります。日常的口腔ケアは患者さん自身や介護者が行うものです。それでも不十分な事が多くありますので、定期的に歯科医師や歯科衛生士の専門的口腔ケアを受けることが、がん治療の完遂に大切です。

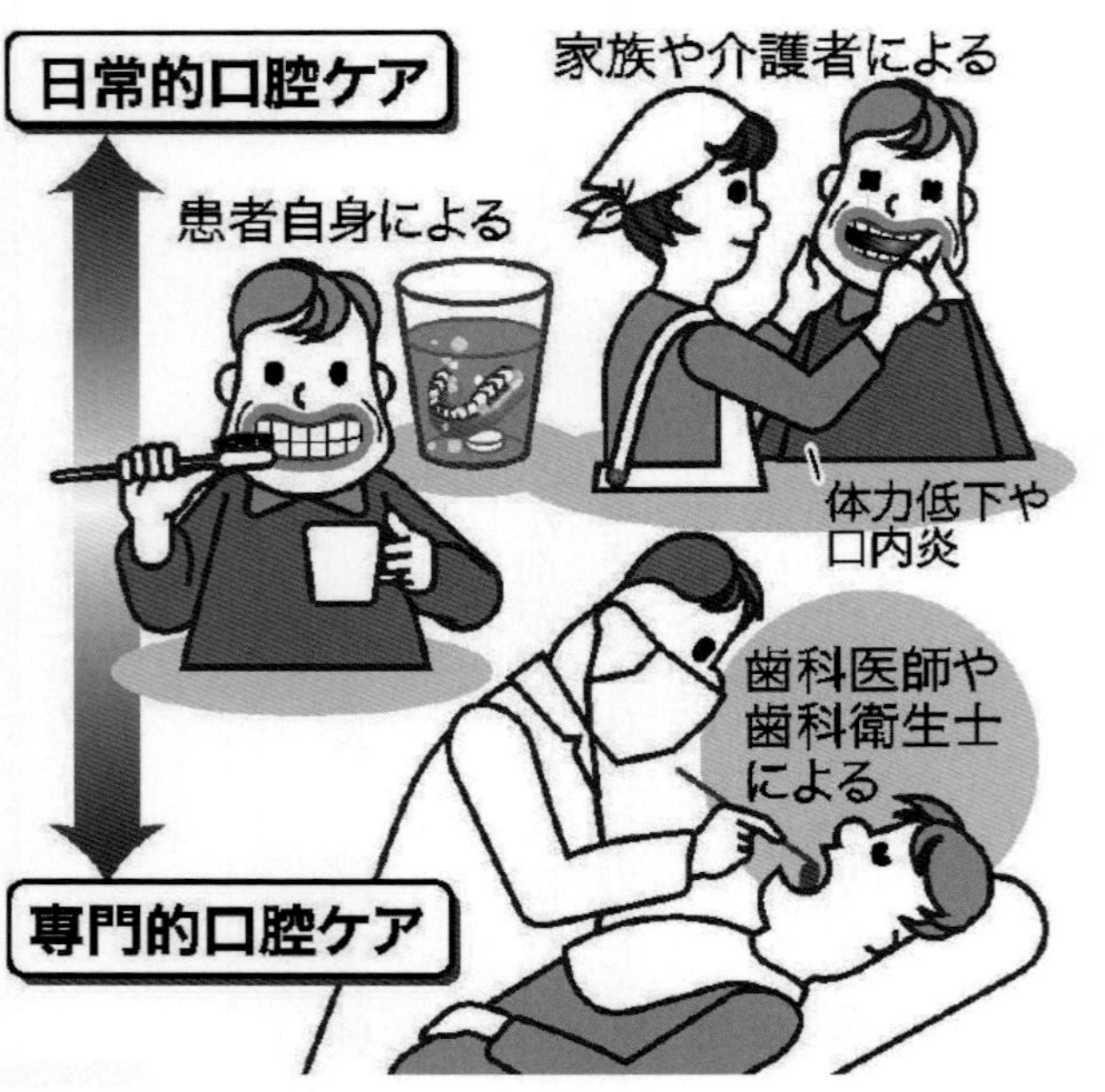

最新の診断と治療法(36) 肺がん(1)

外科学第二講座　病院教授
大泉弘幸

肺がんの治療は手術、放射線、化学療法の３つに分けられます。生命にかかわる場合が多いとされている肺がんですが、手術で取りきれる状態で見つかりさえすれば、完治することも期待できます。今回は、この手術について説明します。

肺は、「肺葉」という袋に包まれたスポンジ状の臓器で、右側に３つ、左側には２つの肺葉があります。肺がんの手術は、通常がんがある肺葉と付近のリンパ節も切除します。肺は12本の肋骨（ろっこつ）で囲まれた場所に入っています。この肋骨で囲まれた場所は胸腔（きょうくう）と呼ばれます。いわば鳥かごのようなものに入っていると想像してください。肺の手術は、この肋骨と肋骨の間を開いて行う必要があり、これを開胸手術と言います。

手術の原則は、がんのある部位を完全に取り除くことです。他の臓器や、がんから遠く離れたリンパ節に転移がある場合は手術のメリットは無いとされています。しかし、このように進行したがんでも、まず化学療法や放射線療法を行い、その後に手術する方法も見直され始めました。脳などに転移があっても１個程度であれば、そちらの治療とあわせて手術を行うことの有効性も報告されています。進行がんでも、道が閉ざされるわけではありません。がんの状況によってさまざまですので、専門医（呼吸器外科）に相談してみることをお勧めします。

発見時には、すでに進行している場合が多い肺がんですが、一方で早期の発見例も増えてきています。特に、人間ドックなどのＣＴで、小さな肺がんが見つかるようになってきました。「すりガラス」状の結節というものがあります。これこそが、早期の肺がんだということが、わかってきました。このようなものを含め、小さな肺がんは、肺葉を袋ごととってしまうのは「もったいない」。小さな範囲で節約した手術が行われるようになりました。

さらに、小さながんであれば手術のキズも小さくできます。内視鏡（胸腔鏡といいます）を肋骨の間から入れて、肺を切除する方法です。握り拳よりも大きな肺葉を指一本しか入らない程度のキズから取り出すこともできるようになりました。もちろん呼吸の維持と痛みのコントロールが必要ですから全身麻酔で行いますが、手術当日の夕方には、食事や歩くことも可能です。まさに手術は日進月歩ですが、大きながんでは、このような最新の手術の恩恵にあずかることは難しいでしょう。

肺がんに負けない秘訣（ひけつ）。たまには、人間ドックなどでＣＴ検査（たまにで良い）。小さなうちに早期発見し内視鏡で手術。これがベストでしょう。

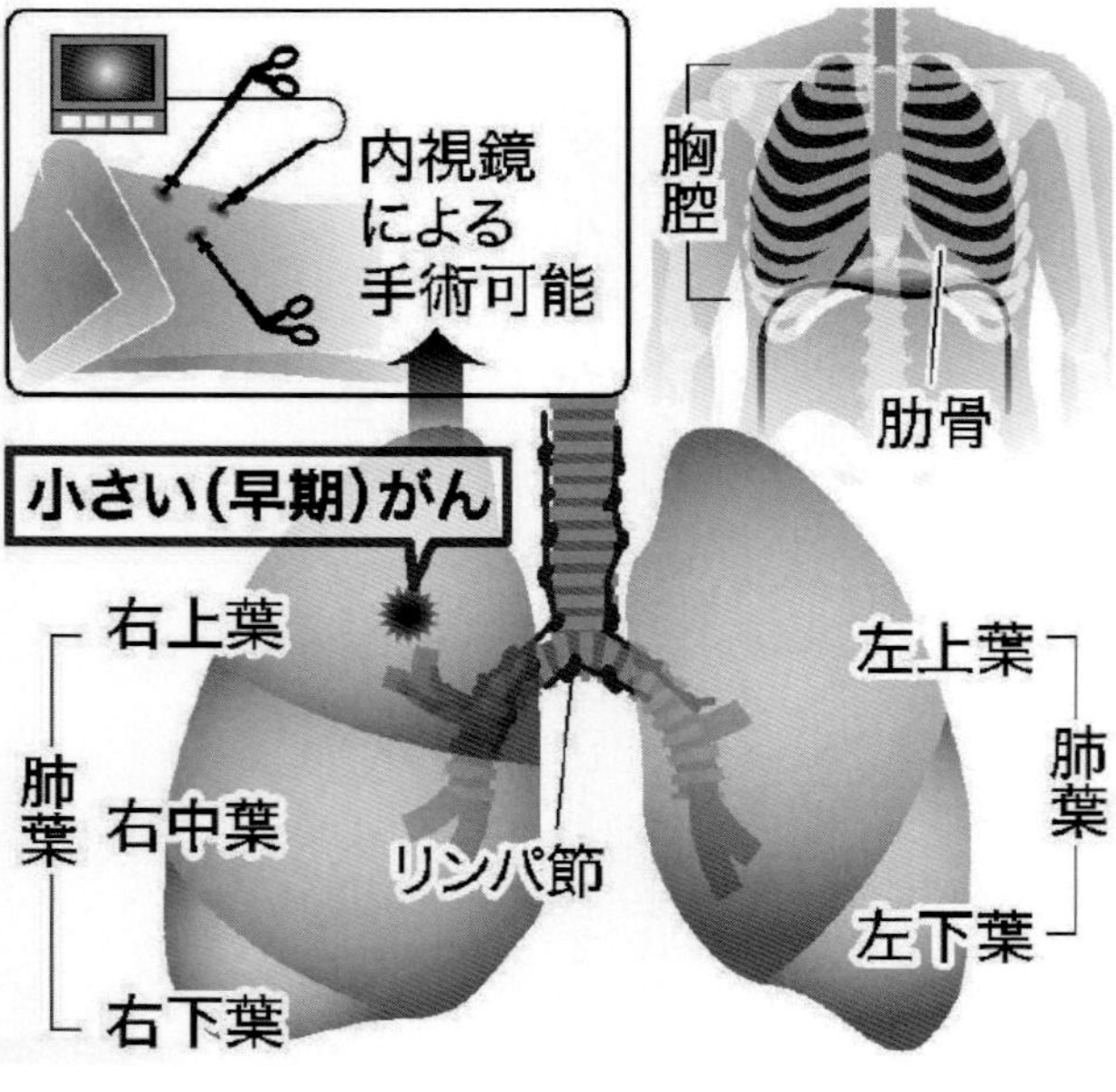

最新の診断と治療法(37) 肺がん(2)

第一内科　病院助教
山内啓子

肺がんの治療は大きく外科療法、放射線療法、化学療法の三つに分けられます。外科療法は早期がんの場合に選択され、手術でがんを取り除く方法です。放射線療法は放射線のエネルギーでがん細胞を焼く治療です。化学療法は、主に進行期の肺がんや小細胞がんで選択される治療法で、放射線療法を組み合わせることで効果を高めることができます。

肺がんはがん細胞の種類によって小細胞がんと非小細胞がん=腺がん、扁平（へんぺい）上皮がん、大細胞がんなど=に分類され、そのタイプによって治療法が異なってきます。

小細胞がんはがん細胞の増殖が速いため、早い段階で全身へがん細胞が広がります。一方で放射線や化学療法が効きやすいため、ごく早期のがんに限って手術療法が行われますが、多くは放射線と化学療法を組み合わせた治療が中心となります。小細胞がんは早期がんであれば治癒させることが可能ですが、再発しやすい性質も持ち合わせているため治療が奏功した場合も慎重に経過を観察します。

非小細胞がんでは早期がん（病期Ⅰ、ⅡとⅢA期の一部）は手術療法を行いますが、進行がんにおいては化学療法を中心に、放射線を組み合わせて治療を行います。残念ながら、非小細胞肺がんは化学療法のみで治癒させることは難しく、腫瘍（しゅよう）を小さくしたり、がん細胞の増殖にブレーキをかけることが大きな目標となります。

肺がんの初回化学療法はプラチナ製剤（シスプラチン、カルボプラチンなど）をベースに他の抗がん剤を組み合わせる治療が基本となります。3～4週間を1クールとして治療を行い、効果や副作用の程度によって同じ薬剤を続けたり、薬剤を減量・変更したりします。さらに、最近では従来の抗がん剤に加えて、ゲフィチニブ、エルロチニブ、クリゾチニブやベバシズマブなどの分子標的薬という新しい抗がん剤が使えるようになりました。分子標的薬とはがん細胞を比較的狙い撃ちすることができる抗がん剤であり、特定の遺伝子配列に変化のあるがん（EGFR遺伝子変異陽性、EML4-ALK転座陽性）や、腺がんでの治療効果が高いとされています。

山形大学医学部附属病院では肺がんの診断がついた場合には、早期にがん細胞の遺伝子検査を行い、分子標的薬の効果が期待できる患者さんには積極的に分子標的薬による治療を行っています。また、最近では化学療法の副作用を軽減させる支持療法が進歩しており、肺がんにおいても日常生活を続けながら、外来で化学療法を続けていくことが主流になってきています。

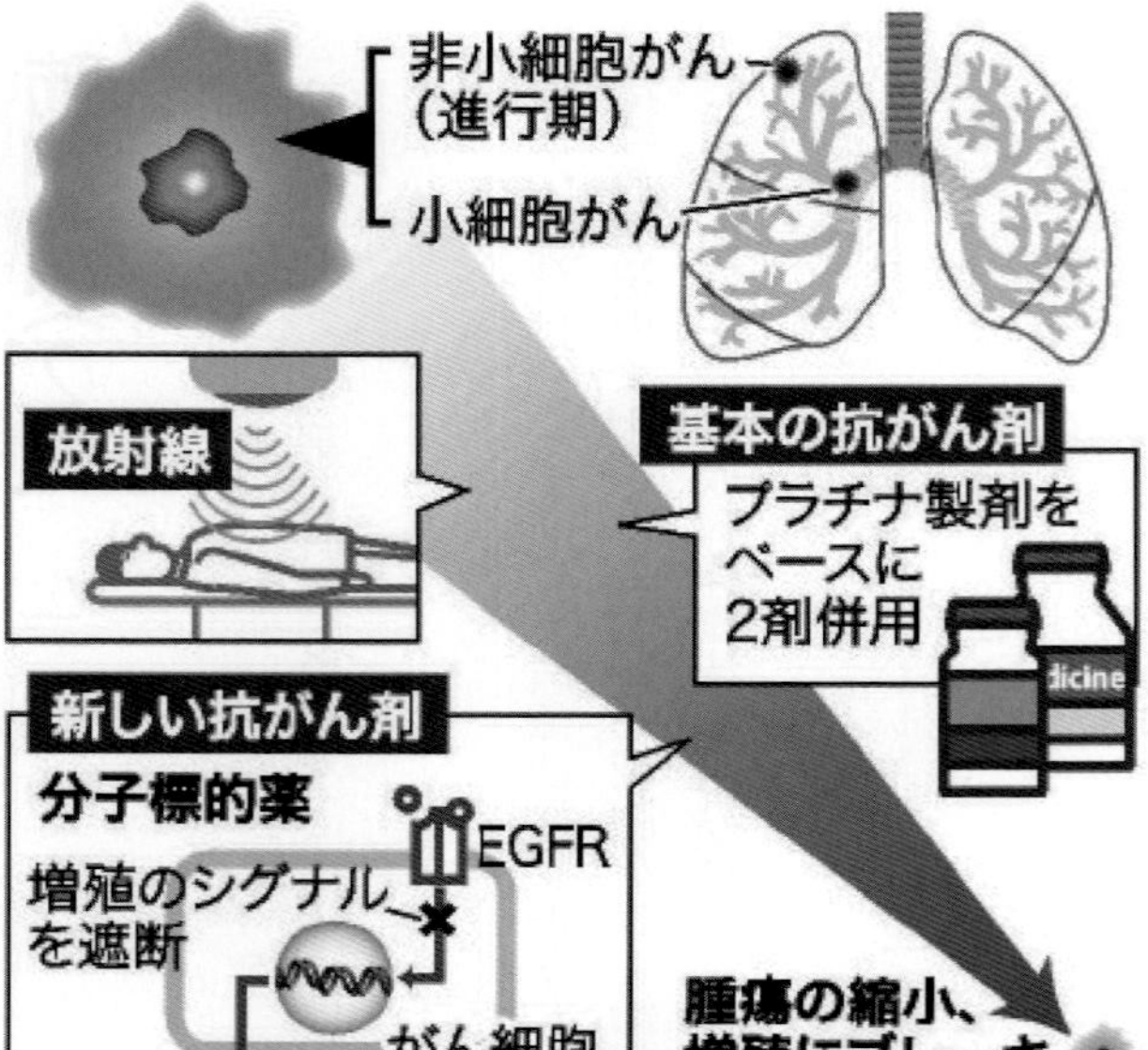

最新の診断と治療法（38）アスベストと中皮腫

外科学第二講座　助教

遠藤　誠

胸部や腹部の臓器は、それぞれ、胸膜・腹膜・心膜という膜に包まれています。この膜の表面をおおっているのが「中皮」で、この中皮から発生した腫瘍（しゅよう）を中皮腫（ちゅうひしゅ）といいます。胸膜中皮腫は、そのほとんどがアスベスト（石綿）を肺に吸い込むことにより発生します。

アスベスト被ばくは職業上のもの（職業曝露＝ばくろ）がほとんどです。しかし、アスベストを取り扱う事業所の近隣住民や、アスベストを取り扱う労働者の家族（労働者の衣服に付着したアスベスト被曝と推測される）にも患者が発生しており、アスベストとの関連が強く疑われています（環境曝露）。近年は低濃度環境曝露の方が高濃度職業曝露よりも発がん性が高いと考えられています。

またアスベストに曝露してから、中皮腫が発生するまでの期間が長いのが特徴で、最短で20年、平均で約40年程度かかります。２０２０年ごろにこの疾患はピークを迎えると考えられています。

胸膜中皮腫の初発症状はほとんどなく、進行例で症状が出ることが多いとされています。そのため専門機関での検査がきわめて重要です。胸膜浸潤によるせきや胸痛、胸水貯留による息切れ、その他の症状として体重減少、長く続く微熱などがあります。

検査では胸部単純エックス線写真や胸部ＣＴで肺全体を包み込むように広がった胸膜の肥厚や多数のしこ

りとして認められ、胸水を多量に伴うこともあります。

診断には採血や画像検査の他に生検（組織採取）はきわめて重要で確定診断をする最大の根拠となります。胸に針を刺して胸水の中の腫瘍細胞を調べたり、局所麻酔下の生検や胸腔鏡（きょうくうきょう）などで胸膜面の腫瘍を採取します。

悪性胸膜中皮腫の治療は、病気の進行の程度により外科治療、抗がん剤を用いた化学療法、放射線療法を組み合わせた治療が行われます。しかし、診断時にすでに広範囲に進展し、根治手術が不可能である場合も多く、予後は1年生存率が50％、2年生存率が30％と不良とされています。

石綿を吸入することにより中皮腫または肺がんにかかった場合やそれが原因で死亡した場合は、労災補償（厚生労働省所管）、もしくは救済給付（環境省所管）のいずれかを利用することが可能です。

当院では、胸膜中皮腫の検査や診断を行い、石綿による健康被害の認定申請や治療を行っております。一般には胸部疾患のため第一内科を受診していただき、外科的な検査や手術は第二外科が協力する体制をとっています。また入院の際には、呼吸器病センター（7階西病棟）は第一内科、第二外科の共通の病棟ですので検査から治療まで同じ病棟で行うことができます。

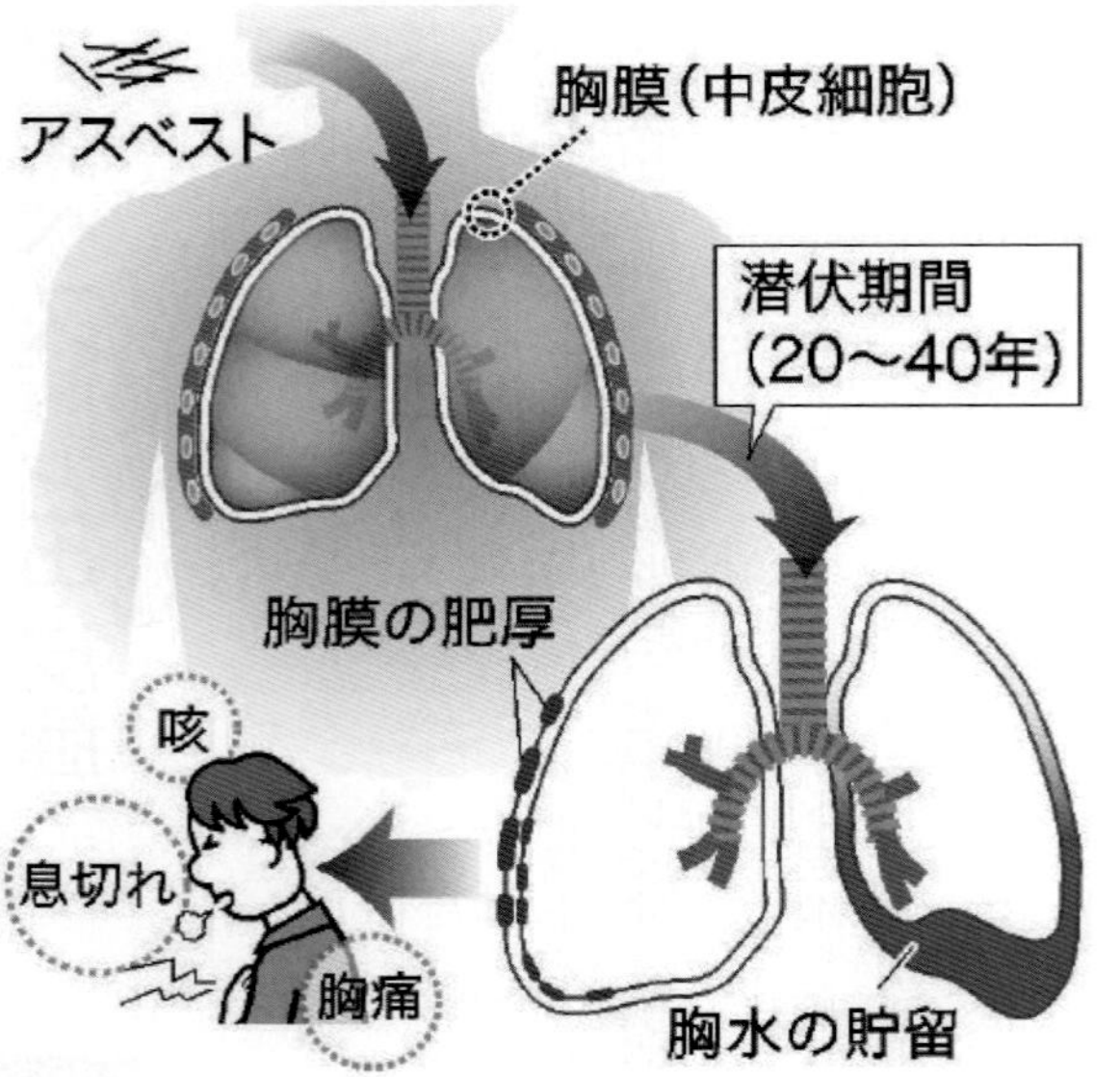

最新の診断と治療法（39）　乳がん（1）

外科学第一講座・附属病院手術部病院　教授　木村青史
外科学第一講座　主任教授　木村　理

乳がんの多くは見つかった時、既に全身病であると考えられ、一般に局所の治療と全身の治療の両方が行われます。乳がんが、手術せずにたとえばお薬だけで治るなら、それに越したことはありませんが、残念ながら手術を受けないで乳がんを治すことは難しいようです。手術は局所治療の中核をなすもので、乳房内にできたがんを取り除く手術と、腋窩（わきの下）のリンパ節を取る手術に分けることができます。

標準的に行われている手術の方法は、乳房温存手術あるいは乳房切除術です。乳房温存手術は、がんを中心にして周りの正常な乳腺を含めて部分的に切除するため、乳房のふくらみや乳頭を残すことができます。乳房切除術では、肋骨（ろっこつ）の上にある筋肉を残しながら、乳輪、乳頭、乳房のふくらみをすべて切除します。温存手術の後には、残した乳房に放射線をかけて局所再発を防ぐのが一般的ですが、これにより乳房切除術と同じ治療成績が得られます。

現在、乳がんで手術をする人の約6割が乳房温存手術を受けています。病気の進行程度、がんの大きさや位置、広がりなどによっては適応にならない人もいますので、術式選択の際には、ご自身の希望とあわせて医師に相談することが大切です。

腋窩のリンパ節は、がんの転移がある場合はしっかりと切除しなければなりません。転移のあるリンパ節を取ることによって局所の再発を防止し、転移のあったリンパ節の個数によって手術後の全身治療のやり方が変わります。しかし実際には、乳がん患者の約6割ではリンパ節に転移を認めません。そこで、手術前の検査でリンパ節転移がないと診断された場合は、センチネルリンパ節生検が行われます。

センチネルリンパ節は、乳がんが広がってゆく際に、がん細胞が最初にたどりつくリンパ節のことで、ここにがんの転移がない場合は、これ以上のリンパ節切除は行う必要がありません。したがって、リンパ節切除が原因とされる腕のむくみやわきの下の感覚異常などの後遺症を減らすことができます。センチネルリンパ節生検は、2010年の4月から保険を使って行うことができるようになりました。

乳房切除術を選んだ患者さんには、形成外科の技術によって、失われた乳房を再建する方法があります。自分の体の一部であるおなかの組織や背中の組織を使って行う方法と、シリコンでできた人工乳房を用いる方法があり、ふくらみだけでなく乳輪、乳頭も再建することが可能です。乳がんの手術と同時に行う場合と、時期をずらして行う

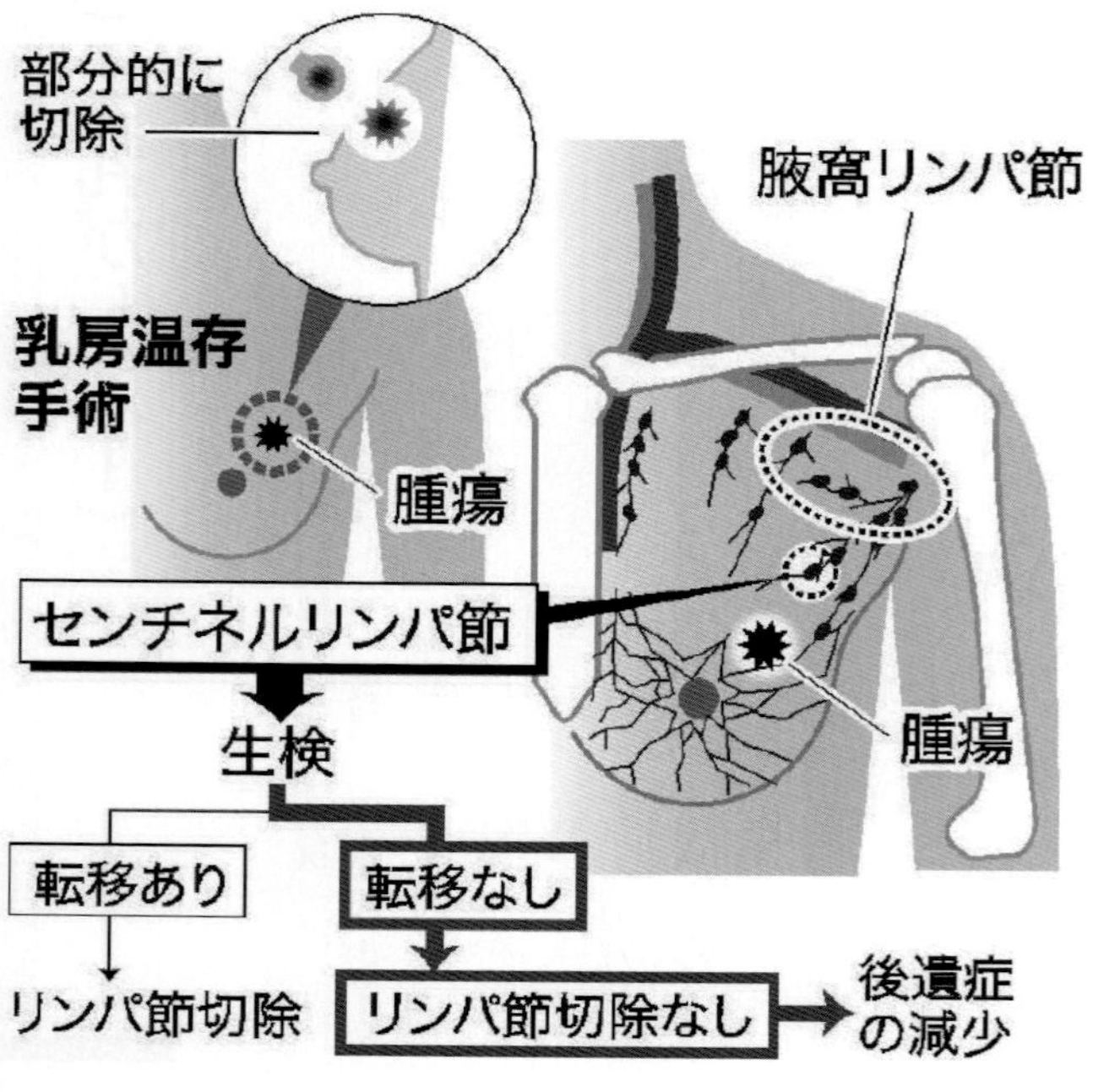

やり方がありますので、あらかじめ医師と相談しておく必要があります。

　患者さん一人一人に適した手術と薬物療法の組み合わせにより、乳がんの治療成績はこの10年で飛躍的に向上しました。乳がんの外科治療は、今後さらに生活の質を大切にした機能温存手術に向かっていくものと思われます。

最新の診断と治療法（40）

乳がん（2）

附属病院第一外科　助教　鈴木明彦
主任教授　木村　理

乳がんの治療は手術が大きな柱となっておりますが、早期の段階でもすでにがん細胞が血液中や骨髄中に存在することが証明されており、手術単独で治すことは難しいと考えられております。そのため、手術後に体に残っているかもしれないがん細胞をたたく目的で、あるいは手術で取り切れないくらい進行している場合、再発・転移している場合には、薬物治療を行います。

乳がんの治療に用いられる薬物療法は、ホルモン療法、化学療法、分子標的治療の3種類が挙げられます。ホルモン療法は、乳がんに特徴的な治療法です。乳がんの約70％は女性ホルモン（エストロゲン）を取り込んで増殖するホルモン受容体を乳がん細胞に持っているタイプであり、この場合エストロゲンの働きや産生をブロックして兵糧攻めにすることで乳がん細胞を死滅させます。ホルモン療法は、薬物治療のなかで副作用が軽いことが特徴であり、抗エストロゲン剤・アロマターゼ阻害剤が用いられます。

乳がんは化学療法（抗がん剤）に比較的反応しやすいがんで有効な薬剤も多数あります。化学療法は、悪性度の高い乳がんの場合に適応になります。すなわち、乳がん細胞の顔つき（組織学的グレード）が悪い場合、リンパ節に転移がある場合、ホルモン受容体を持たない乳がんの場合、再発・転移の場合などです。最近では術前化学療法と言って、化学療法を先におこなって乳がんを小さくしてから手術する方法もあります。

乳がんの化学療法は、アンスラサイクリン系薬剤やタキサン系薬剤などが標準治療で使われています。

分子標的治療は、ピンポイントでがん細胞のみを狙い撃ちする夢のような治療法です。そのため、がん細胞と正常細胞が同時に攻撃の的となる化学療法よりも副作用が少ないメリットがあります。乳がんの20％ほどがHER2（ハーツー）タンパクを多くもつタイプであり、このHER2陽性乳がんは増殖が活発です。乳がんの分子標的治療は、このHER2タンパクを標的とするトラスツズマブとラパチニブといった薬剤が用いられます。その他のタンパクを標的とした新しい分子標的治療薬が臨床試験や開発中であり、高額ではありますが、分子標的治療は今後乳がん治療の中心になっていくものと思われます。

どの治療法を選択するかについては、担当の先生とよく相談することをお勧めします。

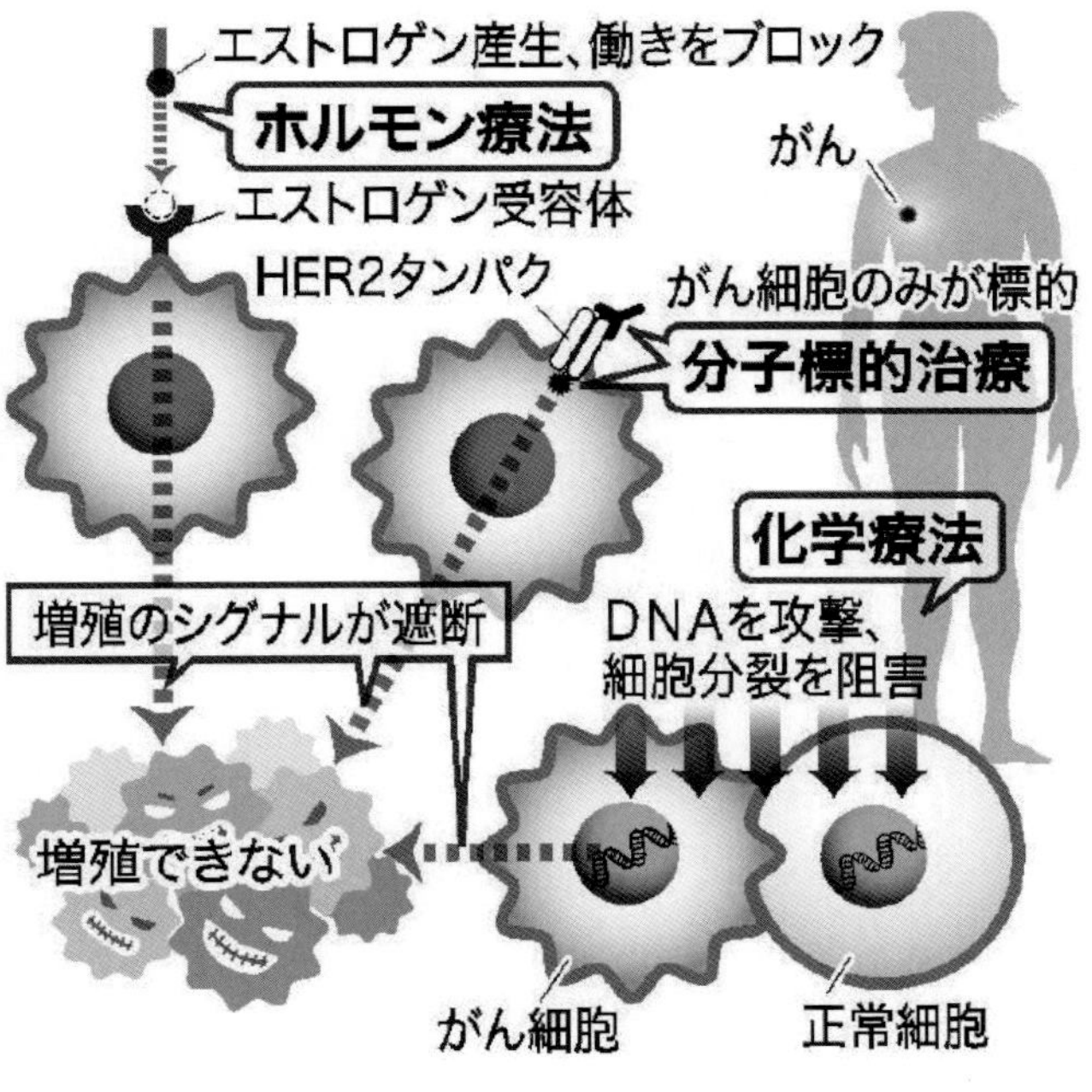

最新の診断と治療法（41） 食道がん（1）

山形県立中央病院外科 野村　尚
外科学第一講座　主任教授 木村　理

食道は、咽頭（いんとう＝のど）と胃をつなぐ約25センチの管状の臓器で胸の中央に位置し、文字どおり食物を運ぶ役割を担っています。その食道の内面を被う粘膜に発生するがんが「食道がん」です。男性に多く、女性の5倍以上で、男性では6番目に多いがんとなっています。その発生には喫煙、飲酒が大きくかかわっています。

症状は食道がしみる感じ、食物のつかえ、体重減少などですが、進行すれば胸背部痛、せき、声がかすれるなどの症状が出ることもあります。一方、早期の段階では全く無症状であることも多くあります。

診断の第一歩は消化管内視鏡検査（いわゆる胃カメラ）であり、ごく早期のがんも発見することが可能です。その他に消化管透視（バリウム検査）、ＣＴ検査などを行い、広がり、深さ、転移の有無などを調べます。

食道がんは胃がんや大腸がんに比べてリンパ節転移が多くみられます。さらに食道の周囲には気管、大動脈など重要な臓器が接しているので、それらの臓器に浸潤しやすいことも特徴です。したがって消化器のなかでは治療の難しいがんのひとつに入ります。

治療は進行度（ステージ）によりさまざまな方法が行われています。もっとも早期の粘膜にとどまるがんには、内視鏡でがんを剥がしとる治療（内視鏡的粘膜下層剥離術）が行われ、これでがんを完治させることが可能です。これより進行したがんでは、食道を切除する手術が標準治療であり、最近では手術前に化学療法（抗がん剤）を行うことで成績が良くなることもわかってきました。さらにがんが進み、周囲の臓器に広がっている場合には、放射線と抗がん剤を組み合わせた化学放射線療法が標準治療となります。また他の臓器に転移があれば化学療法が行われます。

標準的な治療はこのようになりますが、化学放射線療法は従来手術でしか完治できないとされていたがんを完治させる可能性があり、また食道を残せるメリットがあります。そのため早期の段階のステージⅠ食道がんに対して化学放射線療法が手術に劣ってないかをみる臨床試験が行われていますし、中期の段階のステージⅡ、Ⅲでも手術ではなく化学放射線療法が選択される場合があります。このようにステージや体力にあわせてさまざまな治療法やその組み合わせがあり、治療法は患者さんの希望とそれぞれの専門科医師の話し合いで決定されるようになってきています。

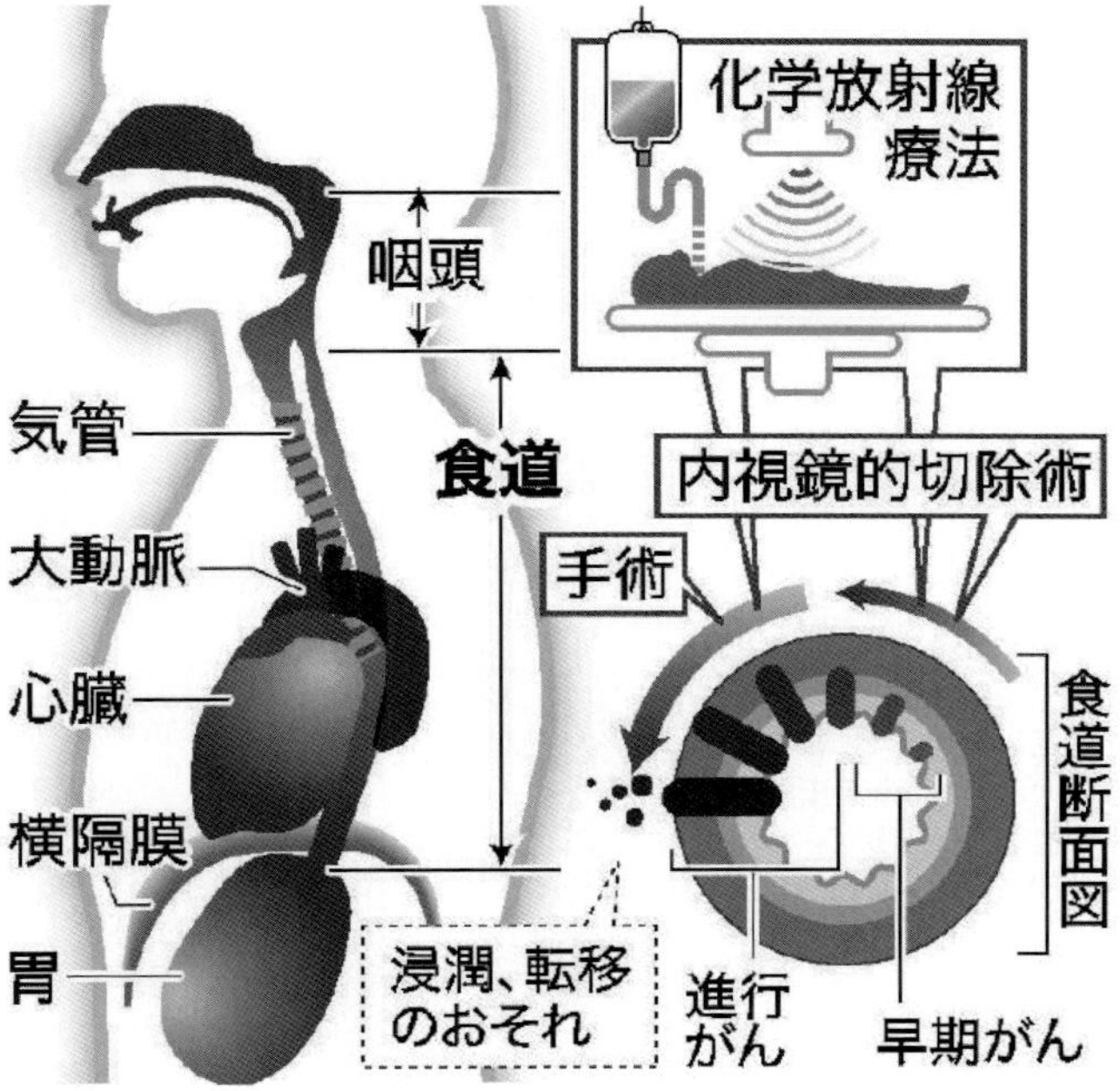

最新の診断と治療法（42） 食道がん（2）

内科学第二（消化器内科学）講座
佐藤剛司

食道はのどと胃をつなぐ管状の臓器で、胸部に存在します。この食道の壁の内側表面を覆う粘膜から発生する悪性腫瘍（しゅよう）を食道がんと呼びます。食道粘膜は重層扁平（へんぺい）上皮と呼ばれる組織からなっていて、日本の食道がんのほとんどは扁平上皮がんです。

飲酒や喫煙が食道がんの強い危険因子であることが知られており、1日20本以上の喫煙、1・5合以上毎日飲酒する人は、どちらも摂取しない人より、食道がんに約30倍なりやすいとの報告があります。特に、少量の飲酒ですぐに顔が赤くなる人（フラッシャー）はより危険性が高いといわれています。これは、アルコールの代謝酵素の働きが遺伝的に弱いことで、アセトアルデヒド（アルコールの代謝産物で発がん因子）が蓄積しやすいためと考えられています。欧米人に比べ、日本人ではフラッシャーの頻度が高いといわれています。フラッシャーは飲酒を続けると慣れの効果がでてお酒を飲めるようになるので、過去にフラッシャーであったが、今はお酒が飲めるようになった方はさらに要注意です。

さて、内視鏡で治療可能な早期食道がんの60％は症状がなく、自身での予想は困難で、多くは検診などを契機に発見されます。多くは平たんで隆起のないものが多く、そのためバリウム検査での発見が困難であり、80％以上が内視鏡検査で見つかっているのが現状です。内視鏡検査でも小さな病変を見つけることが難しいこともありますが、近年NBI（Narrow Band Imaging）と呼ばれる狭帯域画像装置を用いた食道がんの拾い上げが行われるようになってきており、診断能が向上しています。これは内視鏡照明装置の先端に、青い光だけを通すフィルターをとりつけ、患部に波長の短い青い光があたるようにして観察するものです。正常な食道表面には非常に細い血管が存在しますが、食道がんができるとこの血管が不整形な模様となります。NBIでは、これが茶色によく見え、発見が容易となります。このNBIの操作は内視鏡手元のボタンを押すだけで切り替えが可能ですので、簡便に負担なく検査可能です。また、食道がんが疑われた場合にはヨード染色による観察を行うことがあります。正常な食道は褐色に染まりますが、食道がんがあると染色されません。ヨードは刺激性が強いため、NBIを先に行うことで不必要なルゴールの使用を避けることができるといった利点もある。そして最終的に生検（組織検査）で確定診断を行います。

しかし、どんなに機械が進歩しても、内視鏡検査を受けなければ絶対に早期発見はできません。特にお酒を飲まれる方、喫煙される方はぜひ年に1回程度の内視鏡検査を受けられることをお勧めします。

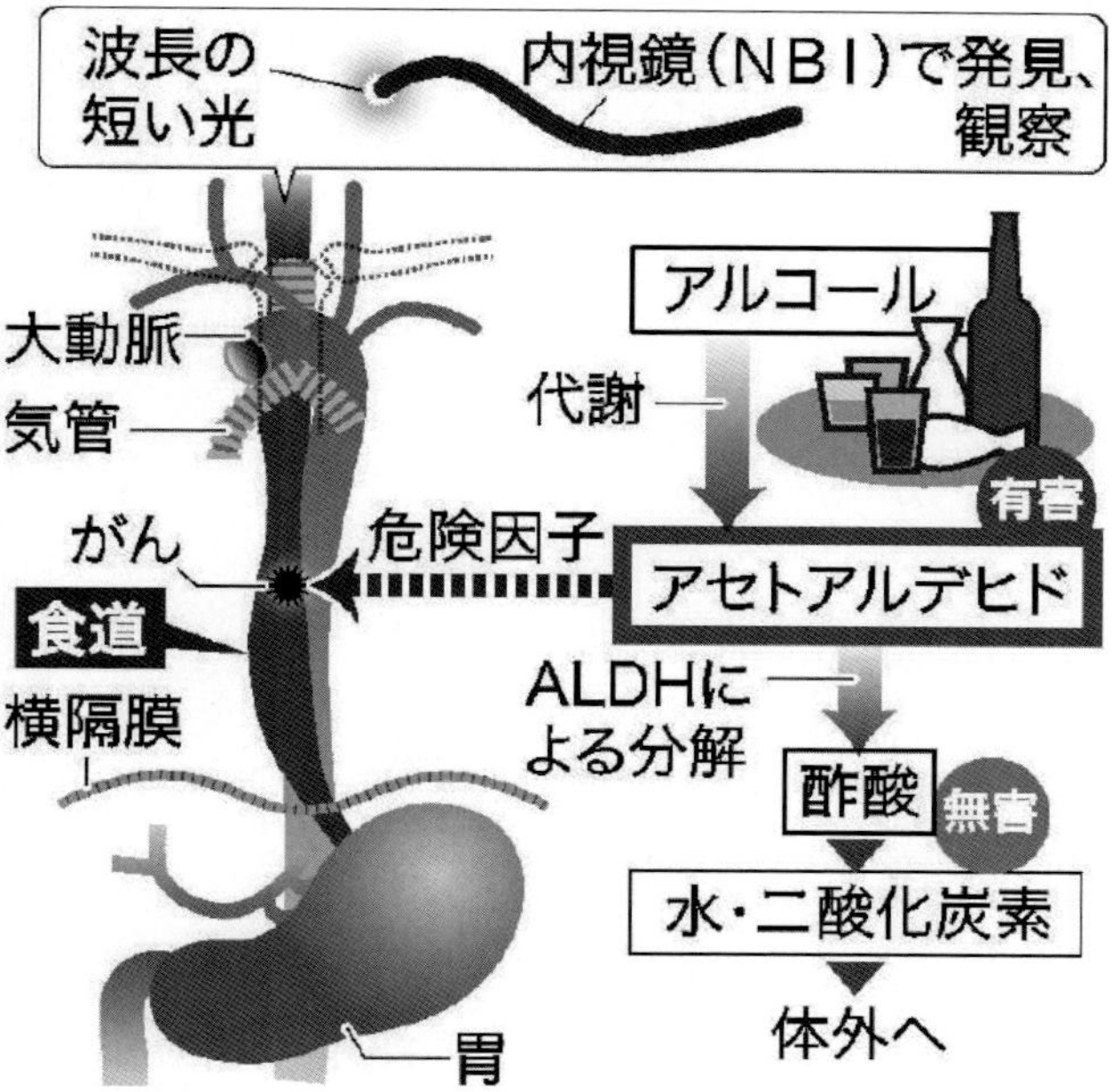

最新の診断と治療法（43） 胃がん（1）

外科学第一講座 講師 蜂谷 修
主任教授 木村 理

1年間に新たに胃がんになる人の数は、2008年の統計によると男性約8万4千人（第1位）、女性約3万9千人（乳がん、大腸がんに次いで第3位）となっています。

検診の普及や診断技術の向上によって、以前に比べて早期に発見される胃がんの割合が増えてきました。さらに治療技術の進歩によって、胃がんは全体の約6割が治るようになり、決して不治の病ではなくなりました。それに伴い、がんを克服した後の生活の質をいかに保つかという観点からも治療方法が考えられるようになってきています。がんは治ったけれども、その後の後遺症に悩まされる例も少なくはないからです。

2001年に日本胃がん学会から、胃がん治療ガイドライン第1版が出版されました。その特徴はがんの進行度に合わせて推奨される治療方法が明記されている点です。

粘膜にとどまるごく初期の浅いがんに対しては、内視鏡で粘膜を切除する内視鏡治療が推奨されています。この治療では胃がそのまま残るため、後遺症はほとんどありません。

早期がんでも粘膜下層に入り込んでいる場合は、10～20％の頻度で胃の周りのリンパ節に転移を生じます。そのため通常は胃の切除とともに予防的なリンパ節郭清術が行われますが、早期がんの中でリンパ節転移の疑いが低い場合には、胃の切除やリンパ節郭清の範囲を小さくする縮小手術が推奨されるようになりました。

また胃の周りの神経や胃の出口を残すことによって、手術後の後遺症を軽くする工夫もなされてきています。

がんが胃壁内の筋肉の層まで達し、そこから外側に広がっている場合は進行がんに分類されます。その場合には定型手術として胃の3分の2以上の切除と比較的広めのリンパ節郭清術が行われます。さらに胃と隣り合っている脾臓（ひぞう）や膵臓（すいぞう）などを一緒に切除する拡大手術が行われることもあります。

ある程度進行したがんでは、手術と抗がん剤の内服薬を組み合わせることによって、再発率を抑えられることが分かりました。したがって手術でがんを取り除いたあとも、補助治療として抗がん剤の服薬をお勧めすることがあります。

残念ながら、がんが進んでいて手術では取りきれないと診断された場合には、抗がん剤の治療が主体になります。最近では新規の有効な抗がん剤の開発によって、生存期間が延長されるようになってきています。さらに分子標的薬であるトラスツズマブが一部の胃がんに有効であることが示されました。

胃がん治療ガイドラインによって、このように個々の胃がんの進行度や特徴に合わせた治療法の選択が日本全国で標準的に行われるようになりました。それは安全性や治療成績の向上だけではなく、治療後の生活の質をいかに保つかといった視点にも立つものとなっています。

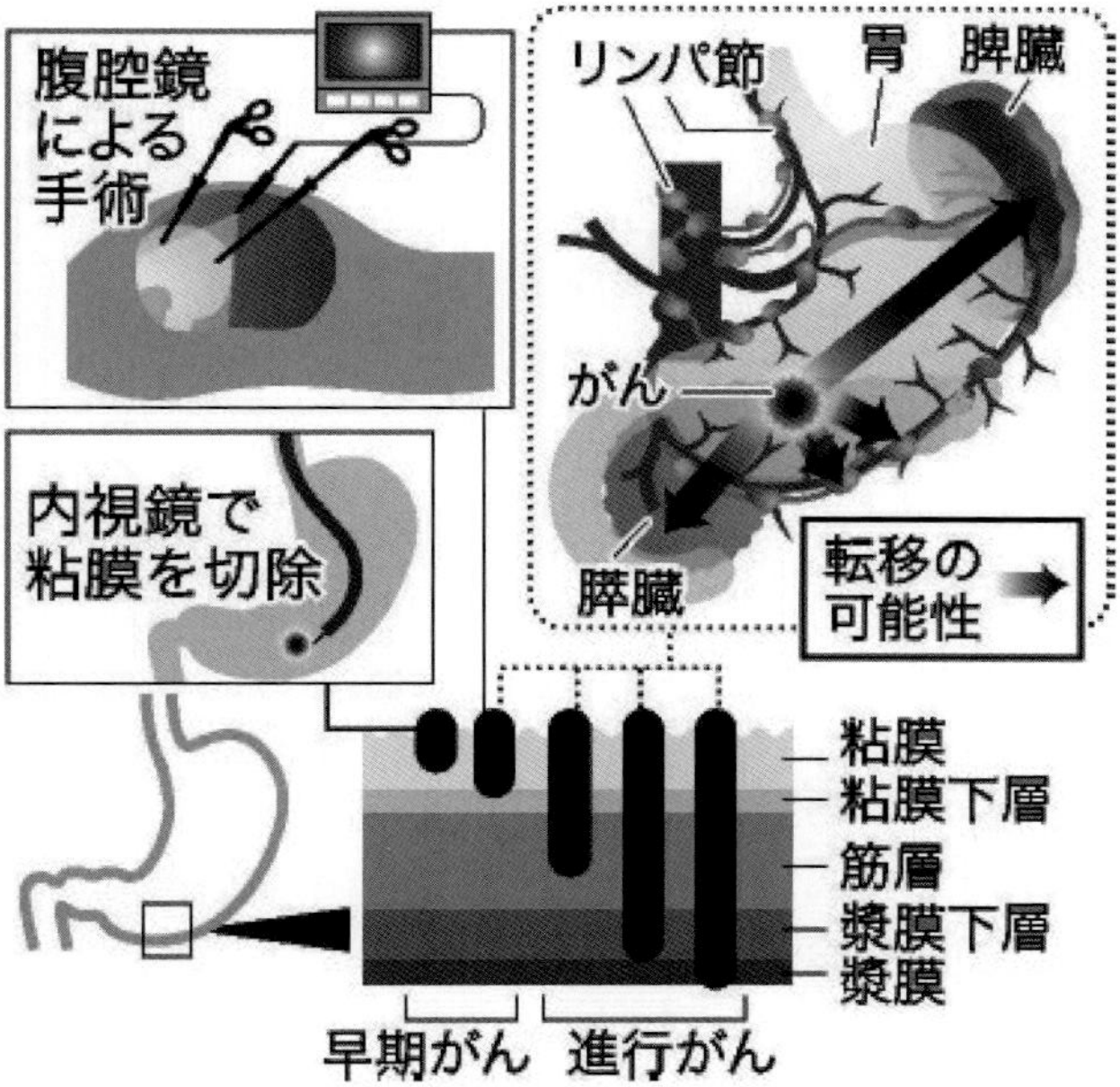

最新の診断と治療法（44）胃がん（2）

内科学第二（消化器内科学）講座
（現・県立中央病院）
武田弘明

幼少期にピロリ菌が胃に感染し長い年月をかけて胃粘膜を弱らせる。これが慢性胃炎です。多くは自覚症状なしに年齢を重ねます。そして慢性胃炎の方が胃がんになりやすいことが分かり、おおむね１０００人の中から4人の方が毎年胃がんになります。また慢性胃炎が高度であるほど胃がんの可能性が高くなることも分かってきました。胃にピロリ菌がいるかどうかは、世代で大きく異なります。中年以降ではおおむね70％、若い世代では数％程度です。これは幼少期の環境によるものと推測されています。

さて胃がんの死亡率は幸い減少していると言われています。臓器別のがん死亡率において、男女ともかつては胃がんがトップでしたが、数年前から男性は肺がんに女性は大腸がんに譲りました。しかしながら、安心はできません。死亡率自体は低下していても、胃がんにかかる方はそれほど減少していません。胃がんに限らず多くのがんは年齢上昇とともにかかりやすくなります。高齢の方が増えている現在は胃がんになる方もしばらくは減らないことになります。死亡率が低下してきたのは、早期発見を目標に皆さんがしっかり検診を受けてくださった結果と言えます。結論的には、やはり検診をしっかり受けていただきたいと思います。余談になりますが、胃がん検診をピロリ菌の有無と胃炎の程度を採血検査で判定し、内視鏡検査を受ける方を決める次世代向けの検診が研究されはじめています。

早期の胃がんでは内視鏡で治療できるケースも多いこともご承知かと思います。胃がんは進行するのが速いがんに属しますので、より早期の段階で発見するには検診による定期的なバリウム検査が必要なことは言うまでもありません。さらには慢性胃炎と言われたことがある方は定期的な内視鏡検査を選択されるのも良い早期発見の手段です。苦痛軽減には経鼻内視鏡という選択肢もありますし、通常の内視鏡では鮮明な画質でいわゆる微小ながんを発見する可能性も高まります。

ピロリ菌が原因とされる胃潰瘍（かいよう）や十二指腸潰瘍ではピロリ菌を除菌することが保険で認められ、最近早期胃がんの内視鏡治療後や特殊なリンパ腫でも保険適用が追加されました。それでは慢性胃炎ではどうかというとまだ認可されていません（２０１３年2月に適応になりました）。もし除菌したら胃がんが減るのではと期待されますが、確かに3分の１程度に減る可能性も報告されています。しかしここで除菌治療以上に最も大事なのは除菌が成功しても決して胃がんを皆無にできないという点です。そのため除菌に関わらず定期的な検診は欠かせないことを強調しておきたいと思います。

最後に、日常診療で進んだ胃がんが発見されることがしばしば経験されます。これまで検診は受けたことのない方々です。あらためて皆さんにピロリ菌と検診について関心をもっていただければ幸いです。

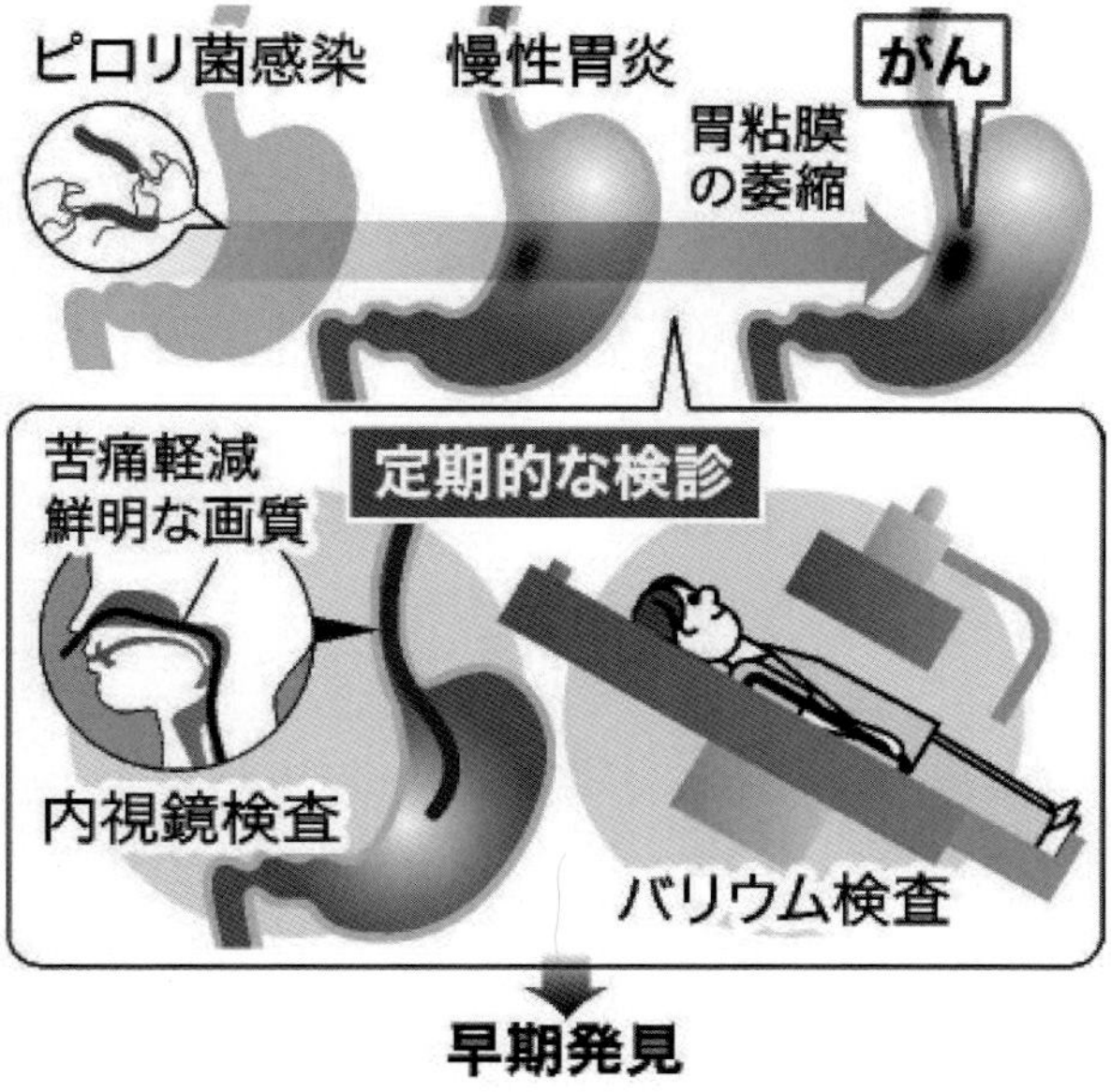

最新の診断と治療法（45）　肝臓がん（1）

外科学第一講座　病院教授　平井一郎
主任教授　木村　理

肝がんはC型またはB型肝炎ウイルスを持っている患者さんから多く発生します。最近では肝炎ウイルスを持たない脂肪肝の患者さんから肝がんの発生が全体の5～15％と増えてきており（NASH）、メタボリック症候群では注意が必要です。

肝がんの3大治療は手術（肝切除）、ラジオ波焼灼（RFA）、肝動脈塞栓（そくせん）療法（TAE）です。手術は肝機能の良い患者さんで行われ、術後の5年生存率は53・4％です。肝機能の不良な患者さんで肝がんが3センチ、3個以下の場合にはラジオ波治療が行われます。この治療は手術より体の負担が少なくなります。ただ肝臓の表面や門脈、肝静脈、下大静脈など太い血管の近くの腫瘍（しゅよう）では焼くのがむずかしくなります。肝動脈塞栓術は肝がんの血管をつめてしまうことでがんを小さくする方法です。多数の肝がんでも治療できます。繰り返し行う必要があります。

また肝機能が不良のため肝切除ができない患者さんで肝がんが3センチ以内で3個以下、または5センチ以下で1個の場合（ミラノ基準）肝移植が行われます。ただし日本では脳死移植がまだ極めて少ないので生体肝移植がほとんどです。

その他の肝がんに対する治療法にはさまざまなものがあります。肝動脈塞栓術ができない患者さんには肝動脈にカテーテルを埋め込んで定期的に抗がん剤を動脈投与する肝動注療法が行われます。

放射線療法も行われており、体外照射と肝動注療法を組み合わせて行うこともあります。最近では放射線の中でも重粒子線が効果的であると注目されています。ただ費用は自己負担で重粒子線照射可能な施設が少ないのが現状です。

肝がんのほとんどの患者さんの肝臓は肝炎や肝硬変となっているため、肝切除しても残った肝臓からまた肝がんが発生してしまうことが多くなります。そこで手術後の再発率を少なくするためにインターフェロン治療が行われます。最近のペグインターフェロンは週1回だけの注射の治療です。また欧米ではレチノイドが再発予防に有効と報告されていますが、日本ではまだ使われていません。その他に注目されている治療法には分子標的薬（ソラフェニブ）があります。腎がん、大腸がんなどではすでに使われている薬ですが、将来肝がんでも使われるようになると思われます。

肝がんは治療後にまた発生する率が高い病気ではありますが、いろいろな治療法がある病気でもあります。肝がんの大きさ、数、肝臓の予備機能などを総合的に考えて治療方針を医師と相談して決定すると良いと思います。またいくつかの治療法を組み合わせる（集学的治療）こともできます。

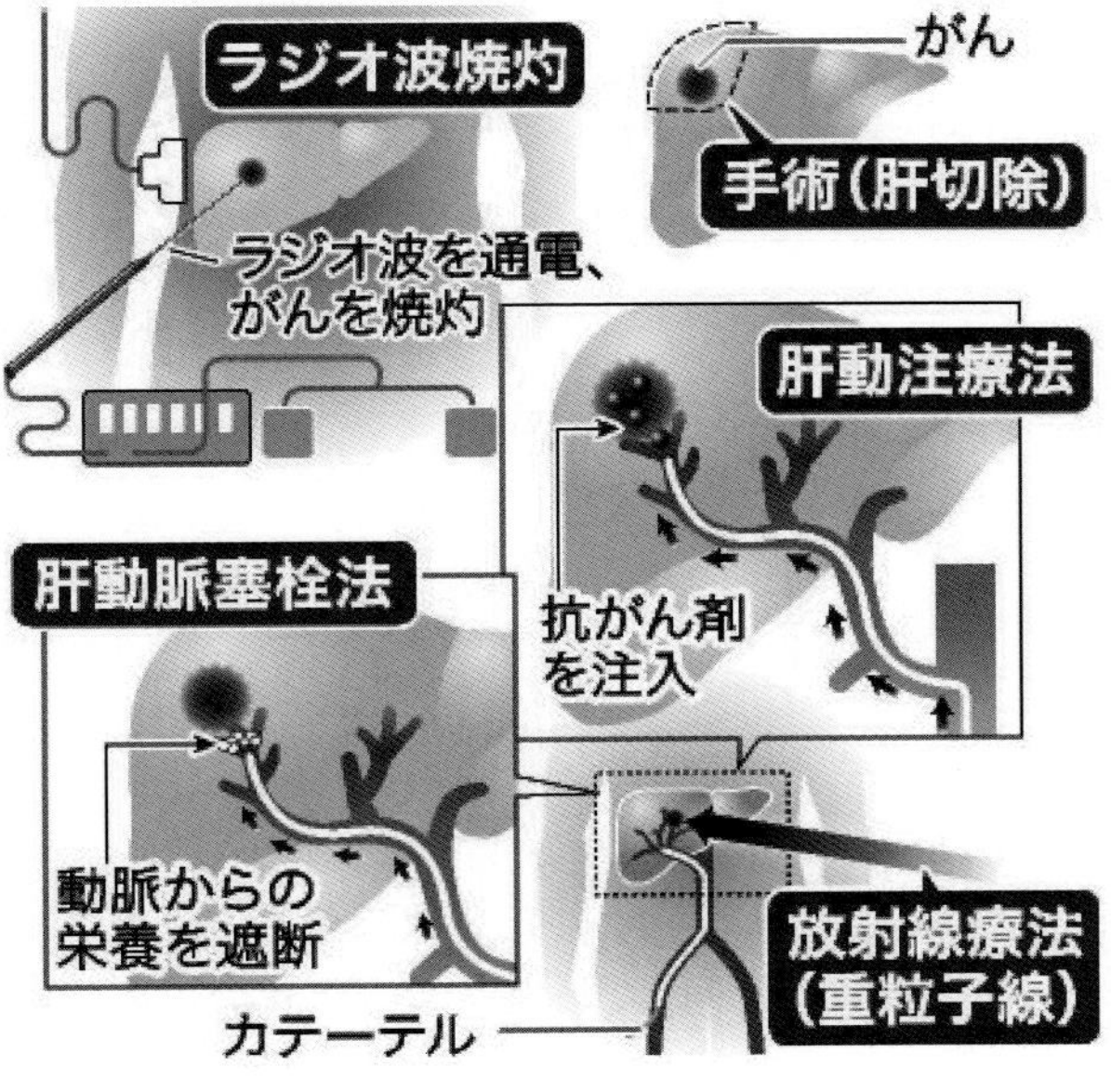

最新の診断と治療法（46）　肝臓がん（2）

内科学第二（消化器内科学）講座
（現・公立置賜総合病院）
斎藤孝治

肝臓がんの多くは、肝炎ウイルスやアルコール多飲による慢性肝炎・肝硬変をもとに発生する肝細胞がんです。近年は、インターフェロンによる肝炎治療により、日本ではC型肝炎由来の肝細胞がんは減少傾向にあります。逆に肥満や糖尿病を伴った脂肪性肝炎に由来する肝硬変での発生報告が増加しています。

肝細胞がんの主な治療法には、局所療法、外科手術、肝動脈塞栓（そくせん）術などがあります。がんの数と大きさ、他の臓器への転移の有無、肝機能、全身の合併症の有無により、個々の患者の状態に応じた最善の治療法が決定されます。

内科で施行している局所療法は、がんの大きさが3センチ以下で、3個以内が対象になります。現在は、ラジオ波焼灼療法が局所療法の主流です。がん組織内に特殊な電極を刺入し、高周波により組織を誘電加熱しがん細胞を破壊する治療法です。治療に伴う侵襲が少なく、入院期間も短縮され早期に社会復帰が可能です。

局所療法や手術の適応にならない場合には、がんに栄養を供給している血管を抗がん剤と塞栓物質で詰めてしまう肝動脈塞栓術、皮下にリザーバーを埋め込み繰り返し抗がん剤を注入する持続動注化学療法、さらにリンパ節や骨転移などには放射線治療が行われています。他に、粒子線照射療法（陽子線や重粒子線）を行っている施設もあります。

近年、肝細胞がんの診断と治療において大きな進歩がみられました。新しい超音波造影剤とMRI用造影剤の登場です。どちらも、小さな肝細胞がんの早期発見と鑑別診断に有用です。さらに、当科ではCTやMRIの画像データを元に三次元再構築画像を作成し、磁気センサーからの位置情報により、超音波断層面と同一断面のCTやMRIのバーチャル画像をリアルタイムに表示できる診断・治療支援システムを用いて、通常の超音波では認識困難な再発病変や小さながんも治療可能となり、ラジオ波焼灼療法の根治性と安全性の向上が図られています。

また、2009年5月より高度進行肝細胞がんに対し分子標的薬が保険適応になりました。この薬剤は、がん細胞の増殖を抑え、さらに、がん組織に栄養を送る血管の新生を阻害することにより抗腫瘍(しゅよう)効果を発揮します。欧米の臨床試験で、肝細胞がんの増殖抑制効果と延命効果が確認されています。

日本肝癌研究会の全国追跡調査により、肝細胞がんの再発率は3年で約50%、5年で約80%と、再発頻度が極めて高いという特殊性が明らかとなっています。繰り返し治療が必要になり、再発の早期発見・早期治療と、肝機能を良好に保つための栄養療法や禁酒が大変重要です。

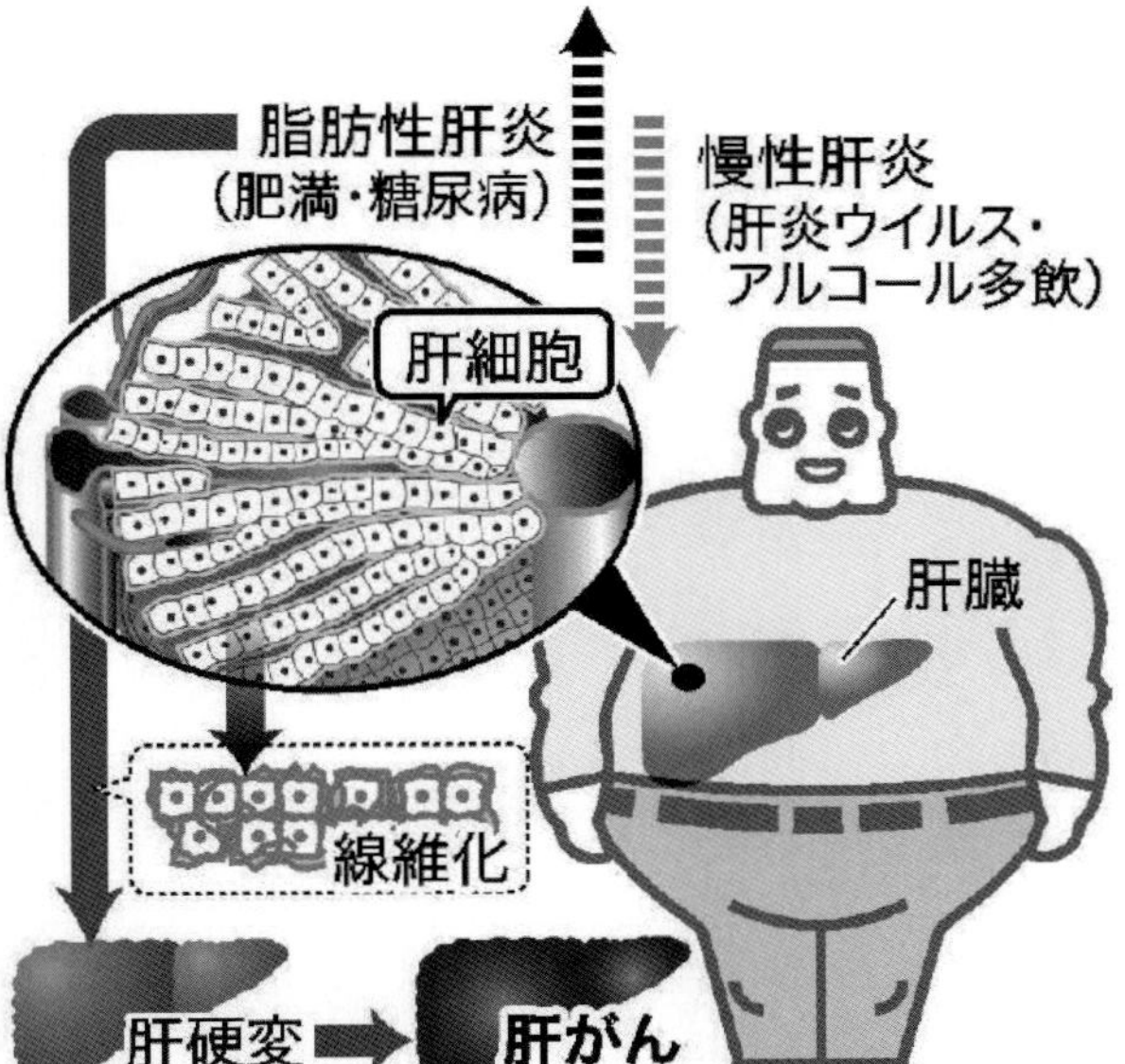

最新の診断と治療法(47) 膵臓がん(1)

公立置賜総合病院　外科　森谷敏幸
外科学第一講座　主任教授　木村　理

膵(すい)がんは近年増加傾向にあります。本邦の2005年のがん統計によると、死亡数が多い順に、1位=肺がん、2位=胃がん、3位=肝がん、4位=大腸がん、5位=膵がんとなっています。膵がんに罹患(りかん)する人は10万人中15～20人程度と少ないのですが、罹患した場合の死亡率が高いため、死亡数5位となっています。つまり膵がんは治りにくいがんであると言えます。

その理由として、膵臓(すいぞう)は胃の裏側にあり、内視鏡で直接観察するのが難しいため、がんの早期発見が困難であることがあげられます。またがんの大きさが2センチ以下で発見されても、すでに周囲のリンパ節や肝臓などに転移している場合も多く、がんの悪性度自体が高いと言えます。膵がんの治療は1=手術　2=抗がん剤　3=放射線　4=その他(免疫療法など)があります。

今回は外科医の立場から手術治療についてお話ししたいと思います。手術は前述した治療の中で、唯一完全治癒を目指せる治療になります。手術で取りきれた場合、5年生存率は15%程度になります。これは他のがんに比べると低い数字ですが、膵がんの治療法の中ではもっとも優秀な治療です。最近では術後に抗がん剤を使用することでさらなる成績の向上が期待されております。

手術の内容に関して述べます。がんが膵頭部にある場合は膵頭十二指腸切除術、膵尾部にある場合は膵体尾部切除術という手術を行います。膵頭部周囲の解剖は複雑です。膵頭部は十二指腸に付着し、総胆管の通り道になっているため、膵頭部を切除する際は十二指腸と総胆管を一緒に切除することになります。そのため食べ物・胆汁・膵液の流れ道をつくりなおす（再建）必要があり、そのような再建法が一般的です。一方、膵尾部を切除する場合は再建が不要ですので、切除するだけの手術になります。

　膵臓の手術は他の臓器の手術では認めない特殊な合併症があります。代表的なものに糖尿病と膵液瘻（ろう）があります。膵臓は血糖を下げるインスリンというホルモンを産生しているため、膵臓を切除するとインスリンの分泌が減り、糖尿病になる可能性があります。また膵液瘻とは膵臓の切離面から膵液が漏れる状態のことです。膵液はひじょうに強力な消化液ですので、体内に膵液が貯まってしまった場合、血管を溶かして出血してしまう危険性があります。膵液瘻からの出血は致死的で、ひじょうに怖い合併症です。

　これらの合併症は、発生した後の対処が重要ですので、膵臓の術後管理の経験豊富な施設での手術をお勧めいたします。

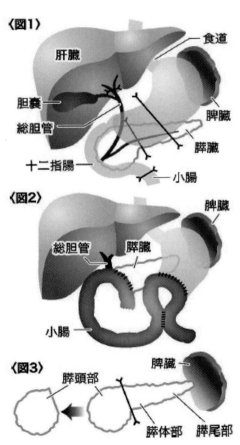

〈図1〉

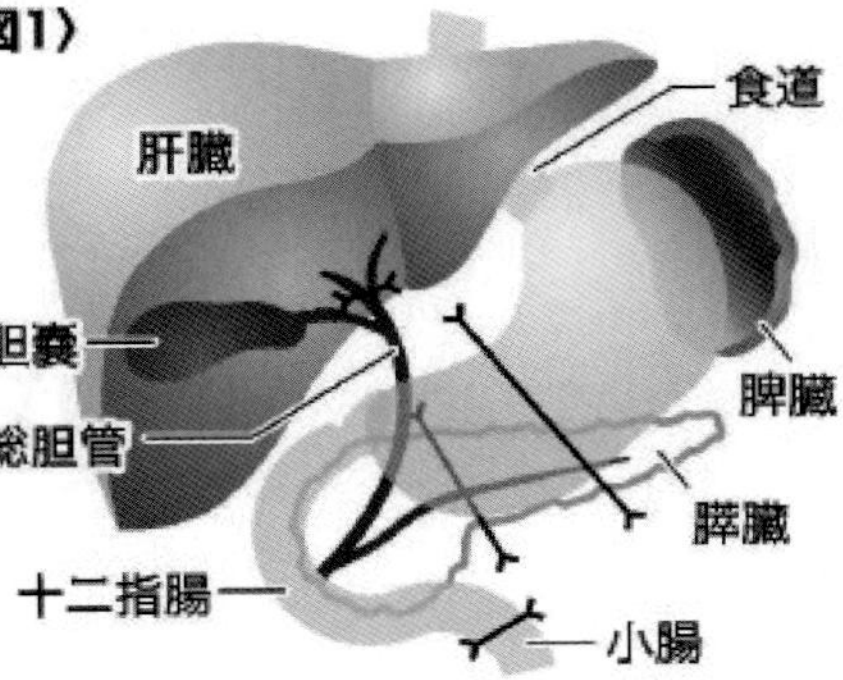

〈図2〉

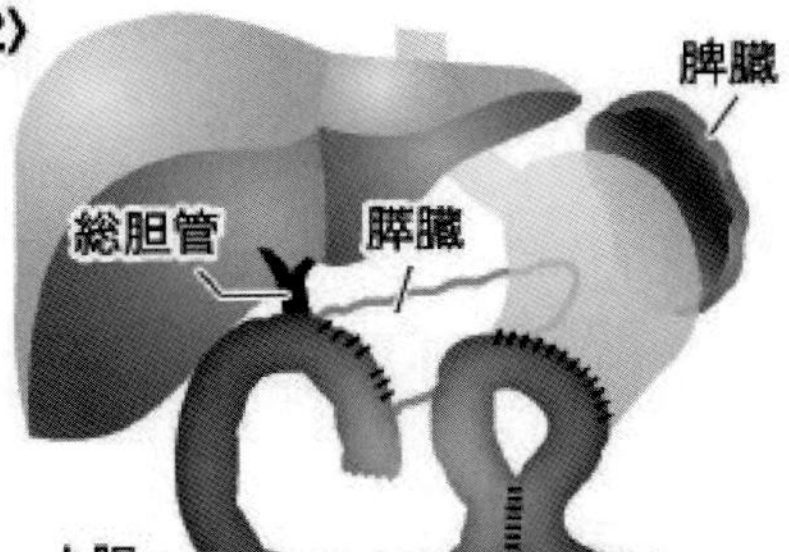

〈図3〉

最新の診断と治療法（48）　膵臓がん（2）

内科学第二（消化器内科学）講座
牧野直彦

膵臓（すいぞう）がん（膵がん）は、膵臓に発生する悪性腫瘍（しゅよう）です。最近、国内におけるその発生数は増加傾向にあり、２００７年の臓器別がん死亡数では男女全体で第5位（男性5位、女性4位）となっています。

膵臓はみぞおちから少し下の高さで胃の背中側に横たわるように位置しています。からだの奥の方にあるため早期の段階では症状がはっきりしないことも多く、早期発見を難しくしています。また、膵臓のまわりには大きな血管やリンパ節が豊富に存在するため、早い段階で転移を起こしやすいとされています。

膵臓がんの早期症状としてはあまり特徴的なものはありませんが、おなかや背中の重苦しさ、食欲不振などがみられることがあります。ある程度進行した場合には、体重減少、腹痛・背部痛、黄疸（おうだん）などが認められるようになります。このように早期発見がむずかしく、症状もわかりにくく、さらに膵臓周囲の解剖学的な条件から病院を受診されるころには進行していることが多くなってしまいます。膵臓がんは、がん診療が進んだ現在でも難治性の疾患なのです。

これまでの研究より、膵臓がんの発生にかかわる危険因子として、喫煙や飲酒、糖尿病などがあげられています。そして、慢性膵炎の方や家族に膵臓がんの方がいる場合も注意が必要とされています。また、糖尿病の急な発症や悪化の場合には膵臓がんが隠れていることもあり膵臓の検査が必要と考えられています。

膵臓がんを疑う場合には、まず血液検査や腹部超音波（エコー）検査が行われます。超音波検査は体に負担をかけずに行える検査であり、膵臓の腫瘍や、腫瘍の影響による膵管や胆管の二次的な異常を観察できる検査法です。しかし、おなかにガスが多くたまっている時には十分に観察できないこともあります。腹部超音波検査ではっきりしなければ、CT検査やMRI検査などの断層撮影を行います。これらの検査で異常が疑われる場合には、内視鏡を用いて直接胆管や膵管を造影する内視鏡的胆管膵管造影検査を行い、膵管や胆管の異常を評価します。また、胆管膵管造影検査や超音波内視鏡という専用の医療機器を用いて、がん細胞の存在を確認するための精密検査（生検や細胞診）を行います。このような検査により比較的小さい膵臓がんを発見できる機会も増えており、治療成績の向上につながることが期待されています。

最近、膵臓がんにおいては肥満や糖尿病などの生活習慣病とのかかわりが注目されています。将来的に早期診断や有効治療への応用を目指して研究が精力的に進められている状況です。

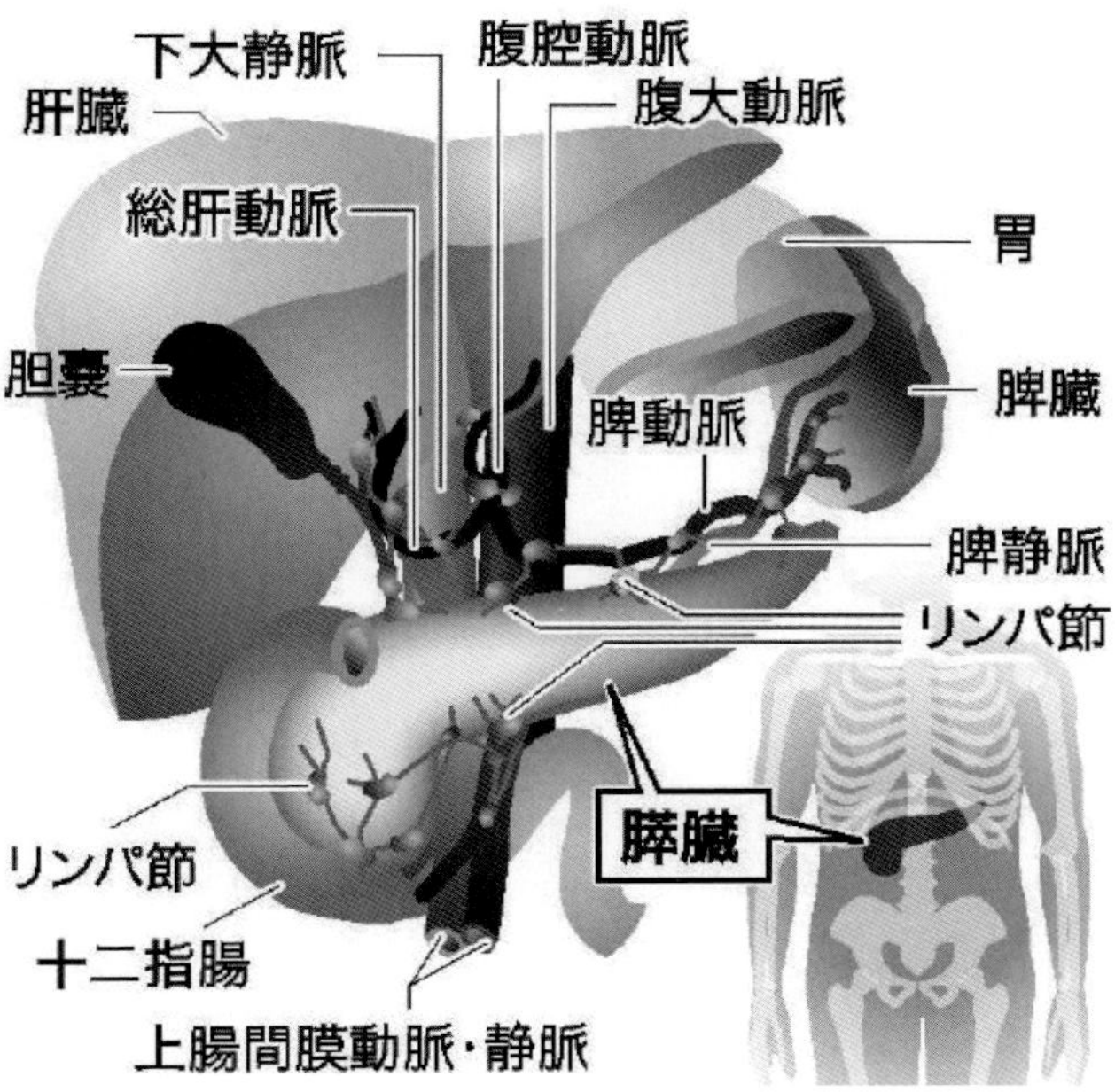

最新の診断と治療法（49）　胆嚢がん（1）

外科学第一講座　病院教授　平井一郎
主任教授　木村　理

【胆嚢（のう）がんとは】

胆嚢は肝臓から作られる胆汁をいったんたくわえて濃縮し、食事が十二指腸を通るときに十二指腸に流す袋で、肝臓にくっついています。

胆嚢がんは女性に多く、胆石を伴っていることが多いことが知られています。ただし逆に胆石があっても必ずしも胆嚢がんになるわけではありません。また日本人の女性に多い病気で膵液と胆汁の合流が異常な患者さんでは高率に胆嚢がんになりやく、ガイドラインでも予防的に胆嚢をとることがすすめられています。

早期胆嚢がんは治療すれば良く治りますが、進行した胆嚢がんはおなかのがんの中でも極めて治療するのが難しいがんです。

【胆嚢がんの診断法】

胆嚢がんは内側に盛り上がっていることが多いのですが、逆に粘膜の表面に広がり検査してもわからないタイプもあります。

超音波検査は外来で簡単にでき、痛みもない検査なのでまず受けて頂きたい検査です。肝機能検査のほかに腫瘍（しゅよう）マーカー採血（CEA、CA19-9）を行います。さらに疑わしい場合はMDCTやMRI検査も行います。がんの深さの診断には超音波内視鏡検査を行います。

【胆嚢がんの手術】

早期胆嚢がんでは胆嚢を摘出するだけで治ることが多いのですが、がんが胆嚢の壁に深く入ると治りにくくなります。木村らは胆嚢の壁が薄く、簡単にリンパ節や神経に転移するためとしています（参考文献1）。よって進行胆嚢がんでは胆嚢のまわりの肝臓やリンパ節も一緒にとります（参考文献2）。

がんが肝臓の動脈に浸潤した場合には肝臓の右側をとります。肝臓全体の3分の2と大きい手術のため、手術前に右の門脈をつめて＝門脈塞栓（そくせん）術＝残す左側の肝臓を大きくさせてから手術します。がんが胆管に浸潤した場合は黄疸（おうだん）になります。胆嚢をとるだけでなく、胆管も切って残った胆管と腸をつなぐ手術が必要です。また胆嚢がんが十二指腸に浸潤するとさらに手術がむずかしくなります。

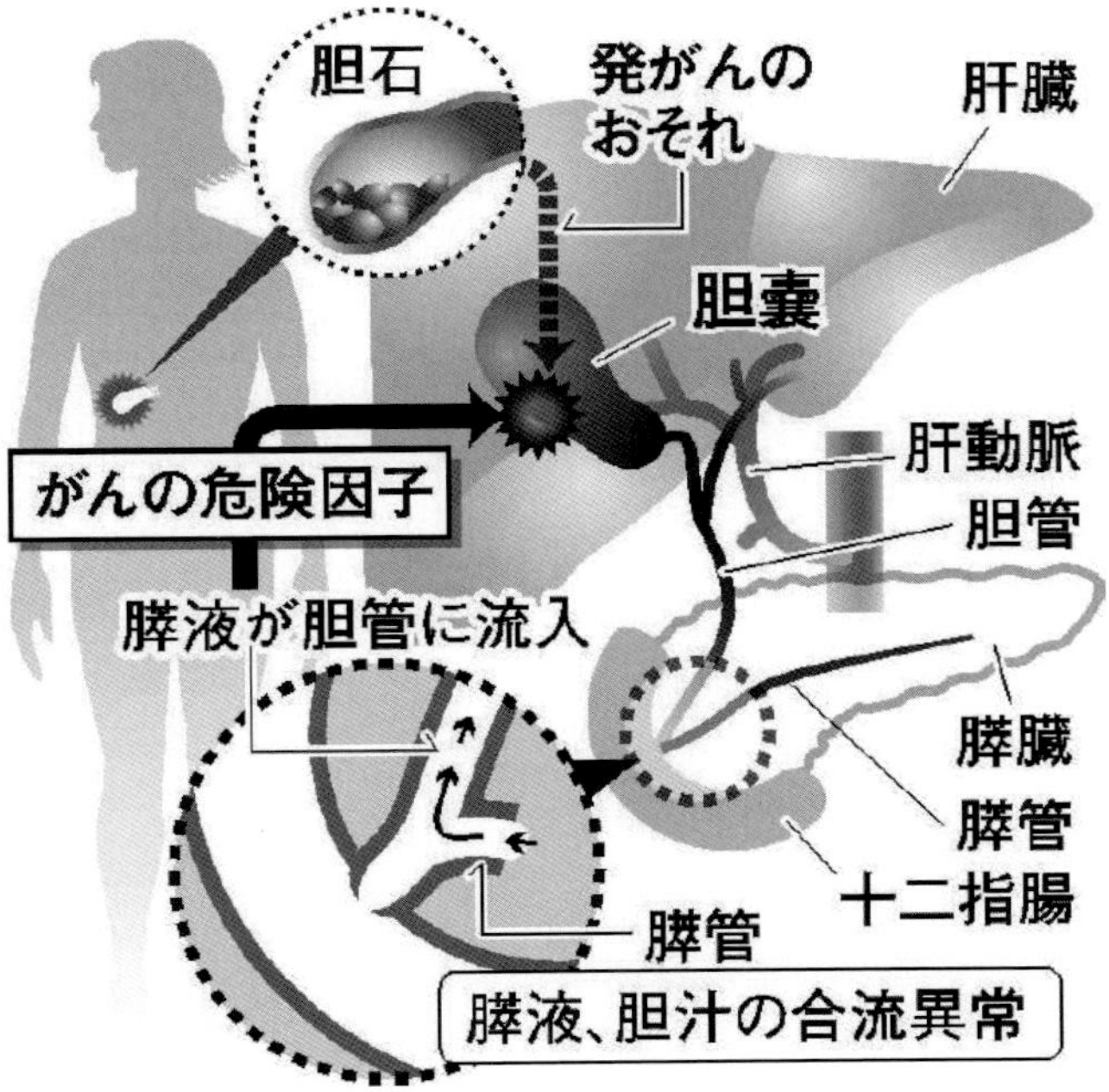

【胆石で胆嚢摘出後に見つかった胆嚢がん】

最近、胆石の手術は小さなきずでテレビ画面で行われています。しかし胆石がじゃまになって胆嚢がんが手術前に見つからないことがあります。胆嚢摘出術の約1％に胆嚢がんが発見されます。つまり１００人胆石の手術をすれば1人胆嚢がんの人がいるということです。そのがんが早期がんであれば良いのですが、進行がんの場合にはもう一回肝臓を切ったり、リンパ節をとる追加の手術が必要です。

【抗がん剤治療】

手術できない患者さんや手術後に再発してしまった患者さんには抗がん剤を外来で点滴したり、飲み薬で治療します。

◇参考文献

1．木村　理ほか　長期生存が可能なｓｓ胆嚢癌の基礎知識　基礎編　病理の立場から　外科解剖・病理学的視点からみた漿膜下層浸潤 pT2（ＳＳ）胆嚢癌診療の問題点．胆道　2008;22:217-225.

2．木村　理、櫻井文明、平井一郎ほか　肝門部胆管癌、胆嚢癌、中下部胆管癌における微小リンパ節転移の臨床的意義．胆道　2007;21:506-521.

最新の診断と治療法（50）胆嚢がん（2）

内科学第二（消化器内科学）講座
戸沢智浩

〈胆のうがんについて〉胆のうがんは初期には無症状のことが多く、早期で発見されるのは、検診の超音波検査で異常を指摘されたり、胆のう結石の手術をして偶然みつかったりするケースがほとんどです。それ以外はほとんどが進行がんであり、手術できない状態で見つかることも多々あるのが現状です。

人種や地域によって発生率の違いがあり、日本国内では、新潟県をはじめとする米作地帯が多いということがわかっています。原因として、食生活、農薬、水質などが関係しているのではないかと考えられています。また、胆のうがんの4～7割の患者さんに胆石があることがわかっており、胆石も原因のひとつと考えられていますが、まだはっきりした結論は出ておりません。

〈診断〉胆のうがんは早期では症状が全くないことが多く、自分で気づくことはかなり困難でしょう。血液検査でも早期に診断するのは、現時点では不可能といっても過言ではありません。現在、発見に有効な検査は腹部超音波検査、超音波内視鏡、断層写真（CT）、MRI検査、内視鏡的胆道造影検査などがありますが、この中でいちばん楽に安く受けられる検査は腹部超音波検査（腹部エコー）です。

超音波検査で胆のうに異常がみつかったら、次はCT、MRI、超音波内視鏡です。CTは放射線（エックス線）を用いて、またMRIは磁力を利用して体の内部を詳細に診ることが出来ます。超音波内視鏡検査は胃カメラの先端に超音波の機械がついているもので、胃や十二指腸の中から超音波をあてて胆のうを観察します。胆のうは組織を採取して診断することが難しい場所ですので、これらの画像検査の所見を合わせて胆のうがんかどうかを診断していきます。

〈治療〉基本的には手術ですが、なんらかの理由で手術ができない場合、放射線療法や抗がん剤療法などがあります。放射線は胆のう周囲へのがんの進行をなるべく抑える目的で施行します。しかしながら進行胆のうがんの場合、遠隔転移なども多いためあまり有効でないことが多いようです。手術できない方には抗がん剤を使用することが多いですが、抗がん剤で治癒することは期待できず、進行を抑える効果も約20％です。残念ながら、胆のうがんに対する抗がん剤治療は、「効果のある治療」と言えるものはいまだ無いというのが現状です。

〈予防〉前述のように、胆のうがんは進行すると治療が困難になってきます。したがって、現段階で予防という言葉に当てはめるならば、「進行がんの予防」という意味で、なるべく早期にみつけること、つまりは症状のないうちから検診を受けることではないかと思います。

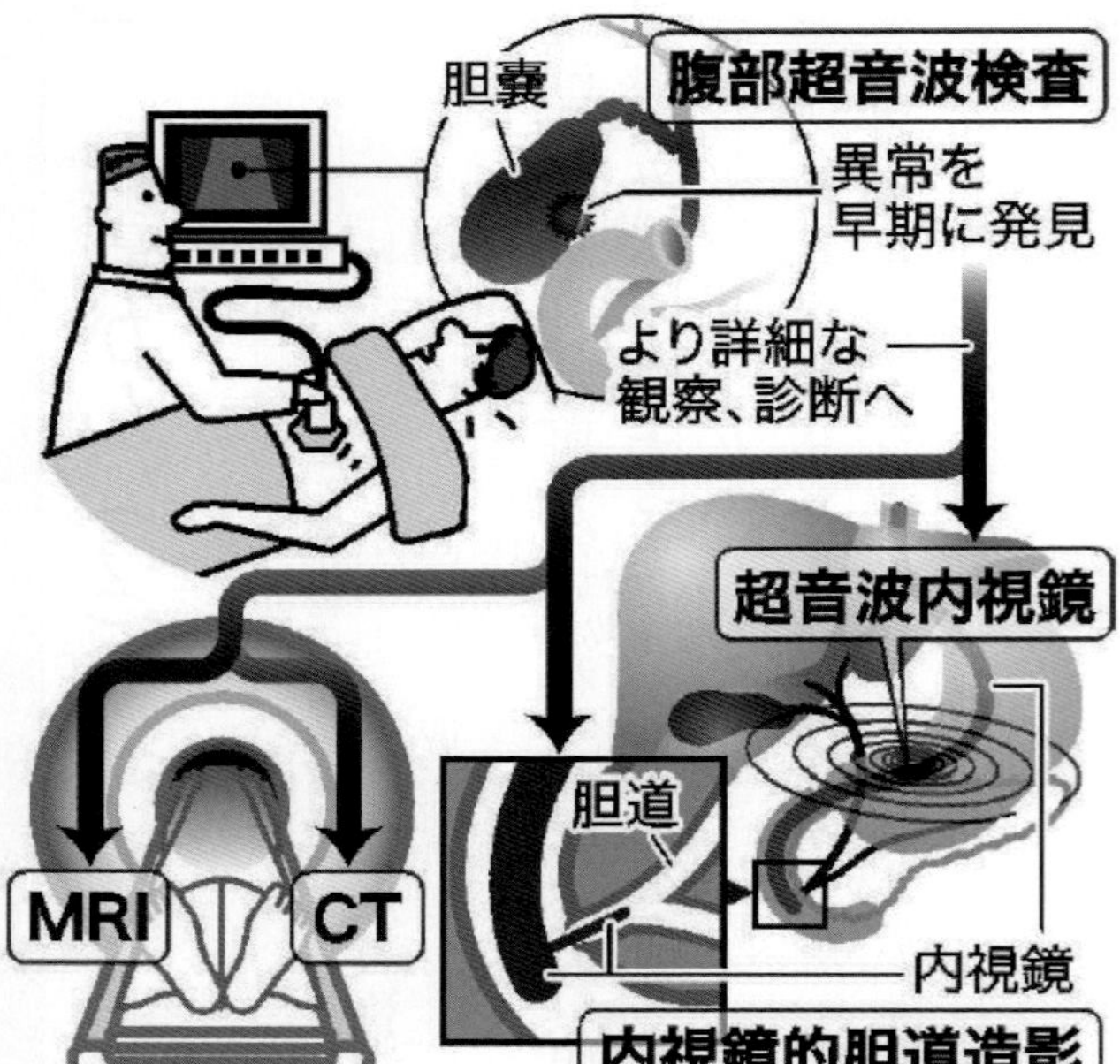

最新の診断と治療法（51） 大腸がん（1）

山形済生病院　診療副部長　磯部秀樹
外科学第一講座　主任教授　木村　理

大腸がんは年々増加しており、大腸がんによる死亡率は女性では第1位、男性では肺がん、胃がんに次いで第3位となっています。しかし、大腸がんの5年生存率＝罹患（りかん）した後5年後の生存率＝は約70％であり、ほかのがんと比べて治りやすいがんでもあります。

大腸がんの良好な治療成績を支えているのは、早期診断と治療法です。検診では便潜血検査が用いられます。これは便の中に混じった血液を検出する検査法で、簡便に行うことができます。診断法としてはやはり大腸内視鏡検査が最も有用です。内視鏡を肛門（こうもん）から挿入しポリープやがんを直接観察し、診断のためにその組織の一部を採取して顕微鏡で調べる（生検）こともできます。最近では診断のための拡大内視鏡（内視鏡の先端に顕微鏡の役目のついたもの）などによって、悪性か良性かを生検をせずに予測できるようになってきています。

一方、最新の治療法としては、内視鏡治療と腹腔（ふくくう）鏡手術があげられます。内視鏡治療の適応は、良性のポリープやリンパ節転移の可能性のほとんどない早期の大腸がん（粘膜内がんと粘膜下層浸潤がんの一部）が対象になります。内視鏡治療が不可能な場合、内視鏡切除でがんが残った場合、リンパ節転移が疑われるような場合は手術が必要になります。手術は大腸とリンパ節を切除する方法ですが、腫瘍（しゅよう）

の存在する位置によって切除範囲が異なってきます。

最近では肛門に非常に近い直腸のがんでも切除した後に、腸管を肛門と吻合（ふんごう）することにより、本来の肛門から排せつできるようになってきました。この方法はまだ肛門の機能や、局所の再発の問題もあり、すべての方に行われるものではありませんが、今後いろいろな問題点が少しずつ改善されていくものと思われます。

また、おなかを大きく切らずに行える腹腔鏡手術も進歩を遂げています。医療機械の充実と腹腔鏡の技術の向上により、開腹手術と同様な手術が行われるようになってきています。腹腔鏡手術と開腹手術における、手術後の再発の状況を調査中で、近く結果がわかることになっていますが、その結果によってはさらに腹腔鏡手術が増える可能性があります。

化学療法（抗がん剤）による治療は、年々新しい抗がん剤が開発されてきています。手術を受けた後に、再発を抑える目的で行われる補助化学療法と手術でがんが取りきれないような進行した大腸がんや再発した際に用いられる化学療法に分けられます。どちらも内服薬や注射薬がありますが、近年は病気の進み具合（病期別）によって薬の種

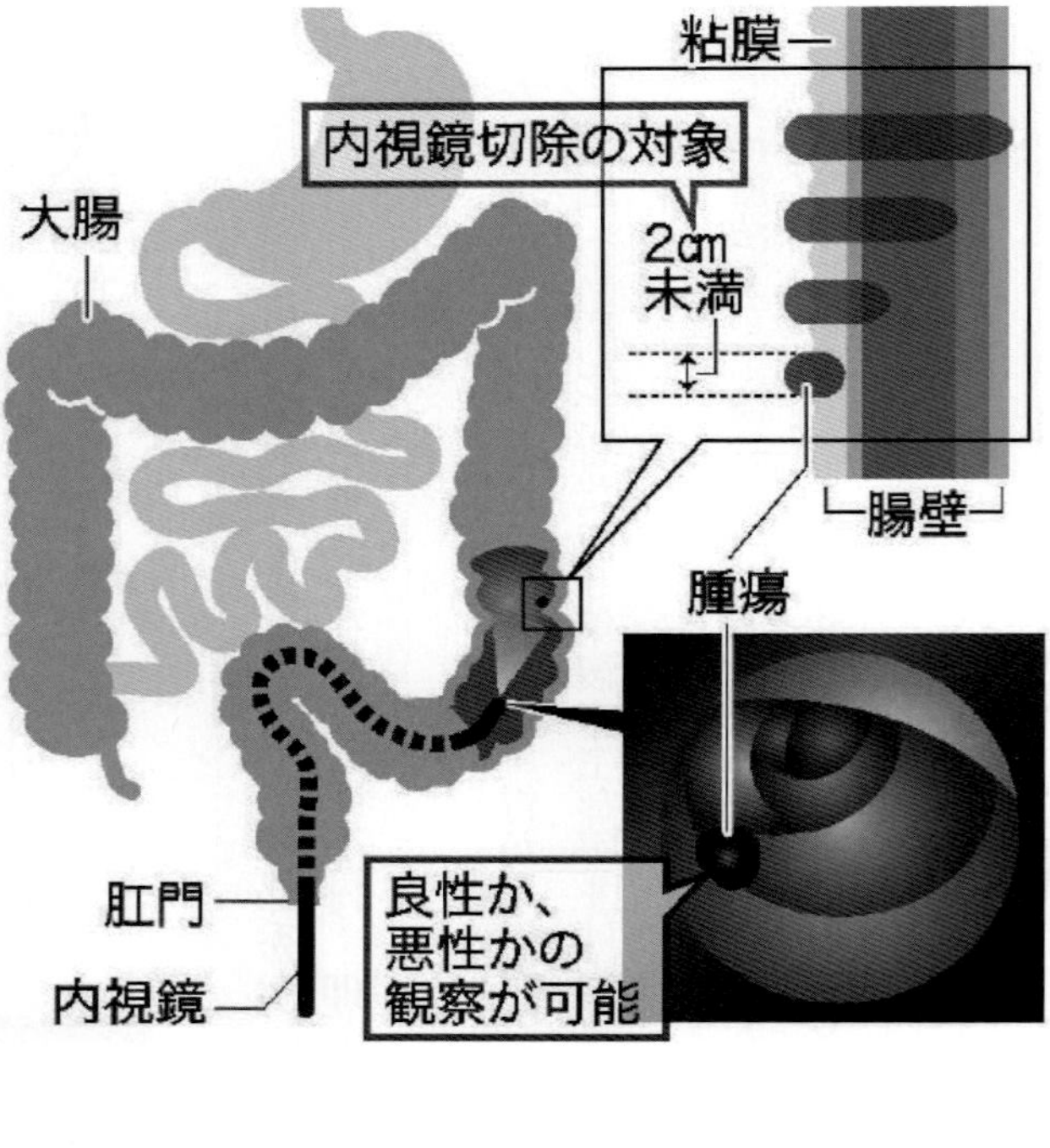

類を変え、一定の効果のあるものが用いられるようにガイドラインができています。また、がんの増殖を抑える血管新生阻害剤や分子標的治療薬なども用いられるようになってきました。個人差はあるものの、こうした薬剤で生存率も向上してきています。

放射線療法は直腸がんに用いられることがあり、特に直腸がんが局所に再発した際に有効な手だてとなります。放射線のうち重粒子線は、周りの臓器への副作用を少なくし治療効果をあげることができるものとして期待されています。こうしたさまざまな方法を用いて早期発見、早期治療、手術後のフォローアップを組み合わせることで、大腸がんをさらに治りやすいがんにかえていく取り組みがなされています。

最新の診断と治療法(52) 大腸がん(2)

内科学第二(消化器内科学)講座
(現・日本海総合病院)
折居智彦

結腸、直腸をあわせて大腸と呼び、そこに発生するのが大腸がんです。大腸がんは年々増加する傾向にあり、厚生労働省の統計によれば、2008年度にがんで亡くなられた方の3番目に多い部位でした。男性では3位、女性では1位になります。増加傾向にある大腸がんですが、大腸がん特有の症状に乏しく、早期発見には検診で便潜血反応検査や、人間ドックで全大腸内視鏡検査を受けることが必要です。

大腸がんは大腸の粘膜から発生し、進行するにつれ、外側へと浸潤してきます。がんが粘膜の下の層までにとどまっているものが早期大腸がんです。この状態のがんであれば、手術をすれば9割以上で根治することができます。進行がんになっても、手術でがんをすべて取り切れれば根治の可能性があり、手術後に抗がん剤治療を併用して治療することもあります。既にがんが他の臓器に転移してしまい手術で全部取りきれない場合も、腸閉塞(へいそく)にならないよう手術することがあります。

早期大腸がんの中でも、がんの組織が乳頭腺がんまたは管状腺がんで、がんが粘膜内にとどまるもの、または粘膜下層まで及んでも浸潤距離が粘膜筋板から極わずかな場合には、大腸内視鏡を使った治療の対象となります。がん部の粘膜下層に、生理食塩水やヒアルロン酸を注入し病変をもりあげ、金属製のワイヤでしぼって高周波電流で焼き切ります。これを内視鏡的粘膜切除術(EMR)といいます。EMRは大きさが2センチぐらいまでの病変を切除することができます。

さらに大きながんの内視鏡治療には、粘膜下層を内視鏡で見ながら少しずつはいで取る手技があります。これは内視鏡的粘膜下層剥（はく）離術（ESD）という治療法です。ESDは比較的新しい治療手技ですが、早期胃がんではかなり普及してきており、通常の保険診療も認められています。しかし、早期大腸がんでは手技の困難さや、合併症のリスクが高いことから早期胃がんほど普及しておらず、今のところ可能な施設は限られています（２０１２年４月より保険適応となりました）。

EMRやESDで切除した病変は、２ミリ幅程度に細かく切って標本を作製し顕微鏡下で詳しく観察します。その結果、がんの組織が乳頭腺がんまたは管状腺がんで、がんの一番深い部分が粘膜下層まで及んでいても粘膜筋板から１０００マイクロメートル（＝１ミリ）未満、リンパ管や静脈にがんが入っておらず、切除した端にがんが残っていないことが確認されれば、リンパ節転移している可能性はほとんどないと考えられ、がんは取りきれたと判断します。逆に、この条件から外れる場合は、追加でリンパ節郭清を含む手術が必要になることがあります。内視鏡治療は、従来どおりの手術を行えば根治可能ながんを対象としているため、評価は慎重にしなければなりません。

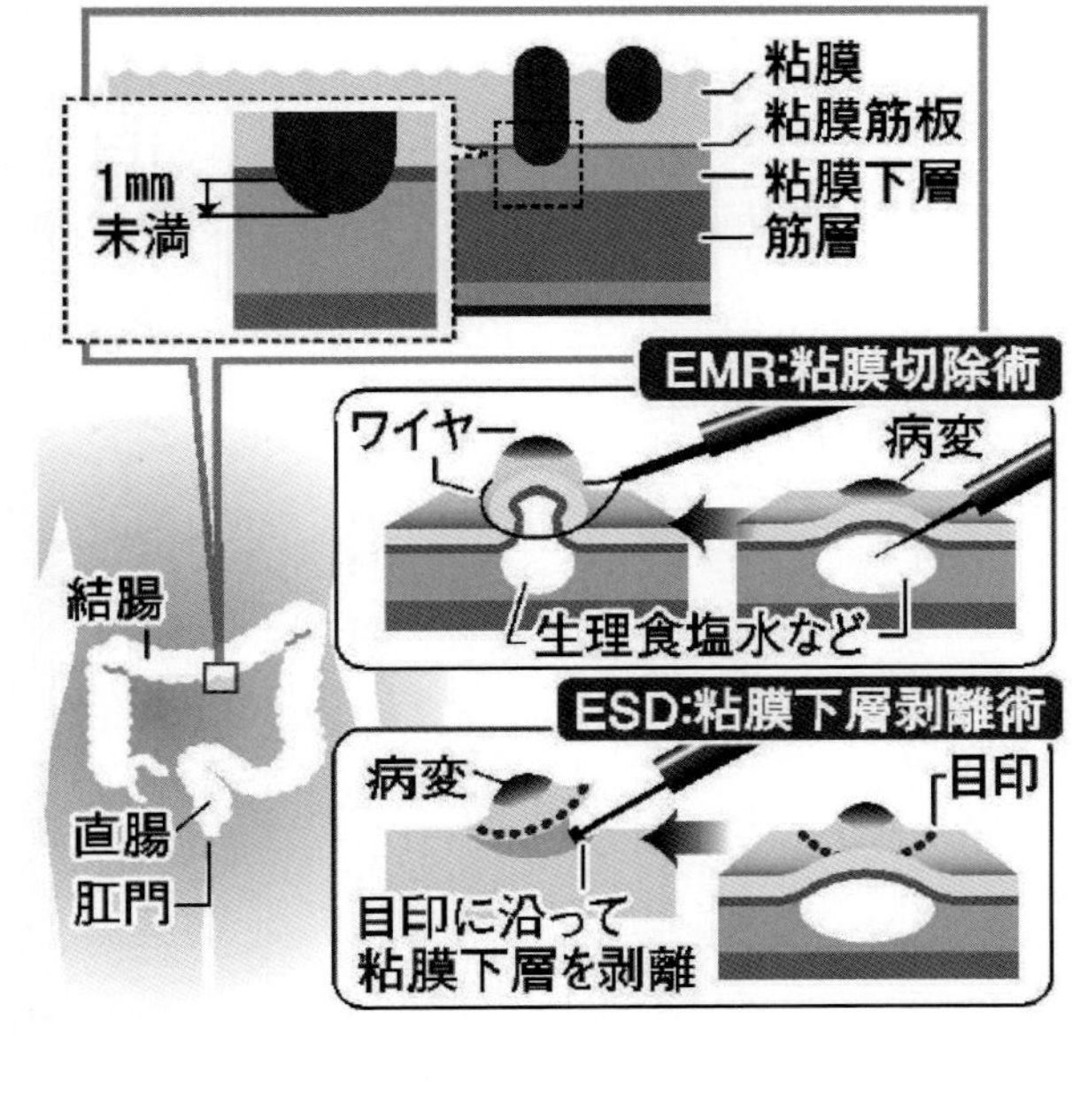

最新の診断と治療法（53）小児がん（1）

附属病院小児科　講師　三井哲夫

天寿をまっとうできずに若い人が亡くなるのは悲しいことです。がんはこどもでも先進国では病気の死因の第一位を占めます。でも、小児がんは、最近のしっかりとした治療を受ければ7割以上の人が5年を越えて生きられるようになっています。しっかりとした治療を受ける、がん治療の均てん化、すなわち全国どこにいてもきちっとした治療を適切に受けられるということは大変重要なことです。

本来ニューヨークでも、東京でも山形でも同じ小児がんには、同じやり方の最善の治療がなされるべきです。以前はよく勉強する医者にかかった場合と、あまり勉強しない医者にかかった場合とで、治療法が異なるという事があったのですが、それでは困ります。

日本では、小児がんのなかでも特にその割合が多い血液細胞のがんを診ている全国の先生たちが集まり２００３年に日本小児白血病・リンパ腫研究会という全国組織が立ち上がりました。そこで、きちっとした根拠のある最新の治療法を検討し、一定の水準を保っているがん治療施設で行うようにするとともに、治りにくいものは、欧米のグループとも協力し、みんなで更なる最善の治療法を検討するという仕組みを作りました。こうした事を通じて誰もが最新・最善の治療を受けられるようになってきています。

さて、7割の人がよくなっても、3割治るのが困難な人もいます。そうした人々にも少しずつですが、新しい有効な治療が得られてきています。この連載でも何回か触れられているがん細胞が持つタンパクに対し特異的な阻害作用がある分子標的薬と呼ばれるものがそれです。例えば、イマチニブという薬は、おとなに多い慢性骨髄性白血病の分子標的治療薬として開発されました。がん細胞の増殖を促すbcr/ablというタンパクへの阻害作用があり、慢性骨髄性白血病のがん細胞の増殖を強力に抑えます。この開発と同時期に実はこのタンパクが、急性リンパ性白血病の一部にも有ることが判明しました。

急性リンパ性白血病でこのタンパクがあると通常の化学療法に治療不応で、造血幹細胞移植のような強い治療でも治ることが困難でした。欧米からの報告でもこのタンパクが生成される急性リンパ性白血病は、治療開始6年後の生存率が0％でした。でも急性リンパ性白血病でもこの同じタンパクを作っているなら、イマチニブが有効であると考えられ、この薬を従来の治療と一緒にうまく使うことで、生存期間が延長するとともに、移植の治療と組み合わせることで治ることもできるようになってきています。

こうした分子標的薬は基本的にはがん細胞に特異的な分子を阻害するため、従来の抗がん剤と異なり、髪の毛が抜ける、正常白血球が減って、感染しやすくなるなどの副作用が少ないという利点もあります。イマチニブの成功以降、がん細胞に特異的なタンパクを標的とする新たな薬が次々と開発されています。少しずつですがこれまで治らないとされていたがんにも光明が差してきています。

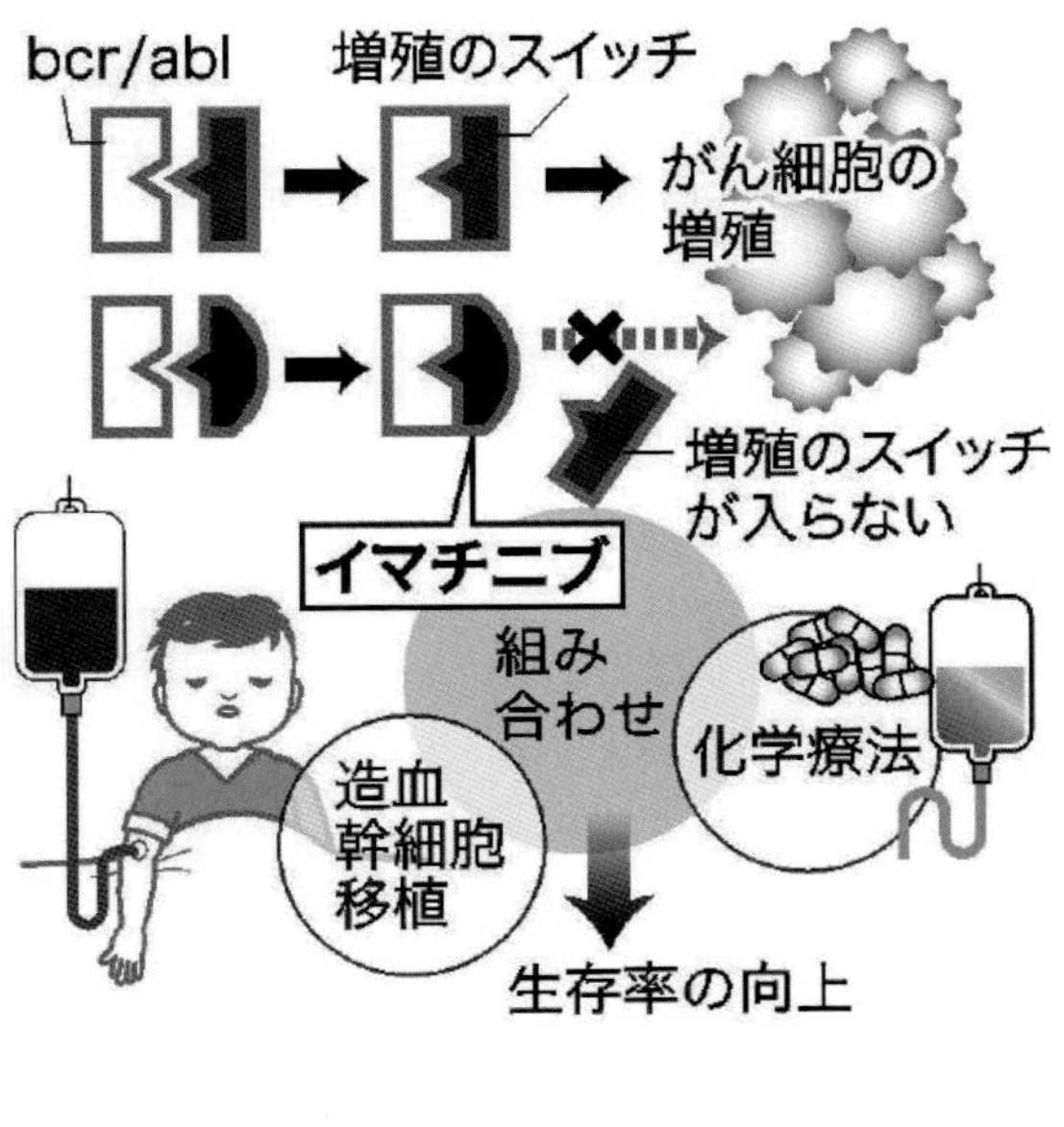

最新の診断と治療法（54）小児がん（2）

附属病院小児科　講師　三井哲夫

造血幹細胞移植は様々ある臓器移植の中で、もっとも成功している治療法です。このある意味究極の治療である造血幹細胞移植は、すべての小児がんの患者さんに行われるわけではありません。通常の化学療法、外科的切除治療、放射線治療で完治が不能な場合に行われるものです。移植する細胞も骨髄や末梢（まっしょう）血幹細胞、臍帯血（さいたいけつ）とさまざまで、個々の患者さんに一番有利な移植細胞を、いかに先週書いたような分子標的薬を含めた有利な治療の仕方と組み合わせて行うかという時代になっています。

移植という治療は基本的にHLA（白血球組織適合抗原）と呼ばれる白血球の型が合わないと行えません。型が合わない移植をすると、移植自体がうまくいかなかったり、せっかくドナーさんの細胞が患者さんに定着してもその免疫細胞が患者さん自身を攻撃する拒絶反応で患者さんの身体がだめになってしまうからです。

でもこれはじつは悪いことばかりではありません。この拒絶反応は、患者さんに残っている腫瘍(しゅよう)細胞も攻撃してくれる場合があることがわかってきました。難治がんに移植をし、拒絶反応はあってもいいから、患者さんの身体自体は何とかうまく保って、悪い細胞だけやっつけてしまおうという戦略です。末期の腎がんで肺転移のある人がこの移植の治療を受けた後、拒絶反応が起こって、どんな抗がん剤でも小さくなることがなかった肺転移巣が1年かけて徐々に消失していく写真が2000年に専門雑誌に載った時には世界中の移植医が興奮しました。

その後、こうした現象は移植した人皆に起こるわけではなく、うまくいく人と、そうでない人といる事がわかってきていますが、抗がん剤が効かなくなってしまった人に有効な可能性がある治療法として注目されています。

前回書いた腫瘍細胞特異的なタンパクに対する阻害剤、いわゆる分子標的薬は、現在さまざまなものがあり、今後、日本でもいろんな薬が入ってくる予定になっています。頼もしいですね、でもいいことばかりでしょうか、実はそうでもありません。前回書いた一部の白血病に特効薬であるイマチニブは1錠当たりの価格が日本では3129円です。ずっと飲み続けなければなりません。大人で標準的に使う量は1日4錠、1万3千円余り、これが1年なら481万8千円。この薬だけで、山形県民の平均年収363万2千円をはるかに超えてしまいます。

相手がこどもでもかかるお金は似たようなものです。イマチニブ以外の分子標的薬も軒並み1粒

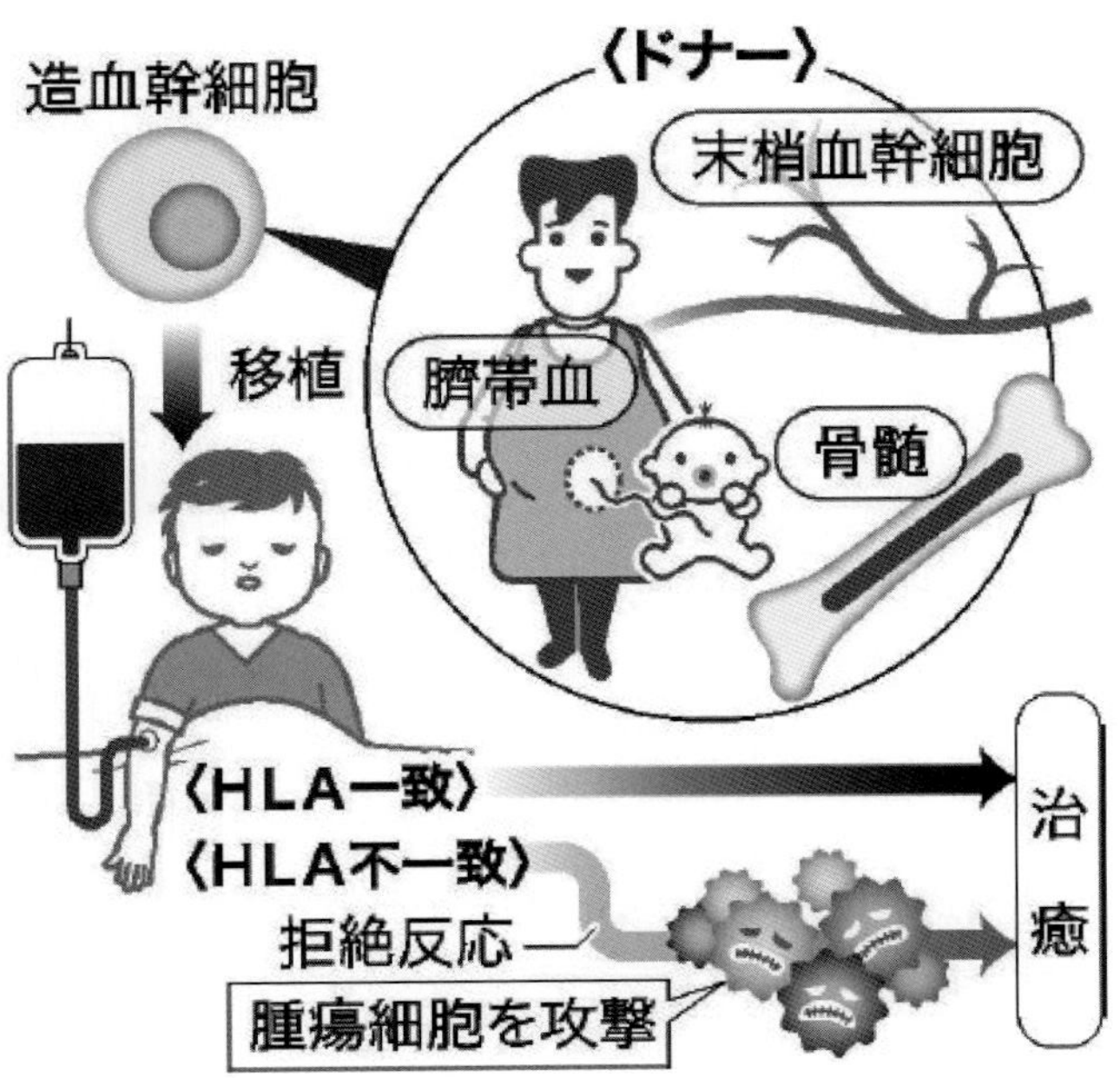

3千から1万3千円といった値段です。これは非常に重大な問題です。薬の開発には確かに膨大なお金がかかるのには違いないですが、独特な薬を作り出せばその病気に関しては独占状態で、ある意味製薬会社言い値の商売が可能です。そうして、患者さんにとっては金の切れ目がいのちの切れ目という事態が発生するのです。世界一の制度と言われながら、財政が逼迫（ひっぱく）している日本の健康保険制度をどうするかを含め、こうした問題をどうするかみんなで考えなければなりません。

最新の診断と治療法（55）子宮がん

産婦人科学講座　病院教授　中原健次

子宮がんには2種類あり、子宮の出口に発生する子宮頸（けい）がんと、子宮内膜に発生する子宮体がんとがあります。子宮は小さな臓器ですが、二つのがんは全く異なります。紙面の関係上、早期に対応するための検診の話を中心に進めたいと思います。

子宮頸がんは、全体としては減ってきていますが20～30歳代に増加が見られています。その発生原因や発生過程は明らかになっています。まず、性交によってヒトパピローマウイルス（HPV）が子宮頸部に感染し、その感染が持続的になった場合に、数年かかって前がん状態（異形成）となり、その状態で放置しておくとさらに数年かかって初期の子宮頸がんが発生します。

HPV感染は、女性の7割が生涯のうちに経験すると言われているくらい大変ポピュラーなものです。しかし、ほとんどの方が一時的な感染でウイルスが消えてしまうため通常は問題ありません。ごく一部の方が、繰り返しあるいは持続的な感染状態となり、しかし、その中のごく一部の方にしか子宮頸がんは起こりません。ただし、誰に起こって、あるいは誰が大丈夫ということはわかりません。しかも無症状のうちにがんが発生し進んでいきますので、「私には関係ないわ！」なんて言わずに検診を積極的に受けていただきたいのです。

子宮頸がんワクチンは、最近話題に上ることが多いですが、予防ワクチンですので理想的には性交開始前年齢（10～14歳）での受診が推奨されています。理論的には45歳まではワクチンによる予防効果があるとされています。治療効果はないので、現在、前がん病変のある方には向きません。しかし、軽度の前がん病変は消えることが多いので、年齢を問わずに希望される方は任意の時期に接種は可能です。

実際の子宮頸がんワクチンの予防効果は、7から8割程度と言われています。それは、子宮頸がんの発生につながるHPVのタイプが十数種類あるのですが、その中の16型と18型という二つのタイプにしか効かないということです。しかし、ワクチンによって予防できるがんは、現在のところ子宮頸がんだけですし、多くの方がワクチンを接種して時々検診を受けることで、子宮頸がんの撲滅は可能になると考えられています。

一方、子宮体がんは近年増加しており、そして圧倒的に閉経後の病気です。閉経されてから性器出血があれば疑う病気です。しかし、性器出血が見られても初期のことが多いので、その時点で検診を受けるなり、医療機関を受診するなり考えていただきたいと思います。ただ、閉経前でも、不正性器出血があった際には気をつけなければならない方がいます。それは、肥満、月経不順、不妊症などの方です。

無症状で子宮頸がん検診を、不正性器出血で子宮体がん検診を積極的に受けていただきたいと思います。

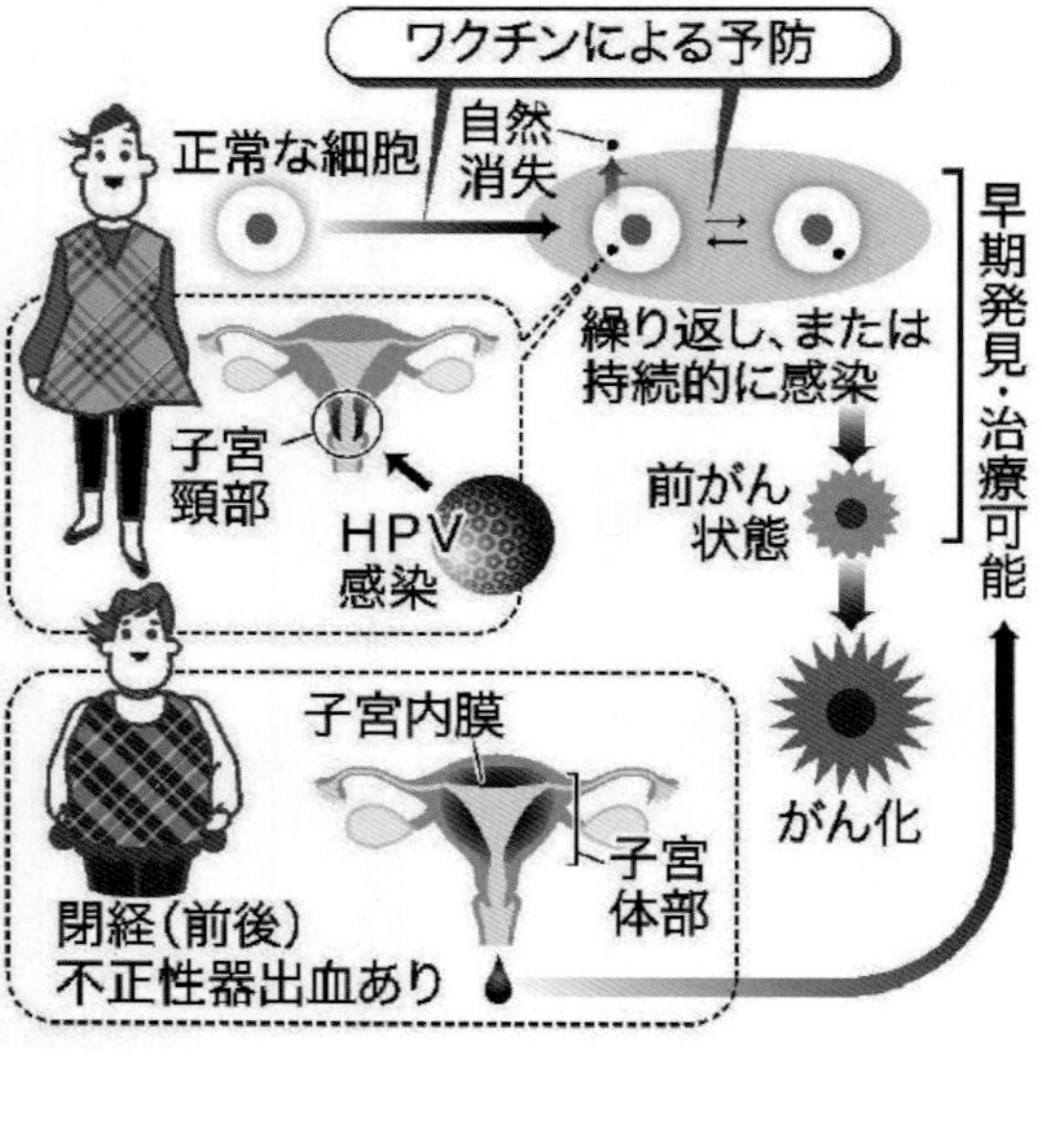

最新の診断と治療法(56)　卵巣がん

産科婦人科　病院教授　高橋一広

「去年の検診で異常なしと言われましたが、たった1年でこんなに卵巣が腫れるのでしょうか？」大学病院を紹介されて受診した患者さんは、不安と不満の入り交じった表情で聞いてきました。

正常な卵巣は親指大の大きさで、約14グラムの小さな臓器です。しかし、卵巣がんになると成人の頭よりも大きくなることもあります。早期の卵巣がんは自覚症状があまりありません。しかし、がん細胞が腹腔（ふくくう）内に散らばったがん性腹膜炎という状態になると、腹水がたまり、腹部膨満感や頻尿を自覚します。これはがんの進行度でいうとステージⅢであり、進行がんの状態です。

卵巣がんの70％はステージⅢ以上の状態で発見されます。がん検診を行った文献では、卵巣がんの80％以上が1年前は卵巣腫大が認められなかったとされています。つまり毎年検診を受けていたとしても、早期に発見できない可能性が高いのです。先ほどの患者さんはまさに卵巣がんでした。

卵巣がんが早期発見できない理由として、子宮頸（けい）がん検診のように適切な検診方法がないことと、子宮体がんのように早期から「出血」というような症状がないことなどがあげられます。また、痛みもほとんど無いため、腫瘍により下腹部が膨らんできても「太ったのかな？」程度に考えられがちなのです。

卵巣がんが疑われる場合、腫瘍マーカー検査やエコー、MRI検査を行います。卵巣は腹腔内にある臓器ですので、子宮頸がんや子宮体がん検査のように直接細胞を採取することができません。そのため、卵巣がんの診断にはエコーやMRIなどの画像診断が有用です。

卵巣がん治療の第1選択は手術です。手術は子宮、両側卵巣、大網の摘出と骨盤および大動脈周囲のリンパ節郭清を行います。婦人科手術の中でも長時間にわたる手術の一つです。手術後にほとんどの患者さんに抗がん剤であるシスプラチン製剤とタキサン製剤を併用した化学療法を行います。化学療法は3週間ごとに3～6回行います。最近は外来通院で化学療法を行う施設が増えてきていますので、自宅療養しながら治療することも可能になっています。

卵巣がんは自覚症状も乏しく、また、有効な検診方法も確立していません。ではどうしたら早期発見できるのでしょうか?まずは子宮頸がん検診時に、経膣超音波検査をしてもらうことが大切です。そこで卵巣腫大が見つかり精密検査と指示された場合は、必ず産婦人科を受診して下さい。症状がないから大丈夫と決して思わないで下さい。

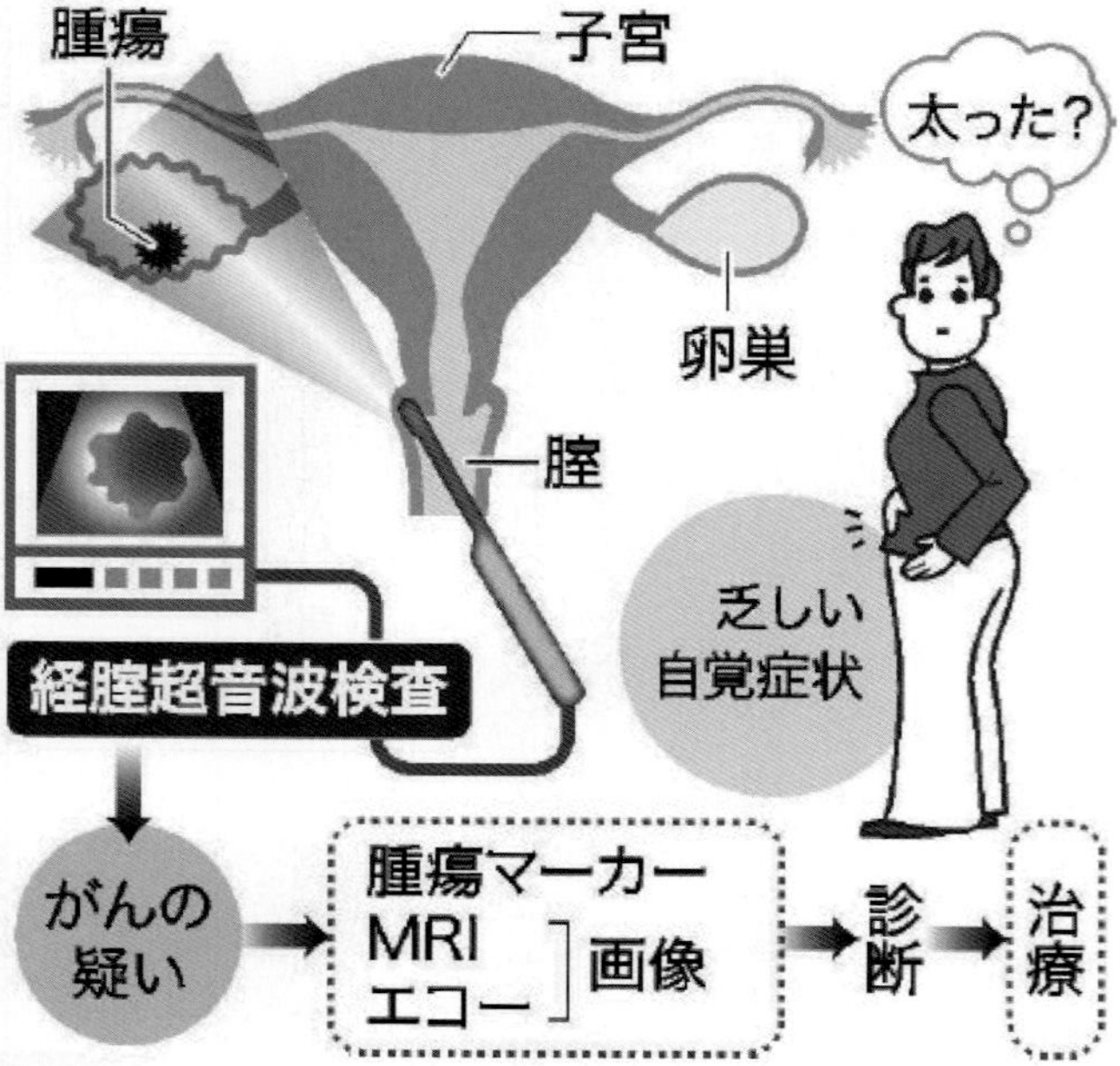

最新の診断と治療法（57） 皮膚がん（1）

附属病院皮膚科　講師　松永　純
主任教授　鈴木民夫

【皮膚がんについて】

皮膚は表面に近い部分から表皮・真皮・皮下組織の三つの部分に大きく分かれます。真皮～皮下組織にかけて、毛包・脂腺・汗腺という表皮と構造の類似した皮膚付属器があります。これらのうち、表皮、皮膚付属器、血管、脂肪織や結合織の細胞が悪性化したものを総称して「皮膚がん」と呼びます。ここでは日本人に頻度の高い、「基底細胞がん」「有棘（ゆうきょく）細胞がん」「ボーエン病」「悪性黒色腫（メラノーマ）」「乳房外パジェット病」について解説します。

皮膚の異常は直接目で見ることができるので、皮膚がんは早期に発見できる可能性が高い半面、他のよく見かける良性の疾患、例えば、湿疹、ホクロ、白斑、老人性色素斑（シミ）、老人性疣贅（年寄りイボ）、タムシ、皮膚潰瘍（床擦れ等）に類似した外観をしているため、様子を見ていると発見が遅れる危険性があります。従って、皮膚にできた病変を見つけたならば、自分で勝手に判断せずに、面倒でも皮膚科専門医に見せることが重要です。

【基底細胞がん】

初期症状として最も多いのは「ホクロ」と勘違いされる小さな黒いオデキです。通常のホクロに比べて青黒く、表面が真珠様の光沢をもつ腫瘤（しゅりゅう）であることが多いようです。眼瞼（がんけん）や鼻など顔面に好発します。皮膚がんの内最も頻度の高いがんの一つです。

【有棘細胞がん】

表面が疣状、カリフラワー状やびらんなどを示す皮膚色の腫瘤で、潰瘍状のこともあります。腫瘤が大きくなると悪臭を伴ってくることもあります。しばしば転移を起こし予後不良になります。はっきりした原因は不明ですが、紫外線、慢性刺激、慢性炎症、ウイルス、放射線などが関与していることがわかっています。

【ボーエン病】

ボーエン病は、表皮内がんの一種です。有棘細胞という表皮内の細胞が悪性化し皮膚で増殖しています。紅くてざらざらしていて円形だったり、いびつな形をしていたりします。見た目が湿疹に似ていることがあります。

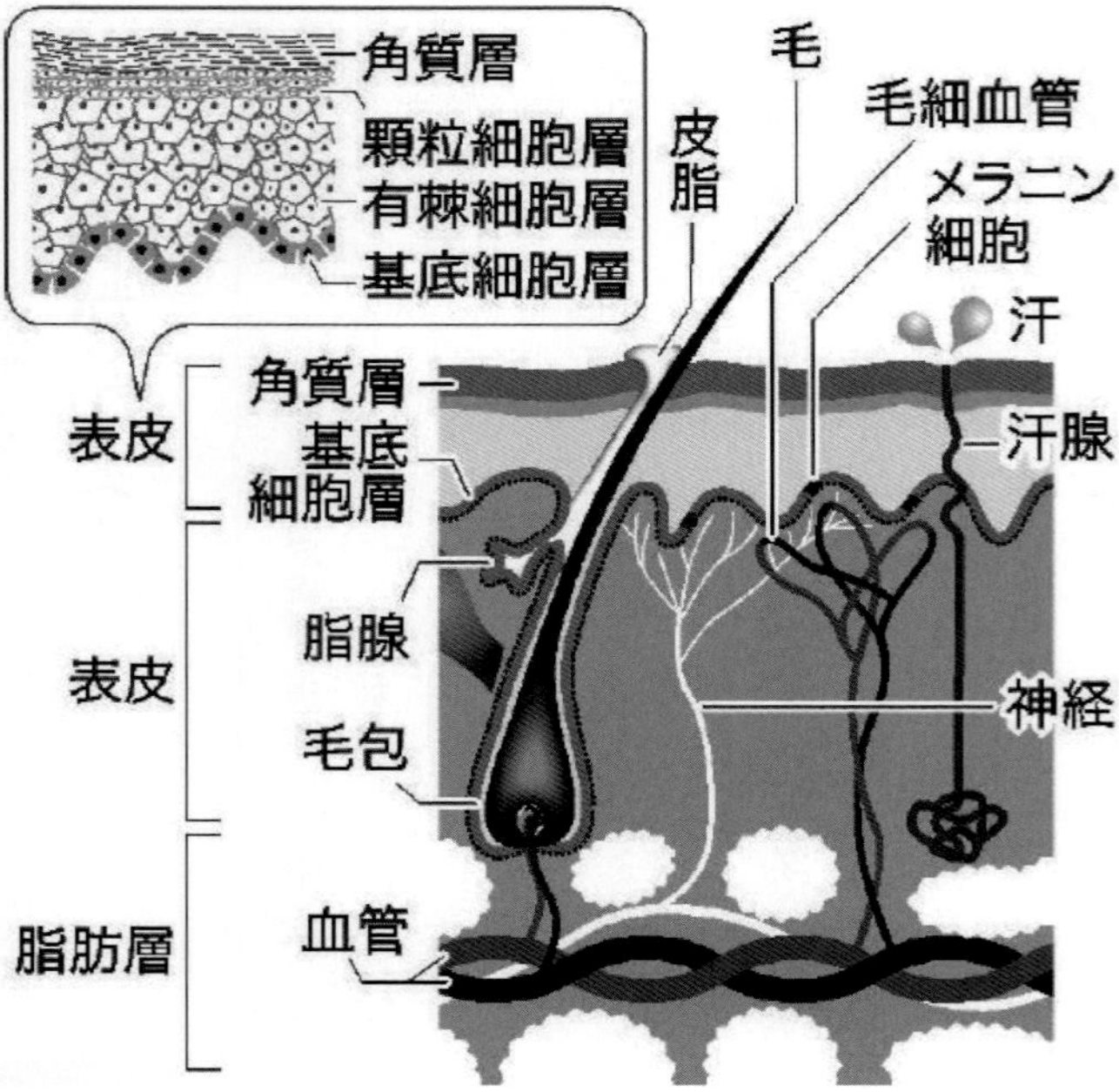

【悪性黒色腫（メラノーマ）】

メラノーマは、いわゆるホクロのがんであり、表皮の色素細胞が悪性化したものです。不正形の黒色調を呈する色素斑として認識されます。その後、真皮に浸潤・増殖を起こせば隆起性病変や潰瘍性病変となり、転移の確率も高くなります。

【乳房外パジェット病】

乳房外パジェット病は、表皮内癌の一種です。表皮の下にまで腫瘍細胞が浸潤するとパジェットがんになります。高齢者の陰部に生じることが最も多く、色は赤から黒、白までさまざまな色調を示し、見た目が湿疹やタムシに似ていることが多いため、これらの疾患として治療されていることがまれならずあります。

次回は、最近の皮膚がんの診断と治療の進歩について解説します。

最新の診断と治療法（58）　皮膚がん（2）

附属病院皮膚科　講師　松永　純
主任教授　鈴木民夫

【ダーモスコープ】

ありふれた皮膚病と似た外観を示す隠れた皮膚がんを早期に見つけ出すことは、皮膚の所見を読む訓練を積み重ねた皮膚科専門医でなくては出来ません。最近の進歩として、10年ほど前からダーモスコープが皮膚科診療に導入され始めました。ダーモスコープは、10倍程度の拡大鏡で、散乱光を抑えるレンズと明るい光源が付いており、皮膚表面から真皮上層までを詳細に観察することが出来ます。

とくに色素性病変の鑑別に役立ち、悪性黒色腫、基底細胞がんなどの黒色の悪性腫瘍と、ホクロ、年寄りイボ、老人性色素斑あるいは角層下出血などの同じように黒色を呈する良性疾患との鑑別に有用です。検査時間が短く、皮膚生検と違って侵襲がまったくないという利点があります。また現在では、ダーモスコープの所見の記載と解釈に関するテキストも発行されており、皮膚科診療には欠かせない診断器具となりました。デジタルカメラで直接撮影できるタイプでは、映像を記録に残せるため、より詳細な検討を加えることが可能です。

【確定診断】

皮膚がんの治療は、基本的に切除です。従って、皮膚所見による診断精度が向上した現在でも、不適切な手術を防ぐためには、皮膚生検を行って病理組織学的に診断を確定させることが基本となります。これは、疾患によって切除範囲やその後の治療方針が異なるためです。

【センチネルリンパ節生検】

皮膚がんの病期分類は、原発巣の大きさ、リンパ節転移の有無、遠隔転移の有無で疾患ごとの基準に従って行われます。顕微鏡で見ないと分からない微少なリンパ節転移は、ＣＴやMRIなどの画像検査では知ることができません。２０００年頃からがん細胞が最初に転移するリンパ節を同定する手技が導入されるようになりました。このようなリンパ節をセンチネルリンパ節（見張りリンパ節）と呼びます。

局所麻酔下に実施可能で、全身麻酔下にすべてのリンパ節をまとめて取るリンパ節郭清と比べてはるかに患者さんの体への負担が軽く、また所属リンパ節をより正確に同定できます。悪

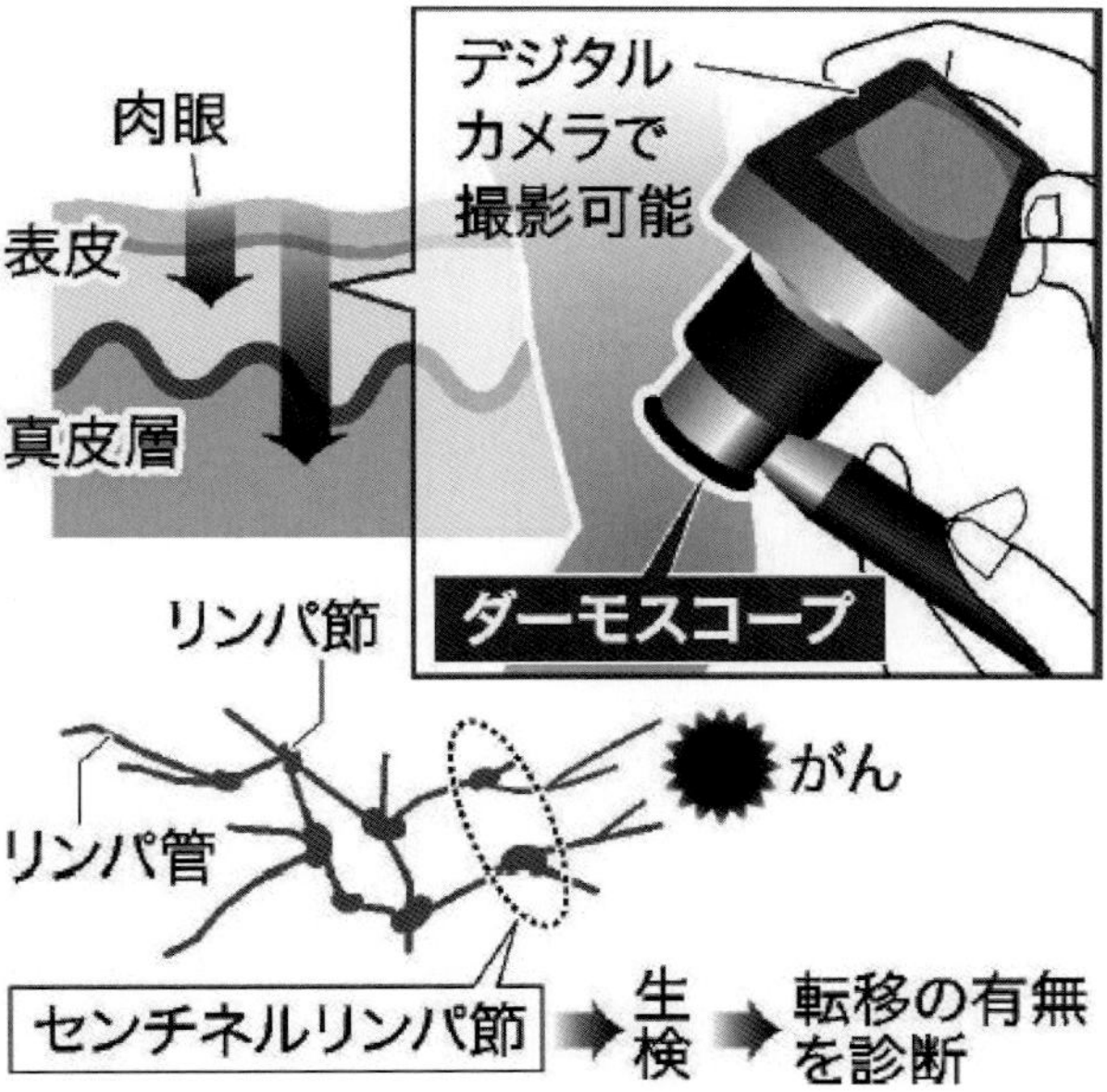

性黒色腫に関しては、２０１０年4月1日から保険診療になりました。10年間、各施設が費用を負担しながら実施してきた努力の結果です。残念ながらセンチネルリンパ節生検を行うためには、ガンマプローブという高価な器械が必要なため、実施できる施設は限られています。実際には悪性黒色腫以外の皮膚がんでも、転移の可能性が高い症例では積極的にセンチネルリンパ節生検が行われています。

【今後の課題】

遠隔転移を起こした皮膚がんの治療については、抗がん剤を使った治療が行われますが、成績は必ずしも良くありません。今後、分子標的薬などを含めた新しい展開が求められています。

最新の診断と治療法（59） 肉腫について

整形外科学講座　助教
土屋登嗣

肉腫は、軟部組織（脂肪、線維、神経）や骨から発生した悪性腫瘍です。一般的に、がんと同じと考えてください。がんは、上皮から発生した悪性腫瘍です。肉腫は四肢に発生することが多いですが、どこにでも発生します。

肉腫は、非常にまれです。山形県内では、四肢に発生した肉腫は、ほとんどが山形大学附属病院か山形県立中央病院で治療を行いますが、年間約20例程度です。ですから、身近ではなく、一般的にあまり聞いたことがないかもしれないかもしれません。

軟部組織から発生した腫瘍を軟部腫瘍、骨から発生した腫瘍を骨腫瘍と分けます。軟部腫瘍、骨腫瘍は、良性と悪性を合わせて、それぞれ１００種類、70種類程度あります。良性は、○○腫と呼ばれる事が多く、脂肪腫や血管腫などがあります。悪性は、○○肉腫と呼ばれる事が多く、脂肪肉腫、骨肉腫などがあります。軟部肉腫では、脂肪肉腫、悪性線維性組織球腫、滑膜肉腫、悪性末梢（まっしょう）性神経鞘腫の順に多く、骨では、骨肉腫、軟骨肉腫、Ewing肉腫の順に多いです。

診断は、腫瘍の一部を採取する生検（組織試験採取）による病理診断にて確定します。生検の方法は、針生検（専用の針で採取）、切開生検（手術室で皮膚を3センチ程度切開してメスで採取）、切除生検（全部切除して採取）があります。状況によって、いずれかで行います。病理診断は、組織像の多様さ、種類の多さから、非常に難しい事があります。遺伝子診断、他施設への相談が必要になることがあります。また、肉腫には、がんで一般的な採血による腫瘍マーカーはありません。

治療は、手術が基本であり、補助的に放射線療法、化学療法を行います。これらを組み合わせていきます。高悪性（転移しやすい）であれば、転移抑制や微小転移せん滅のために、化学療法を行うことが多いです。

手術は、広範切除（腫瘍を周囲の組織と合併切除）が標準的です。再発率は20％程度です。これは、周囲の筋肉、神経、血管の合併切除を行いますので、機能喪失が大きくなる事があります。切除後には、骨の場合、腫瘍用人工関節置換が必要となる事があります。また、形成外科医による筋皮弁、血管移植が必要になることもあります。最近は、広範切除では機能喪失が大きすぎる場合、縮小手術として、最小限の腫瘍切除と補助的にアクリジンオレンジ治療を行っています。しかし、術後の機能、合併症を考えると、現在でも切断が最も良い手術である事があります。

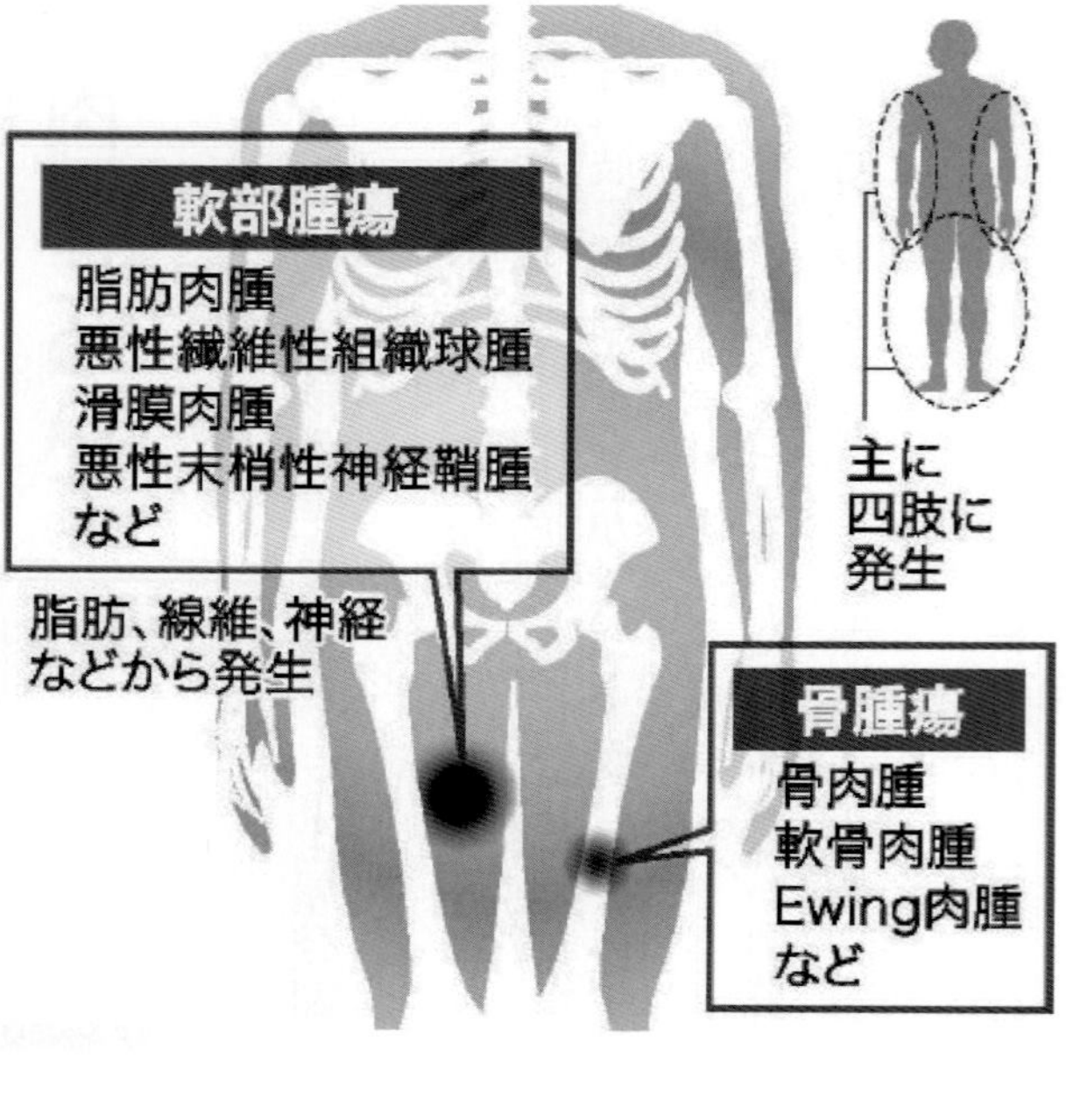

最新の診断と治療法（60）がんの骨転移

整形外科学講座　助教
土屋登嗣

がんが発生した部位を原発と言います。転移は、原発から離れて、他の部位へがんが移った場合を言います。その中で、骨への場合、骨転移と言います。がんは、年間60万人程度発症しています。骨転移は、終末期を含めて、年間10〜20万人程度に新たに生じていると推定されています。

骨転移の症状は、痛みと麻痺（まひ）があります。骨転移などによって、骨が弱くなると、骨折を起こすことがあり、病的骨折と言い、激痛を生じます。この病的骨折を起こしそうな状態を切迫骨折と言い、痛みの程度はさまざまです。脊椎（背骨）では、痛みの他に、がんが大きくなると脊髄（神経）を圧迫し、麻痺が起こります。手足の動きや感覚が悪くなります。

ほとんどの患者さんは、原発担当科において、原発に対する治療が行われています。外来経過観察中などに、体のどこかに痛みを自覚し、再受診します。エックス線写真、CT検査、骨シンチグラムなどで、骨転移が疑われ、当科に紹介となります。診察、さらにMRI検査など行い、骨転移であるか、切迫骨折か、麻痺の有無を判断します。

治療には、原発担当科医を中心に、整形外科医、放射線腫瘍医、さらに、緩和ケアチームが協力していく事が多いです。当院では、キャンサー・トリートメント・ボード（Cancer Treatment Board）で、関連する複数の治療科医が集まり、一緒に検討することが多くなっています。

治療は、化学療法、骨吸収抑制剤、放射線治療、手術、鎮痛薬を組み合わせます。化学療法は、原発に有効な薬剤を、使用します。骨吸収抑制剤は、数年前に保険適応となり、現在はほとんどの患者さんで使用しています。放射線治療は、多くの患者さんで適応であり、がんの種類、症状、部位を考慮し、行われます。

手術を行う患者さんは、ごくわずかです。四肢においては病的・切迫骨折時には、髄内釘固定（骨内に金属の心棒を挿入）を行います。腫瘍切除と人工関節置換術を行うこともあります。脊椎では、麻痺に対して、除圧術（圧迫の解除）と固定術（周囲の脊椎と固定）を行います。鎮痛薬は、痛みの程度に応じて、麻薬を含めて使用します。当院では、麻薬の使用については、緩和ケアチームが担当することが多くなっています。

骨転移の治療に決まったものはなく、進行していく状況によって、変更をすることが大切です。治療科の連携することが、より良い治療になると考えています。

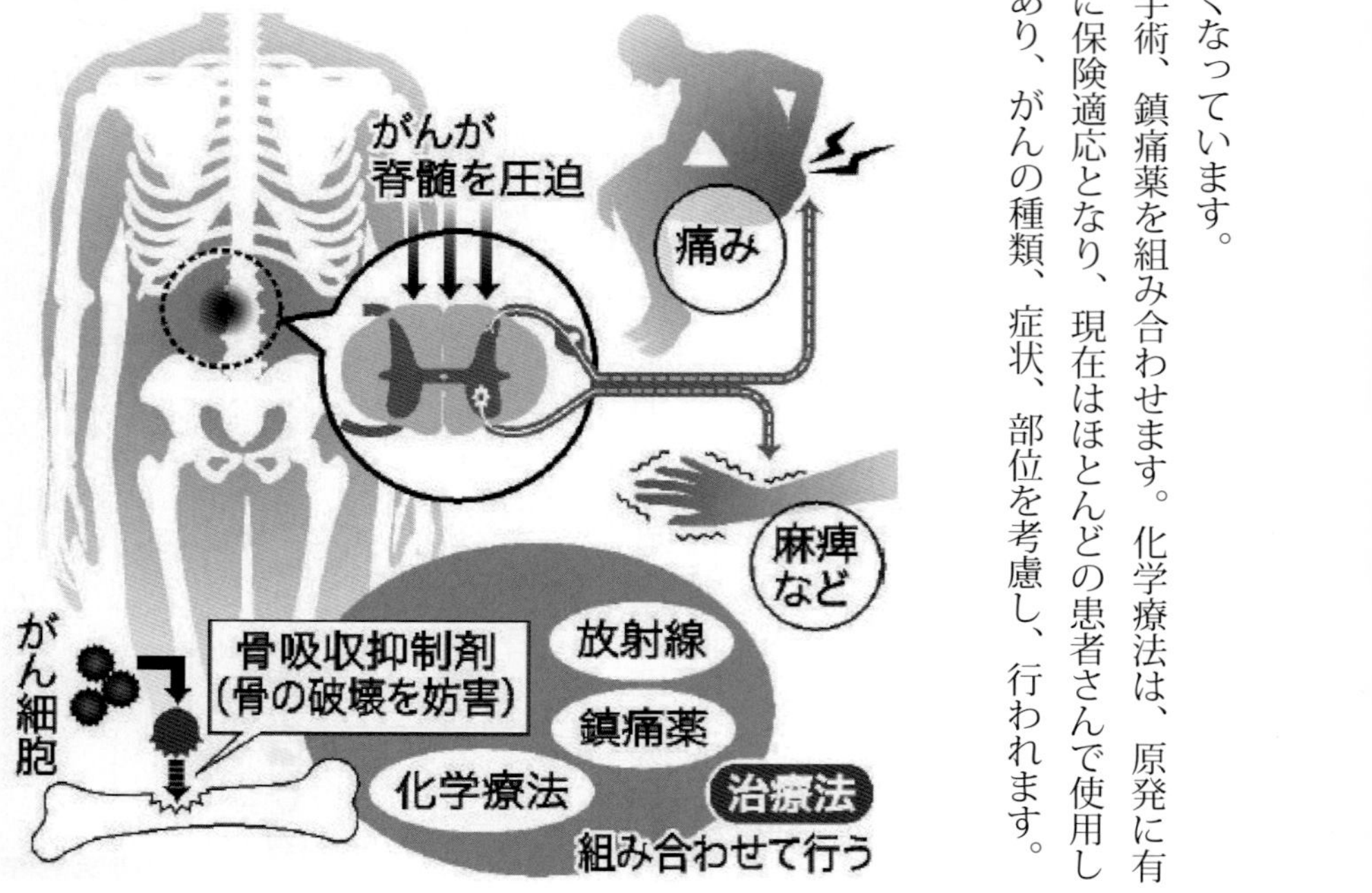

最新の診断と治療法（61）　骨のがん

整形外科学講座　助教
土屋登嗣

骨に発生する悪性腫瘍は、肉腫と悪性リンパ腫、多発性骨髄腫があります。その中で、肉腫について、説明します。

2003年度に日本全体で、新たながんは約64万人でした。腫瘍別に、胃10・6万人、肺7・8万人、結腸6・5万人、乳房4・5万人、肝4・3万人でした。骨発生肉腫は2008年度に、日本全体で385人であり、年度の違いはありますが、がん全体の0・06％しかありません。

骨発生肉腫は、約20種類あります。2008年度の385例中、腫瘍別の多い順に、骨肉腫169人、軟骨肉腫97人、Ewing 肉腫30人、脊索腫26人、悪性線維性組織球腫23人、その他40人でした。

症状は、どの肉腫もある程度の大きさになると、痛みがあり、病的骨折が生じると激痛となります。骨外に進展してくると腫れが出てきます。

代表的な腫瘍について、解説します。

(1)骨肉腫（通常型）は、15歳前後に多く、大腿（だいたい）骨、脛骨（けいこつ）、上腕骨に多くに発生します。以前、生存率は20％程度でした。早期に化学療法が行われるようになり、生存率は70％程度に上がってきています。

⑵軟骨肉腫は、成人に多く、上腕骨、大腿骨に多く発生します。化学療法や放射線療法は有効ではなく、手術のみの治療です。生存率は、低悪性90％程度、高悪性50％程度です。

⑶ Ewing 肉腫は、ほとんどが20歳以下で、あらゆる骨に発生します。化学療法、放射線療法が有効で、生存率は40％程度です。

骨発生肉腫全般に治療は手術・化学療法・放射線療法を組み合わせて行います。手術は、腫瘍と発生した骨、周囲の関節、筋肉、神経で包み込むように合併切除（広範切除）を行います。その切除予定で、機能的な四肢を残せる場合は温存術となり、腫瘍用人工関節などで再建します。小児では、延長できる人工関節を使うこともあります。また、機能的な四肢を残せない場合、切断術となります。

化学療法は、骨肉腫（通常型）、Ewing 肉腫では、標準的に行います。最近、その他の高悪性肉腫でも行うことが多くなっています。

放射線療法は、補助的にですが、有効な肉腫、切除不可能な場合は、積極的に行います。

その他に、手術に代わる治療として重粒子線治療があります。通常の放射線より細胞破壊力が強

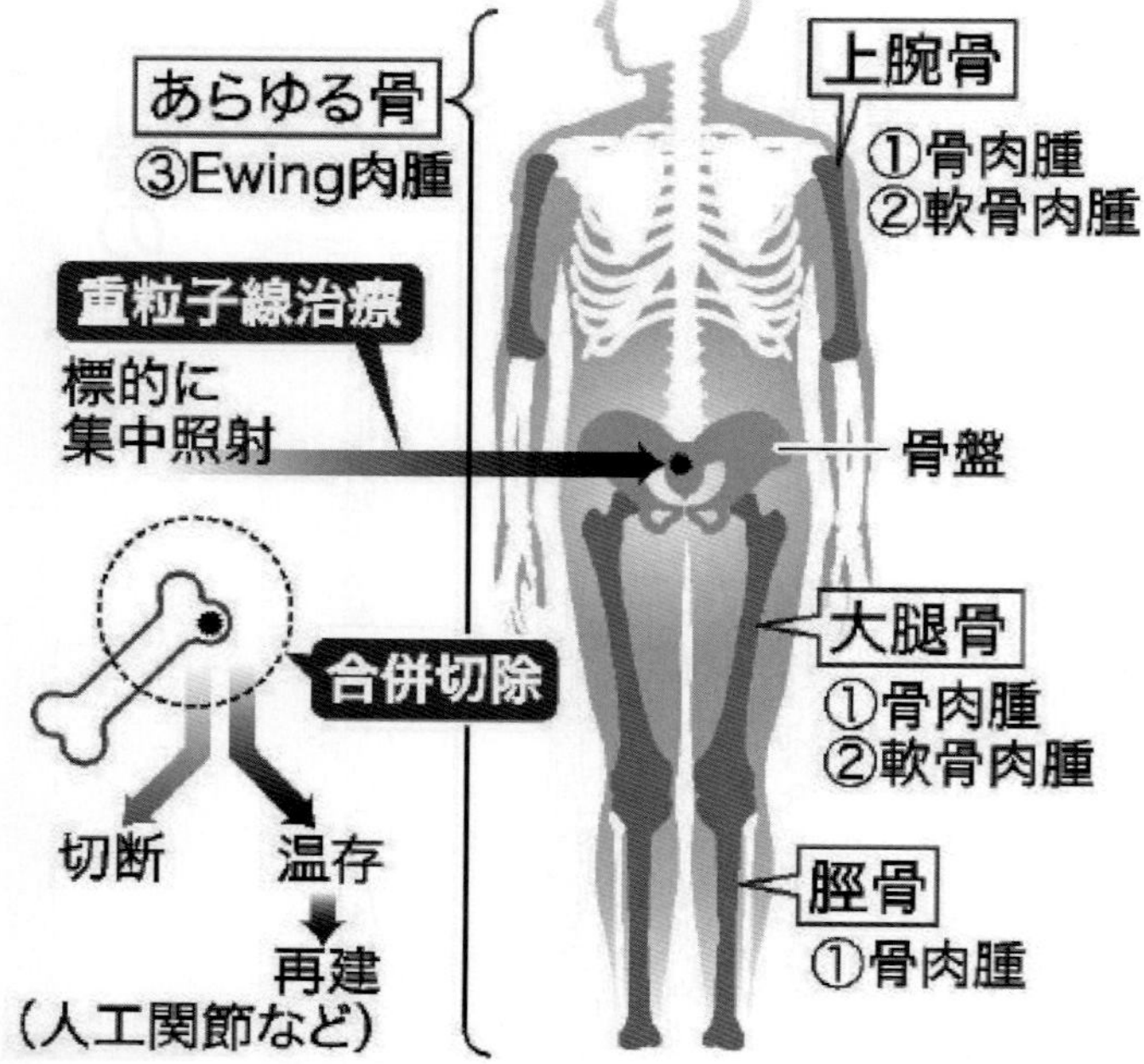

く、標的だけに集中して照射することが可能です。肉腫が骨盤に発生した場合、広範切除は、範囲の設定の難しさ、合併症の多さ、術後の機能低下の問題があります。それらの面から、重粒子線治療が適していると考えられる事があります。

骨発生肉腫は、非常にまれであり、種類、発生部位、大きさなど、同じ人はほとんどいません。治療は、個々で異なり、対応して行っています。

＊財団法人がん研究振興財団のホームページ　がんの統計より引用

＊全国骨腫瘍登録（日本整形外科学会骨軟部腫瘍委員会）より引用

最新の診断と治療法（62）

軟部組織のがん

整形外科学講座　助教

土屋登嗣

脂肪、筋肉、血管、神経などに発生する悪性腫瘍を軟部肉腫と言います。四肢に多いですが、胸腔（きょうくう）、腹腔（ふくくう）、骨盤内にも発生します。軟部肉腫は、種類は約40種類あります。

全国軟部腫瘍登録（日本整形外科学会骨軟部腫瘍委員会）によると、２００８年度の日本全体の軟部肉腫は、１０５２人（脂肪肉腫３２４、悪性線維性組織球腫２３３、平滑筋肉腫92、滑膜肉腫64、粘液線維肉腫55、その他２８４）でした。悪性腫瘍は日本全体で、毎年約60万人が発症し、胃がんは約10万人、肺がん約８万人、結腸がん約７万人、乳がん約５万人、肝がん約４万人とされています。軟部肉腫の発生率は、悪性腫瘍全体の０・２％であり、非常にまれです。軟部肉腫は、肺転移が多く、リンパ節転移は少ないとされています。

治療は、腫瘍の局所制御と肺などの転移のせん滅を目的に行います。手術、放射線療法の局所療法、抗がん剤による全身療法、これらを組み合わせて行います。

手術は、広範切除が標準です。腫瘍周囲の筋肉、血管、神経などを合併切除します。再発制御率は80％程度です。切除が難しい場合、切断となります。化学療法は、Ewing 肉腫、横紋筋肉腫では、標準的に行います。その他の高悪性肉腫でも、肺転移が考えられる場合、行うことが多くなっています。放射線療法は、補助的に行います。

新しい治療として、昨年から、アクリジンオレンジ（ＡＯ）治療を開始しました。京都府立医科大学から始められ、09年にＡＯ研究会が発足し、全国に広まりつつあります。ＡＯが、高悪性の腫瘍細胞に高集積しやすく、超音波、光、放射線を当てると腫瘍細胞が死滅する事を利用した治療です。広範切除に伴い血管、神経、筋肉の欠損にて、著しい機能低下が生じる場合、また、長時間の麻酔が耐えられない場合において、この治療の適応と考えています。

実際の治療は、腫瘍を最小限に切除し、ＡＯ溶液を手術野に浸し、特殊なフィルターを用い、残存腫瘍を可視化し、超音波メスで追加切除、光線療法、同日放射線療法を行います。最小限の切除なので、機能低下は少なく済みます。限られた症例ですが、再発制御率は、70％程度とされています。

手術に代わるものとして、重粒子線治療があります。特別な放射線治療です。日本の数カ所のみで行われています。この治療も広範切除では著しい障害が生じる可能性のある症例に適応と考えられます。

軟部肉腫は、非常に少なく、種類、発生部位、大きさなどが異なるため、同じ患者さんはいません。個々に対して、治療法を検討し、治療しています。

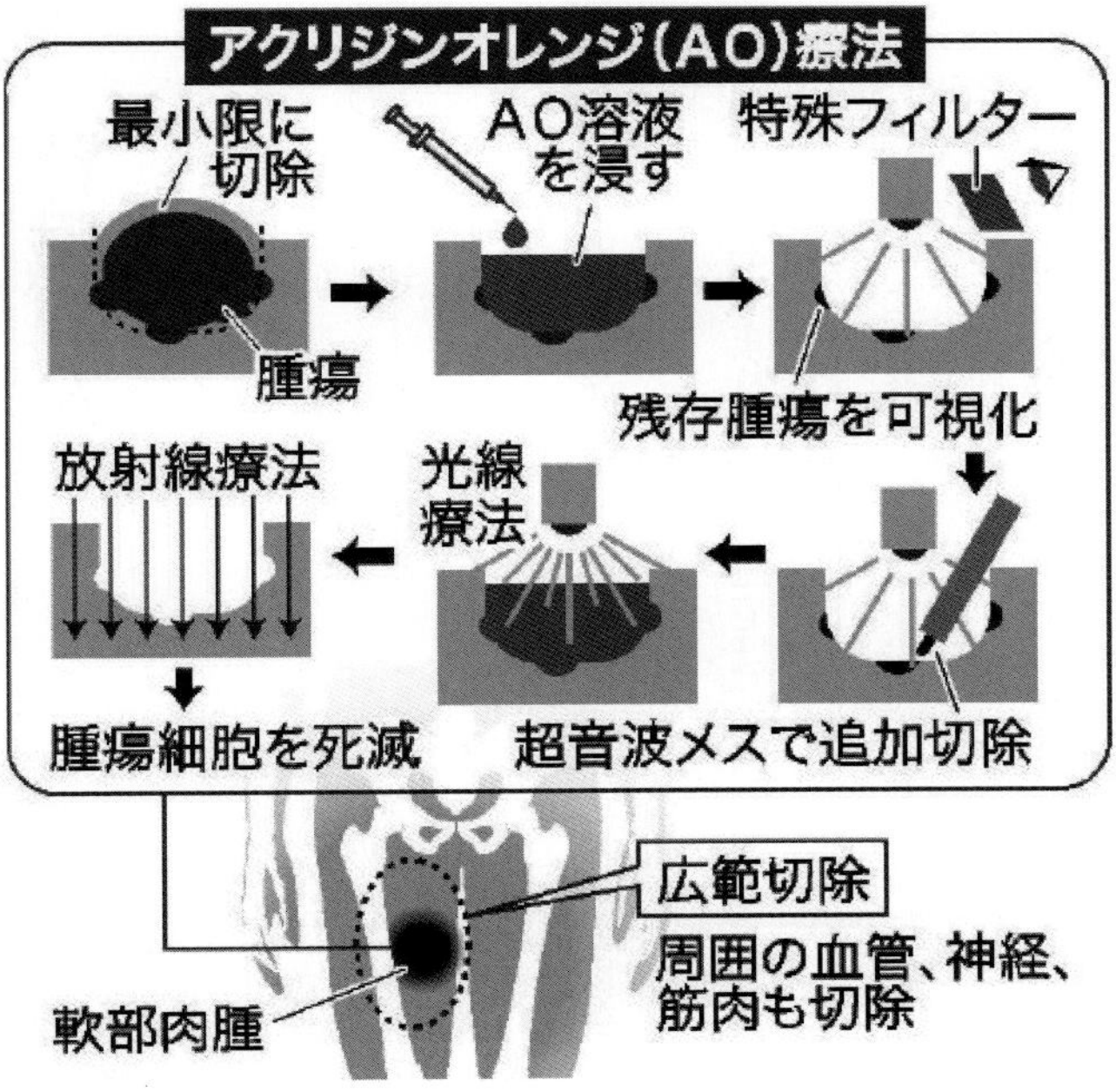

最新の診断と治療法（63）腎臓がん

腎泌尿器外科学講座　教授　冨田善彦

　腎臓は、大きさ約12センチの空豆のような形をした臓器です。これが、ちょうど背中のあたりに左右に1個ずつあります。体の水分や塩分、酸性・アルカリ性のバランスを取っており、ホルモンの産成にも関係する重要な臓器です。

　腎がんはここにできるがんですが、初期には、症状はまったくありません。最近では、他の理由で行った超音波検査やCTで偶然見つかることも多くなっていますが、脇腹のしこりとして触れたり、血尿の原因となることもあります。現在、日本では年間1万5千人以上の方が新たに腎がんになり、約7千人の方が亡くなっています。1995年にはそれぞれ9千人と4千人だったので、急激に増加していることが分かります。原因は不明の点も多いのですが、VHLと呼ばれる遺伝子の異常が引き金になっていることが多く、肥満、高血圧、喫煙、多量の乳製品の摂取が原因の一部と考えられています。

　診断はCT検査でがんかどうか、また、転移があるかどうかが分かります。特別な場合には針で一部組織を取って、病理検査でがんかそうでないのか調べることもあります。

　治療は、手術でがんを取る外科的療法が中心になります。腎臓とがんを周りの脂肪とともに摘出する「根治的腎摘除術」が基本ですが、小さい場合には、がんの部分だけを取って、正常の部分を残す、「腎部分切除術」

が可能です。腎臓は二つあるので、一つ取っても日常生活は普通にできる場合がほとんどですが、部分切除でなるべく腎臓の機能を多く残した方が、いろいろな点でよいことがわかってきました。この二つの手術は腹部を切開する「開腹手術」と小さい穴をあけて内視鏡で見ながら行う「腹腔鏡下手術」の2種類がありますが、肝心なのは確実にがんを取り除くことですから、どちらの方法で行うかは適切に判断することが重要です。創（きず）が小さくても取り残しがあっては元も子もありません。

　手術で切除できない場合や転移のある場合には薬物療法が行われます。これまではインターフェロンやインターロイキン2などサイトカインという薬しかありませんでしたが、この数年、ネクサバール、スーテント、アフィニトール、トーリセル、インライタといった分子標的薬が使用可能になってきています。これまで手の打ちようがなかった患者さんでもこれらの新薬で治療が可能になった半面、独特の副作用がでますので、使用経験の豊富な医師にかかる方がよいでしょう。山形大学医学部附属病院では、国内有数（年間70例以上）の手術件数と新薬の使用経験（100例以上）を有しています。

　腎がんは血液検査や尿検査では診断できないがんなので、人間ドックや集団検診際にはぜひ超音波検査（エコー）を受けて早期発見に努めましょう。

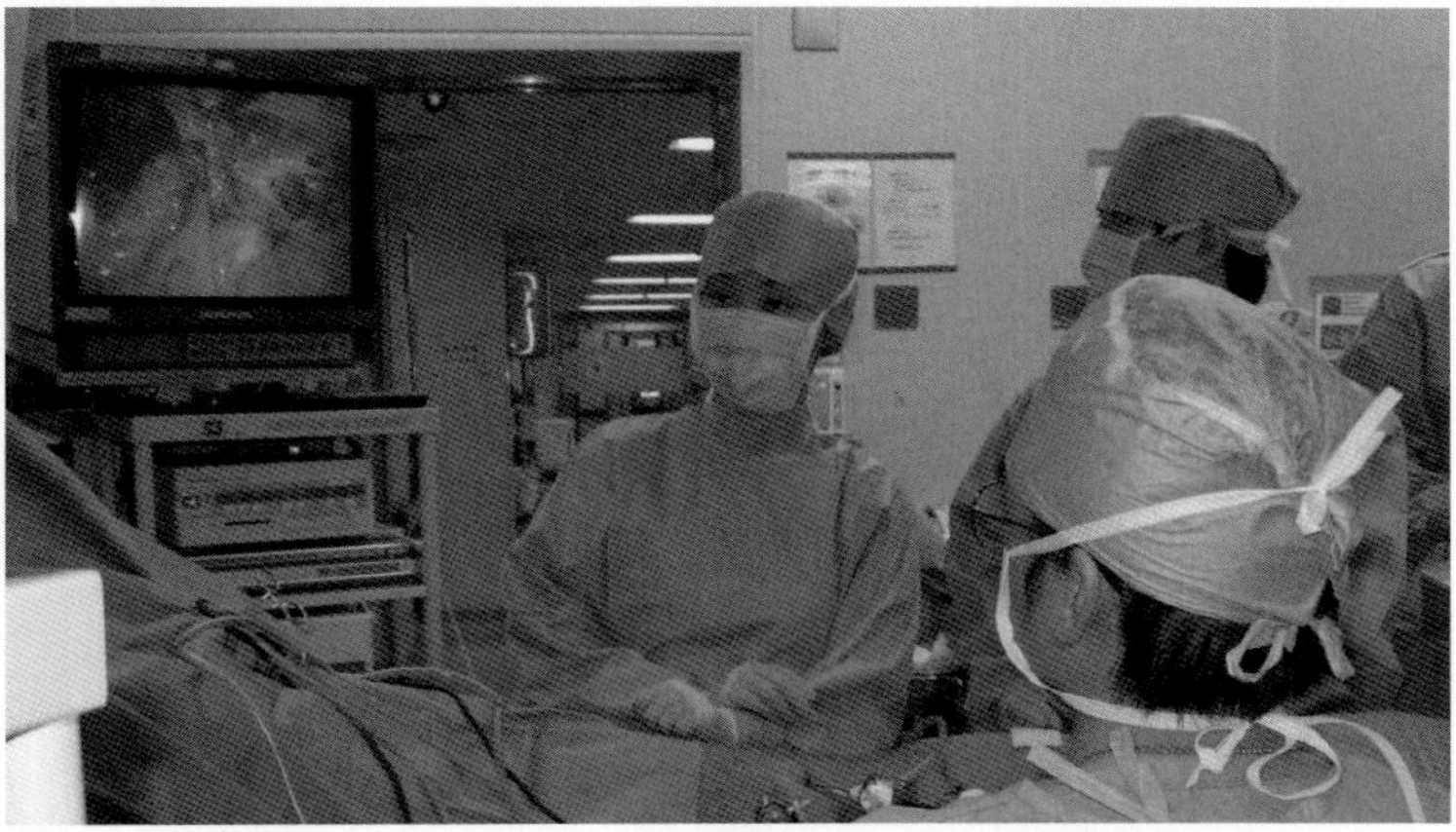

腎がんの腹腔鏡下手術。小さい孔を数カ所あけて体の中に器具を挿入してモニターを見ながら手術する。腹部を大きく切る手術に比較して負担が少ないが、取り残しの無いようにするため、細心の注意と高度な技術が必要である

最新の診断と治療法（64）　膀胱がん

腎泌尿器外科　助教

川添　久

尿は、腎臓でつくられ尿管を通過し膀胱（ぼうこう）に流れます。膀胱は500ccくらいの尿をためることができ、尿の貯水槽として重要な役割をしています。膀胱がんは、その膀胱の粘膜より発生する悪性腫瘍です。

膀胱がんはわが国においては泌尿器がんの中で最も頻度が高く、10万人当たり6～7人程度に見つかります。男性のほう女性よりも約4倍かかりやすく、高齢者に多い疾患です。危険因子として喫煙、職業性発がん物質への暴露などが挙げられています。喫煙は、最も重要な膀胱の発がん因子であり、喫煙者は非喫煙者と比較し2～4倍も膀胱がんの発症リスクが高くなるとされています。

膀胱がん患者さんの85～90％が血尿を訴えて病院を受診され、そのうち血尿以外に痛みなどの症状がない場合を無症候性肉眼的血尿と言います。膀胱がん症状のうち最も頻度が高く、過去の報告では同症状を主訴とする患者の13～28％が膀胱がんと診断されています。

膀胱がんを疑った場合、まず尿検査や超音波検査を行いますが、最終的には膀胱の内視鏡検査を行います。膀胱に腫瘍が見つかった場合、CTやMRIなどを行い、腫瘍の大きさ、深達度、リンパ節の転移や、ほかの臓器の転移の有無について検索し、総合的に判断し治療に入ります。

膀胱がんは早期がんが約70％を占め、まずは内視鏡手術による膀胱温存を目指した治療方針がとられます。麻酔をかけて内視鏡的に膀胱腫瘍を切除します。病理診断やＣＴなどで進行がんと診断された場合は、膀胱をすべて摘出する手術か放射線療法を追加する必要があります。

膀胱を摘出した場合、尿をためる臓器がなくなってしまうため、尿路（尿の通り道）を変更する必要があります。昔からおなかに採尿袋を取り付ける手術が行われていますが、最近は、腸を膀胱の代わりに袋状にし、尿道と吻合（ふんごう）して自分で排尿を可能にした新膀胱造設術が行われるようになりました。

—山形大学病院においてもこれまでに20例以上の患者さんに新膀胱造設を行い良好な成績を得ています。膀胱がんは、早期がんであれば5年生存率90％以上もあり、早期の発見が最も大切と考えられます。血尿が膀胱がん発見の第一のカギです。血尿が出た時には痛みなどがない場合でも恥ずかしがらず泌尿器科を受診しましょう。

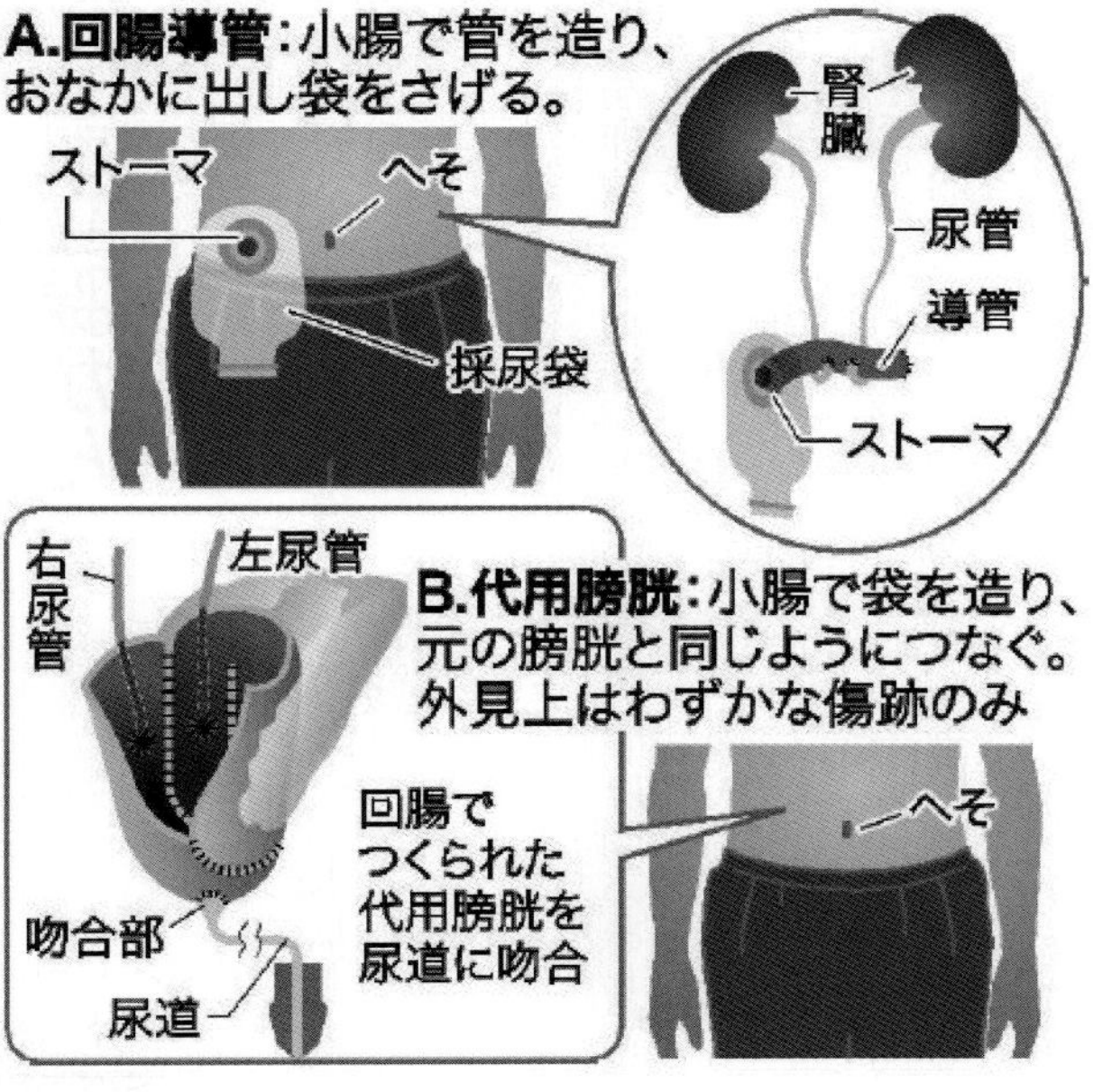

最新の診断と治療法(65) 前立腺がん

腎泌尿器外科学講座　准教授

長岡　明

前立腺は、男性生殖器官の一部で膀胱（ぼうこう）の出口にあり尿道を取り囲んでいるくるみぐらいの大きさの臓器です。前立腺は精液の一部である「前立腺液」を作る働きの他、膀胱の出口の開け閉めをして排尿にも関わっています。

前立腺がんは前立腺にできるがんです。前立腺は男性ホルモンの影響を受け、前立腺がんは男性ホルモンの影響により進行することが知られています。

前立腺がんは２００５年の時点で、胃がん、大腸がん、肺がんに次いで、男性のがんの４番目に多いがんで、患者数が年々増加しています。

症状は、初期には前立腺がん特有のものはなく、おしっこが近い、おしっこが出にくい、残尿感があるなどの前立腺肥大症（良性）と同じ様な症状であり、前立腺がんが進行していても転移がなければ症状だけでは前立腺肥大症と区別出来ません。また、前立腺がんは進行すると骨に転移しやすい特徴があり、腰痛などの検査で見つかることもあります。

診断は、スクリーニング検査として血液検査でPSA（前立腺特異抗原）を測定します。PSA値が基準値より高い場合にがんを疑い、触診、経直腸的超音波検査（肛門より検査）やMRI検査を行い、最終的な診断を行うためには前立腺生検（前立腺に針を刺してがんがないかを調べる）を行います。がんが発見され、病気の広がり具合を調べるためにはＣＴ検査、骨シンチグラフィー検査（骨への転移を調べる）などを行います。

治療は、がんの悪性度（質の悪さ）、病気の広がり具合、年齢、合併症などによって決定されますが、一般的には前立腺だけにがんが認められる場合には、根治療法として手術療法や放射線治療が行われます。前立腺をこえて病気が広がっている場合には、内分泌療法（男性ホルモンをブロックする）や化学療法（抗がん剤）が主に行われます。

山形大学医学部附属病院では、手術療法として低侵襲手術（体に負担の少ない手術）であるロボット補助下前立腺摘除術や腹腔（ふくくう）鏡下小切開手術、また、術後の性機能障害を防ぐための神経移植手術等を行っています。また、放射線治療として、副作用を増加させずにより強い放射線を腫瘍に照射することが出来る強度変調放射線治療（IMRT）を行っています。

前立腺がんは、自覚症状では発見が難しいがんです。人間ドックや集団検診での PSA 検診は、50歳以上の男性に勧められています。がんは早期発見、早期治療が大事です。かかりつけ医がある方は、ご相談下さい。

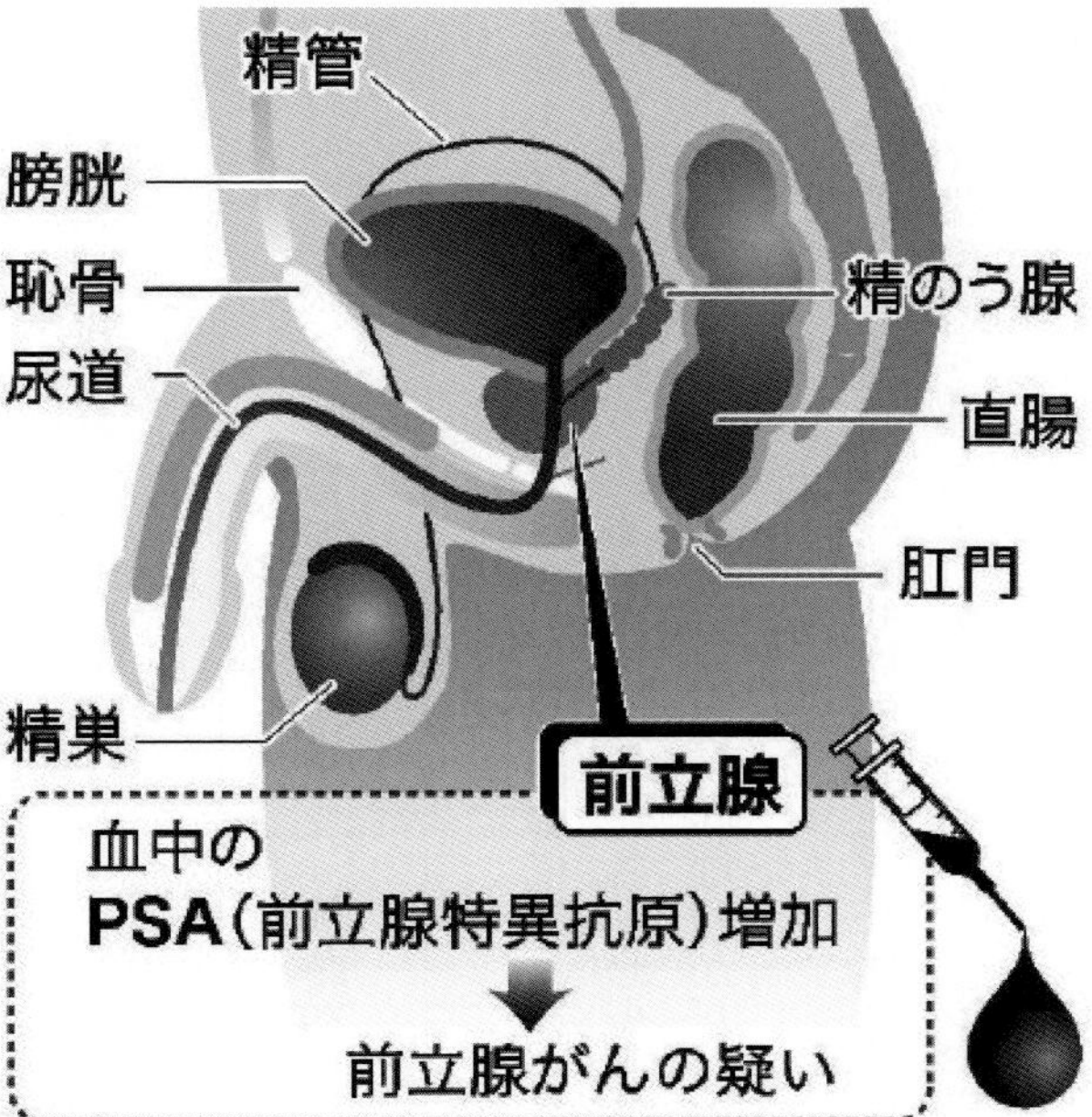
PSA（前立腺特異抗原）増加
前立腺がんの疑い

最新の診断と治療法（66）精巣腫瘍

附属病院泌尿器科　講師　加藤智幸

精巣は、男性の陰嚢の中に左右一つずつあり、精子と男性ホルモンを作っています。精巣の中には「精細管」と呼ばれる細い管が詰まっており、その中には精子の元となる「胚細胞」、精子形成の場となる「セルトリ細胞」、男性ホルモンを分泌する「ライディッヒ細胞」があります。ほとんどの精巣腫瘍は胚細胞ががん化したものです。

精巣腫瘍の発生率は10万人に1～2人くらいで比較的まれな病気ですが、20～40歳の若い男性に好発し、この年代に発生するがんの中では最も多いものです。小児や10代の男児にも発生します。早期からリンパ節や肺に転移するなど進行の早いことも特徴の一つです。家族の中に精巣腫瘍にかかった人がいる場合や、停留精巣の既往がある場合は精巣腫瘍の危険性が高くなるので注意が必要です。

精巣腫瘍は、組織型の違いによってセミノーマ（精上皮腫）と非セミノーマに分類されます。非セミノーマは胎児性がん、卵黄嚢腫、絨毛がん、奇形腫のうちいずれか一つを含むものを指します。日本ではセミノーマと非セミノーマの割合は6対4くらいです。一般にセミノーマには抗がん剤を用いた化学療法と放射線療法がともに有効で比較的予後が良く、非セミノーマには化学療法は有効ですが、放射線療法の有効性は低いという特徴があります。

精巣腫瘍は早期では痛みや他の症状を伴わない陰嚢内容の腫大によって発見されることがほとんどです。陰嚢の上から触ると精巣の一部または全体がしこりとして硬く触れます。進行するとおなかや首のリンパ節の腫大、腰の痛み、呼吸困難など転移による症状で発見されることもあります。

　精巣腫瘍の有無を調べる検査には陰嚢の触診、超音波検査、MRI、血液検査（腫瘍マーカー＝AFP、HCG、-LDH）などがあります。これらの検査で精巣腫瘍が疑われたら、診断と治療を目的として、すぐに精巣を摘出する手術を行い、病理検査（顕微鏡検査）で診断を確定します。精巣腫瘍であることが判明したら、腹部超音波検査、胸部エックス線検査、胸腹部CT検査、骨シンチグラムなどで、転移の有無を調べます。転移がなければ、この手術だけでほとんどの場合完治します。転移がある場合でも、抗がん剤による化学療法、放射線療法、転移巣を摘出する手術を組み合

精巣腫瘍啓蒙活動用パンフレット

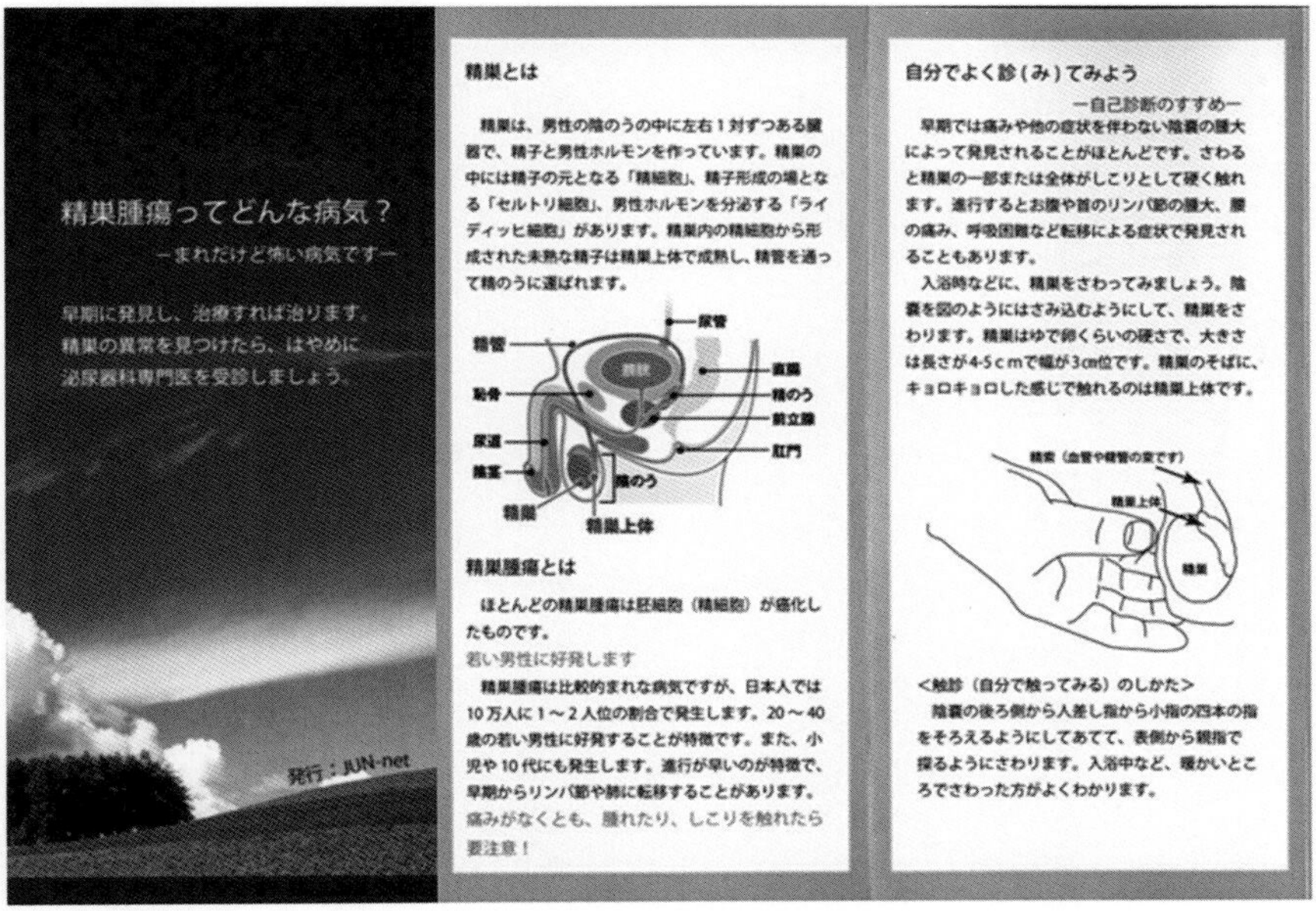

わせた集学的治療で完治が期待できます。

早期に見つけることで、より完治する可能性が高くなります。入浴時などにときどき自分の陰嚢を触ってみて下さい。中身が大きくなっていたり、しこりがあることに気づいたら恥ずかしがらずにすぐ泌尿器科に受診しましょう。

山形大学医学部泌尿器科ではNPO法人「日本腎泌尿器疾患研究ネットワーク（JUN-net）」http://junnet.org/を設立し、山形県医師会の協力を得て講演やパンフレットの作成など、精巣腫瘍早期発見に向けての啓発活動を行っています。パンフレットや出張講演のご希望がございましたらinfo@junnet.orgまでご連絡ください。

最新の診断と治療法（67） 原発不明がん

臨床腫瘍学講座　教授　吉岡孝志

「がん」では、最初に発生した場所を原発巣と呼び、そこから血管やリンパ管などを通って他の部位に「がん細胞」が生着して腫瘍を形成した場所を転移巣と呼びます。「肝転移を伴う胃がん」であれば原発巣が「胃」、転移巣が「肝臓」という事になります。普通の場合、最初に原発巣が見つかり、転移巣があるかどうか検査を行い治療方針の決定を行っていきます。しかし、転移巣の方が最初に見つかり、いろいろな検査や経過の観察を行っても原発巣が見つからない事もあります。これを「原発不明がん」と呼んでいます。

原発不明がんというと、非常にまれな病気のように聞こえますが、実際は血液の「がん」を除く悪性腫瘍全体の数%を占めるといわれており、胃がんや肺がんのように、数の多い「がん」ではありませんが、決して珍しい病気というわけではありません。病巣の一部を採って顕微鏡で細胞が形成する組織の形（組織型）を観察すると、9割近くが「腺がん」と呼ばれる形態を取っています。「腺がん」は、膵臓（すいぞう）・肺・胃・大腸がんに多く見られる組織型で、原発不明がんと診断されても経過を観察して行くうちに、これらの臓器に原発巣が見つかることが1割から2割あると言われています。

転移巣が見つかったら、まず採取できそうな所から組織を採って、顕微鏡で調べて組織型を確認します。その際、組織を特別な染色法で染めると原発巣の特定のため情報が得られる事があります。また、同時並行していろいろな臨床検査を行っていきます。血液検査・エックス線検査・胃並び大腸内視鏡検査・CT検査・ポジトロン断層撮影（PET）などを行う事で、原発巣が見つかる場合もあります。これらの検査を行っても「原発不明がん」と診断された場合、「原発不明がん」の中でもある特定の治療に極めてよく反応する特殊タイプがありますので、そういうタイプに該当するかどうかを調べて行きます。また、これらに該当しない場合でも治療の方針はガイドラインの形で既に示されています。

原発不明がんの厄介な所は、原発巣が分からないという事で、治療方針が立たないと医師側が戸惑い、その戸惑いが診療を受ける側の不安を増幅させて、とてもたちの悪い奇病に取りつかれてしまったと誤解されてしまう事です。先にも述べたとおり、一定の頻度存在する病気であり治療の指針も出ています。また、われわれのような腫瘍内科医に紹介して頂くのも一つの方法だと思います。

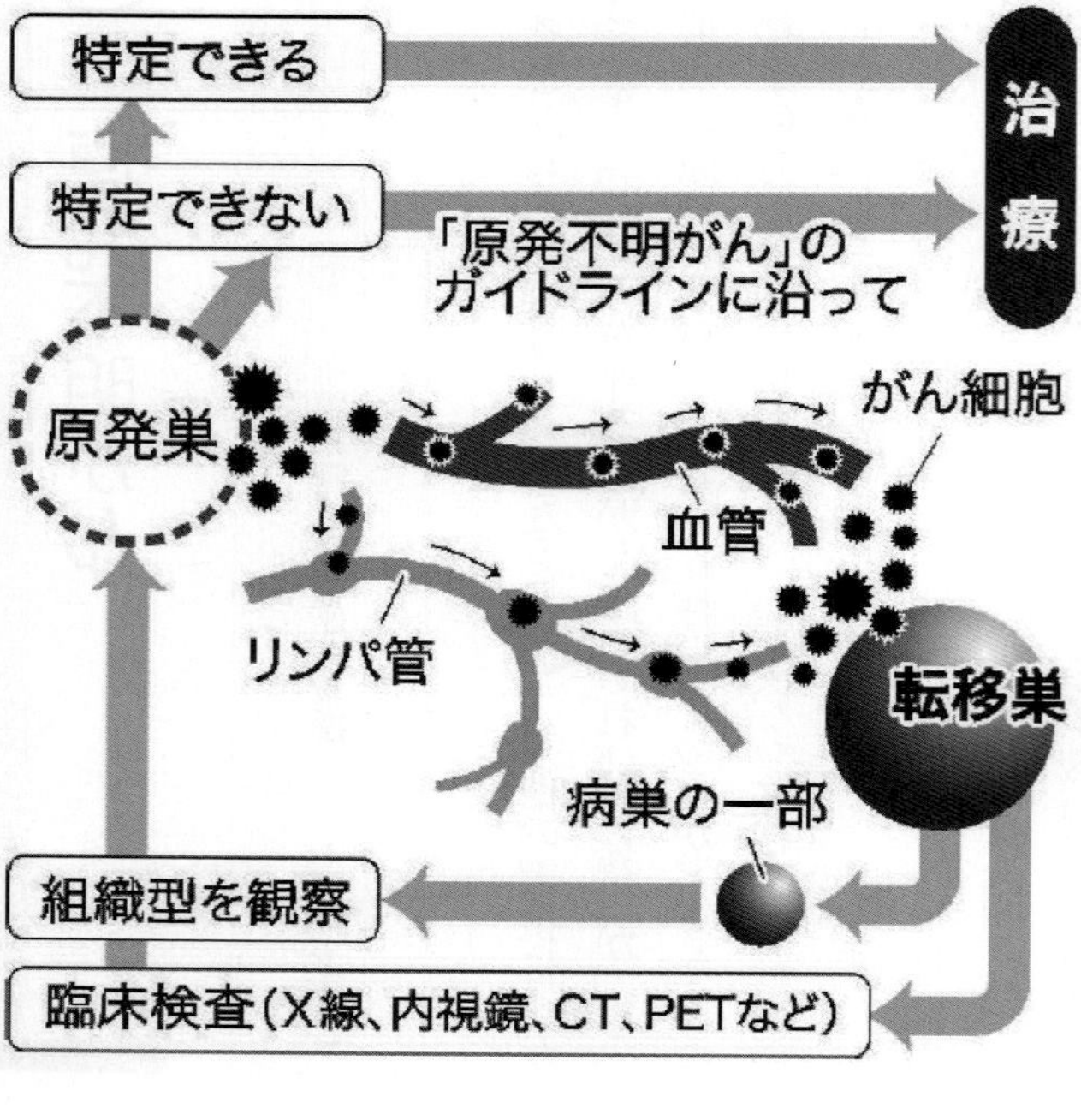

最新の診断と治療法（68）がんとエイズ

感染症学講座　教授
本郷誠治

ヒトにがんを引き起こすウイルスには次のものが知られている。エプスタイン・バーウイルス(Epstein-Barr virus EBV）は、赤道アフリカの小児に多発するバーキットリンパ腫や中国南部の成人に多い上咽頭がんの原因である。一部の胃がんやホジキン病（悪性リンパ腫の一種）の腫瘍細胞中にもEBVのDNAが検出され、病因と考えられている。本ウイルスに多くの人は乳幼児期までに感染して無症状に経過するが、思春期にキスなどで初感染すると伝染性単核症として発症する。

B型肝炎ウイルスやC型肝炎ウイルスに感染した人が10～20年の慢性肝炎ののち肝硬変に進展し、やがて肝がんが発生する。

ヒトパピローマウイルスには100種類以上の遺伝子型があり、ヒトの皮膚や粘膜に感染してイボ状病変を形成する。その中で16型と18型が子宮頸（けい）がんで高率に分離され、その原因ウイルスと考えられている。最近、日本でも子宮頸がんの予防のためにこのウイルスに対するワクチン接種が行われるようになった。

ヒトTリンパ球向性ウイルス1（Human T-lymphotropic virus 1 HTLV-1）は、逆転写酵素を持つレトロウイルス科に属し、日本の南西部出身者に見られる成人T細胞白血病の原因となる。HTLV-1はこれに感染した母親から母乳を介して子に感染し、子は無症状のままウイルスを持ち続けるキャリアとなる。その一部が40歳以降に成人T細胞白血病を発症する。キャリアの母乳が感染源となるため人工栄養哺育で子がキャリアになることを予防することが成人T細胞白血病の予防につながる。

エイズ（後天性免疫不全症候群 acquired immunodeficiency syndrome AIDS）とは、レトロウイルス科に属するヒト免役不全ウイルス（Human immunodeficiency virus HIV）に感染したヒトが無症状で10－20年経過した後に、細胞性免疫が低下して、さまざまな感染症にかかりやすくなって発症した状態であり、感染症で死亡する。HIVはヘルパーT細胞という免疫の司令塔の役割をしているリンパ球に感染するため、ヘルパーT細胞が死滅して減少していくと免疫力が低下して、健常人が感染しないような病原性の低い微生物にも感染して発症する（日和見感染症）。

また、われわれの体内では頻繁に小さな腫瘍が発生しているが、免疫監視機構によりそれが排除されているためにがんの発生に至らないで済んでいると考えられている。しかしヘルパーT細胞が減少するとこの監視機構が働かず、カポジ肉腫や悪性リンパ腫というがんが発生するようになる。

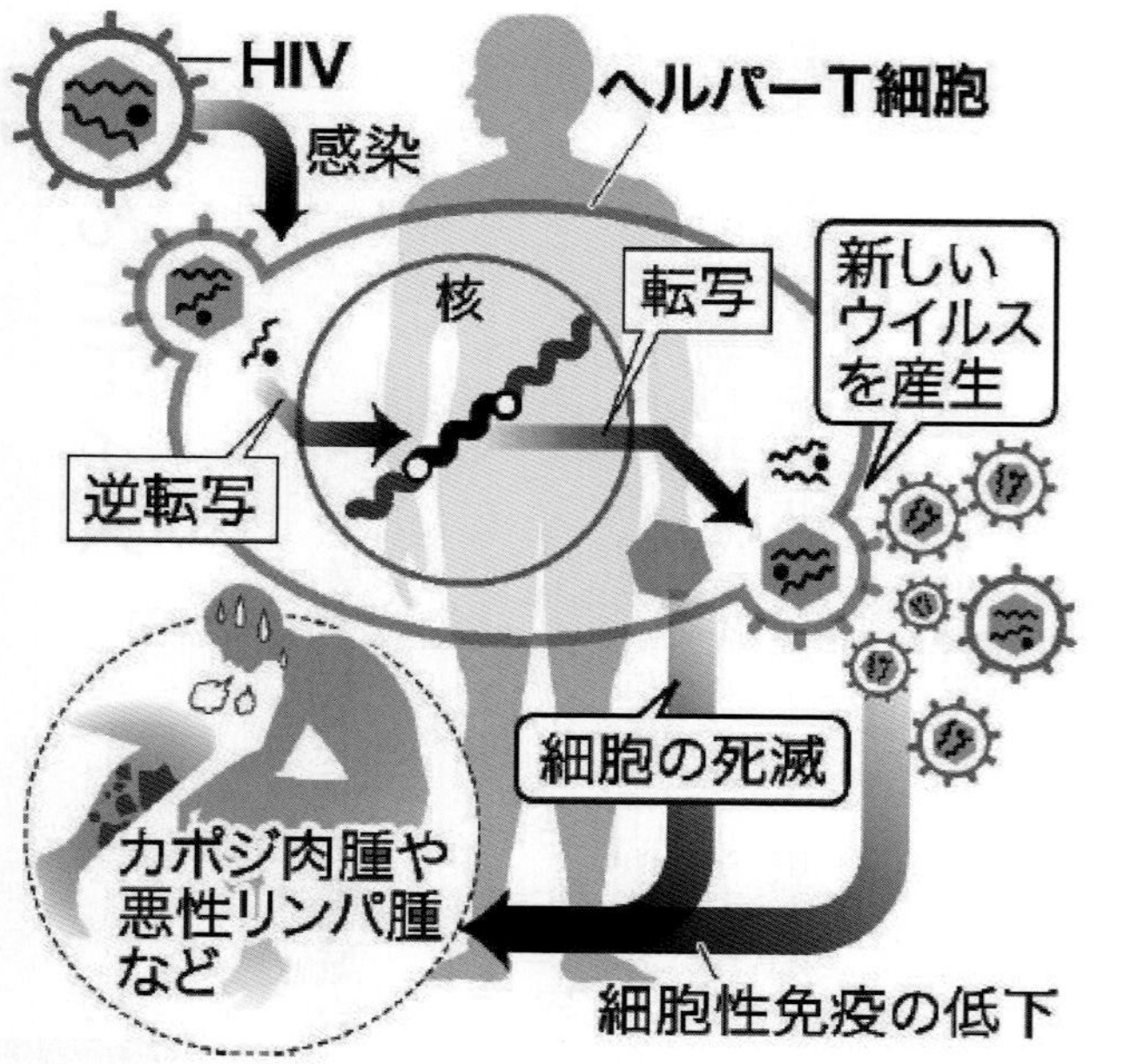

その他（1）がんの情報得るには

臨床腫瘍学講座　助教　福井忠久

誰でもがんと言われると困惑するものです。患者さん自身の体験談として「医師の説明を聞いても頭が真っ白で覚えていない」などよく聞く話だと思います。同様に、家族も不安や驚きでいっぱいになります。しかし、時間がたつにつれて気持ちが整理され、知人の話やテレビ、雑誌の記事がしだいに気になってくるのではないでしょうか。あるいは、知人と同じ病気なのに治療法が異なる、なぜ自分は手術が出来ないかなど、疑問点は次から次へと出てきます。がんの情報を得ることは、こういった病気に対する不安や疑問を解消することに役立ちます。

がん情報を得る手段にはいくつかあります。がん治療を受ける大前提として、がん告知を含めて自分の病状を理解することが重要です。納得できるまで担当医と話し合い、説明を受けた方が良いと思います。主治医以外の意見（セカンドオピニオン）を聞いてみることも役立つことがあります。

内科、外科で見解が異なることもあります。病気に対する一般的な内容であれば、国立がんセンター情報サービスがあります＝表1。さらに、診療情報、治療成績などをインターネットのホームページに記載している病院も増えています。山形大学医学部附属病院も表1の様なホームページを開設しています。各病院には医療相談窓口があり、山形大学医学部附属病院においても「がん患者相談室」が開設されています。医療費の問題、転院や在宅診療の支援、告知やがん診療に対する不安・家族のケア、緩和ケアなどについて無料で相談に乗ってくれます。

注意が必要なのは病院で提供する以外の治療法です。さまざまな免疫療法やサプリメント内服などの「がん補完代替医療」と呼ばれる治療は、情報源がはっきりしなく医学的根拠に基づいた治療ではないこともあるために、慎重な判断をする必要があります。これらについても担当医師、上記窓口に相談してみてはいかがでしょうか。

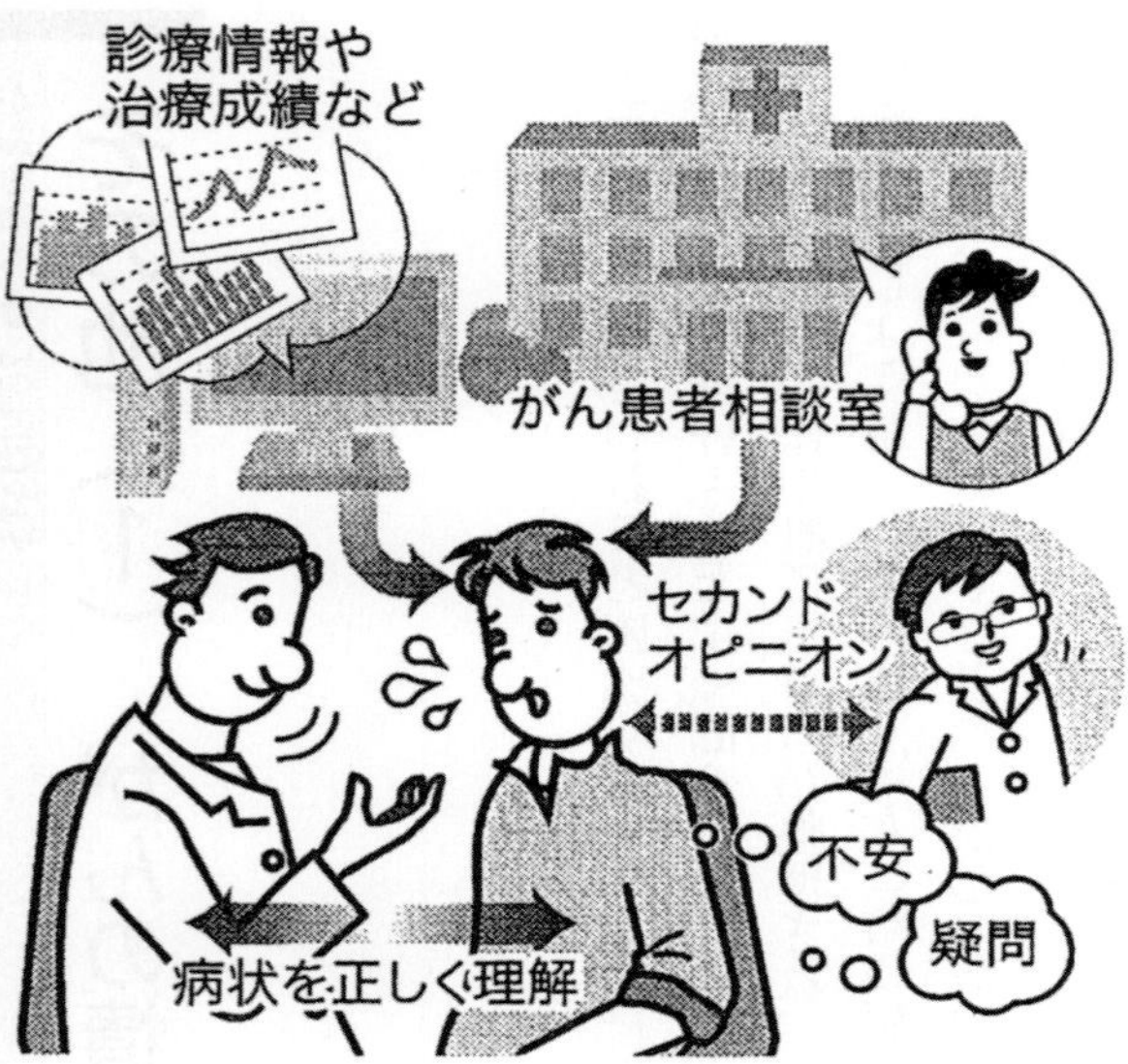

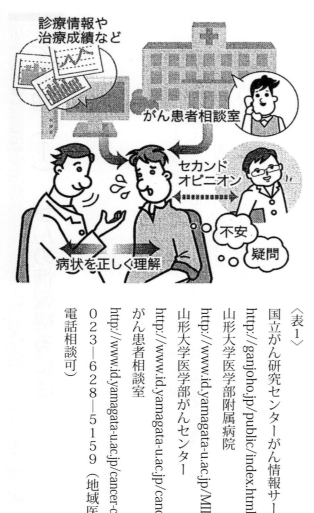

〈表1〉

国立がん研究センターがん情報サービス

http://ganjoho.jp/public/index.html

山形大学医学部附属病院

http://www.id.yamagata-u.ac.jp/MID/index.htm

山形大学医学部がんセンター

http://www.id.yamagata-u.ac.jp/cancer-center/index.html

がん患者相談室

http://www.id.yamagata-u.ac.jp/cancer-center/clinical_cpc.html

０２３―６２８―５１５９（地域医療連携センター内：電話相談可）

その他（2）がん医療人の育成

腫瘍分子医科学講座　教授

北中千史

今回のテーマは「がん医療人の育成」となっていますが、ここでは山形大学医学部が２００８年度より実施している「東北がん EBM 人材育成・普及推進事業（東北がん EBM 事業）」を通じたがん医療人育成について紹介したいと思います。

わが国では２００７年4月より「がん対策基本法」が施行されました。この基本法の基本理念に「がん患者がその居住する地域にかかわらず等しく科学的知見に基づく適切ながんに係る医療を受けることができるようにすること」とあります。この理念を実現するうえで鍵になるのは、やはりがんの「科学的知見に基づく適切な医療（Evidence-Based Medicine＝EBM）」すなわち「がん EBM」を実践できる医療人をいかにもれなく各地域に配置するか、ということになります。

ところが東北地方の現状はと言いますと、がん EBM 実践の中心的担い手となるべき抗がん剤、放射線治療の専門家が絶対的に不足しています。また、地域でがん患者さんの診療にあたっている一般医療関係者ががん EBM に関する最新情報を入手して勉強しようにも、これまでは全くの自助努力で情報収集する以外方法がありませんでした。このような東北地域の危機的な状況を打開するために開始したのが東北がん EBM 事業であり、事業は大きく2つのプログラム＝⑴抗がん剤、放射線治療の専門家を育成する⑵がんのインターネット講義を行う―からなっています。

(1)に関してはこれまで抗がん剤や放射線治療の専門家を志望する人が少なかった原因を分析し、単に優れた研修カリキュラムを提供するだけでなく、研修期間中は研修に専念できるよう身分保障を行いながら学外の研修会参加など必要な経費を補助するプログラムを用意しました。このような魅力的なプログラムのため、現在当初予想を大きく上回る数の受講者が抗がん剤や放射線治療の専門資格を目指して研修に参加しており、その中から次々と専門医資格取得者が生まれています。

(2)に関しては、さまざまながんについて最新のEBM講義をライブ配信しており、その場で講師との質疑応答も可能です。オンデマンド形式でも配信していますので、インターネットさえつながればいつでもどこでも講義を視聴できるようになっています。視聴登録は今のところ医療関係者に限りますが無料で、すでに東北各県の３００名にもおよぶ方々が登録、視聴しています。

東北がんEBM事業は、この種の事業としては全国でただ一つ山形大学医学部だけが国家から予算を認められて実施している山形独自の事業です。今後この「山形モデル」をがん医療人育成の成功例として全国に広めることができれば、がん対策基本法の基本理念が現実となる日も遠くないと考えています。

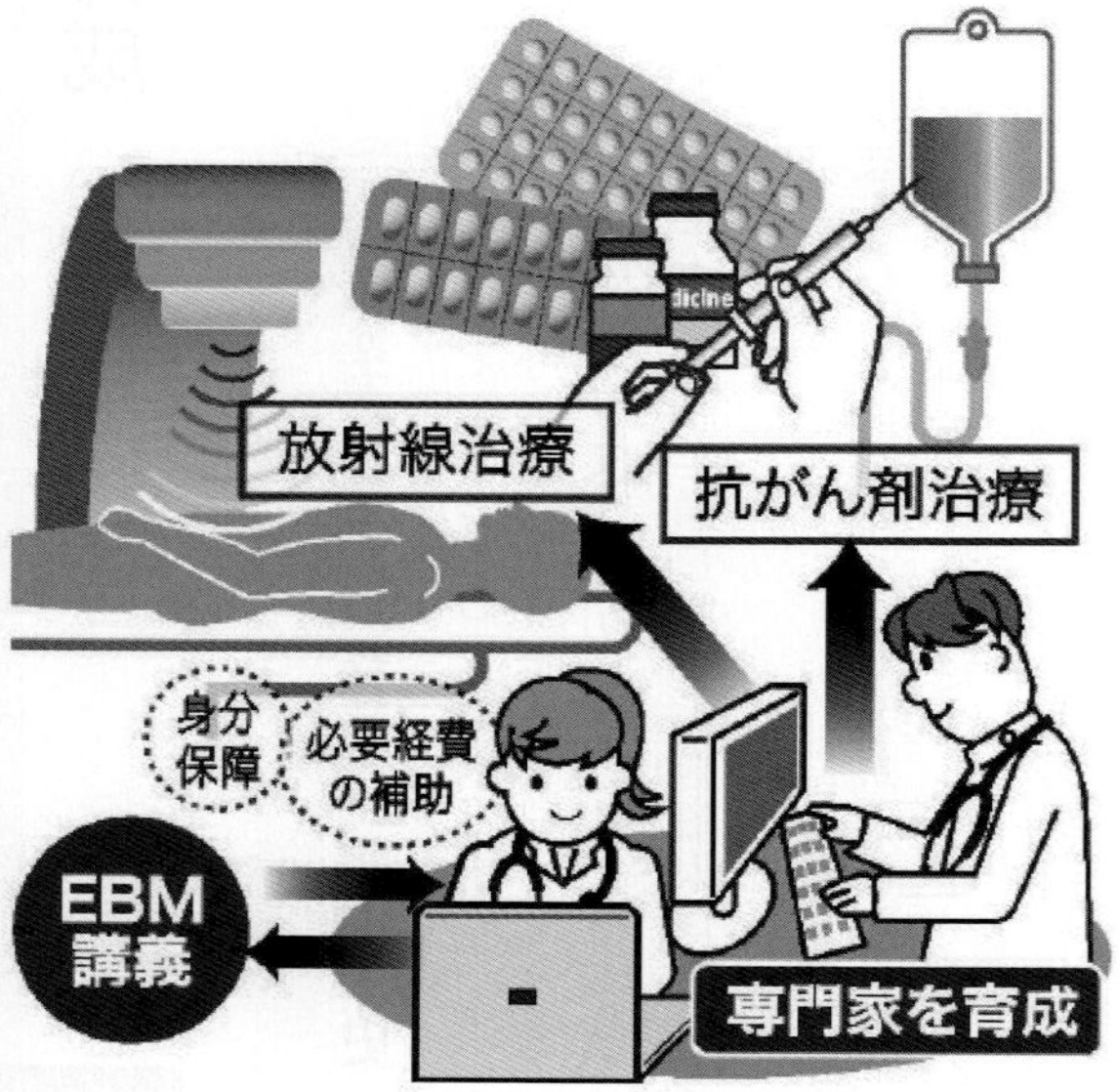

その他（3）患者会

附属病院がん患者相談室
看護師長　今野貴代美

相談窓口で患者さんは「同じ経験を持つ患者さんの話を聞くことで気持ちが軽くなる」「苦しい療養生活を快適に送る知恵をもらえる」と答えてくれる方が多いです。

病気については当然、療養や社会復帰のこと、経済的なこと、家族のこと等、普段の生活についての個人的な心配事はつきません。誰にどのように相談すればいいか分からないと思い悩み、孤独感が深まる原因になることもあります。このようなときに経験者の視点で頼りになるのが「患者同士の支え合い」です。

ほかの患者さんの話を聞くことによって「悩んでいるのは自分ひとりではない」と感じられたり、「同じような問題を抱えている人がほかにもいる」ということが分かっただけでも、気持ちが随分楽になったということを聞きます。自分の悩みを解決する糸口を見つけたり、問題との付き合い方を学んだりすることもできます。

患者同士が出会える場、支え合いの場としては、患者会、患者サロン、ピアサポートなどがあります。

患者会とは、がんの治療中、治療後のがん患者さんやその家族が集まり、ともに語り、情報交換をする場として自主的に運営する会のことです。お互いの悩みや不安など、自分が思っていることを話すことで、支え合い前向きに歩き出すきっかけになればというものです。会によっては、患者のためにさまざまな支援プログラムを準備したり、社会に対する働きかけを行っているところもあります。活動内容はそれぞれの会によって違いますが、定例会による気持ちや情報の分かち合い、電話や電子メールなどによる悩み相談、会報による情報提供などを行っていることが多いようです。特定のがんに限定している会もあれば、さまざまな種類のがんを対象に活動しているところもあります。

患者会やその他の支え合いの場に関する基本的な情報（目的、設立年、代表者名、連絡先、対象となるがんの種類、主な活動内容、活動地域、会員数、年会費など）は書籍や雑誌、インターネットで調べられます。また、住まいの近くのがん診療連携拠点病院の相談支援センターに問い合わせても、地域の患者会の情報を得られることがあります。

書籍では、国立がん研究センターがん対策情報センター編著「患者必携　がんになったら手にとるガイド」が参考になります。見本は最寄りの相談支援センターにあります。センターのホームページはhttp://ganjoho.jp/public/qa_links/hikkei/index.html

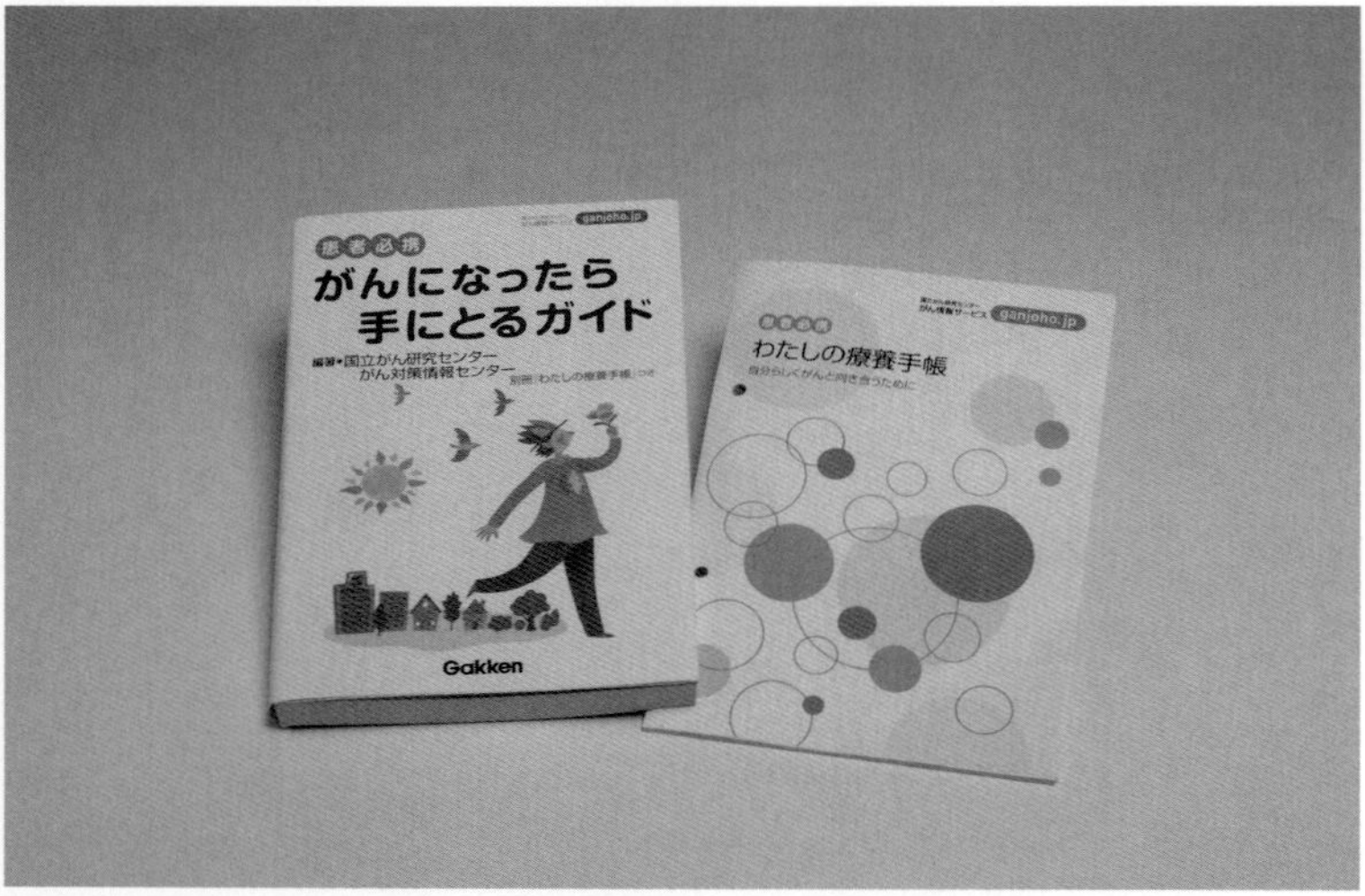

国立がん研究センターがん対策情報センター編著「患者必携　がんになったら手にとるガイド」「患者必携　もしも、がんが再発したら―本人と家族に伝えたいこと―」

その他（4）セカンドオピニオン

臨床腫瘍学講座　助教　伊藤由理子

セカンドオピニオンとは、納得して治療を選択できるように、診断や治療法の選択などについて、主治医とは別の医師に「第二の意見」を聞くことを言います。主治医や病院を変えて治療を受けることではありません。セカンドオピニオンは診療ではなく相談ですので、新たな検査や治療などは受けられません。また健康保険給付の対象とはならず、全額自己負担になります。

では実際、どういう場合に受ければいいのでしょうか。主治医から説明された診断や治療に納得がいかない場合、いくつかの治療法があり悩んでいるとき、別の治療がないのか迷っているときなどに考慮します。他の医師の客観的な意見を聞くことで主治医の治療方針への理解を深めたり、治療選択の幅が広がったりすることがあります。

セカンドオピニオンを受けるにはどうすればいいのでしょうか。まずは主治医にセカンドオピニオンを受けたいと考えていることを伝えます。そして紹介状や検査結果などの資料を準備してもらう必要があります。主治医に言い出しにくいという方も多いと思われますが、セカンドオピニオンは患者さんの当然の権利ですし、一般的となっていますので医師に対し遠慮する必要はありません。患者さんの状態を客観的に評価してもらうためにも、現在までの経過や検査結果は非常に重要ですので、ぜひ準備を依頼してください。

次に希望の医療機関へ外来予約をします。どこを受ければいいかわからない場合は、がん拠点病院へ問い合わせてみると情報が得られます。セカンドオピニオンは時間が限られていますので、受ける前に患者さんが何を聞きたいのか質問事項を整理し、メモなどにまとめて行くことをおすすめします。あくまでも主治医の意見が基本になります。第二の意見を聞いてさらに迷ってしまうことのないように、主治医の説明内容について再度確認しておくことも重要です。

セカンドオピニオンを受けた後は、その結果を主治医に報告することが最も大切です。セカンドオピニオン外来の担当医から主治医に返事があると思います。その意見を聞いて主治医が治療を変更することもあります。患者さんの考えが変化しているかもしれません。主治医へ結果を報告し、今後のことをよく相談してください。

ただし、必ず患者さんの望む答えが聞けるとは限りません。セカンドオピニオンのために何カ所も回ると時間も費用もかかってしまい、治療のタイミングを逃すこともあります。現在の病状を確認し、上手にセカンドオピニオンを利用してください。

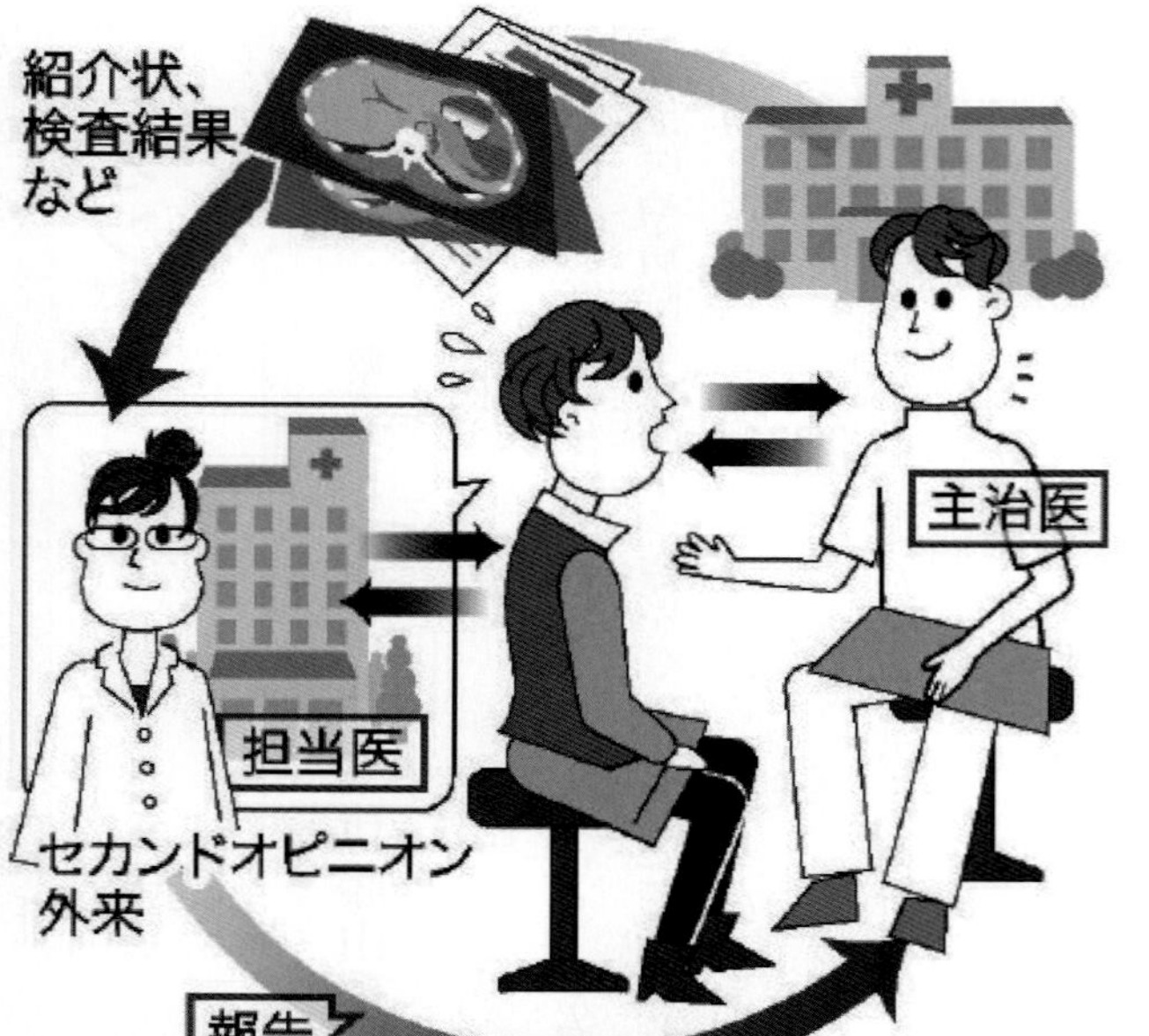

その他（5） 東北がんネットワーク

放射線腫瘍学講座　教授　根本建二

がんの患者さんが大変多くなっている問題を解決するため、がん対策基本法という法律が作られました。この法律では、日本のどこに住んでいても等しくレベルの高いがん医療が受けられる〝均てん化〟がうたわれています。

しかしながら、現実には地域によりがん治療のレベルが異なっていることは珍しくありません。このような問題を解決するために東北地方の病院が連携しようと、東北がんネットワークという組織が２００８年に活動を開始しました。山形大学と東北大学が呼びかけを行い、東北地方でがん診療に熱心な30を超える病院が参加しています。化学療法、放射線治療、緩和医療など専門分野ごとの委員会にわかれて、がん医療のレベルアップに向けた活動を行っています。このように県境を越えて病院が連携する取り組みは、全国でも東北地方でしか行われておらず、注目を集めています。

抗がん剤は、以前は副作用ばかりで効かないというイメージでしたが、最近いろいろな薬が開発され、がん治療の強力な武器になってきています。一方で、抗がん剤の使い方に詳しい専門医は不足しており、ある意味で自己流の薬の使い方をしている病院も少なくありません。東北がんネットワークの化学療法委員会では、抗がん剤の専門医が連携し、東北地方の病院での抗がん剤の使い方を共通にする取り組みを進めており、そのための勉強会も積極的に行われています。この試みは国からも高く評価され、厚生労働省の支援研究事業にも選ばれました。

放射線治療の委員会は、放射線治療の情報共有で成果をあげています。放射線は機械の種類で行える治療に制限があり、持っている機械に応じて病院ごとに得意な分野があります。たとえば、山形県では粒子線治療や前立腺がんの小線源治療といった治療を行える施設がありません。どちらの治療も、タレントの間寛平さんがアメリカで受けて話題になりました。しかし、どの病院でどの治療が得意か、その病院で治療を受けるためにはどうすればよいかといった情報は、専門医にもありませんでした。また、少し離れた病院ならすぐに治療が受けられるのに、受診した病院が混んでいると治療まで何カ月も待つこともありました。

病院が連携し、得意な分野の放射線治療情報を共有することで患者さんの治療のオプションが増えることが期待されていますし、広い東北地方に分散している医療資源を有効活用できるようになります。試みは始まったばかりですが、いずれは全国レベルで同じ取り組みが行われることが期待されています。

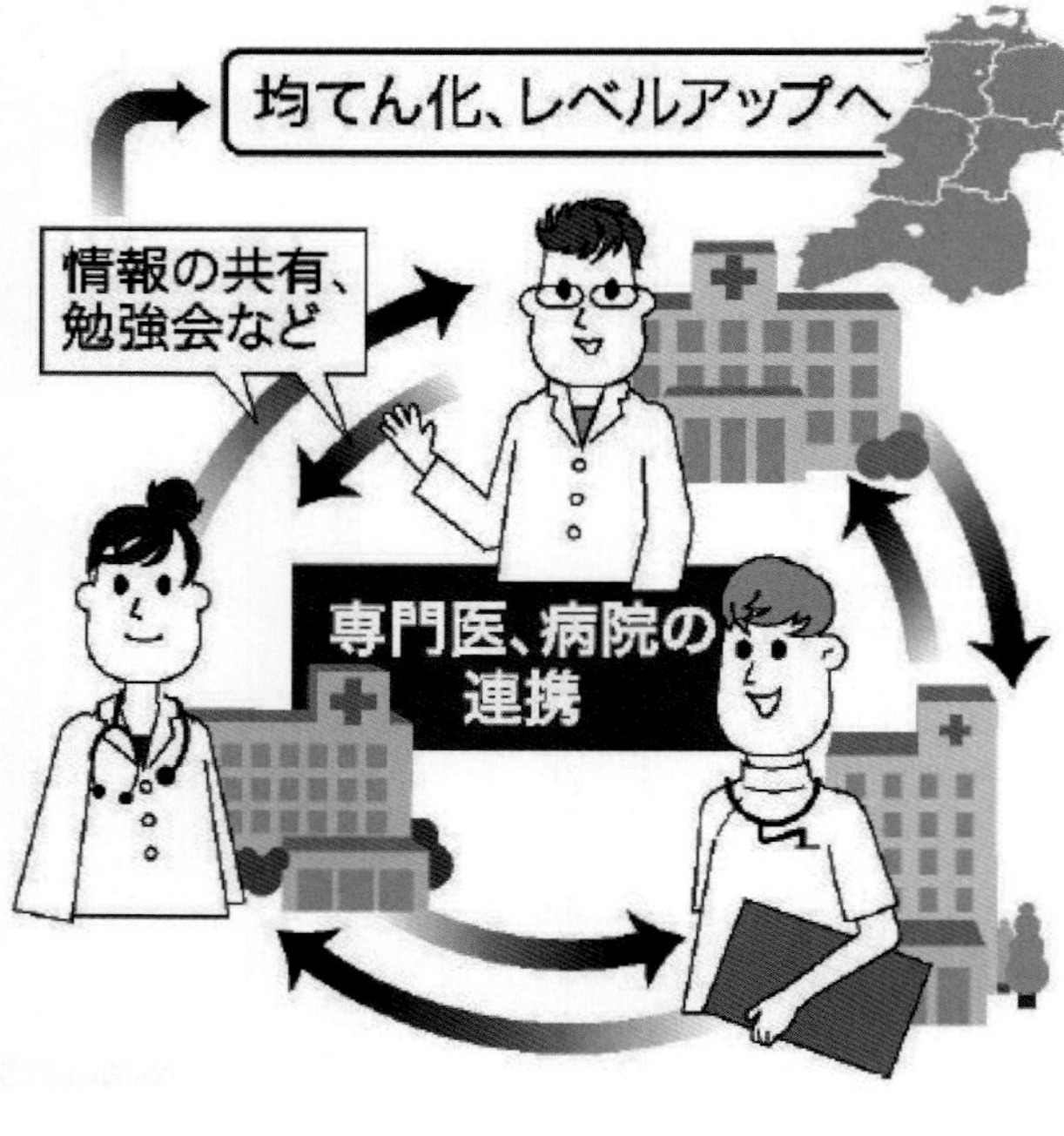

その他（6） CTB

放射線腫瘍学講座　講師　野宮琢磨

山形大学では毎週キャンサートリートメントボード(CTB＝Cancer Treatment Board)が開催されています。一般の方にとっては耳慣れない言葉かと思われますが、日本語で直訳するならば「がん治療会議」といった表記になります。

文字通り、病院内のがん患者の治療に関して各科の意見交換を行う場となっています。このような複数科でのミーティングは総合病院では特に珍しい習慣というわけではなく、むしろ必要不可欠な行事の一つです。それでは山形大学で行われているキャンサーボードは何が目新しいのかというと、がんに関連する各科のほとんどがこのミーティングで一堂に会して討論するという点が全国的に見ても画期的と言えます。一般病院においてはこれほど規模の大きいミーティングはあまりなく、消化器カンファレンス（ミーティング）というと一般には消化器外科と消化器内科、術前カンファレンスなら外科と麻酔科といった具合に、2～3科で小規模に行われることが一般的です。これは各科の医師が忙しい合間を縫って少ない時間で決まった科と連携を取るためで、小規模になってしまうのはやむを得ない部分があります。

これに対して山形大学病院で行われているキャンサーボードでは内科・外科以外にも腫瘍内科・放射線治療科・画像診断科・緩和医療チームなどが必ず参加し、総合的な討論の下で一症例ごとに最善と考えられる治療方針が決定されます。各科の専門家が参加する最大のメリットは、外科治療に限らず抗がん剤治療、放射線治療、緩和ケア、画像診断などについてもその場で最善の案を検討できることです。がんの部位別に脳神経・頭頸（とうけい）部・呼吸器・消化器・血液・軟部・乳腺・皮膚など、それぞれに関係各科がほとんど出席して毎週開催されています。加えて、各科の専門家のみならず看護師・薬剤師・検査技師・研修医・学生などが自由に参加できるのも向学・連携の上で良い点と言えます。

２００７年9月にこの山形大学キャンサーボードが発足し、はや6年目となります。実績は開催回数２２０回、延べ参加者数も４８００人を超えました。大学病院内のシステムとして根付きつつあります。こうした動きは山形大学だけでなく、県立中央病院や山形済生病院などの基幹病院でも導入され広がりつつあります。CTB によって新たに方針が決定した症例も多くあり、今後も関係各科の連携強化により、山形県のがん治療の発展の場となっていくことが期待されます。

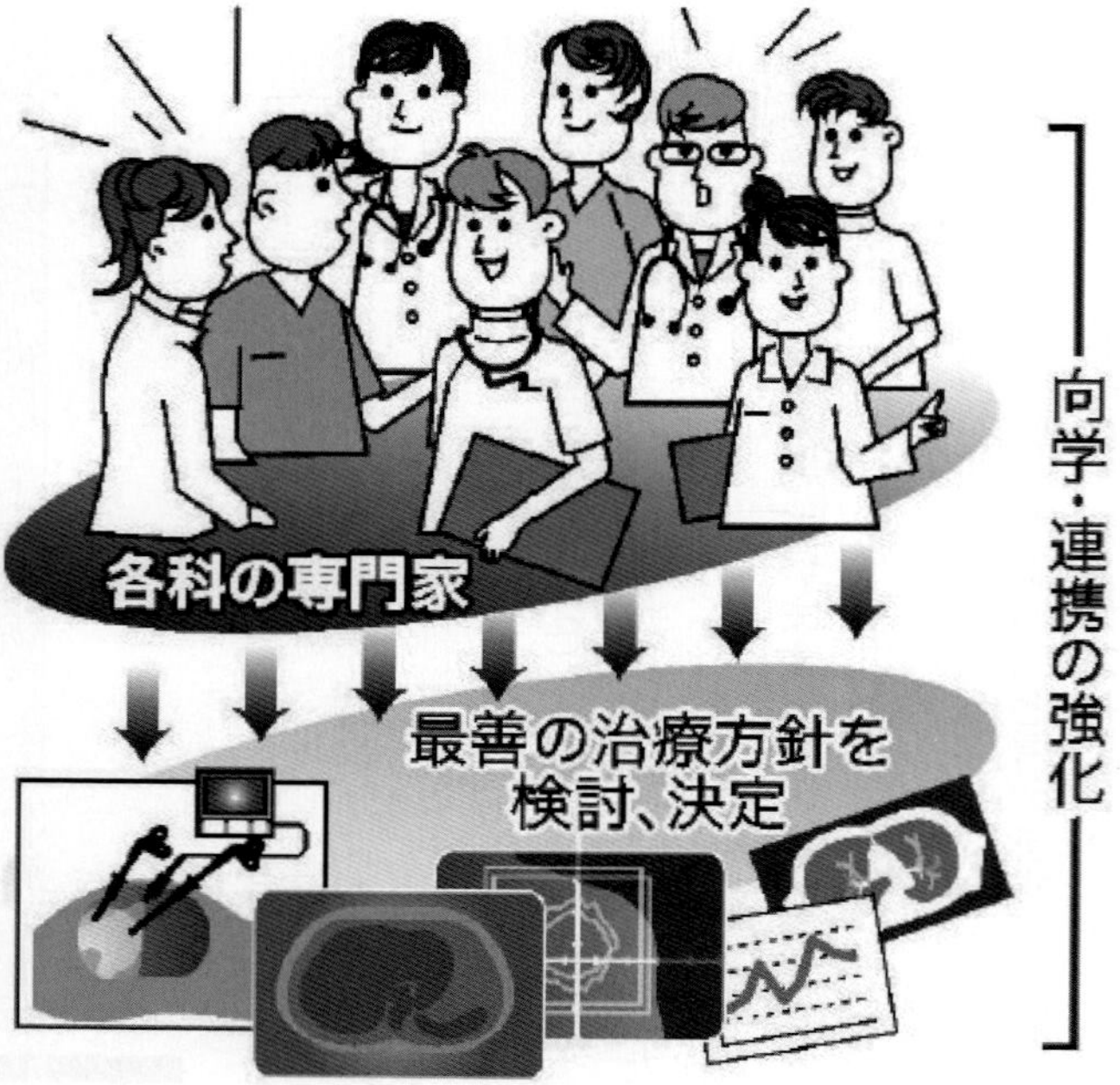

その他（7）がん患者相談室

附属病院がん患者相談室
看護師長　今野貴代美

「何度も相談室の前を通りました。一歩中に入る勇気がなくて、今日伺いました。ご相談したいのですが」「医師から治療法がないと言われました。本当に他にないのか誰に相談したらいいかわからず困って…」「自分の家族ががんと言われ『まさか』と頭が真っ白になりました。家族とどう接していったらいいのか…」。がんについて知りたい時、自分の考えを伝えたい時、誰かに聞いてほしい時など、相談内容はさまざまです。

病気と向き合うには、自分の病気や治療法について十分理解することが大切で、納得のいく医療を受けるための第一歩と言われています。特にがんの治療・療養において、情報は〝力〟となります。治療やケアを受ける上で、正しい情報を上手に集めることが重要になります。

しかし、自分の悩みを他の人に話したり、病気のことを打ち明けたり、経済的なことを相談することは難しいものです。

そのような患者や家族の要望に対し、がん対策推進基本計画が２００７年6月15日に策定されました。その目標には▽すべてのがん患者・家族の苦痛の軽減▽療養生活の質の向上－が掲げられ、がん診療連携拠点病院の役割として、相談支援センターの設置が指定要件になりました。山形大学医学部附属病院では07年12月、地域医療連携センター内に「がん患者相談室」を開設し、専従相談員の看護師が対応しています。

相談支援センターは、全国各地のがん診療連携拠点病院388施設（山形県内では県立中央病院、県立新庄病院、山形市立病院済生館、公立置賜総合病院、日本海総合病院、山形大医学部附属病院の6施設）にあり、がんに関する情報を提供したり、相談を受けています。他の病院に通院または入院している患者・家族（院外からの相談）の相談にも無料で対応しています。

また、がん専門相談員として研修を受けたスタッフが、信頼できる情報に基づいて、がんの治療や療養生活全般の質問や相談を受けます。病院によっては相談の内容に応じて、専門医やがんに詳しい看護師（認定看護師、専門看護師）、薬剤師、栄養士、ソーシャルワーカーなどが対応できる連携態勢を整えているところもあります。

相談後「聞いていただいて気持ちが楽になった」という言葉を聞きます。患者・家族の不安や苦悩を少しでも軽減して、がんと向き合えるように十分お話を聞き、適切な助言・情報提供を行い、心が前向きになることを目指してがん患者相談室は開かれています。

東日本大震災でこのたび被災されたがん患者さんや、避難しておられるがん患者さんのどんな相談も受けておりますので、遠慮なくご相談ください。

最も必要とされている患者さんやご家族のために、「各種がんシリーズ」の冊子が最寄りの相談支援センターに

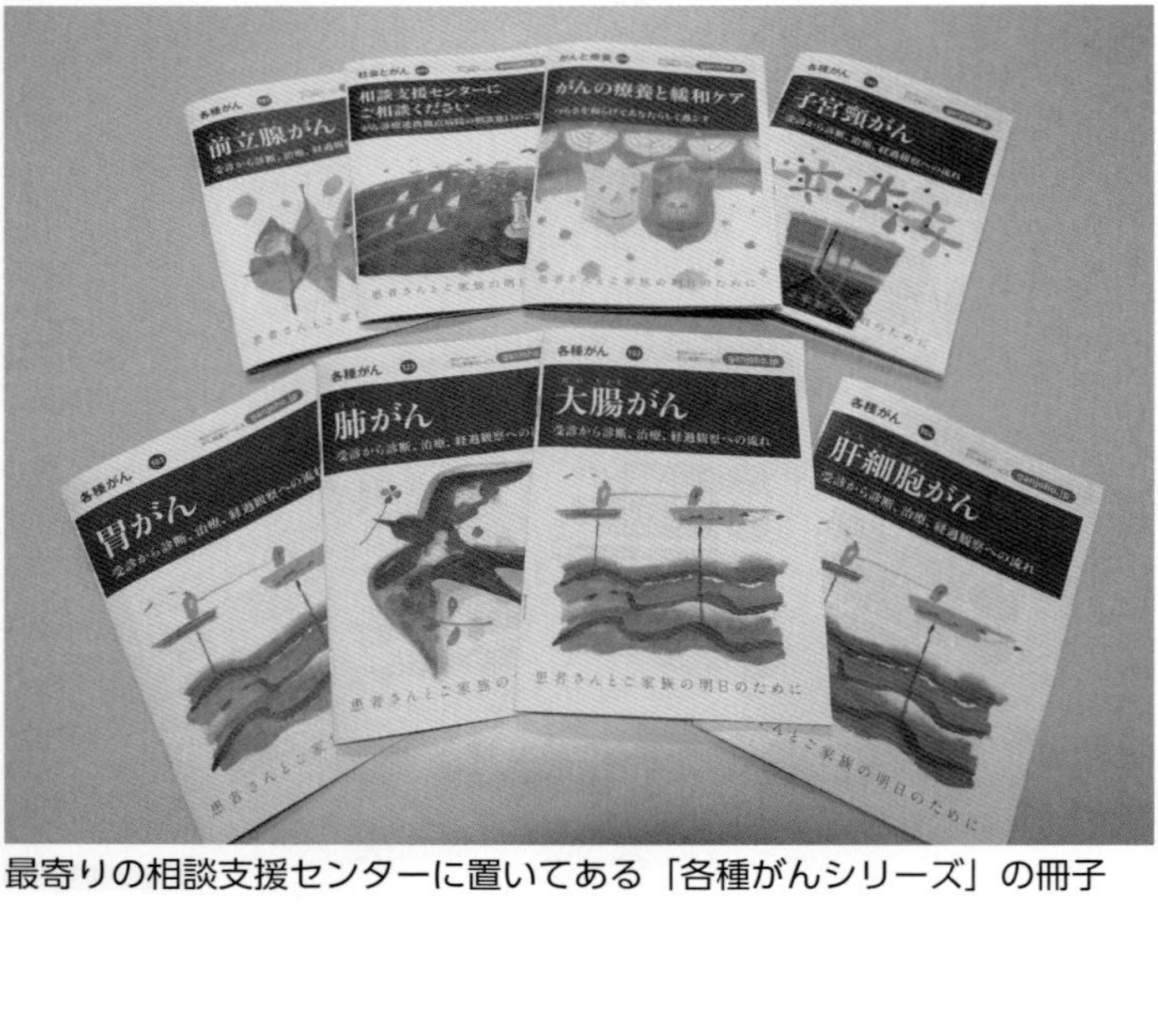

最寄りの相談支援センターに置いてある「各種がんシリーズ」の冊子

置いてあります。是非ご活用ください。国立がん研究センターがん対策情報センター http://ganjoho.jp/public/qa_links/brochure/index.html から、PDFでも入手可能です。

【がん患者相談室】▽受付時間＝午前8時半～午後5時（土日、祝日を除く）▽相談場所＝がん患者相談室（山形大医学部附属病院の受付カウンター左手）▽相談方法＝対面相談と電話相談。相談時間の制限はなし。電話023（628）5159▽費用＝無料

その他（8） がん看護（1）

臨床看護学講座　准教授　武田洋子

最近は、外来でもがん治療ができるようになりました。がんになっても、自分らしく生きるチャンスが増えたのです。しかしながら、がんやその治療には、さまざまな症状や心の葛藤が生じます。さて、どのようにしたら、がんにかかっても自分を取り戻せるのでしょうか。

その答えは⑴正確な情報や知識を持つこと⑵自分を信じること⑶周りの世界とつながることです。がんは経過が長い病気で、これから自分にどのようなことが訪れるのかを予測することができます。例えば、がんと共に歩む人生には、三つの季節が訪れるといいます。最初は「がん攻略期」。続いて「がん共生期」。最後は「エンド・オブ・ライフ」（人生の最期）です。

がん攻略期は、がんの予防から始まります。がんが発見された方は、治療に専念する時期です。つらい状況の中でも諦めずに治療をするには、どうしたらよいのでしょうか。まず、つらい症状を緩和してもらいましょう。そのためには、自分の状態や考えを医療者にお話しします。そして、治療や今後について相談し、情報を得て決めていきましょう。

がん共生期は、がんが治療に反応して命が取り留められ、病状に大きな変化もなく過ごせる時期です。当たり前の生活に戻り、自分らしさを取り戻す時期です。自分のやりたかったことを何らかの方法で実現している方もいます。でも、前向きに考えられなくても、自分を責めないでください。がんになる前とのギャップ、再発への不安、ダメな自分を感じることもあるでしょう。マイナスの心境だからこそ、人のやさしさや感謝の心に気づくことができるのです。自分の存在や人生の意味などを考えることもあります。がんになると、自分と向きあう時間が訪れます。これらは「がんからの贈り物」と呼ばれています。

エンド・オブ・ライフは、死に向かう時期です。自分の役割を終える覚悟や準備、どのように旅立ちたいかについて、家族や医療者などと相談しておくことになります。

がんになっても自分らしく生き抜く。がんと共に歩む人生は、決して独りぼっちではありません。看護師は、がんと共に生きる人々のそばにいます。そしてケアをしています。どうぞ、あなたの声を聞かせてください。

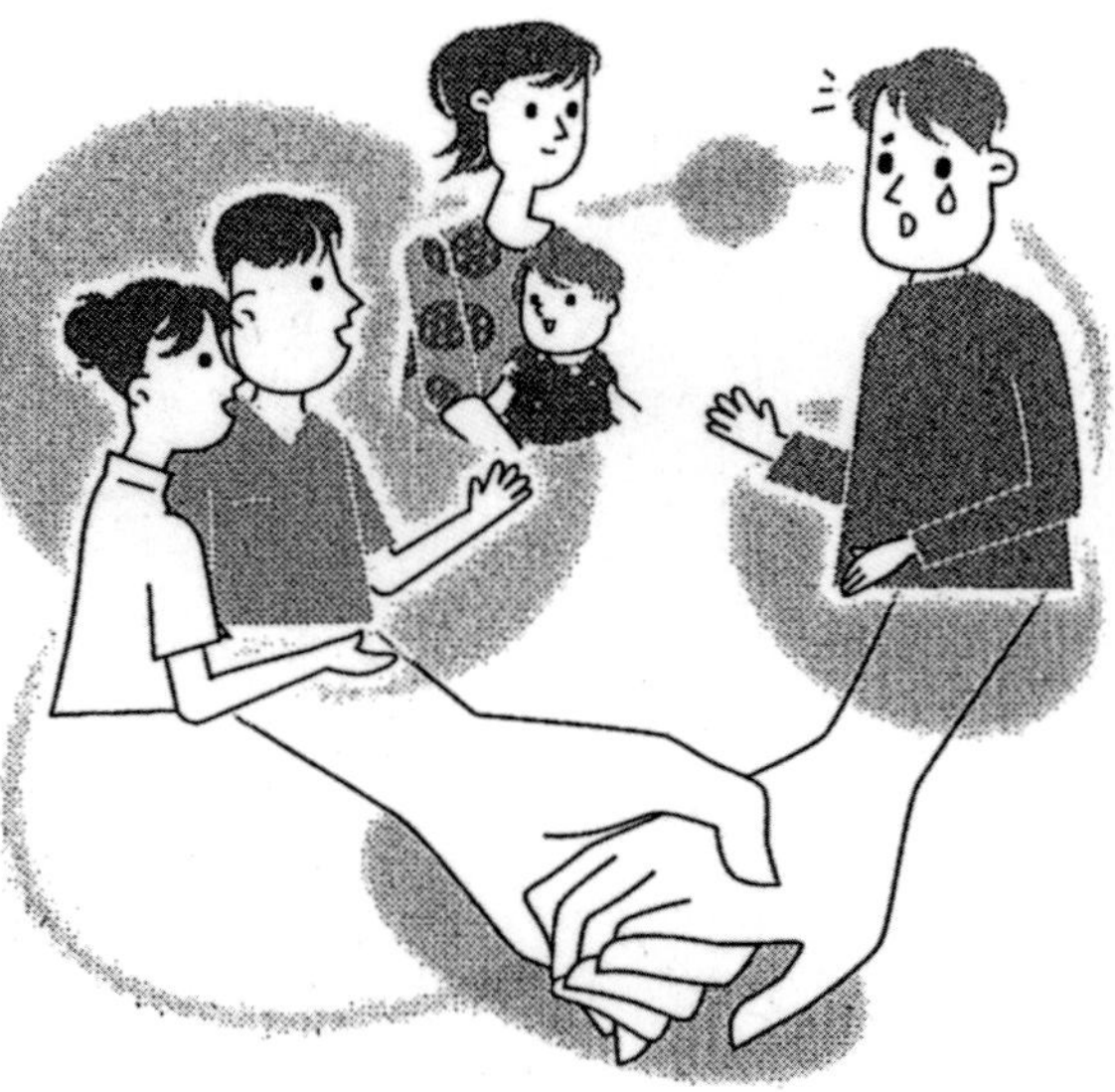

その他（9）がん看護（2）

看護学科　臨床看護学講座　成人慢性期
助教　井上水絵

みなさんは化学療法（抗がん剤）に対して、どんなイメージをお持ちでしょうか。吐き気、脱毛、日常生活の制限から「つらい」「怖い」イメージを持つ方がいるかもしれません。

従来は、副作用ケアのために入院する必要がありましたが、近年は、副作用予防の進歩により、患者さんの苦痛は大きく軽減され、通院による治療が可能となりました。

しかし、そのため自宅で抗がん剤の副作用に遭遇することがあります。副作用はすべての患者さんに出現する症状ではありませんが、いつ、どのような副作用が現れるのか、いつまで続くのか、どう対応するのかを理解し、体と心の準備をしておくことが大切です。正しい理解は不安や恐怖感を解消し、副作用を軽減する第一歩となります。

患者さんと、患者さんをサポートする方々の心配を減らす参考として、対応について説明します。

【吐き気と食事】抗がん剤治療後2日～1週間前後から出現します。吐き気は、不安などの精神的な因子によって誘発されます。御家族や御友人が患者さんのそばにいる、一緒にテレビを見るなど、リラックスした雰囲気をつくり出すことで気分が紛れ、吐き気が誘発されないことがあります。食事は「温かい食品のにおいが不快」と話す方が多いようです。食品は冷やすことでにおいを軽減できます。食事を苦痛に感じるのではなく、食べたい時に食べたいものを取るのが一番です。

【風邪予防】抗がん剤治療後1～2週間前後から抵抗力が低下し、風邪をひきやすくなります。外出は人が少ない時間帯を選択し、季節に関係なくマスクを着用し手洗い、うがいをしましょう。手洗いができない場合に備え、ウエットティッシュの携帯をお勧めします。

【脱毛】抗がん剤治療後2週間前後から脱毛が始まります。脱毛時は「頭皮がチクチクする」という方が多くいました。毛髪が衣服の中に入ると大変不快です。襟元に、大判のハンカチやスカーフを巻くことで毛髪の侵入を防止できます。専用の帽子も売られていますが、自分好みの柄のバンダナも安くておしゃれです。睡眠中は枕にハンカチを1枚敷き、毎日交換すれば毛髪を容易に処理でき、枕を清潔に保てます。床に落ちた毛髪は掃除機よりもお掃除シートを利用した方が、手軽で疲労度も少ないようです。毛髪は必ず生えてきま

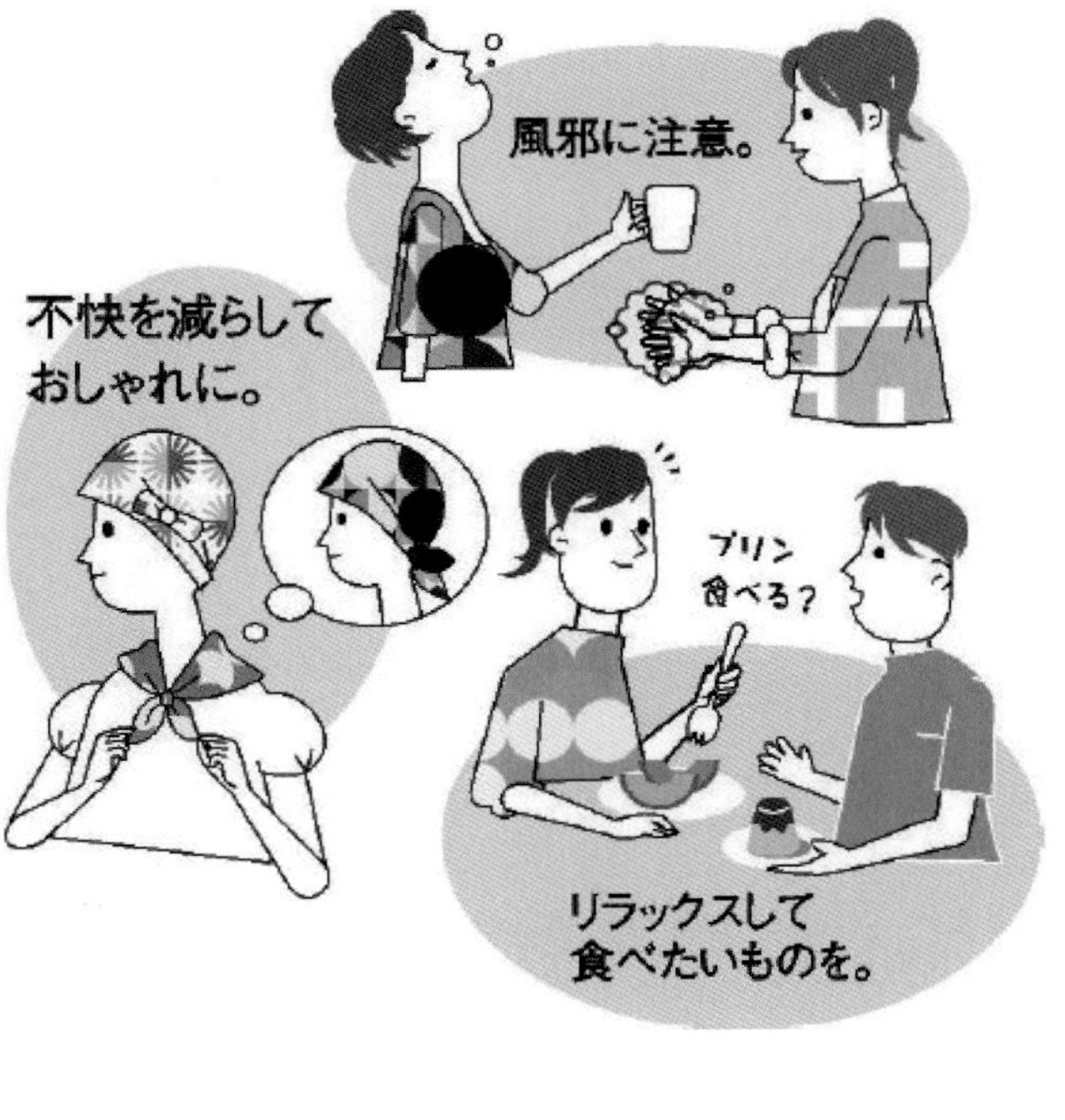
風邪に注意。
不快を減らして
おしゃれに。
プリン
食べる？
リラックスして
食べたいものを。

す。心配なさらないでください。

一例ではありますが、このような方法を自分の生活スタイルにうまく取り入れ、無理なく継続しましょう。

どうぞ、患者さんは我慢しすぎないでください。

そして周囲の方々は、がん患者さんがいろいろな意味でつらい思いをされていることを、しっかりと理解していきましょう。

その他（10）がん看護（3）

看護学科　臨床看護学講座　成人急性期
教授　古瀬みどり

国民の多くが罹患するがんでは、患者のみならず、その家族も〝第二の患者〟と言われるようになりました。2007年策定のがん対策推進基本計画には、「すべてのがん患者及びその家族の苦痛の軽減ならびに療養生活の質の向上」が全体目標として盛り込まれ、家族も支援の対象として位置づけられました。患者にとって家族は大きな支えであるため、家族の心理状態や行動が患者に与える影響は大きいと言えます。医療者が家族を気遣い支援することが、患者の療養を支えることにつながるのです。

さて、がん患者さんの中には、長期にわたる闘病生活の後亡くなる方がおられます。そのような患者さんが最期を迎える場所は、これまで病院が一般的でした。しかし「住み慣れた自宅で最期を迎えたい」という希望をお持ちの患者さんもおられます。一方「自宅に帰りたいけど家族に迷惑がかかるのでは」と心配する患者さんや「病院から退院の話をされたときは途方に暮れた」と話すご家族が多いのも現実です。

そのような患者さんが、専門職の支援を受けながら、人生の終末を自宅でも過ごせるよう体制整備が進められています。医療保険や介護保険で訪問診療や訪問看護、介護サービスを利用し、自宅で療養生活を送ることができます。介護保険を利用する場合、年齢が40歳以上（1号・2号被保険者）で、しかも市町村の要介護認定を受ける必要があります。しかし、早急な対応が必要と判断される方から要介護認定の申請を受けた場合、認定結果が出る前でも介護支援専門員が暫定ケアプランを作成し、介護サービスの提供を開始することができます。

末期がんの場合、余命3カ月以内になると急速に病状が悪化し動くのが困難になる可能性が高いため、電動ベッドや車椅子などの福祉用具が必要になることがあります。また家族だけでは日常生活の世話が困難なため、ホームヘルパーを依頼したいという場合や、自宅の浴槽では入浴が困難なので寝た状態での入浴を希望される方もおります。

そのような場合、必要になってくるのが介護保険サービスです。がんの場合、40～64歳の若い患者は、介護保険サービスを利用できないと思っている方もおられますが、末期がんという診断名であれば利用することが可能なのです。こうしたサービスは、最後まで自宅で自分らしい生活を送りたいという患者さんとそのご家族を支援する制度です。有効活用をお勧めします。

介護保険については市町村の地域包括支援センターに相談窓口があります。また、がん診療連携拠点病院にある相談支援センター（以前このシリーズで紹介しました）は、がんの治療と療養生活全般に関する質問や相談を受け付けています。かかりつけではなくても無料で相談することができます。家族の方も遠慮なくご相談ください。

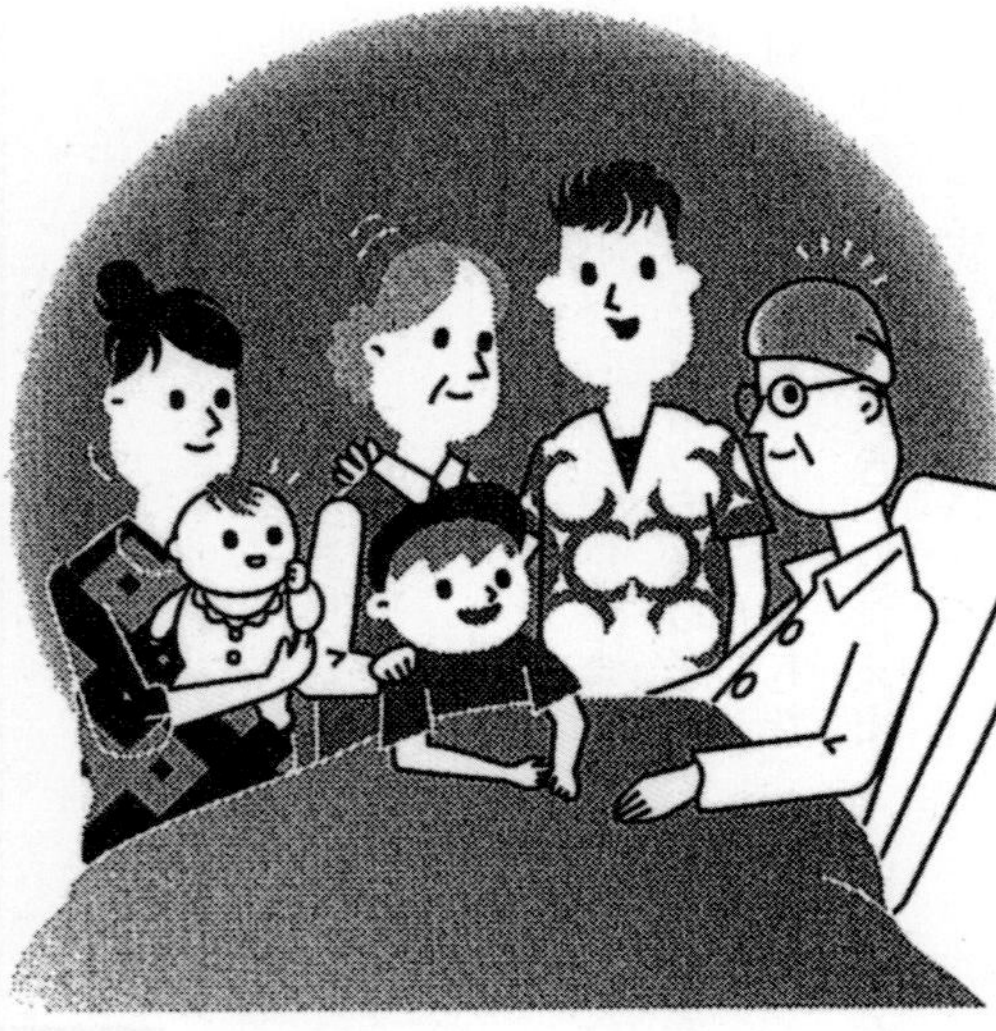

その他（11）がん化学療法看護分野

附属病院
がん化学療法看護認定看護師　小澤千佳
がん化学療法看護認定看護師　黄木千尋

がんの治療には、手術・抗がん剤治療・放射線療法の3本柱があり、そのうち抗がん剤治療は目覚ましく進歩しています。ここでは、化学療法の副作用に対し、患者さんと家族が病気と向き合って、治療に臨む支援について説明を致します。

治療の目的や内容・患者さんの状態によって、化学療法を入院・外来のどちらで行うかが決定されます。入院が必要な化学療法は、初めての治療や、複数の抗がん剤を投与し長時間の治療が必要な場合、高齢者やひとり暮らしなどで通院するための社会的サポートがない場合、日常生活動作や肝臓・腎臓などの主な臓器の働きが低下している場合などが挙げられます。外来で化学療法を行う場合は、身体状態が安定し副作用症状のコントロールを患者さん自身が対処出来ることが重要になってきます。治療を受けながら日常生活や家庭内、仕事などの役割を行う事で、生活の質（QOL：Quality of life）を維持することが可能となり「その人らしい」生活を送ることが出来るようになります。

抗がん剤治療による副作用には、薬剤により出現する症状や個人差があります。主な副作用には、健康な時には戦える「ばい菌」に対して抵抗力が弱くなり感染症を起こしたり、吐き気や嘔吐（おうと）、下痢や便秘などの消化器症状、口内炎、脱毛、皮膚障害、しびれ、倦怠感（だるさ）など様々があります。抗がん剤治療を受け、がんと闘うにはそれらの副作用をうまくコントロールしていかなければなりません。副作用の予防は、患者さん自身が生活する上で注意したり工夫したりすることで、症状が和らぐものもあります。しかし、まだ、抗がん剤治療のイメージとして吐き気で食事がとれず、衰弱してくという印象があるかもしれません。しかし、現在では副作用を軽減するために「支持療法」といわれる副作用症状に対する治療も同時に進歩したことにより、つらい吐き気を起こす患者さんは減少してきました。それにより、これまで、入院で行わなければならなかった抗がん剤治療を、通院しながら外来で行う事が可能になっており、年々、外来での治療件数は増加しております。入院治療でも外来治療でも患者さんを支えるには、医療スタッフはもちろんですが、特に家族・友人の支援は大きな心の支えになります。家族や友人が患者さんのために何かをしてあげたいという想いも我々は支援しています。医師・看護師・薬剤師・栄養士など医療チームでそれぞれの役割を生かしながら一丸となって患者さんのための治療に携わり、そのなかで看護師は患者さんや家族の一番近くで声を聞き、触れ、支えとなって行きます。

その他（12） がんの痛みは、怖がらなくとも大丈夫

附属病院　看護部　鹿野たかね
がん性疼痛看護認定看護師　鈴木幸子

長年、がんは痛く苦しい病気として恐れられてきました。しかし今は違います。緩和ケアによって、痛くない病気になったのです。それだけではありません。２０１０年、適正な緩和ケアを早くから受けることで、痛みがなく長生きできることが証明されました。WHO（世界保健機構）が、１９８６年「がん疼痛治療法」を発表し、全世界に標準的痛み治療が普及しました。痛みの強さに合わせて、モルヒネなどの医療用麻薬を適切に使用することで、がんの痛みから解放されるのです。ただし、痛みは患者さん自身にしか分かりませんから、痛みについて私達へ伝えていただきたいのです。痛みの性質や強さを把握することから、痛み治療が始まります。皆さんは心配しているかもしれませんが、痛みの強さとがんの進行は比例しません。モルヒネは最期に使う怖い薬だからと我慢している方はいらっしゃいませんか。それは誤解で、特別な薬ではありません。早くから確実な痛み治療を始めることが、生活の質（QOL）の向上につながります。我慢してから痛み止めを使っても効きにくいのです。痛みの強さに応じて、痛み始めたらタイミングよく医療用麻薬を使うことが上手な方法です。入院中も医療用麻薬を自分で管理することを厚生労働省は認めています。患者さんが医療用麻薬を手元に置くことで、夜中にナースコールを使わずに済みます。いつでも飲めることで、自分のタイミングをつかみ、痛みをコントロールしやすくなります。退院後の生活も心配なくなります。しかし、

がん患者さんの痛みは、身体的な痛みだけではありません。こころの痛みもあります。身体的な辛さに加えて、家族や仕事の問題、金銭的な問題などで不安が強くなれば、夜も眠れなくなることもあるでしょう。それから、どうしてがんになったんだろう、自分ばかり、罰が当たったんだろうか、等の罪悪感や孤独感、価値観の変化なども起こります。身体的な痛みがこころの痛み（不安）を強くすることもあれば、心の痛みが身体的な痛みを強くする事も多いのです。身体と心を同時にケアする事が必要となります。私達は、患者さんとその家族の、からだの痛みだけではなく、こころの痛み、その他の問題に対しても配慮しながら関わっていきます。今、悩んでいるあなた、独りではありません。私達がいっしょに考え、支えていきます。

その他（13）　その人らしく生きるために

附属病院
緩和ケア認定看護師　齋藤一美

『緩和ケア』という言葉を、みなさんはどう捉えるでしょうか。「まだ緩和ケアは大丈夫」、「もう緩和ケアしかないのですか？」と話す方がおられます。「もう治療ができないから緩和ケアをする」と思っておられる方が、まだまだいらっしゃるように思います。決してそうではありません。緩和ケアは、患者さんとその家族が、何らかの苦痛や心配をもち、解決が必要になった時、すなわち、がんと診断されたその時から開始できるものです。

「もしも自分が、がんになったら告知をしてほしい。けれど、もしも自分の親が、がんになったら告知はしないでほしい。」という調査結果があります。また、「家には帰りたい。でも、家族には迷惑をかけたくないから病院がいい。」という患者さんがおられます。家族のことを大切に思うために、言えない真実や真意であると思います。がんが身近になった今、家族間で、「もしも自分ががんになったら？」と話し合いをしてみてはいかがでしょうか。そうすることで、がんになった時に、患者さんの意思に沿った人生、すなわち、『その人らしく生きる』ことができるようになると思います。

がんが進行すれば、元気な時のように、何でも自分で、思うようにすることはできなくなります。しかし、私達、緩和ケアに携わる医療者は、患者さんと家族の思いを一番大切にし、どのようにすればその思いに寄り添えるか、患者さんや家族ができないと諦めていることも、どこまでなら可能であるかを常に考え、共に闘っていきたいと思っています。そして、がんが進行しても、どのように『死ぬ』のかではなく、どのように最期までその人らしく『生きる』のかを、私達は、患者さんと家族と共に考えます。

友人や家族が、がんになった経験がある方もいらっしゃると思います。しかし、患者さんの病状や意思、家族背景や地域社会が異なれば、受ける医療や看護は全く異なります。家族を気遣い、患者さんが言葉にできない、「家に帰りたい」という真意を叶えることもできるかもしれません。自分や家族が、もしもがんになったら、周囲の話や経験から、独りで悩んだりしないで、主治医や看護師に遠慮をせずに、疑問や不安、そして、希望を伝えることが大切であると思います。

その他（14）食べる楽しみを応援します

附属病院
摂食・嚥下障害看護認定看護師　大泉美喜

人にとって食べることの意味はなんでしょうか？食べることは、生きることにかかせない栄養を取り込み、心臓を動かしたり、血液や筋肉を作ります。おいしいものを食べると笑顔になり幸せな気分になります。誰かと話しながら食べて、コミュニケーションを広げたりする社会的な役割もあります。日常生活の中で一番の楽しみは何ですか？と聞かれて「食べること」と答える方もいるのではないでしょうか。

しかし、手術でがんを切除したり、抗がん剤の治療や放射線の治療により、食欲がなくなったり、口の中があれたり、むせるようになったりして、食べられなくなる場合があります。例えば、抗がん剤を使用すると、口内炎ができて痛くなったり、味覚が変化することがあります。その場合は、食事の前に痛み止めのはいったうがい薬をつかって痛みをとって、食べられるように工夫します。また、味覚障害に対しては、甘みを感じない場合や、何を食べても苦い場合など、その患者さんの味覚障害に応じて、食べやすい食べ物を提案します。そして、そんな食べられない患者さんに対して、病院では栄養サポートチームという他職種からなる専門のチームが対応します。医師や薬剤師・栄養士・看護師などからなるチームで、依頼のあった患者さんをチームで訪問します。患者さんの栄養状態の評価をして、必要なカロリーや栄養素の計算を行い、各病気の症状に応じた栄養を、主治医と相談して提案していきます。また、チームと病棟が連携して、どの程度食べられるのか、下痢などの症状はないかなど、現在の患者さんの情報から、食の好みや食べやすい物を患者さんや家族と相談しながら、口から食べることを支援します。むせている場合は、むせないように食べるコツを指導したり、食べるための体操を紹介して安全に食べる方法を提案していきます。点滴で栄養を補っている状態でも、好きなものを食べたい食べさせたいという患者さんや家族の思いを大切にし、安全に食べる方法を考えていくことも私たちの仕事だと思います。

食べれなかった患者さんが、初めてゼリーを食べた喜びや、「おいしい」と笑顔になる患者さんや家族を応援することが私たちの楽しみです。

その他⑮「がん」と「スキンケア」

附属病院
皮膚・排泄ケア認定看護師
加賀紀子
小林由貴子

「がん」と「スキンケア」はあまり関係のないように思われますが、意外と関係が深いのです。薬物療法の中で近年では分子標的薬という新しいタイプの抗がん剤が使用されることがあります。分子標的薬はがん細胞のみを標的としているため、正常細胞への影響を出来るだけ少なくするように設計されています。そのため、「髪が抜ける」など抗がん剤の典型的な副作用が少なくなった代わりに、分子標的薬特有の副作用が出現します。そのひとつに、手足症候群という皮膚障害があります。手足症候群とは、手足や指先、足底などの四肢末端部に、しびれ、皮膚知覚過敏、ヒリヒリ・チクチク感、発赤、色素沈着などを伴う症状を言い、慢性的にタコやウオノメが出現します。ひどくなると、潰瘍や水疱、激痛を伴い、歩行障害、ものがつかめないなど、日常生活に支障がでることもあります。症状は薬物使用開始から1～4週間に現れることが多くみられます。多くの場合は、減量・休薬で症状は軽減しますが、薬物を使用されている方は、突然出現した痛みと皮膚の変化、QOL〝生活の質〟の低下に驚きと不安を抱くようです。この手足症候群は、自身の管理で対処可能なことも多く対処方法を知っておくことが非常に重要になってきます。発症機序ははっきりとはしていませんが、皮膚に対する圧迫・熱・摩擦による刺激が原因と考えられています。ですから、長時間同じ姿勢で立っていることや過度の運動・散歩、過度な足裏のマッサージ、革などの硬い素材や窮屈な靴の着用、長時間あるいは熱い湯での入浴、過度なタオル絞りなどの家事仕事などはできるだけ避けた方がいいでしょう。乾燥肌は刺激をより受けやすくなります。まだ症状が出ていないからとスキンケアを怠ってしまってはいけません。事前にスキンケアをしっかり行うことで、手足症候群の症状を緩和することできるのです。特に男性の方はスキンケアに馴染みがないかもしれませんが、予防的にスキンケアを行うことが最も副作用を少なくする方法になります。タコやウオノメは早めに処置をすることで症状の悪化を防ぐことができます。ですが、自己判断では悪化する場合もあるため、必ずご相談ください。このほかにもにきびがでやすかったり、肌が弱くなるものや爪の回りの炎症が起こるものもあります。効果的に治療が受けられるように、普段の「皮膚の清潔」「保湿」「皮膚の保護」といったスキンケアをしっかり行っていきましょう。普段お使いの保湿剤でも、違和感や刺激がなければそのまま使用できます。洗顔後や入浴後に乾燥しないうちにたっぷりと、そしてこまめに塗るのがポイントです。

その他（16）放射線治療中に起こる副作用とセルフケア

附属病院
がん放射線療法看護認定看護師
天野　緑

がん3大治療の一つである放射線治療は、切らずに治せる治療として注目され、現在、多くの患者さんに行われています。放射線治療とは、体の一部（がん）に毎日少しずつ放射線を当てる治療法です。そのため、治療期間は数週間と長期に渡り、治療が進むにつれて徐々に副作用が現れてきます。放射線治療は、治療の延期や中断が起こると期待した効果が得られないことが示されており、副作用を最小限に抑えながら、計画された治療を終えることが重要です。

放射線治療の副作用は、放射線の種類や量、治療回数、治療部位等によって症状に個人差はありますが、全身に薬剤の影響が及ぶ抗癌剤治療とは異なり、放射線が当たる部分に限局して症状が出現するという特徴があります。治療部位別に副作用と対応の一例を挙げると、例えば、頭部の治療では髪の毛の脱毛が起こる場合がありますが、頭皮の清潔を保ち、生え変わりを促します。頚部の治療の場合は、口・喉が渇く、飲み込みづらい、といった症状が現れることがあり、口腔内を清潔にし、水分をこまめにとり保湿する、柔らかい食事にする、といった対応があげられます。胸部の治療では、咳・痰が増えることがありますが、うがい・手洗いの実施やマスクの着用を促し、咳止め等の薬剤を使用することで症状を和らげます。下腹部の治療の場合は、下痢や頻尿・残尿感が出現する場合があり、消化のよいものを摂取する、整腸剤を使用する、水分補給を行い脱水に注意する、等の対応があげられます。また、どの部位の治療であっても起こりうるのが、皮膚炎です。皮膚炎は、放射線が当たる部分に日焼けのような赤みが出現します。中には、かゆみ・痛みを伴うこともあり、抗炎症作用を含む軟膏を使用する場合もありますが、このような症状が出現する前から、皮膚をこすらない、綿などの皮膚に優しい素材の衣服を着用する、入浴時にはナイロンタオルを使用するのではなく、泡で優しく洗う、というように、できるだけ皮膚への刺激を少なくする工夫をしておくことで、皮膚炎の出現や苦痛症状を減らすことができます。

このように放射線治療中は、治療部位に応じて様々な副作用が出現します。私達看護師は、症状の変化に合わせて苦痛を緩和するための対応や、日常生活の注意点についてご説明し、医師や放射線診療技師等の他職種とともに治療をサポートしていきます。放射線治療による副作用は、治療の早期から適切な対応を行うことで発症を遅らせ、症状を緩和させることが可能です。そのためには患者さんの理解と協力が重要であり、医療者と患者さんが協働していくことで、安全で苦痛の少ない、効果の高い治療につながると言えます。

その他（17）がんと薬剤師

附属病院薬剤部
教授・薬剤部長　白石　正
准教授・副薬剤部長　豊口禎子

がん治療には、手術療法、放射線療法とともに化学療法があります。化学療法とは薬によってがんを治療することです。現在、新しい抗がん薬が次々と開発され、約１００種類もの抗がん薬があります。

飲み薬は胃や腸の中で溶けて、吸収されます。吸収された薬は血液により全身に運ばれ、患部で作用します。注射薬は直接血液の中に入り作用し、その後、肝臓などで変化し（代謝）、尿や便中に排泄（はいせつ）されます。体の中で変化せずに、排泄される薬もあります。このように、薬の体内の動きには吸収、分布、代謝、排泄という過程があり、薬の作用に影響します。この過程が人によって少しずつ異なる場合があります。

たとえば、メトトレキサートという抗がん薬は、腎臓から尿中に排泄されます。腎臓の機能が薬の作用に影響するため、投与前に血液検査や尿検査などで確認が必要となります。また、薬の血液中濃度を測定し、投与量を変更していきます。

イリノテカンという抗がん薬は、体内でUGT1A1という代謝酵素により代謝され、便中に排泄されます。このUGT1A1の働きが異なる人がいます。これは、遺伝子を調べることによってわかります。このように薬によって代謝、排泄が異なるためを検討しながら投与しています。

抗がん薬では副作用を少なくするために、投与しない期間が決められている薬があります。外来・入院の患者さんの注射抗がん薬を薬剤部で混合調製していますが、休薬期間の確認を行います。さらに、患者さんの腎機能や副作用をチェックし、投与量が適正であるかどうかを再確認します。抗がん薬の吐き気やアレルギーなどの副作用を起こらなくする注射薬も、同時に調製しています。

また、薬剤師は入院患者さんのもとに伺い、薬の説明を行い、副作用の確認をしています。薬の飲み合わせ、薬ごとの代謝、排泄も検討します。また、食べ物によって効果に影響が出る薬もあります。薬の情報紙には、必要な情報が記載されていますので、ご覧ください。抗がん薬の副作用として口内炎が現れる患者さんもいらっしゃいます。患者さんに合った市販のうがい薬がない場合は、薬剤部で製剤します。現在、うがい薬、軟こう薬など多くの院内製剤が作られています。

入院時、体調がいつもと違うとき、薬に関してご質問があるときは、各分野の専門薬剤師が多数おりますので、ご相談ください。

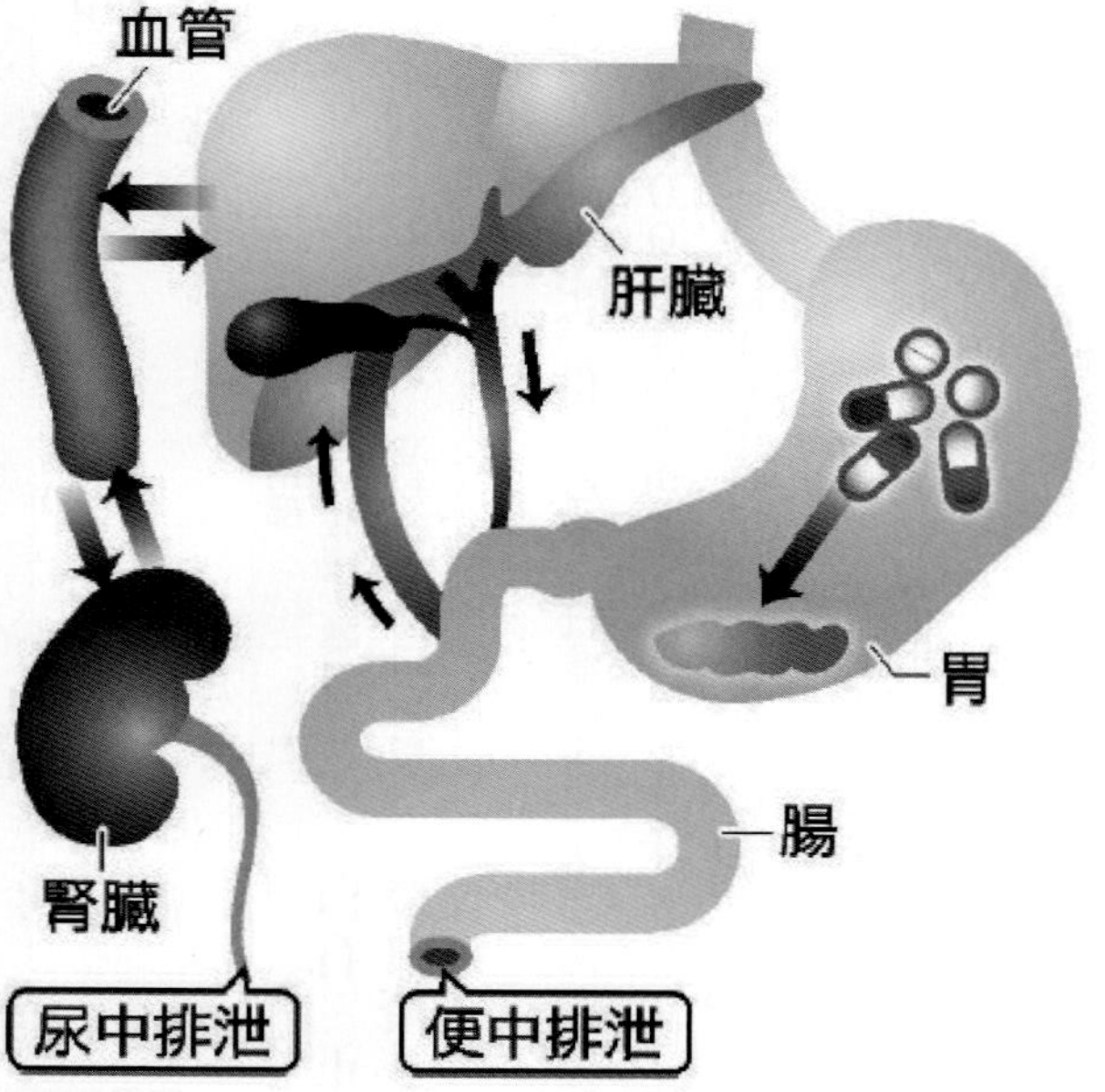

その他（18）緩和ケア病棟

医学部附属病院疼痛緩和内科
講師　山川真由美

２０１０年5月7日付のこの欄で「がんの緩和医療とは終末期（亡くなる前の）医療のことではなく、がんが早期か進行しているかに関係なく、患者さんやご家族の体や心の苦痛を和らげるお手伝いをする医療である」と紹介しました。

病院の中で、緩和医療の専門部門が「緩和ケア病棟」です（独立施設は「ホスピス」）。緩和ケア病棟では「がんを治す治療」はしませんが、「なにもせずに死を待つところ」ではありません。痛みや吐き気・呼吸困難などのつらい症状をやわらげ、楽に過ごせるような治療とケアを積極的に行っている部門なのです。「いったん緩和ケア病棟に入ったらもう退院できない」というのは、大きな誤解です。確かに入院して亡くなる方は多いのですが、苦痛が緩和されるとまた元気を取り戻し、退院する患者さんも少なくありません。再びがん治療に挑戦する患者さんもいます。その間に症状が強くなったら、また緩和ケア病棟に入院することもできます。

自宅で療養中の場合、患者さんのケアに当たっているご家族の休息も必要なことがあるでしょう。そのときは、「レスパイトケア入院」がお勧めです。介護施設のショートステイのように、緩和ケア病棟が短期間、自宅とご家族の代わりを務める方法です。

緩和ケア病棟は、苦痛の緩和を必要とするがん（と後天性免疫不全症候群）の患者さんがどこにいても安心して療養できるように、外来や在宅への円滑な移行を支援する役割も果たしています。緩和ケア病棟には「家庭に近い」ゆとりのある環境が工夫されています。▽家族が泊まれる▽ミニキッチンがある▽音楽や映画を楽しむスペースがある―など設備も充実していますし、起床・消灯・面会時間なども一般の病棟に比べれば自由であることがほとんどです。

山形県内には県立中央病院に15床、米沢市の三友堂病院に12床の緩和ケア病棟がありますが、緩和ケアを必要としている患者さんの数に比べると、とても少ないのが現状です。

それでは、緩和ケアは緩和ケア病棟に入院しなければ受けられないのでしょうか？そんなことはありません。がん診療連携拠点病院では必ず、それ以外の多くの病院でも「緩和ケアチーム」が活動しています。がんの病期に関係なく、痛みをはじめとする身体的苦痛はもちろん、不安や抑うつなどの精神心理的な苦痛、退院後の生活に関する福祉サポートや地域との連携などについて、いつでも相談を受け付けて患者さんやそのご家族を支えています。自宅療養でも、訪問診療・訪問看護を上手に利用して病院と同じようなケアを受ける

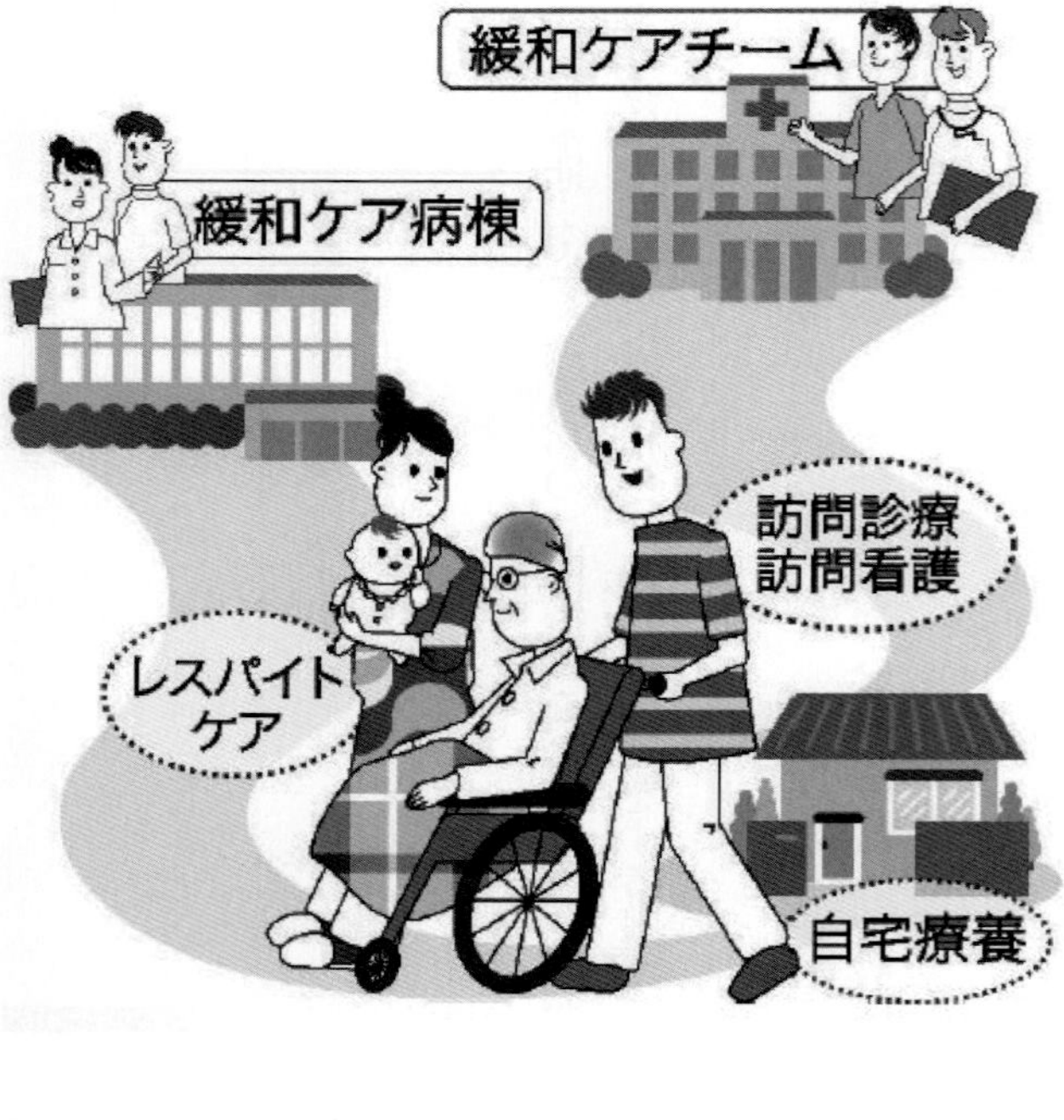

ことができます。

がんの治癒が望めない状態になってからの人生の過ごし方は人それぞれです。緩和ケア病棟を選んでもよいし、これまで治療をしてもらった病院にお世話になるのも一つの方法です。もちろん、住み慣れた自宅での生活を続けてもよいのです。生き方を決めるのは「あなた自身」なのですから。

その他（19） 在宅医療

附属病院地域医療連携センター
看護師長　今野貴代美

男性は2人に1人、女性は3人に1人ががんになるという時代、医療の進歩に伴い病を持ちながら生活する時代となりました。

在宅医療とは病院ではなく、住み慣れた自宅などで病気の療養をすることです。在宅医療は、病院や外来に次いで第三の医療サービスといわれています。病気があっても「住み慣れた自分の家で療養したい」「できれば最期までの日々は、家族と共に我が家で自分らしく過ごしたい」と思う人が増えてきています。そんな人たちの思いを叶えるのが在宅療養です。

一昔前の日本では、自分の家で最期を迎える人がほとんどでしたが、１９６０（昭和35）年ごろから病院で亡くなる人が増え、現在では病院での最期が当たり前のようになっています。病気の治療とはいえ、病院での生活は思っている以上に不自由なものです。食事をするのはベッドの上が多く、入浴時間も決められています。病院では治療が優先されるので、個人の生活習慣や嗜好（しこう）など、二の次になることが多々あります。

現在、在宅医療を受けている人の85％は65歳以上の高齢者です。高齢化の進行に伴って増大する高齢者医療費を抑えるために、厚生労働省は２００６年、これまでの医療制度を見直しました。また、自宅でも使用できる医療機器が開発され、病気や障害を抱えながらもその人らしい生活を送ることができる環境づくりが広がっています。社会福祉制度やサポートする在宅医、訪問看護ステーション、社会資源の整備等がなされ、病院や施設ではなく自分の家で過ごしたいと希望する人が増えてきています。

自宅で療養を希望していても、長期にわたる医療処置（持続点滴注射、胃ろうなどの経管療養、酸素療法、リハビリなど）が必要な場合があります。自宅での療養に不安を抱えている方や、その人を支える家族を、病院の医師、自宅を訪問する往診の医師や訪問看護師、理学療法士や薬剤師などの医療関係者、ケアマネジャー、ホームヘルパーなどが、在宅支援チームとなって手助けします。

窓口として、入院中の方は病院の地域医療連携センターに、ケアマネジャーのいる方はケアマネジャーに、介護保険をこれから申請する人は地域包括支援センターにご相談ください。地域で、安心して療養生活を継続するためのお手伝いをいたします。

病気と共に生きることは、今までと少し違う自分の生き方かもしれません。〝新たな生活〟を、自宅でサポーターと共に創っていくことも一つの道です。

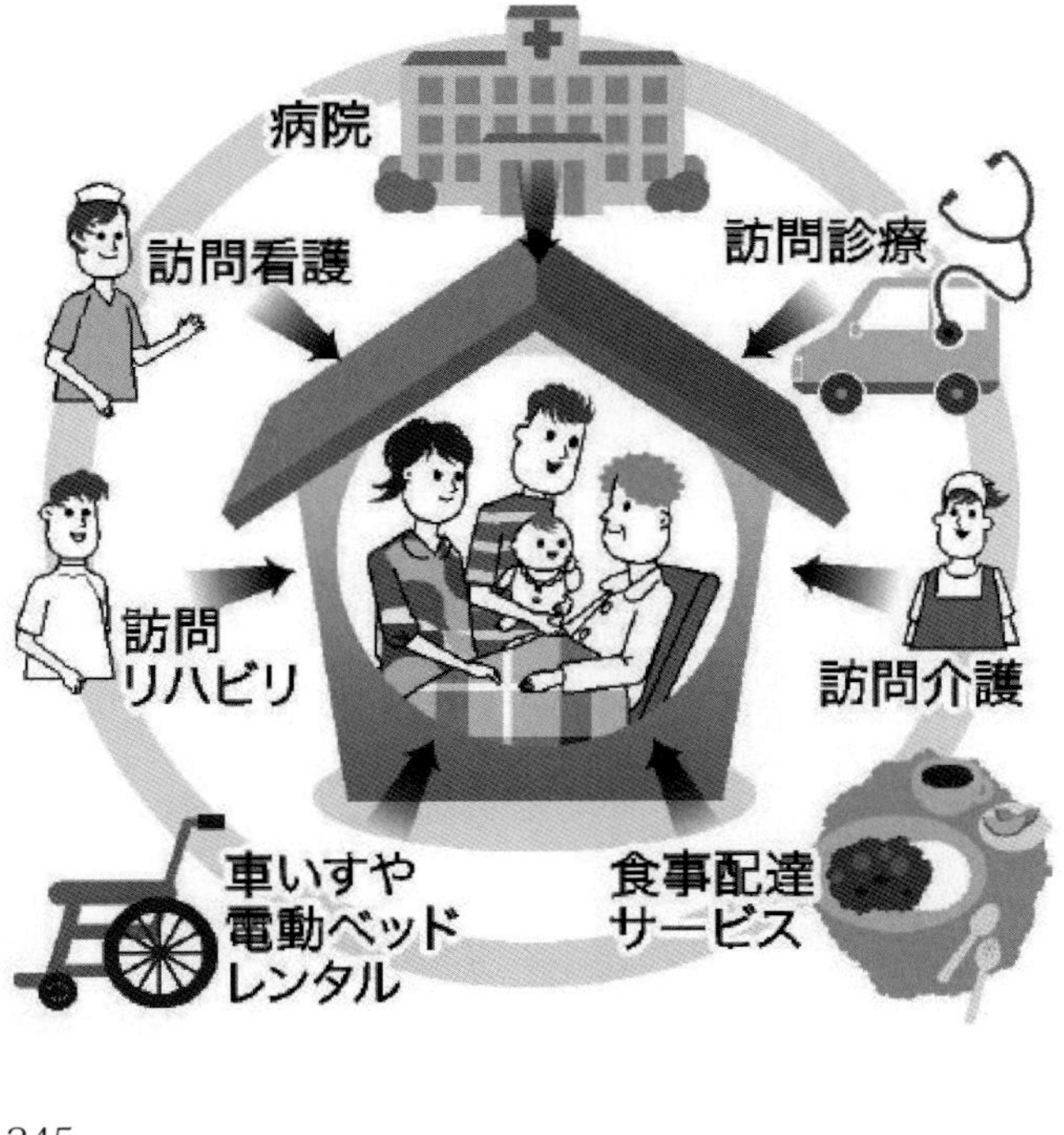

がんと放射線　自然界から毎日被ばく

放射線腫瘍学講座　教授　根本建二

世界ではじめて放射線を発見したのはドイツのレントゲンで、１８９５年に真空管からエックス線がでていること、エックス線で写真も撮れることを報告しました。その後、人工的に発生させた、あるいは天然の物質からでている多くの種類の放射線が発見され今日に至っています。

放射線は体の設計図である遺伝子、DNAを傷つける作用を持っており、がんの放射線治療ではがん細胞のDNAを壊すのに使われますが、逆に放射線でできたDNAの傷がきっかけとなりがんが発生することもあります。広島・長崎の原爆被ばく者では一定以上の量の放射線被ばくでがんの増加が確認されましたし、チェルノブイリ原発事故の後にも一定量以上の子供の被ばくにより甲状腺がんが増えたことがわかっています。

一方で放射線はどこにでもあるものです。地球ができた時から大地からは放射線が出ていますし、宇宙からも放射線が降り注いでいます。日本人の場合、平均して毎年1・5ミリシーベルトという量の放射線を浴びています。この自然放射線の量は住んでいる地域によっても異なっており、世界には大地からの放射線量が日本の10倍以上と大変高い地域もあります。また、高山や飛行機の機内では宇宙からの放射線の量が多くなります。このように住んでいる地域や生活様式で浴びる放射線の量は変わりますが、これによってがんが増えているということはなさそうです。

また、食品には地球ができたときから大量に存在しているカリウム40という放射性物質が含まれており、日本人は平均で毎日75ベクレル（1秒に75回放射線がでる量）の食品を摂取していますし、私たちの体も数千ベクレルの放射能を持っています。つまり私たちは毎日体の外からと中から被ばくしながら（前者が外部被ばく、後者は内部被ばく）生活しているのです。

このような自然放射線の環境に影響を与えているのが、東日本大震災による東京電力福島第1原発事故です。放射性ヨウ素やセシウムが広い範囲に飛散しました。幸い山形県内では、空気中の放射線量は事故前の変動範囲内に落ち着いてきていますし、食品からの放射性物質の検出もゼロか、たとえ検出されても自然に存在するカリウム40と比べてもごくわずかです。健康への影響はまずないといっていいレベルです。

しかし、県内でも放射線の影響を心配する声が大変多いのも事実です。放射線が目に見えず、よくわからないことも心配を大きくしている理由のように見受けられます。このコーナーでは放射線への理解を深めるため、しばらくの間放射線の体への影響について紹介していきたいと思います。

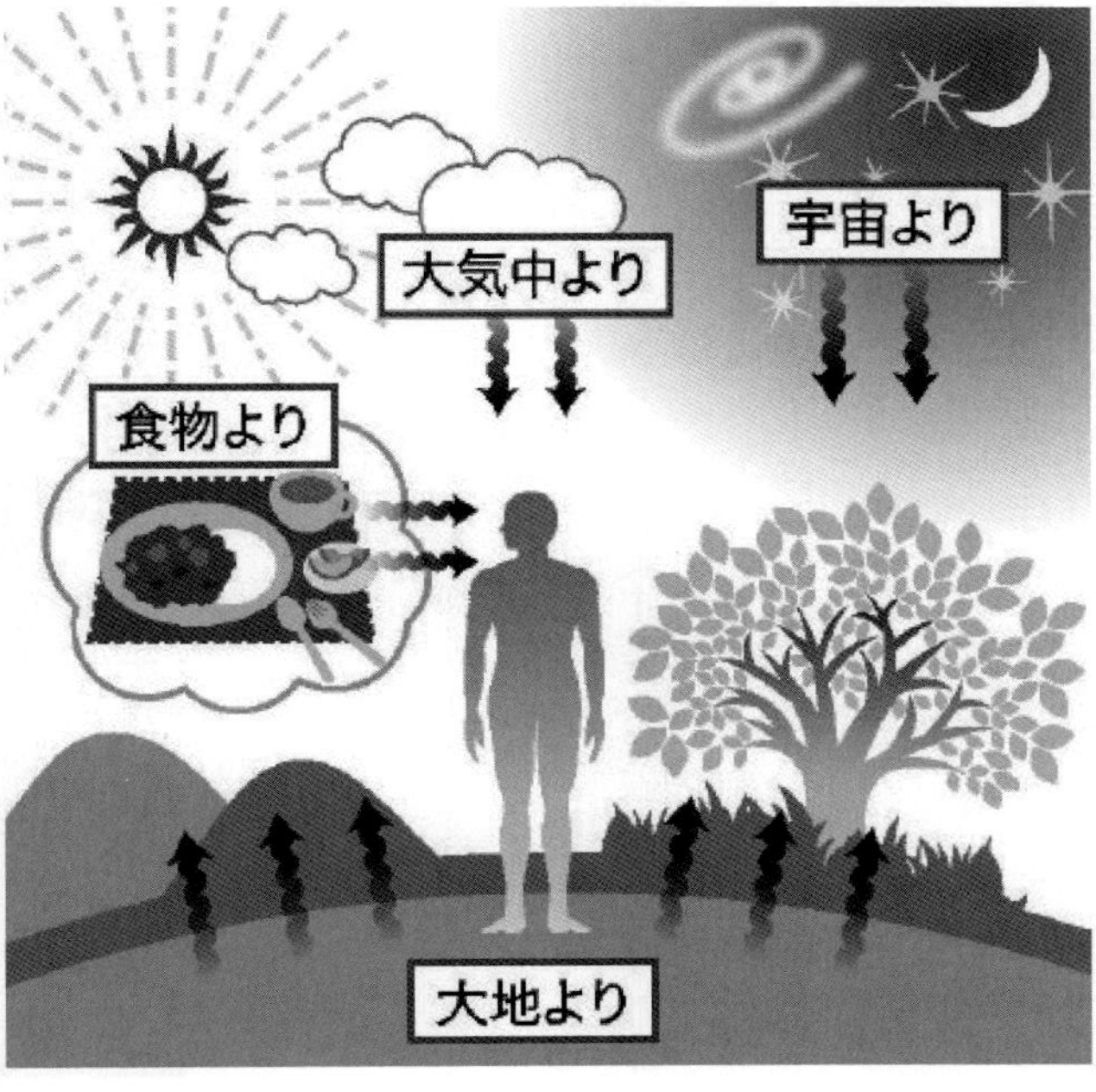

外部被ばくと内部被ばく　正しい知識で冷静に対応

放射線診断科　助教
鹿戸将史

東日本大震災による福島第1原発事故で、多くの方々が放射線被ばくに関心を寄せ、また心配されていると思います。放射線は目に見えないがために、その影響が分かりにくくなっています。放射線被ばくは外部被ばくと内部被ばくに分けて考える必要があります。

外部被ばくは、放射線を出しているものが体の外にある時の被ばくです。良い例がエックス線写真です。原発事故の場合には、原子炉からの被ばくと空気中に飛散した放射性物質からの被ばくになります。外部被ばくの防御には「時間」「距離」「遮蔽（しゃへい）」が重要です。

時間は、できるだけ放射線を浴びる時間を少なくすることです。原発事故ではどうすることもできませんが、環境放射線量が多い屋外での活動を控えるなどの対策が可能です。放射線被ばくは距離の2乗に反比例して低減され、距離が離れればそれだけ飛散する放射性物質も少なくなります。もし万が一のことがあったらできるだけ遠くに逃げる必要があります。遮蔽は、厚い壁で放射線から身を守ることです。現在の状況であれば、山形県は原発から十分に遠く、奥羽山脈という天然の遮蔽物に守られています。

内部被ばくは、放射線を出しているものが体内に入ってしまったことによる被ばくです。実際には放射能に汚染された水や食品を摂取してしまうと起こります。今回の原発事故では、放射性ヨウ素や放射性セシウムが大気中に飛散しました。これらが体内に摂取されると体内で放射能を出して、摂取した人の体内に放射線被ばくを起こします。

放射性ヨウ素は摂取されると甲状腺に集まり、そこで内部被ばくが生じます。長期的に見て、幼児や若年者で甲状腺がんの危険性が高まります。放射性ヨウ素の半減期は8・1日と短いため、甲状腺への集積がなければ身体への影響はほとんどありません。大量の放射性ヨウ素が飛散した場合には、あらかじめヨードを内服することにより甲状腺への集積をブロックすることができます。

放射性セシウムは半減期が30・1年と長く、しかも回避する手段がないので注意が必要です。しかし、人体から徐々に排せつされますので、生体での半減期は100日程度です。また、チェルノブイリ原発事故後の調査で、放射性セシウムを原因とする発がんの増加は認められていません。内部被ばくの回避には、自治体などが発表する水や食品などの汚染状況を注意深く見守る必要があります。

幸いなことに、山形県はまだ恵まれた環境にあると思います。放射線は目に見えないからといってパニックにならず、正しい情報を得て冷静に行動することが大切です。

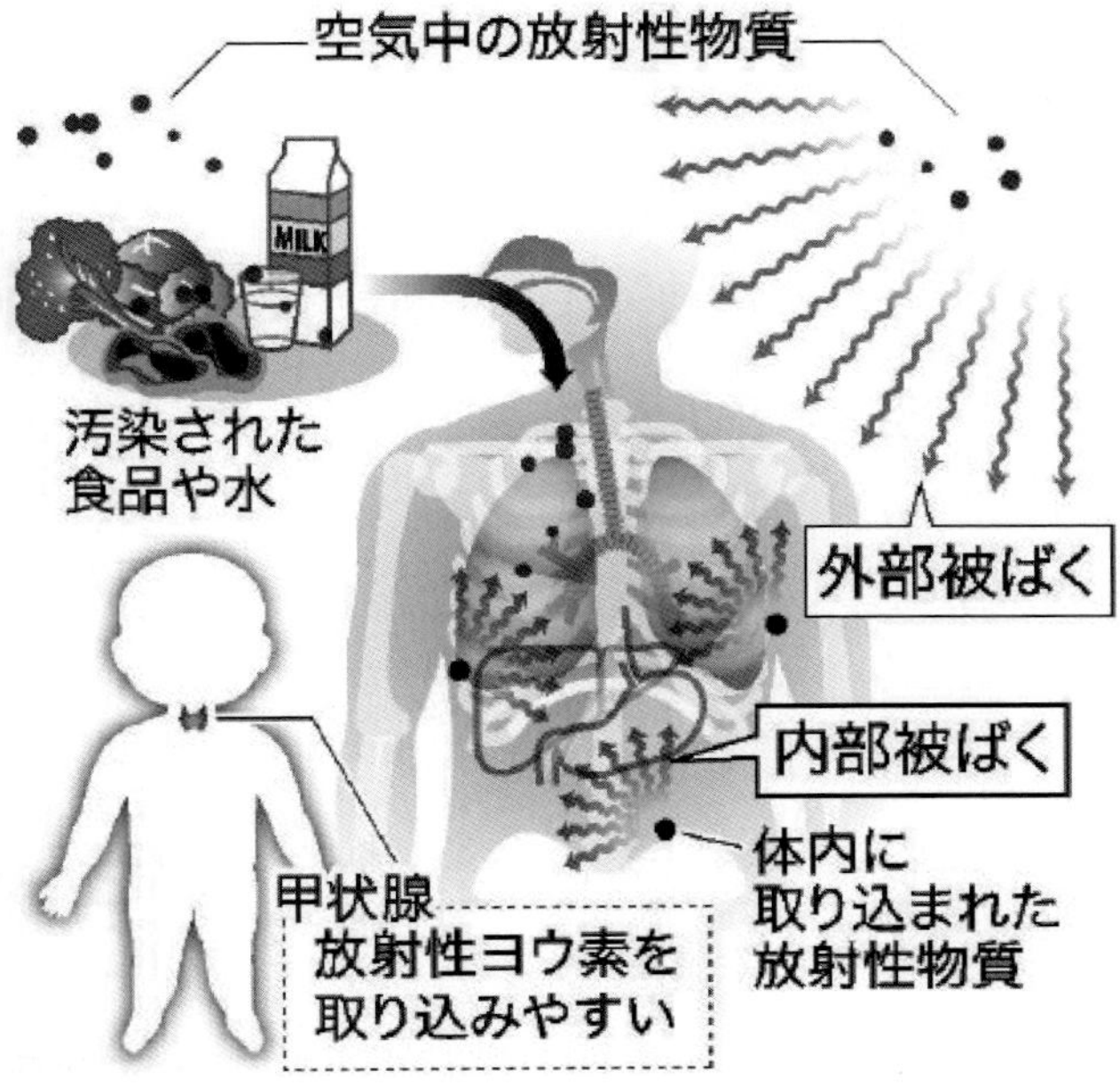

原爆被ばく者の発がん　1シーベルトでリスク1・5倍に

放射線診断科　助教
小田敦子

東日本大震災で発生した東京電力福島第1原子力発電所事故の話題は、被災地の復興問題とともに日々報道され、放射線による長期的な健康被害が懸念されています。日本には1945年（昭和20）8月に広島、および長崎への原爆投下よってもたらされた被ばくの歴史があり、放射線の人体に与える影響について長期にわたり調査されてきました。

原爆被ばく者の放射線による長期的な健康被害は、放射線影響研究所（放影研）が行っている12万人の原爆被爆者調査（寿命調査）から知ることができます。この調査集団は1950年の国勢調査で初めて行われた原爆被ばく者の全国調査がもととなり、爆心地から2・5キロ以内で被ばくした生存者と、その対照として遠距離被ばく者を含む非被ばく者から構成されており、死亡追跡調査が行われています。

被ばくによるがんのリスクは、白血病と白血病以外のいわゆる固形がんとで異なっています。被ばくによる白血病の発生率増加は固形がんより大きく、被ばく後2年ぐらいから発生が増え、発症率は5年から10年の間に最も高くなります。被ばくの10年後からは白血病以外の固形がんについても発がんの増加が報告されています。固形がん発生リスクの増加は、遅いものでは40年ほどの潜伏期があります。

これまでの調査結果から、1シーベルト（1000ミリシーベルトあるいは100万マイクロシーベルト）

の放射線被ばくにより、がんの確率（がんで死亡する危険性）が平均して約1・5倍に増加すると推定されています。これは、1日20本2年間喫煙した場合のタバコによる肺がんの発がんリスクと同程度です（ミシガン大学ホームページのデータより計算）。

がんのリスクは被ばく線量に比例的で、理論上は100ミリシーベルトでは約1・05倍、10ミリシーベルトでは約1・005倍と推定されます。しかし、100ミリシーベルト以下ではがんの発生の増加は確認されていません。人体への放射線の影響を推定する上で最も信頼されている広島・長崎の調査結果をしても、低線量被ばくが健康被害をおこすといえるデータは得られていないのです。

なお、今回の福島原発事故による慢性被ばくにおいては、瞬時に被ばくした原爆被ばく者の健康被害の調査結果が全てあてはまるわけではありません。

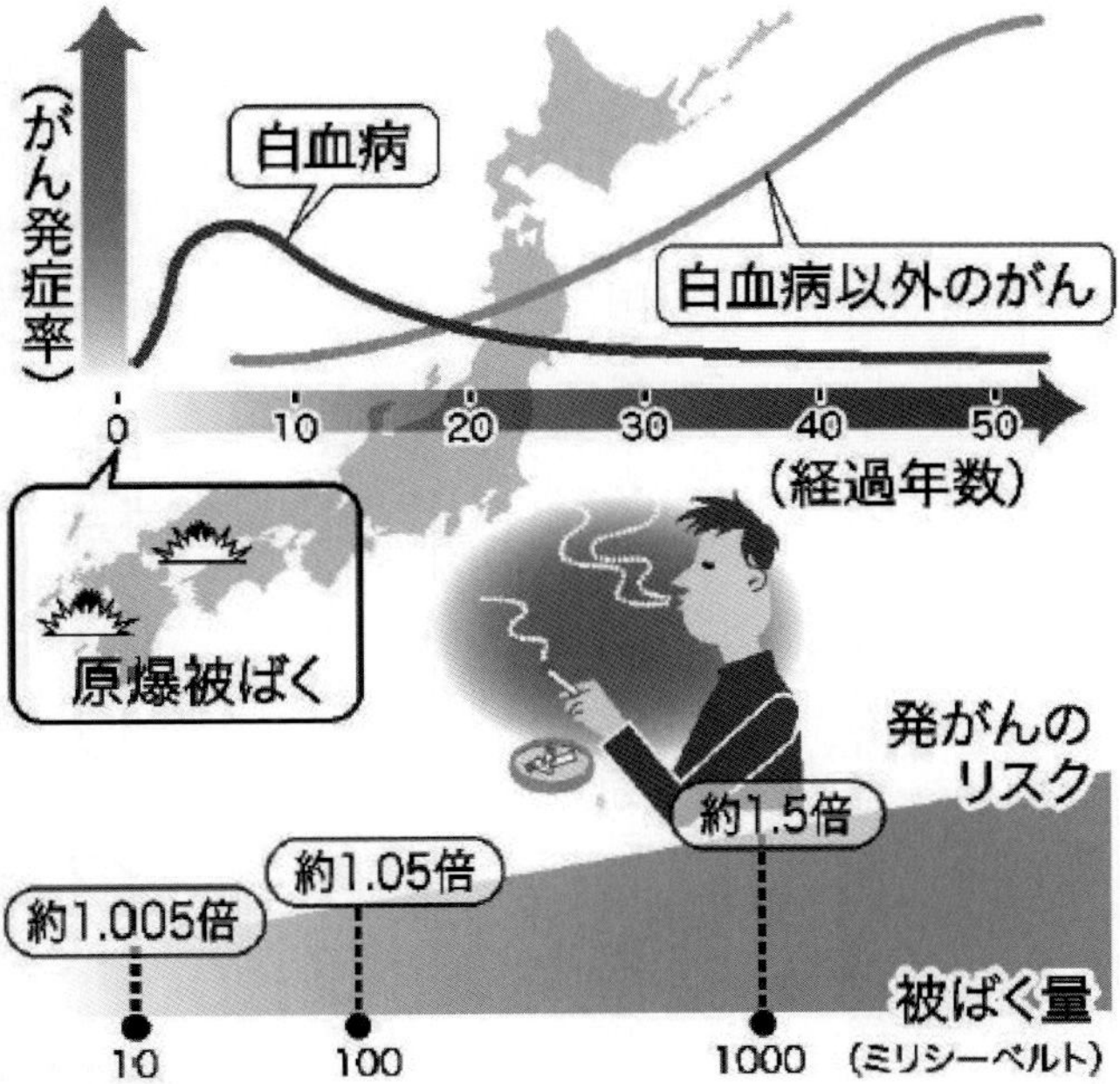

チェルノブイリ原発事故と発がん　飲酒・喫煙よりリスク小

放射線腫瘍学講座　講師
野宮琢磨

１９８６年４月26日、旧ソ連でチェルノブイリ原発事故が起きました。原子炉が停止した場合を想定した実験の途中で制御不能に陥り、炉心溶融が起こったとされています。国連科学委員会(UNSCEAR、２００８年)によると、放出された放射性物質は１×10（19）（１兆の１千万倍）ベクレルとも推定され、半径２千キロ以上が放射能により汚染されたと報告されています。

チェルノブイリ周辺地域の数ミリシーベルト～１００ミリシーベルト以上の被ばく者７５０万人を対象とした調査報告（チェルノブイリ・フォーラム、２００６年）では、思春期以下の若年者の甲状腺がん発生リスクは増加し、約６千例の発症が記録されていますが、甲状腺がんによる実際の死亡数は総数で15例と報告されています（若年層被ばく者１万人当たり０・08人）。白血病については次のデータと同様に増加は見られるが、その頻度は低いとされています。また、甲状腺がん以外の固形がんに関しては、全年齢層で自然発生率と比較して明らかな増加は見られないと報告しています。

約40万人の職業被ばく者（平均累積被ばく線量約20ミリシーベルト）を対象とした別の調査（カーディスら、05年）では、固形がんによる死亡リスクは非被ばく群と全く差がなく、白血病の死亡リスクは非被ばく群の約２倍であったが頻度は約０・05％と報告されています。この報告では、平均20ミリシーベルトの被ばくなら、がん死リスクの増加分は1万人当たり2・5人と計算されます。

発がんのリスクとして代表的な因子に、喫煙が挙げられます。喫煙で増加するがん死リスクは約2倍とされ、30万人の喫煙者を追跡した国内調査（片野田ら、08年）では約1万人ががんで死亡し、このうち5千人が喫煙によって増加したがん死者数と推定されます。喫煙者1万人当たりでは167人が喫煙のためにがん死すると計算されます。

飲酒に関する調査（中谷ら、04年）では、男性の場合は日本酒1日当たり1合以上の飲酒で死亡リスクは1・2倍、3合以上では1・6倍、女性では1日1合以上でリスクは2倍にもなるという結果が出ています。1日1合の飲酒で、男性1万人当たり107人が飲酒による何らかの疾病で死亡するという計算になります。

こうして見ると、チェルノブイリ事故の調査報告では、100ミリシーベルト以下の被ばくなら、身の回りの喫煙や飲酒と比較してがん死亡リスクは非常に小さいか、検出できないレベルであることが示されています。また日本においては、自然放射線で年間平均1・4ミリシーベルトは誰でも被ばくしているとされています。

だからといって今回の福島第1原発周辺の数十ミリシーベルト以下の汚染地域が「安全」と言い切れるわけではないのですが、身の回りには他にも化学物質、感染症、大気汚染、電磁波など人体に有害なものは数多くあり、その中の一つである放射線被ばくのリスクをより正確に知ることが大切だと考えられます。

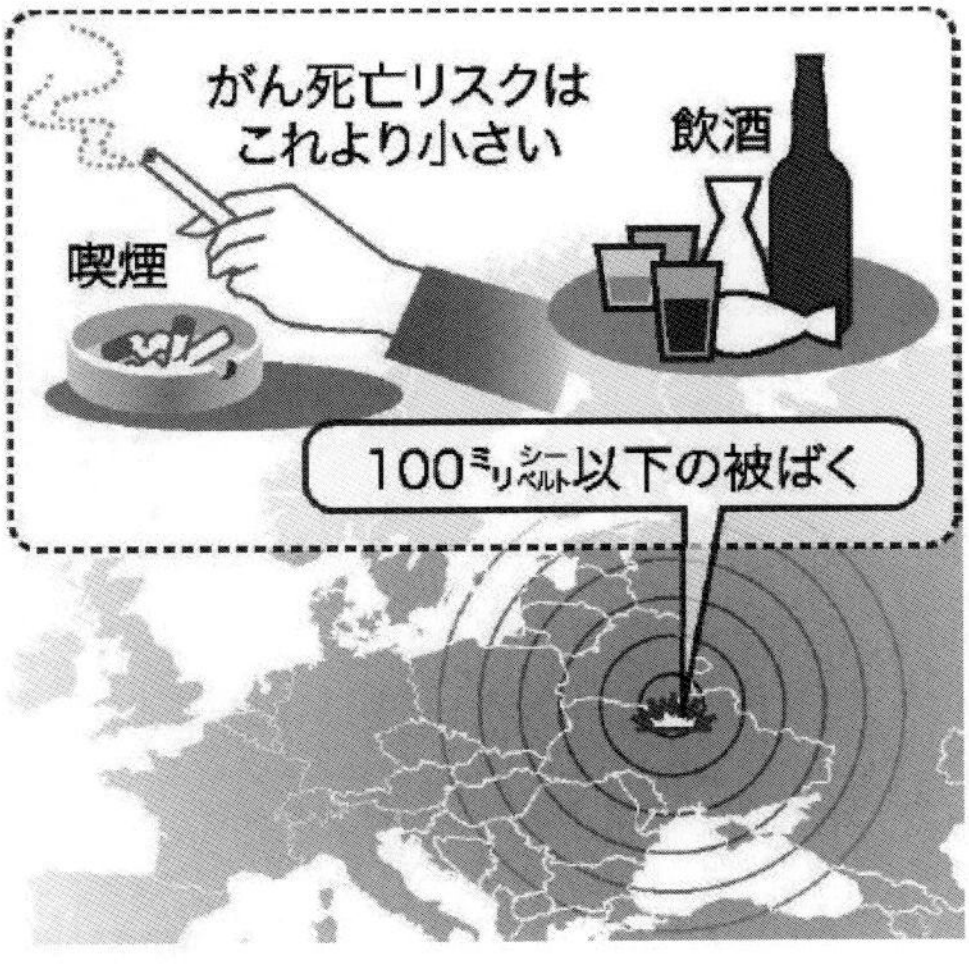

放射線ホルミシス、適度な量でプラス作用

放射線診断科　教授
細矢貴亮

地震と津波による福島第1原発事故以来、放射線に対する関心が高まっています。放射線障害の事例として一時期、放射線熱傷という報道がありましたが、急性傷害を起こすほどの高線量被ばくではなかったようです。とはいえ、高放射線量地区の住民は立ち入り制限を受け、原発近隣の住民は放射線の恐怖（発がん）と闘っています。

「ホルミシス」という言葉をご存じでしょうか。生物に対して通常有害な作用を示すものが、適度であれば逆に良い作用を示すという現象です。放射線は一般に身体に有害と考えられていますが、放射線にもホルミシス効果のあることが提唱されています。

たとえば、植物や下等動物では、微量の放射線を与えることにより収穫量や増殖率が増加します。逆に、放射線を完全に遮断すると収穫量や増殖率が低下します。また、職種別の疫学調査によると、放射線に関わる原子力船修理造船工、宇宙線による被ばくが多いパイロットなどで、がん死亡率の低下が報告されています。

台湾の台北市および周辺の約１８０のビルの鉄筋にコバルト60が混入したという事件がありました。１９８３～２００３年のことです。約１万人が年平均49ミリシーベルト被ばくし、平均累積線量は４００ミ

リシーベルトに達しました。ところが驚くべきことに、被ばく住民のがん死亡率は激減し、10万人当たり10人以下になったのです。一般住民のがん死亡率は年々増加し、10万人当たり１５０人を超えていました。これが事実とすれば、適度な放射線被ばくが発がん率を低下させたことになります。

がんは通常、損傷された遺伝子の突然変異によって生じます。放射線による遺伝子損傷は、大部分（95％）が活性酸素を介する間接作用です。活性酸素は何も放射線だけで生じるわけではありません。食物、たばこ、アルコール、運動、紫外線、ストレスなど、日々の生活に関わる非常に多くのことにより発生します。たとえば、運動は健康に良いと一般に信じられていますが、運動により活性酸素は間違いなく増加します。適度な運動で生み出された適度な活性酸素により抗酸化機能が高められ、すなわちホルミシス効果があると考えられているのです。

現時点で、放射線ホルミシスは一つの学説にすぎず、完全に証明されているわけではありません。適度な放射線量がどの程度なのかも分かっていません。しかし、活性酸素は生物が酸素を利用するようになって必然的に生じたものです。活性酸素により突然変異が起き、人類を含む新種の生物が生まれ、進化をとげてきました。生物は活性酸素を処理する能力を身に付けると同時に、活性酸素の毒性を利用して侵入してきた細菌を処理しています。地球上の生物は日々放射線を浴び、それを利用しているとも言えます。

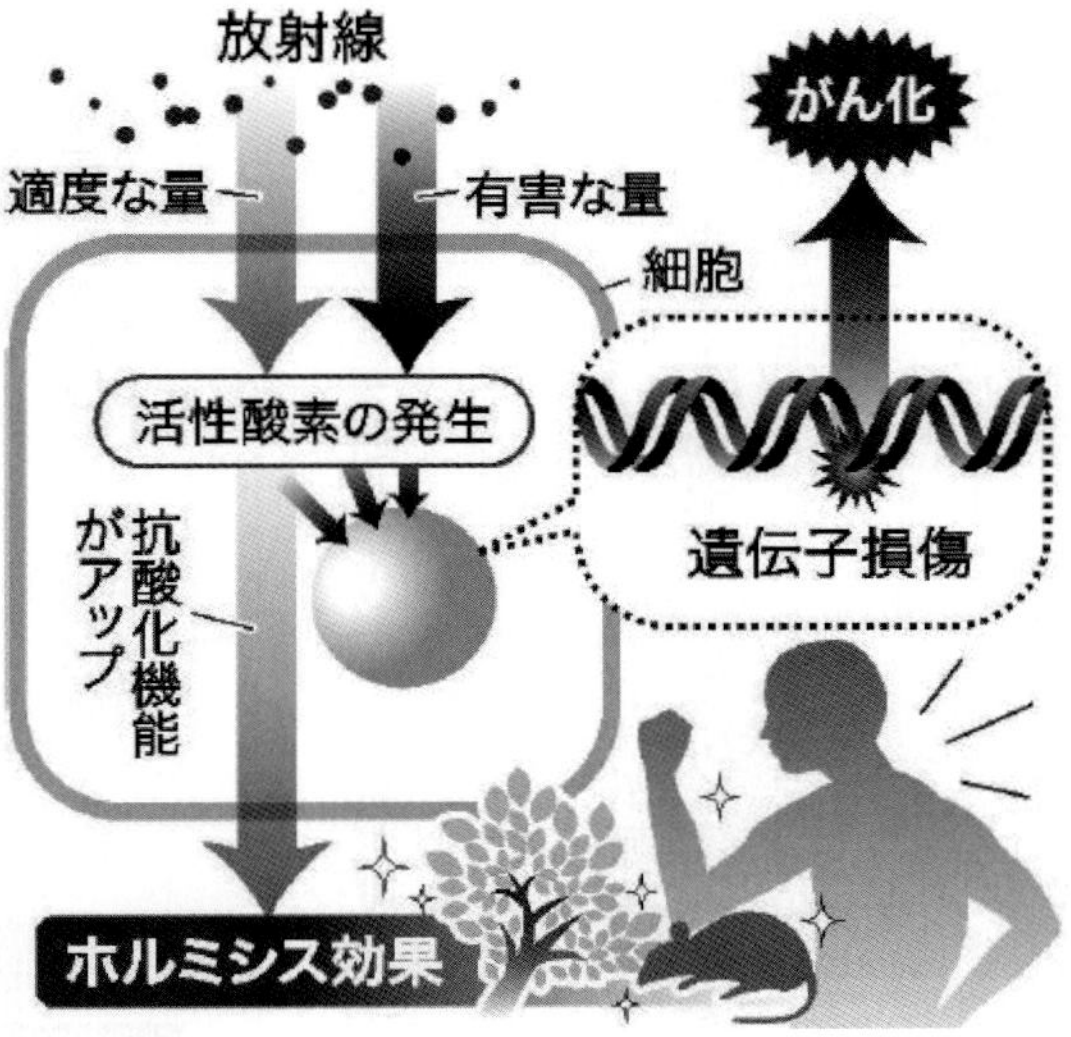

PETとがん医療（上） 病気を正確に検出、撮影

放射線診断科　准教授
菅井幸雄

山形大学医学部附属病院に、新たに最新型のPET-CT装置が導入されました。9月より本格的に稼働します。PET-CTとは「ポジトロン断層撮影（PET）」と「エックス線コンピューター断層撮影（エックス線CT）」を組み合わせたものです。ポジトロン断層撮影はポジトロン（陽電子）を放出する薬（PET薬剤）を体内に注入し、いろいろな臓器や病気の部分に集まった薬から出る放射線をPET装置で検出し、画像にするものです。エックス線CTでは体外から放射線を照射して体の輪切りの画像を作成します。

PET-CT検査では、両者を融合させて白黒のCT写真に病気のところだけ色を付けることができますので、体内の病気を正確に検出することができます。当院では「サイクロトロン」という粒子加速器も同時に設置し、院内で薬の合成（院内製剤）が可能で、市販のPET薬剤の他に新しい薬の研究、開発が可能となります。

現在がん診療で最も利用されているPET薬剤はフルオロデオキシグルコース（FDG）で、グルコース（ブドウ糖）と類似の化合物です。生体内ではグルコースと同様の動き、分布（代謝）を示します。がんでは正常組織よりも糖代謝が盛んで、悪性のものほどがん細胞内にFDGが多く取り込まれます。細胞内ではグルコースは代謝、分解されますが、FDGは代謝されず、細胞内にとどまります。このがん細胞内に蓄積（集積）したFDGから出る放射線をPET装置で測定し、画像化するのがFDG-PET検査です。

これにより、がんがどこにあるか、どのくらいの大きさかが分かるわけですが、FDG はグルコースに似ているので、食事後や糖尿病で血液中の糖が多いと細胞内への FDG の取り込みが低下し、がん細胞への集積も低下して見えにくくなります。また検査前に運動すると筋肉の糖代謝が盛んになり、筋肉に FDG が集まってしまいます。きれいな画像を撮影し、がんを正確に診断するには検査前の絶食、安静が非常に大切です。検査前の病院の指示を厳密に守っていただくこと、つまり検査を受ける方の協力がこの検査の鍵となります。

PET 薬剤は放射線を出す「放射性医薬品」で、副作用がほとんどなく、安全性が極めて高い検査です。しかし体に投与することでわずかですが、放射線被ばくを起こします。FDG-PET 検査1回で、およそ2～3・5ミリシーベルトの被ばくがあります。これは皆さんが普通に生活して大地や宇宙、体内の放射性元素から1年間に受ける平均的な被ばく量（2・4ミリシーベルト）とほとんど同じレベルです。PET-CT ではCT検査も併用しますが、合わせても5～10ミリシーベルト程度の被ばくで、将来にわたる放射線障害の発生の心配はほとんどありません。安心して検査を受けてください。

次回はがん診療で PET-CT が実際にどのように用いられ、役立っているかお伝えします。

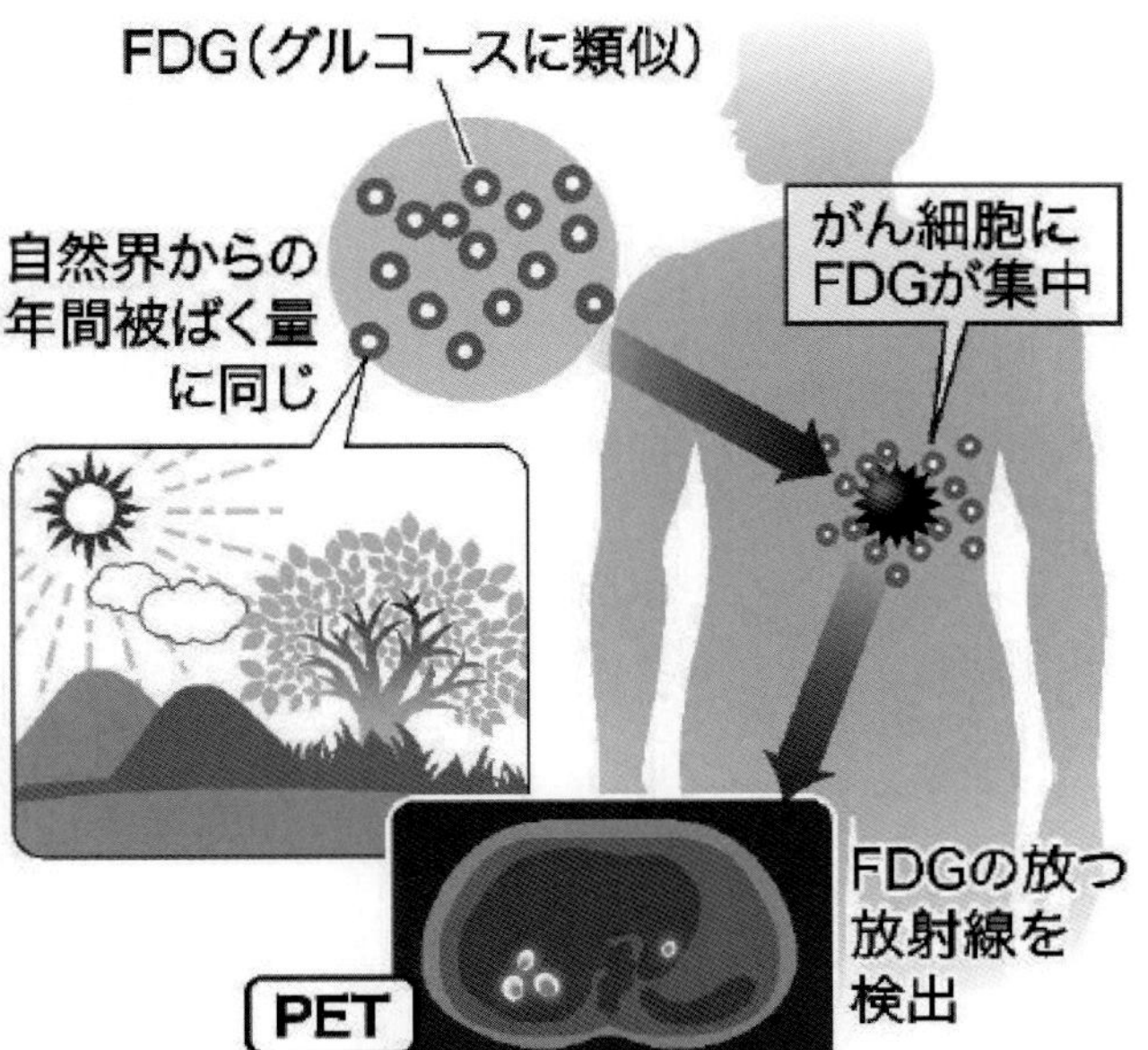

PETとがん医療（下） 他検査と併用し有効活用

放射線診断科　准教授
菅井幸雄

「ポジトロン断層撮影（PET）」による最新のがん診療で最も利用されているPET薬剤は、グルコース（ブドウ糖）に類似のフルオロデオキシグルコース（FDG）で、がんでは糖代謝が盛んなことを利用しています。FDG-PETはがんの中でも限られた疾患でしか使用が認められていませんでしたが、２０１０年４月からはその有効性が認められて、早期胃がんを除くすべてのがんで保険適用となりました。現在のがん診療になくてはならない存在です。

FDG-PETでは、病変が良性か悪性か（良悪性の鑑別診断）、がんがどこにあるか（がんの存在診断）、大きさや広がり、転移の有無（がんの病期診断）、治療が効いているか（治療効果判定）、治療後の再発や転移の診断ができます。ＣＴやMRIのような形態ではなく糖代謝を評価しますので、形態に変化が出る前に検出することが可能です。ＣＴによる形態とFDG-PETによる代謝の画像を組み合わせることにより、より正確な診断が可能となります。

FDG-PETでよく分かるがん、つまりFDGがよく集まるがんには、肺がんや乳がん、食道がん、大腸がん、膵臓（すいぞう）がん、転移性肝臓がんなどの消化器系のがん、子宮がんや卵巣がんなど婦人科系のがん、咽頭がん、舌がんなどの頭頸部（けいぶ）がん、悪性リンパ腫などがあります。一方FDG-PETが苦手ながんには糖代謝の低いがん、たとえば早期がん、高分化肺腺がん、細気管支肺胞上皮がんのほか、胃がん、肝臓がん、腎がんや前立腺がんなどがあります。またFDGは代謝されると尿にも出てしまうので、腎、尿管、ぼうこうなど正常でも集積してしまう領域のがんは見つけにくくなります。

PET装置はカメラで放射線を検出し、画像にします。カメラの性能上、描出できるがんの大きさには限界があります。10ミリ以下の病変は検出しにくくなり、5ミリ以下のがんはほとんど見つけることができません。また臓器の表面をはうように発育するがんも検出が難しくなります。

1回の検査で全身を見ることができ、痛みやストレスが少なく、他の検査で見つからないようながんも見つかるということで、PETがん検診が盛んになってきています。一見万能で、これだけでがんの検査が済んでしまいそうですが、実際にはPET-CTでも見つからないがんがかなりあること、その有効性に明確な証拠がまだないこと、わずかですが放射線被ばくがあることを十分認識することが必要です。PET-CT単独でなく、他の諸検査と組み合わせて互いの欠点を補い合うことで検診の有効性が高まります。PETがん検診は人間ドックと同様に保険が適用されませんので、約10万円の実費がかかります。

FDG-PETはがんに万能の検査ではないことを十分認識し、長所を生かして有効に活用しましょう。

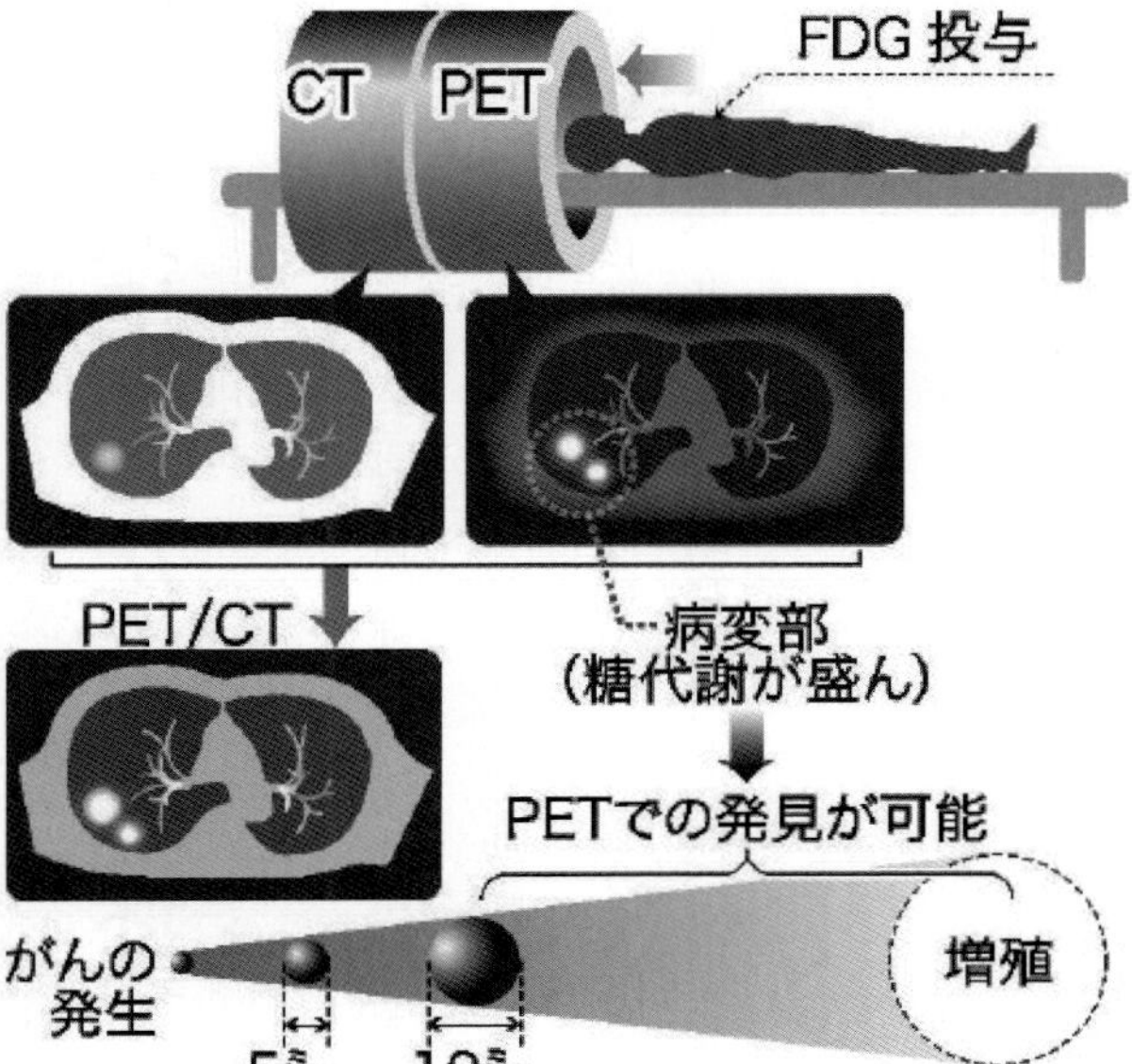

これからのがんとのつきあい方　個人に合った治療法探る

先端分子疫学研究所　准教授
成松宏人

10年以上前になります。「患者よ、がんと闘うな」（近藤誠著、文春文庫）という本がベストセラーになりました。「抗がん剤は命を縮める」「手術偏重に異議あり」といった、非常に刺激的な内容で、賛否両論を巻き起こしました。

さて、今わたしが本を出すとしたら「患者よ、がんとうまくつきあおう！」になると思います。もちろん、がんは命に関わる非常に重い病気であることは今も昔も変わりません。しかしこの10年あまり、がん医療はさまざまな療育で進歩し「闘う」とか「闘わない」といった単純な図式では語れなくなっています。患者さんが医療の進歩にあわせて「一人一人にあった、最適なつきあい方でがんに向き合っていく」そんな時代になってきています。

がん治療の中心は手術。これは今でも変わりませんが、最近の抗がん剤治療や放射線治療は進歩して、これらの治療がかなりの重みを占めるようになってきています。たとえば大腸がんなど、さまざまな新薬が日本でも導入されたおかげで、ずいぶんと治療の成績が上がっているものもあります。抗がん剤は副作用が多い薬ですが、これらの副作用を少なくする治療も非常に進歩しました。代表的な副作用である「吐き気」も、今では治療の進歩で、ひどい吐き気に悩まされることはかなり減りました。

抗がん剤治療や放射線治療は、手術を行う患者さんであれば、手術の前後（特に後）に行われます。手術は回復するまでの日数が必要ではありますが、ほとんど一日で終わります。一方、抗がん剤の治療は何カ月、場合によっては年の単位で行われることになります。つまり、非常に治療期間が長くなります。それだけ、患者さんにとっては病気と向き合う期間が長くなるということです。また、治療を行う際にも選択肢が増えます。手術にするか、化学療法や放射線療法を行うか、などなど…。

これを読んでいるあなたなら、もしがんになったときにどんなことを最優先しますか？「とにかく治したい」「治療はできるだけ外来で受けたい」「いや、病院に入院していた方が安心だ」「手術はできれば受けたくない」…。希望は人それぞれで違うでしょうし、同じ人でもかかったがんの種類や状況で優先順位は違ってくると思います。

今のがん医療では、これら一人一人の優先順位にあわせた治療を選ぶことができる場面が多くなってきました。まさに、どのように「うまくつきあうか」という時代になってきているということです。もちろん、患者さんが一人で治療法を選択するのは困難です。そのためには、医師や看護師といった医療者と今までよりもっとお互いにいい関係を築いて、協力しながら一人一人に最善の治療計画を立てていく必要があります。これから、医療者と患者さんとの関係も新しい時代にふさわしいものに変わっていくと私は考えています。

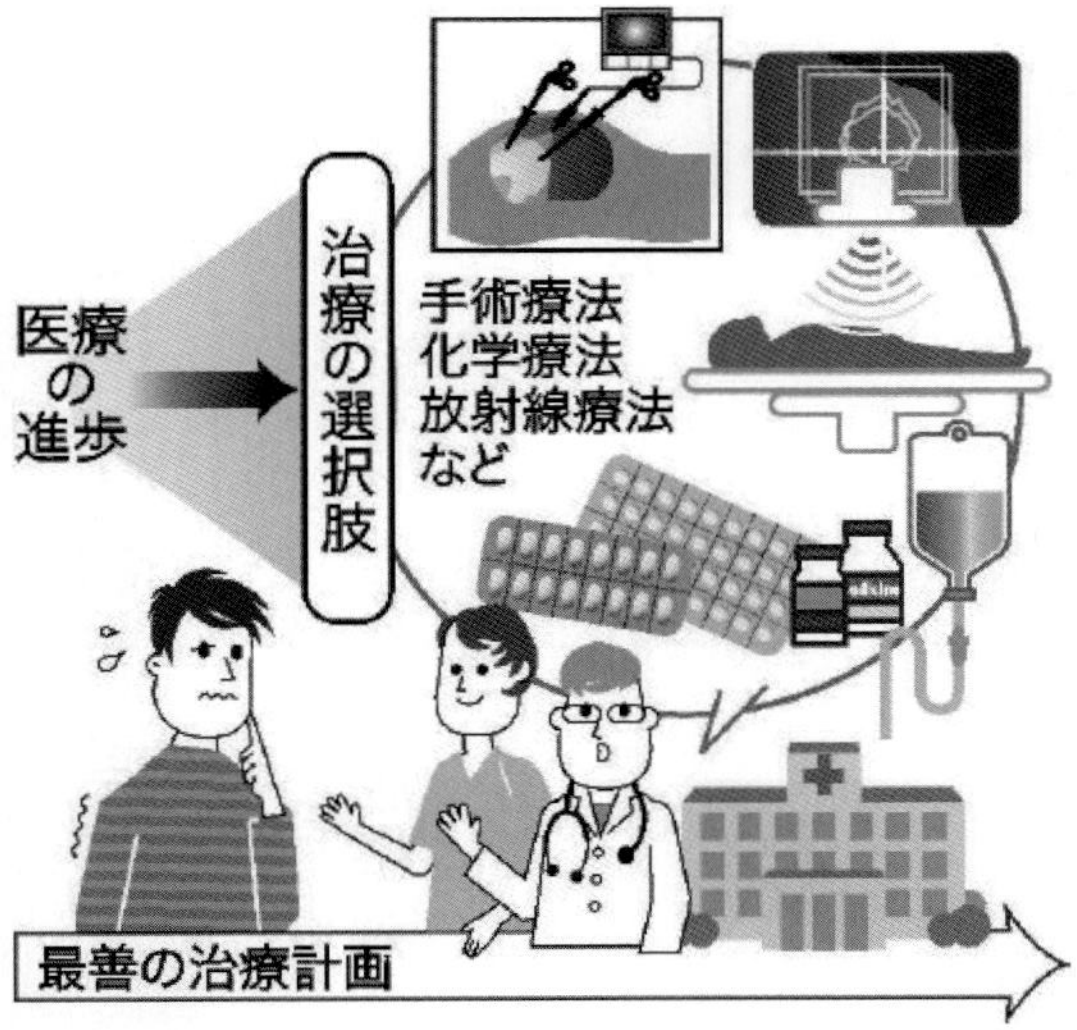

がんとおカネのはなし　医療進歩で増える治療費

先端分子疫学研究所　准教授
成松宏人

「よーく、考えようー。おカネは大事だよー♪」というのは、某がん保険のＣＭです。前回お話ししたようながんの治療の進歩で、おカネとのつきあい方も変わってきています。

特に最近、高額医療費の問題がクローズアップされつつあります。これは一言いうならば、がんの治療に使う薬のために、患者負担が払いきれないほど多くなってしまっているというものです。

さまざまな新しい抗がん剤の登場でがん治療は大きく進歩しました。しかし、抗がん剤の治療は月単位もしくは年単位、さらにはもっと続くものもあります。そして、新しい抗がん剤の中には高価なものも少なくありません。

たとえば、慢性骨髄性白血病という白血病の治療薬として、最近グリベックという薬が登場しました。家にいながら飲み薬で白血病の治療ができるという大変画期的な薬です。一方で、この薬は長期間飲み続ける必要があります。一錠約３千円する薬で、多くの場合１日４錠の内服です。１カ月あたりの医療費は薬代だけで30万円以上になってしまいます。３割の自己負担でも10万円以上。高額医療費療養費制度の還付を受けても４万４千円（複数回制度を利用する一般的なケース。支払額は収入や利用回数などで一人一人違います）の支払いが必要になります。

4万4千円ならたいしたことないじゃないかと思われるかもしれませんが、問題はこれを長期間にわたり支払い続けることにあります。この慢性骨髄性白血病の患者さんの場合、効果がある限り飲み続けることになります。薬代だけで単純計算して年間50万円を超える負担です。これを長期間負担し続けることは、かなり大変です。患者さんの中には負担に耐えられずに薬の中止を余儀なくされる、つまり「命を削る」場合も出てくるのではと心配されています。このような高額医療費の負担の問題はいろいろながんの治療で問題になりつつあります。

これは、医療進歩がもたらした新たな問題です。新しい薬で病気の進行が抑えられたり、治療できたりするようになったことは本当に画期的なことです。しかし、この医療の進歩にまだ社会が追いつけていないのが現状です。この問題はあまり知られておらず、どのように対応していくか、最近議論が始まったばかりです。もちろん、個人でがん保険に加入する場合でも、このようなケースが想定されることは知っておく必要があります。

せっかくがん医療が進歩しても、世の中に効率よく還元されなければ意味がありません。この高額医療費問題がどうなっていくのか、注意深く見守っていく必要があると思います。

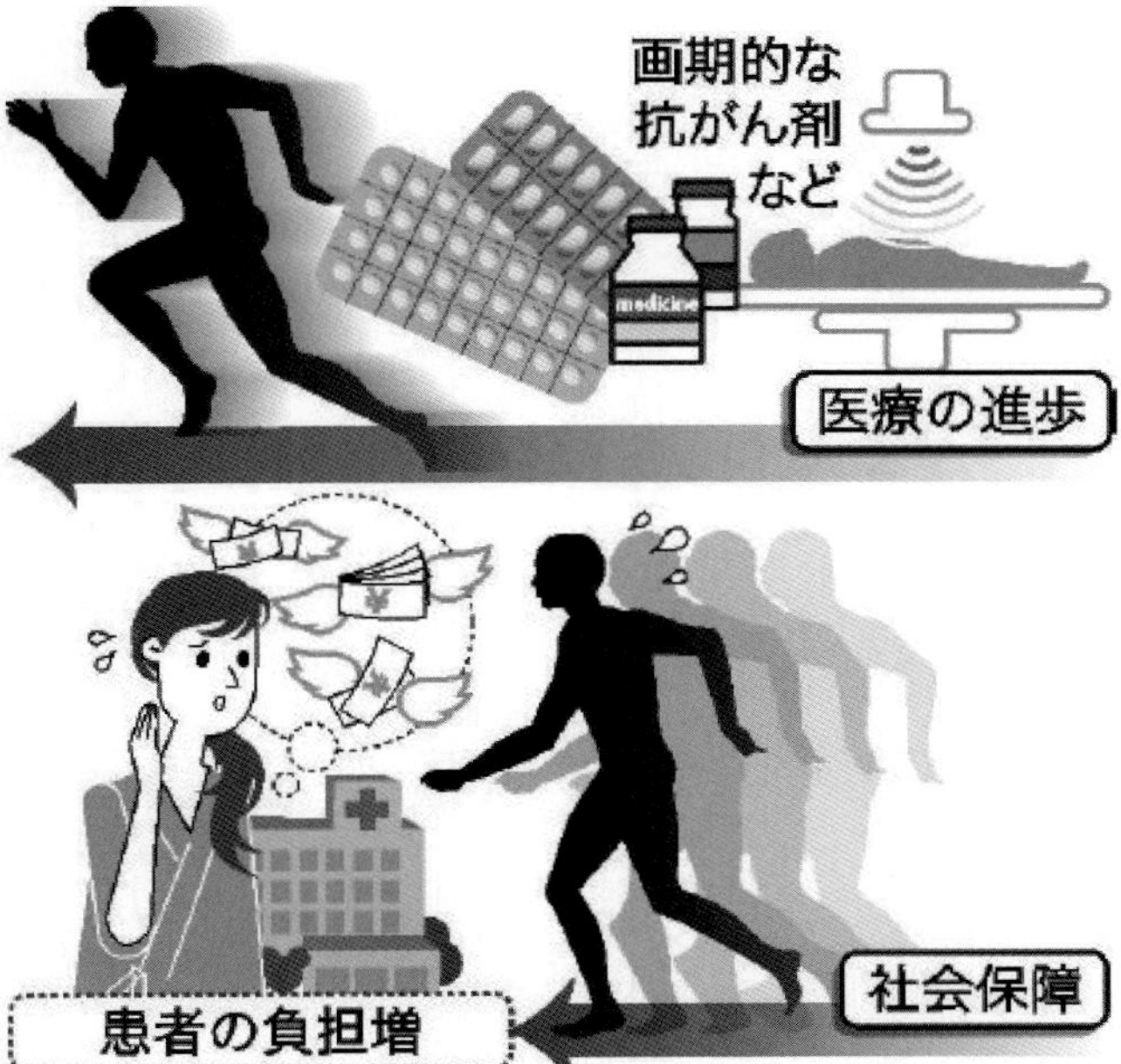
画期的な
抗がん剤
など
医療の進歩
社会保障
患者の負担増

オーダーメードのがん医療　細胞にあわせ治療研究

先端分子疫学研究所　准教授
成松宏人

「オーダーメード医療」とか「個別化医療」という言葉をお聞きになったことはありますか？一人一人の体質にあわせた医療のことで、未来の夢の医療として実現がたいへん期待されています。あたかも、洋服屋さんで自分の体形にあったスーツをオーダーメードで仕立ててもらうように、「自分にぴったりあった医療を仕立てましょう」というところからきています。

がんの分野でも最近、このオーダーメード医療が取り入れられつつあります。今回は、新しいがんのオーダーメード医療についてご紹介したいと思います。

胃がん、肺がん、乳がんなど、私たちはがんの種類を区別するために、できる部位で呼ぶのが一般的です。しかし、同じ部位のがんでも、一つ一つその特徴は違います。たとえば、大きくなるのが速いがん、遅いがん、転移のしやすいがん、しにくいがん、化学療法の効きやすいがん、効きにくいがんなどがあります。これは、がんができるメカニズムが非常に複雑で、同じ部位のがんであっても成り立ちが一緒でないことと関係するといわれています。ですので、同じがんでもそれぞれの特徴にあわせた治療方針を立てるのが、がんのオーダーメード医療です。

そのためにはまず、がんの特徴を調べる必要があります。一番よく行われているのが、顕微鏡の検査でがんの「顔つき」を見ることで、それぞれの特徴の違いを見つける方法です。

さらに、最近の急速な医学の進歩で、目で見ることのできる「顔つき」だけではなく、分子レベルという「超ミクロ」の目では見えないレベルのがんの特徴を捉えて、これにあわせて治療法を確立しようという研究が盛んに行われています。まだ一部ですが、実現しているものもあります。

その代表的ものに、乳がんの抗体療法（トラスツズマブ療法）があります。乳がんの一部のがんでは、がん細胞にミクロのレベルで印がついているということが、最近の研究でわかってきました（専門的にはHER2といいます）。このがんの種類ではさらに研究が進んで、「HER2 印」を標的にする治療薬（抗体）がつくられて、現在日常の治療として行われています。つまり、がんの特徴にあわせた治療で、まさに「オーダーメードのがん医療」です。

最近のがん医療の進歩で、このように同じ部位にできるがんでも、できてしまったがん細胞にあわせた治療ができる場合が少しずつですが増えてきています。そして現在でも「オーダーメードのがん医療」を広げるためにすさまじい勢いで研究が進められています。今はまだ一部のがんでしか行われていませんが、近い将来もっと多くのがんで「オーダーメードのがん医療」ができるようになるのではないかと非常に期待されています。

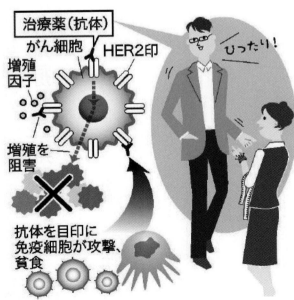

がんと体質のはなし　予防、治療へ長期調査

先端分子疫学研究所　准教授
成松宏人

前回は、がん細胞にあわせた「オーダーメード医療」についてご紹介しました。このオーダーメード医療をさらに一歩進めたのが、一人一人の「体質」にあわせたオーダーメード医療です。未来のためのオーダーメード医療研究が山形で今、まさに始まったところです。私の担当の最後はこの研究の話をしたいと思います。

がんの発症には、食生活、運動、そして喫煙、アルコール摂取といった日頃の生活習慣が関係していることは、すでによく知られています。しかし、最近の研究では個人個人の体質が生活習慣と同じぐらい大事だということが少しずつですがわかりはじめています。つまり、一人一人で病気になりやすさが違うのです。ただ、体質が病気と大きく関係していることはわかっても、具体的どのように体質と病気がつながっているのかはよくわかっていません。そこで、山形大学では体質と病気の関係を明らかにすることで山形の将来の医療を良くするために、２０１０年に「山形分子疫学コホート研究」を立ち上げました。現在７千人を超える方々にご協力いただいています。

病気と体質の関係が明らかになれば、体質にあわせた病気の予防や治療ができるようになります。体質ごとのオーダーメード医療です。洋服屋さんで体形にあわせた服をオーダーメードするように、個人の体質に

ぴったりあった予防や治療を行うというもので、未来の医療として実現が非常に期待されています。

実際にほとんどの病気は、体質や生活習慣が複雑に関係しながら発症します。そのために、この研究はたくさんの方に参加していただいて、生活習慣の調査や体質の検査を行った上で、その後長期間にわたり、参加者の健康状態を調査させていただく予定にしています。

この研究が大きく実を結ぶのは10年後、20年後になるでしょう。ですので、参加いただいた方にはあまりメリットがないかもしれません。しかし、お子さんやお孫さんといった次の世代に贈り物をすることができます。健康という最高の贈り物です。

「山形分子疫学コホート研究」は山形の財産です。私たち研究スタッフは、山形県のいろいろな健診会場を回り、研究参加の呼びかけを行っています。未来の山形の医療、そして日本の医療をよくするために、山形の皆さまの応援を、よろしくお願いいたします。

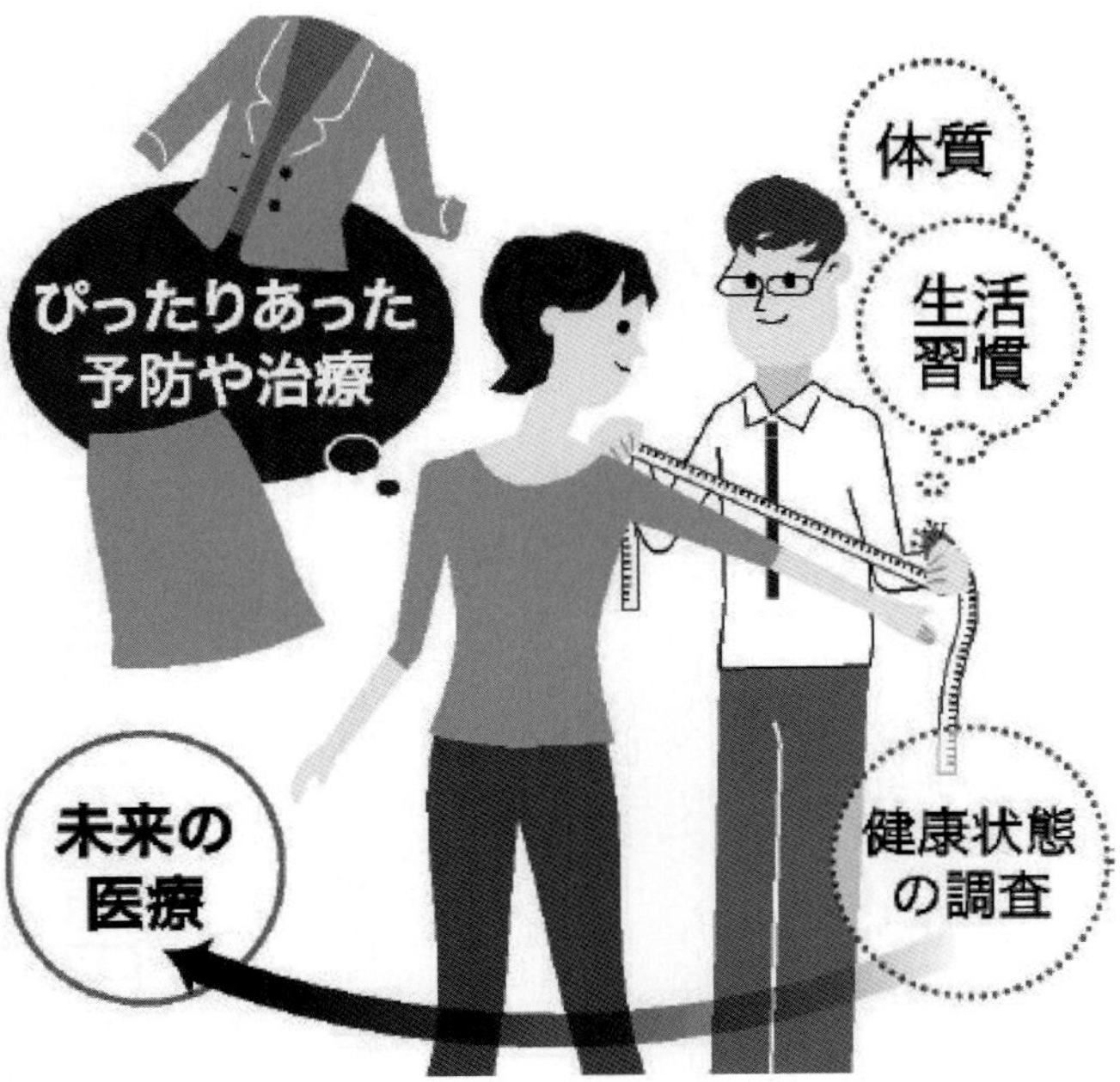

新しい医薬品の開発と承認　研究、試験に費用数百億円

医薬品医療機器評価学講座
教授　松田　勉

新しい医薬品の開発にあたっては、製薬企業が1品目あたり通常10年以上の期間と数百億円の費用をかけて基礎研究、非臨床試験、臨床試験（治験）を実施し、有効性、安全性、品質の検討を行います。

基礎研究の段階は、動植物からの抽出、化学合成やバイオテクノロジー技術などにより、数多くの医薬品の候補となる新規物質を得ることから始まります。これらの物質はスクリーニングにかけられ、医薬品となる可能性のある物質だけに絞り込まれます。

非臨床試験の段階では、実験動物や培養細胞を用いて、有効性や安全性を確認します。また、医薬品の体内動態（吸収、分布、代謝、排せつ）や毒性（急性毒性、発がん性、生殖毒性など）、品質や安定性に関する試験も行われます。

臨床試験の段階は人に候補物質を投与し、有効性や安全性を確認します。初めは少数の健常人に投与し、安全性を確認します。その後患者を対象にさまざまな治験が実施され、有効な病気や投与方法などが明らかとなります。治験は通常、製薬企業から依頼を受けた病院などの医療機関で実施されますが、治験に参加いただく人の安全性を守るため、GCP基準（医薬品の臨床試験の実施基準）を順守することが義務づけられています。

以上の試験が終了した後、製薬企業は試験結果を資料としてまとめ国に承認申請を行います。医薬品の審査は、医薬品医療機器総合機構（PMDA）が行います。PMDAでは医学・薬学・生物統計・毒性などの専門職員によるチームが、大学などの外部専門家の意見も踏まえて審査します。また、申請資料がGCP基準などに適合しているかも調査します。

残念なことに副作用のない、つまり安全性に問題のない医薬品はありません。従って、審査にあたっては、有効性と安全性を評価した結果、安全性を上回る有効性があること、わが国の医療に必要であることが重要なポイントになります。

なお、最終的な承認可否の判断は、PMDAの審査結果と薬事食品衛生審議会の意見を踏まえて、厚生労働省が行います。厚生労働大臣の承認を得て、晴れて医薬品となるわけですが、最初の候補物質のうち医薬品として承認される割合は約3万分の1ともいわれています。また、医療機関で使用される医薬品の大部分は、承認後に薬価基準に収載されてようやく実際に使用できることになります。

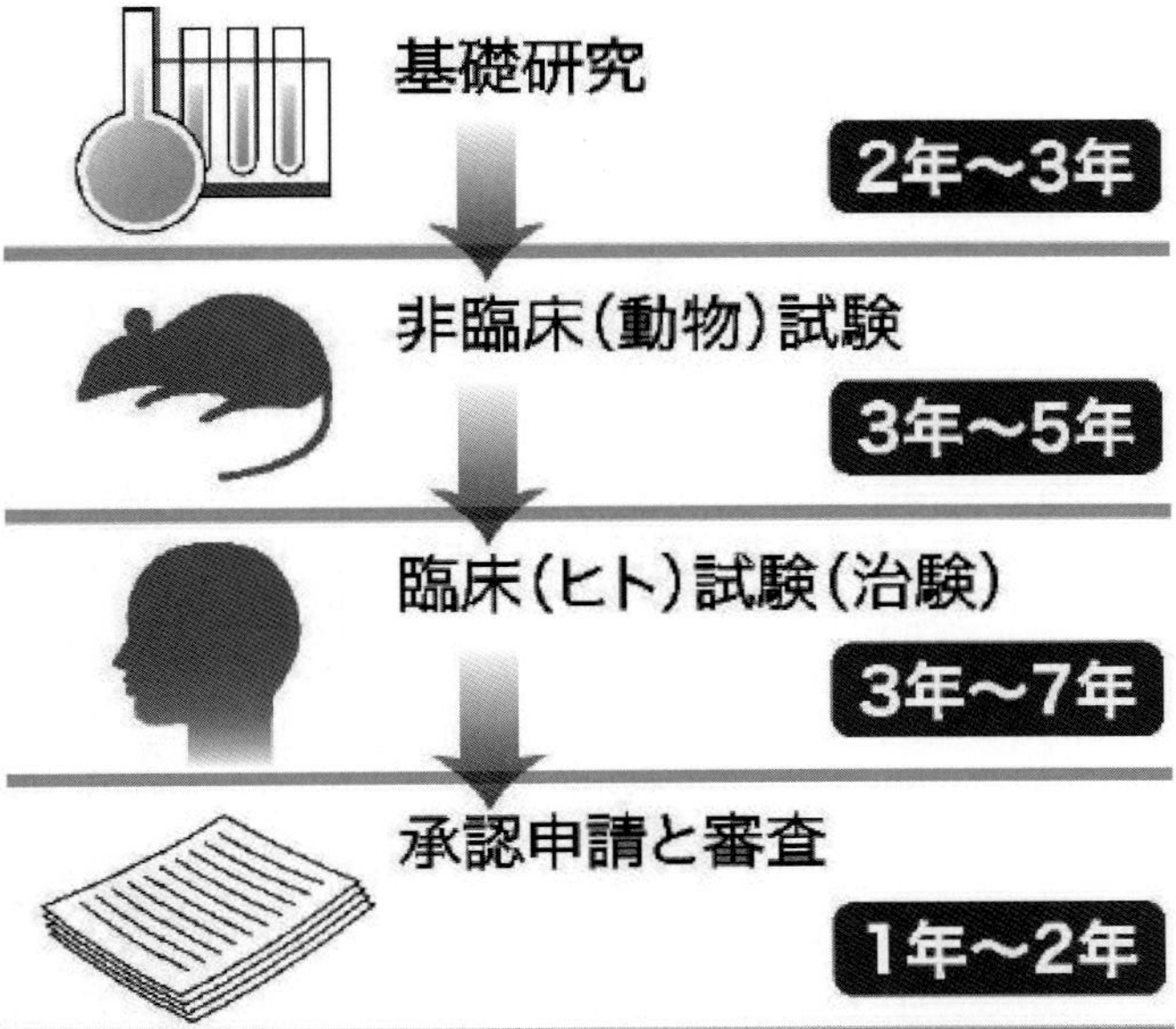

（出所：日本製薬工業協会ウェブサイト「くすり研究所」より）

ドラッグラグについて　承認遅い日本、対策急ぐ

医薬品医療機器評価学講座
教授　松田　勉

ドラッグラグとは、他国では承認され使用できる医薬品が、自国では承認されていないことから使用できない状態を言います。各国とも独自の医薬品承認制度を有していますので、どの国でもドラッグラグは存在します。

ただし、わが国のドラッグラグの状況は先進国のなかでは最も悪く、例えば世界のある国で初めて発売された医薬品が、各国で発売されるまでの平均期間を比較したところ、一番承認の早い米国とは約2年半の差があると言われたこともありました。

わが国での承認が遅い一番の理由は、製薬企業が他国での開発を優先し、わが国での開発を後回しにしていることにあります。製薬企業は、効率的に臨床試験（治験）を実施し、規制当局の迅速な審査を経てできるだけ早く承認を得て販売し、開発経費を回収して新しい医薬品の開発へ投資することを望みます。しかし、わが国では治験に時間がかかり費用も高額といった問題や、規制当局の審査体制が欧米に比べ脆弱（ぜいじゃく）という問題などがあり、製薬企業にとっては好ましい環境ではなく、結果的に承認が各国に比べ遅くなるという事態になったのです。

それでも、世界中で標準的に使用されている医薬品が、わが国では使用できない状況は、早急に解決しな

ければなりません。国がドラッグラグ解消のため講じているさまざまな対策のうち、一部を紹介します。

既に各国で承認されていてわが国で承認されていない医薬品に関しては、厚生労働省は２００９年及び２０１１年に学会、患者団体などから具体的な要望を聴取し、「医療上の必要性の高い未承認薬・適用外薬検討会議」で検討しています。その結果、要望のあった３７４件及び２９０件のうち、１８５件及び98件が医療上の必要性が高いとされました。また、これらのうち79件については、既存の資料で承認が可能と評価され、既に使用可能となっています（平成25年４月末時点）。これ以外の案件についても、製薬企業が治験を実施するなど申請に向けて取り組んでいます。

さらに、現在、開発の途上にある医薬品については、わが国でも早期に治験が実施され、申請されることが必要です。そのため、現在では多くの製薬企業は、わが国も含めた国際共同治験を実施しています。国も、全国に治験中核・拠点病院を整備し治験実施体制を強化するとともに、申請された医薬品の審査を行う医薬品医療機器総合機構の審査担当職員の増員などを進めています。

抗がん剤名	新たに認められた適用
ゲムシタビン塩酸塩	がん化学療法後に増悪した卵巣がん
ノギテカン塩酸塩	がん化学療法後に増悪した卵巣がん
カペシタビン	治癒切除不能な進行・再発の胃がん
イマチニブメシル酸塩	FIP1L1-PDGFRα陽性の下記疾患 ●好酸球増多症候群 ●慢性好酸球性白血病
オクトレオチド酢酸塩	消化管神経内分泌腫瘍
カルボプラチン	乳がん
トラスツズマブ	HER2過剰発現が確認された乳がんにおける術前補助化学療法 HER2過剰発現が確認された転移性乳がん
エトポシド	がん化学療法後に増悪した卵巣がん
シスプラチン	胆道がん

医薬品承認後の安全対策　迅速に副作用情報を収集

医薬品医療機器評価学講座
教授　松田　勉

医薬品の審査では、治験（臨床試験）結果など審査時までに得られた知見に基づき、有効性、安全性、品質を評価し、承認の可否を判断します。審査は慎重かつ厳密に実施されますが、審査時までに得られる知見には限界があります。

例えば通常、高齢者や小児、他に医薬品が投与されている患者は治験の対象にはなりません。また長期間の投与は困難であり、治験への参加患者も多くて数千例と限られています。従って、特に安全性に関しては、承認後にさまざまな多くの患者に使用されて、数万人に1例しか発生しないまれな副作用が明らかとなるなど、新しい知見が得られることが少なくありません。そのため、承認後も広範かつ迅速に安全性情報を収集し、科学的な分析・評価を踏まえた適切な対策を講じていくことが重要です。

医療現場で発生した医薬品によると疑われる副作用（感染症を含む）の症例を規制当局に報告するのが「副作用・感染症報告制度」です。医師などの医療関係者が直接報告するものと、製薬企業が医療関係者から情報を収集し報告するものの2種類があります。平成23年度、医療関係者から報告された副作用症例は約5千件、製薬企業からは約3万7千件ありました。

報告された副作用報告は、医薬品医療機器総合機構で分析・評価され、安全対策の必要性が検討されます。

検討結果は厚生労働省に報告され、最終的に厚生労働省が安全対策を決定し製薬企業に指示します。安全対策で最も多いのは、医薬品添付文書の「使用上の注意」の内容を改訂するケースですが、場合によっては回収などの対策が必要なこともあります。

また、新しい医薬品について、承認されて通常8年後に有効性、安全性を再確認するのが「再審査制度」です。製薬企業には再審査までの期間中に、承認時までには得られなかった、例えば高齢者の使用成績を得るため、各種の調査・試験の実施が義務づけられます。

さらに、わが国で承認されている全ての医薬品について、最新の医学・薬学の学問水準で有効性、安全性、品質を見直すのが「再評価制度」です。この制度による見直しの結果、多くの医薬品がその役割を終えました。最近では、先発医薬品と後発医薬品の同等性を確保するための品質再評価も実施されました。

医薬品の有効性、安全性を確保するために承認後の対策が重要であることを説明しましたが、医薬品を正しく理解し使用することも大事なことです。医薬品に関して不明な点があるときは、遠慮せずに医師、歯科医師、薬剤師にご相談ください。

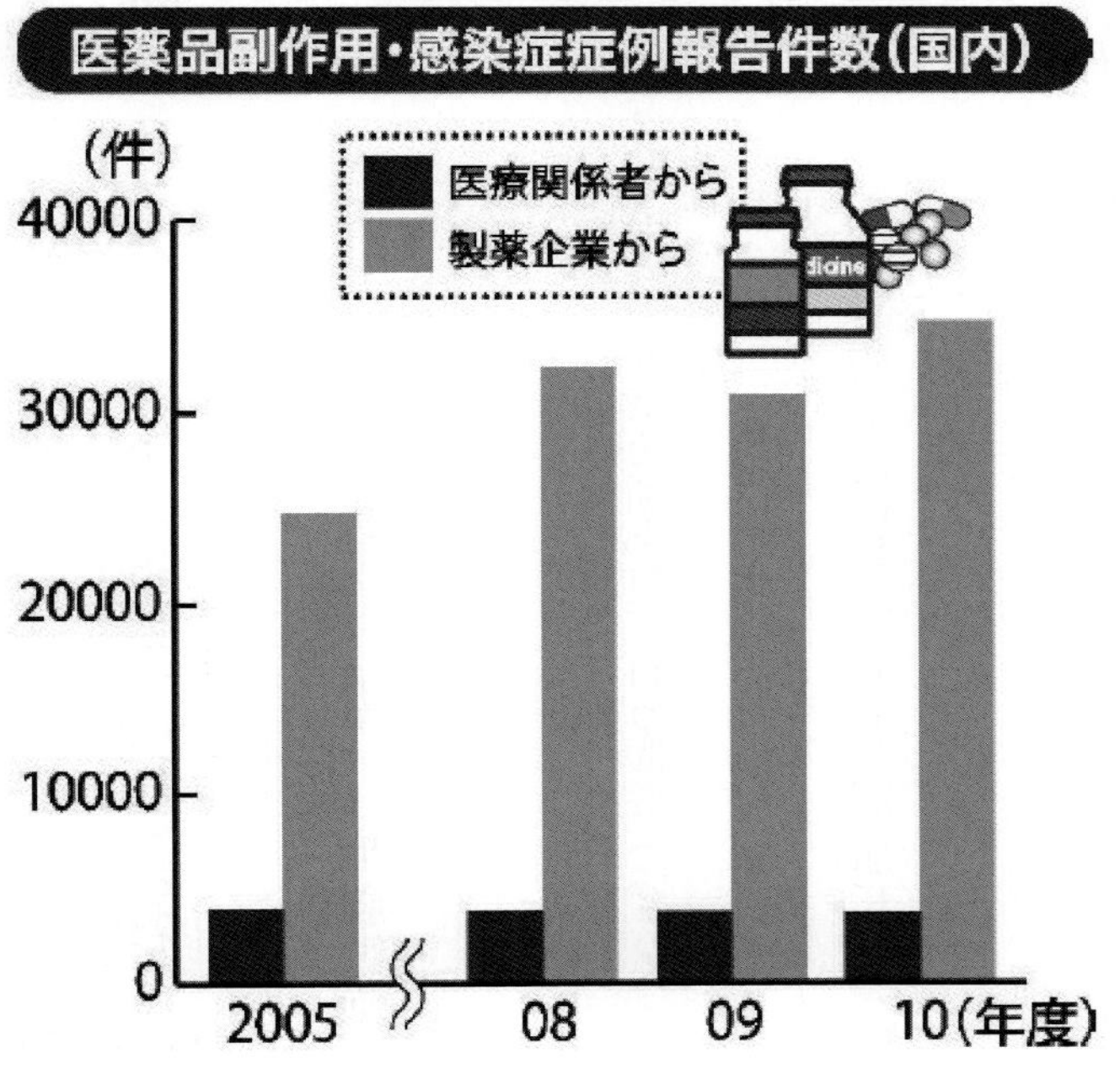

泌尿器科における低侵襲手術　ロボット手術普及に期待

附属病院泌尿器科　講師
加藤智幸

近年、手術用機械の目覚ましい発達により、体をなるべく傷つけない低侵襲手術が広がっています。腹部に内視鏡や鉗子（かんし）、レーザーメスなどを入れる小さな孔（あな）を数カ所あけて行う腹腔（ふくくう）鏡手術は、低侵襲手術の代表格といえます。

日本の泌尿器科における腹腔鏡手術の歴史はまだ10年ほどですが、副腎腫瘍、腎尿管腫瘍、前立腺がん、精索静脈瘤（りゅう）などの疾患や腎移植のドナー腎摘出術では、腹腔鏡手術件数がどんどん増加しています。特に腎臓、副腎の疾患については標準的な手術方法になったといってよいでしょう。

腹腔鏡手術には、傷が小さいために▽痛みが少ない▽出血が少ない▽傷が目立たない▽術後の回復が早く退院や社会復帰も早い―などのメリットがあります。しかし、腹腔鏡手術は高度な技術を要しますので、医師なら誰でもできるというものではありません。

日本泌尿器科学会と日本泌尿器内視鏡外科学会は、泌尿器腹腔鏡技術認定制度を制定しています。これは、泌尿器腹腔鏡手術に携わる医師の技量を評価し、一定の基準を満たした医師を認定する制度です。山形大学医学部泌尿器科では、この認定医が必ず手術の執刀者または第1助手になりますので、安心して腹腔鏡手術を受けていただけると思います。

日本でも急激に増加している前立腺がんに対する低侵襲手術として、腹腔鏡手術の他に、５センチ程度の小さな創で臓器を摘出する小切開手術という術式もありますが、世界的にはロボット手術が急速に普及しています。

ロボット手術は「鉄腕アトム」のようなロボットが医師の代わりに手術をする…のではありません。「ダヴィンチ」という手術支援ロボットを用いて、執刀医は患者から２～３メートル離れた操作台に座り、内視鏡が映し出した３Ｄ（立体）画像を見ながらコントローラーを手や足で操作し、患者のそばに立つロボットをリモートコントロールします。ロボットには、メスや鉗子を取り付けた３本の腕（アーム）と内視鏡があり、腹部の小さな孔から挿入し手術を行います。

通常の腹腔鏡手術と比べて、鉗子類の稼働域が格段に向上している上に、患部を３Ｄ画像で拡大して見ることができます。さらにコンピューターにより、手ぶれを補正したり、手首の回転や指先の細かい動きを鉗子やメスに再現させたりすることができるので、より正確で安全な手術が可能となっています。

現在、アメリカでは約１２００台の「ダヴィン

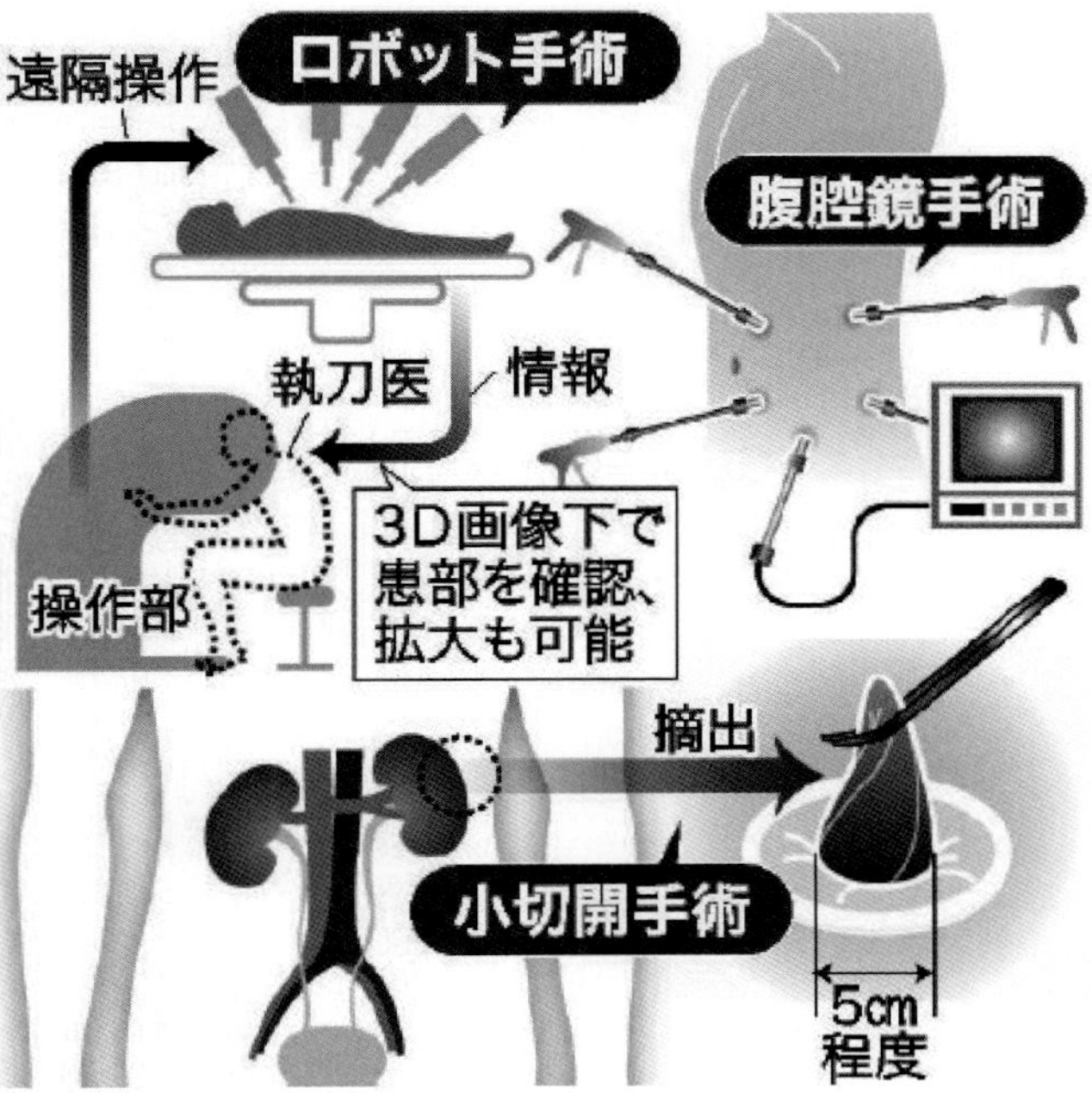

チ」が導入され、前立腺がん手術の約85％がロボット手術で行われています。日本ではまだ約１００台の導入にとどまっており、十分に普及しているとはいえません。しかし、２００９年に高度医療として厚生労働省に承認されたこと、２０１２年4月から前立腺全摘除術に限って保険適用が認められたことから、日本でもロボット手術が急速に普及しつつあります。費用面などの問題点もありますが、より正確で安全な手術が可能となります。山形大学医学部附属病院では、２０１２年5月に「ダヴィンチ」を導入し、ロボット支援腹腔（ふくくう）鏡下前立腺全摘除術（RALP）を施行しています。術中の出血も少なく、患者さんの術後の回復も早いというメリットがあり、順調に稼働しています。

消化器外科における低侵襲手術　早期がんを中心に普及

第一外科病院　教授　蜂谷　修
主任教授　木村　理

「低侵襲手術」とは体への負担やストレスの少ない手術、体にやさしい手術のことをいいます。手術後の回復が従来の手術よりも早いといったメリットがあります。

内視鏡外科手術はそうした低侵襲手術として約20年前から始められ、社会的なニーズとも相まって、急速に普及発展してきました。これは腹腔（ふくくう）鏡や胸腔（きょうくう）鏡といったカメラでおなかや胸の中を映し出しながら、小さな孔（あな）から特殊な器械を出し入れして行う手術です。

始められた当初は胆石症などの良性の病気に行われていましたが、現在では胃がん、大腸がんをはじめ、食道がんや肝がんなどにも応用されるようになりました。

胃がんの場合、従来であれば約20センチの開腹創が必要でしたが、この内視鏡外科手術により、数個の小さな孔だけで同じような手術ができるようになっています。

こうした内視鏡外科手術では、従来の開腹手術に比べて術後の痛みや発熱が少なく、回復が早いことが分かっています。社会復帰も早くなるといわれており、プロ野球の王貞治さんが受けた手術としても有名です。これは単に傷が小さいというだけではなく、おなかの中をあまり直接手で触れないので体へのダメージが少ないからといわれています。

最近では、へその傷1カ所だけで手術を行う単孔式の腹腔鏡下手術が登場するなど、さらなる低侵襲手術が追求されています。

また、手術をより安全に確実に行うための手術支援ロボットも普及してきています。内視鏡外科手術と組み合わせることによって、ロボットを遠隔操作で動かしながら、さまざまな手術ができるようになりました。拡大視のできる3次元画像を見ながら、手ぶれ防止機能や、自由度の高い多関節アームを駆使することによって、これまでよりもより精巧な低侵襲手術が可能になると期待されています。

しかし、こうした低侵襲手術はまだまだ発展途上の段階です。特にがんに対する内視鏡外科手術には高度な技術が要求されることから、どの施設でも行われているわけではありません。安全が大切になりますので、途中で従来の開腹手術に切りかえることもあります。

また、すべてのがんに行われているわけではありません。内視鏡外科診療ガイドラインによると、胃がんについてはリンパ節転移の少ない早期がんを中心に行うことが望ましいとされています。

また大腸がんについても、リンパ節転移のない

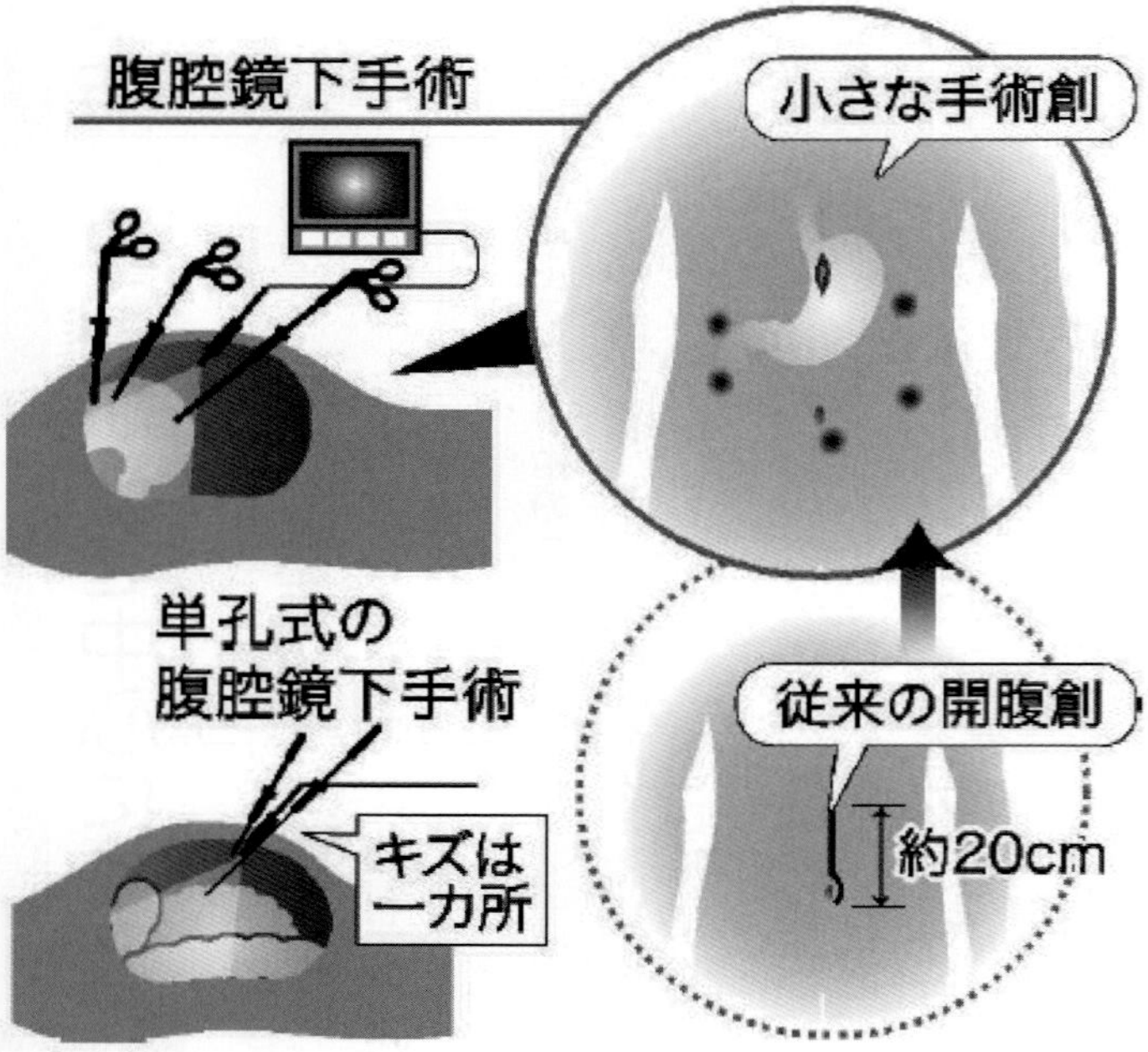

早期がんに対しては有用な手術法ですが、それ以外の進行度のがんについては長期成績が十分に明らかではないために現段階では積極的には推奨できないとされています。

低侵襲手術は今後ますます発展普及していくものと考えられます。こうした体にやさしい低侵襲手術を少しでも多くの方に受けていただくために、私たち外科医はこれからも日々努力していきたいと考えています。

胸部の低侵襲手術　肋骨の隙間から内視鏡

外科学第二講座　准教授
大泉弘幸

侵襲とは、体に加わる障害やストレスのことをいいます。ですから低侵襲手術とは「からだに優しい手術」。今回は、胸部の低侵襲手術について説明します。

胸には生命の維持に欠くことのできない心臓と肺があり、胸郭という「よろい」のようなもので守られています。胸郭は後ろにある背骨と前にある胸骨、そしてこれらをつなぐ12本の肋骨（ろっこつ＝あばら骨）でできています。鳥かごの格子のようなものと思ってください。胸部の手術は通常、胸骨を切開したり肋骨と肋骨の間を開いて行う必要があり、これを開胸手術といいます。

からだに優しい低侵襲手術は、内視鏡を使うことでこのような大きな傷を必要としない手術です。胸部の手術で使う内視鏡は口からは入れません。肋骨の隙間からボールペンほどの太さのカメラを入れます。内部にある肺・食道などを観察し、病巣を取り除いたり修復したりします。この方法は単に傷が小さいだけでなく、術後の痛みが少ない、体の負担が軽減されるなど多くのメリットがあります。

肺は「肺葉」という袋に包まれたスポンジ状の臓器です。右側に三つ、左側には二つの肺葉があります。例えば、握り拳よりも大きな肺葉を、指1本程度の傷から取り出すこともできるようになりました。小さな子どもの肺切除も行えるようになりましたし、若い女性にできた7センチ以上の硬い腫瘍も、良性ならば2

センチほどの傷から摘出することが可能となりました。胸の傷が小さいことで若い女性には大変喜んでいただけます。手術は全身麻酔で行いますが、手術当日の夕方には、食事や歩くことも可能です。

このように〝小さな〟傷の手術が〝大きな〟威力を発揮しているわけですが、どんな病気にでも可能というわけにはいきません。がんでは進行していないものに限るのが通常で、リンパ節などに転移がある場合は慎重になる必要があります。

日本では多くの小さな肺がんが見つかるようになってきました。小さな肺がんは、肺葉を袋ごと取ってしまうのは〝もったいない〟ため、小範囲での切除が行われます。小範囲ですので、まさに低侵襲手術に適しているはずですが、肺の血管は複雑に入り組んでおり内視鏡手術は困難とされていました。私たちは早くから取り組んできた結果、いかなる場所の腫瘍でも切除できるようになりました。

最近は一部の心臓手術も行われ始め、まさに低侵襲手術は日進月歩です。このような最新の手術が受けられるかは病気の状態によります。お近くの専門施設などに相談してみることをお勧めします。

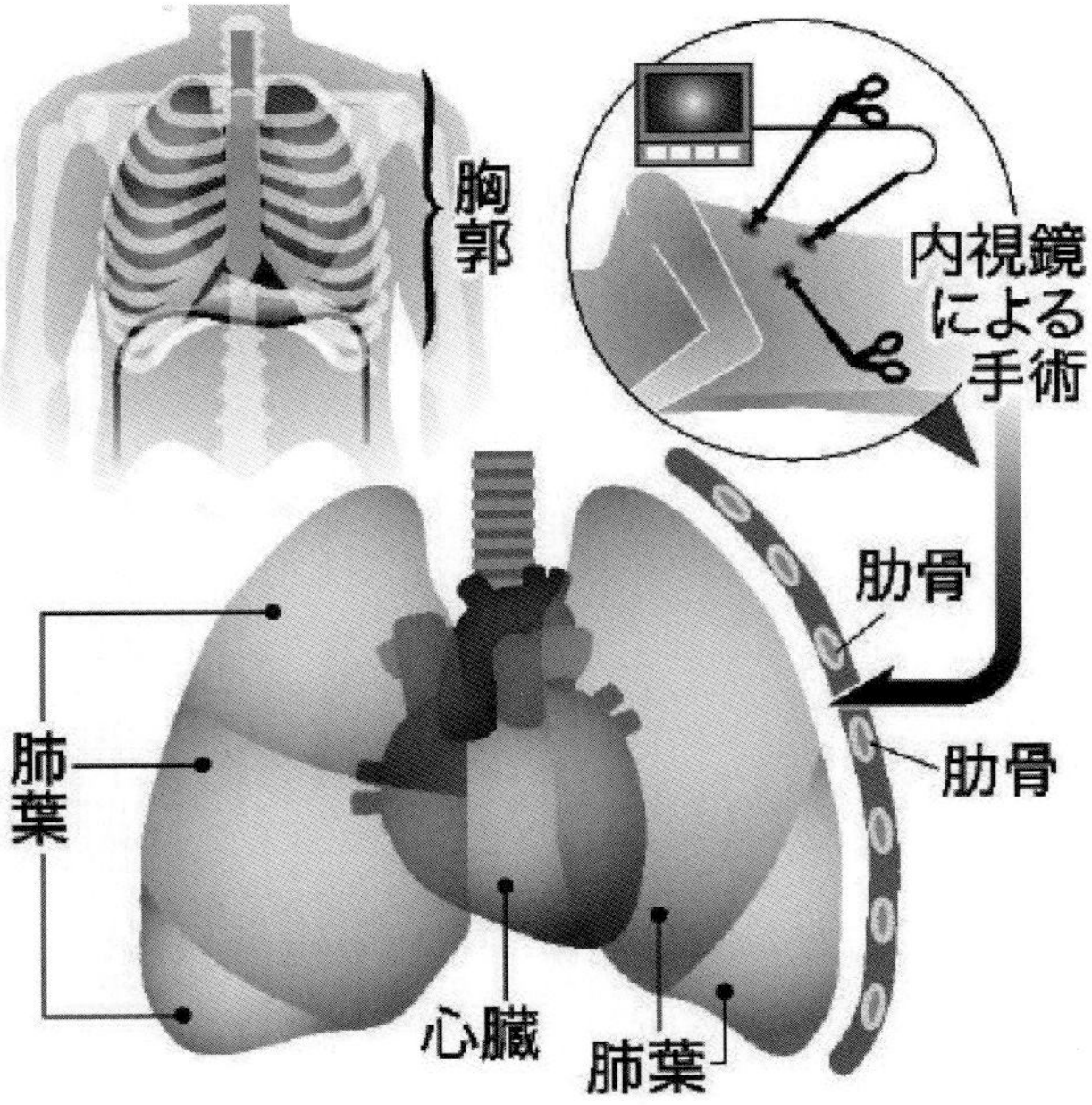

子宮頸がんの妊孕性温存治療　正確な病期の判断必要

産科婦人科　病院教授　高橋俊文

子宮頸（けい）がんは婦人科悪性腫瘍の中で最も頻度の高い疾患です。その発がん過程にヒトパピローマウイルス（HPV）が関与していることが明らかとなり、子宮頸がんの予防として、HPVに対するワクチン接種が行われるようになっています。

発がんに関係するHPVはワクチンで感染が予防できる16、18型以外にも10種類以上存在するため、すべての子宮頸がんを予防できるわけではありません。つまり、HPVワクチンによる1次予防と同時に子宮頸がん検診による2次予防が重要です。しかし、日本における子宮頸がん検診の受診率は、世界の先進国が60％以上であるのに対して、わずか20％と非常に低いことが問題となっています。

子宮頸がんはHPVに感染してから5～10年かけて発症するといわれています。初交年齢の低下は子宮頸がんの若年発症を引き起こし、20～30歳代の発症が増加しています。また、女性の晩婚化や子どもが欲しいと希望する年齢の高齢化により、妊娠・出産前に子宮頸がんになる割合が増加しており、子宮摘出を行わずに妊孕（にんよう）性（妊娠する力）を温存する治療が重要な課題となっています。

子宮頸がんは病期（0～4期）により治療方法が異なります。妊孕性温存が可能なのは1期までです。0期はがん細胞が粘膜内にとどまっている状態で、標準治療として膣（ちつ）の方から子宮頸部を摘出する手術（円すい切除術）が行われ、子宮は温存されます。

1期はがん細胞が粘膜直下の基底膜を破って浸潤し、がん細胞の深さと広がりの程度によって1a期（深さが5ミリ以内、広がり7ミリ以内）と1b期（1a期以上の病巣）に分けられます。1a期は1a1期（深さが3ミリ以内）と1a2期（深さが3ミリ～5ミリ）に、Ⅰb期は1b1期（病巣が4センチ以内）と1b2期（病巣が4センチ以上）に細分類されています。

妊孕性温存治療の場合、1a1期はそのほとんどが円錐切除術で経過観察が可能です。1a2期と1b期はリンパ節転移の可能性が高く、子宮摘出とリンパ節の摘出術が標準治療であり、これまでは妊孕性温存治療は行われていませんでした。しかし最近では、1a2期と1b1期に対して、妊孕性温存の希望が強く、腫瘍径が2センチ以下、画像検査でリンパ節転移がない、特殊な病理組織でないといった条件を満たす場合、子宮頸部を広範囲に摘出し子宮体部と膣をつなぐ広汎性子宮頸部摘出術が行われるようになりました。

この術式では子宮体部が温存されるため術後に妊娠・出産が可能です。しかし、広汎性子宮頸部摘出術はまだ標準的な治療法ではなく、術後の合併症や妊娠後の周産期管理に問題点があります。子宮頸がんの妊孕性温存治療には正確な病期の評価と十分なインフォームドコンセントが必要です。

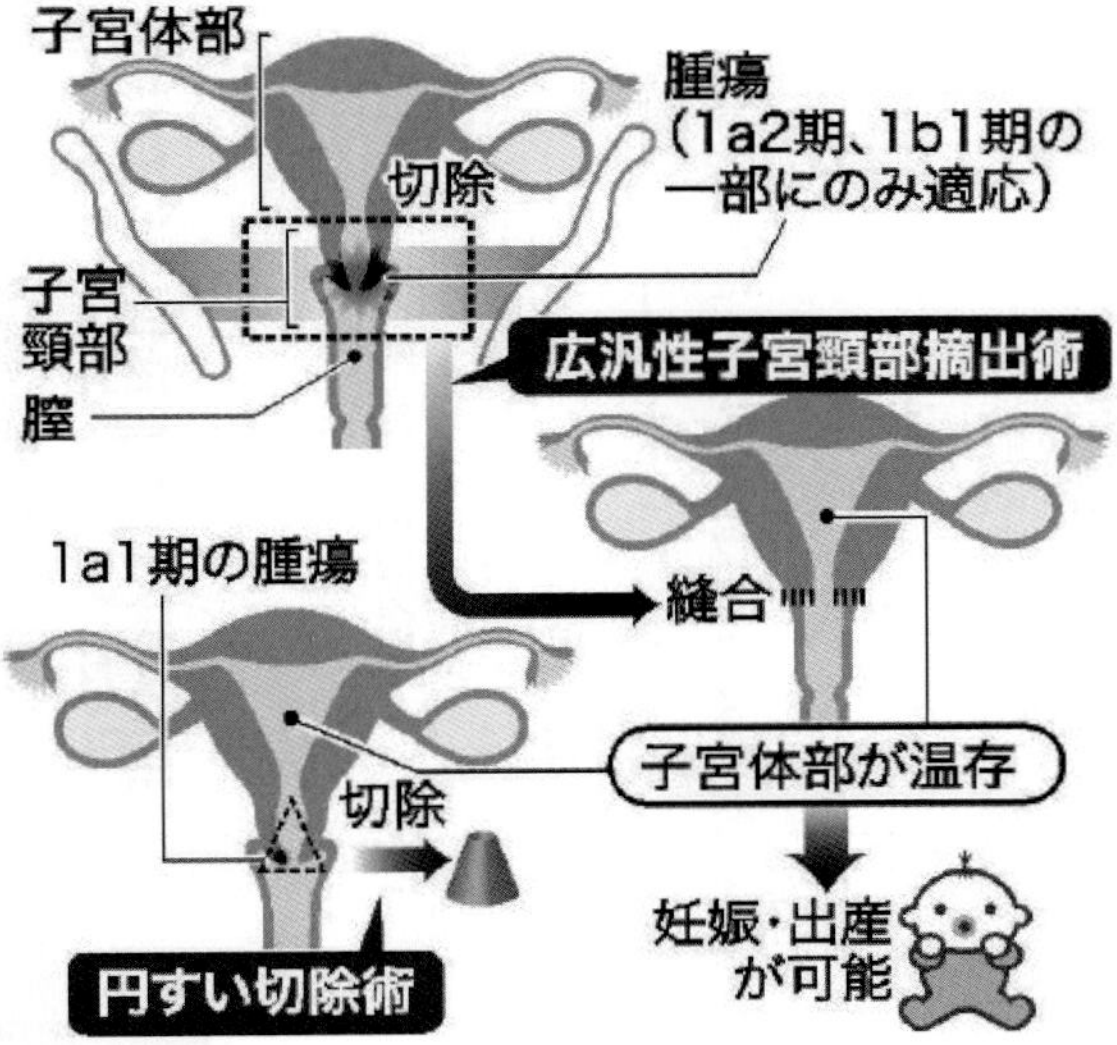

子宮頸がんワクチン　検診と併用で高まる効果

産科婦人科　病院教授
高橋一広

20歳から30歳代女性で最も多いがんは子宮頸（けい）がんで、これはヒトパピローマウイルス（HPV）の感染が原因でおこります。HPVは特別なウイルスではなく、皮膚や粘膜に常在するウイルスであり、その種類は100以上あります。その中でがんの原因となるハイリスクHPVは15種です。他に、外陰部にできる尖圭（せんけい）コンジローマという良性のイボの原因となるHPVもあります。

HPVは性行為によって感染しますが、いわゆる性感染症とは異なり、ごく一般的な性行為で感染し、日本人女性の9割は生涯の間に1度は感染します。HPVに感染しても、大部分の方には病気が起こりませんし、すぐにがんになるわけでもありません。前がん病変を経てがん化するまで数年から十数年かかるといわれています。そのため子宮頸がんは、検診を毎年受けることで、がんになる前段階で確実に発見することができます。

しかし、日本の子宮頸がん検診の受診率は欧米の80％にくらべ、20％程度です。さらに20代前半の受診率はわずか6％足らずです。この検診率は何としても改善すべきです。

日本人の子宮頸がんの60％からHPV16型と18型のウイルスが検出されており、20～30代では80％にもなります。現在のHPVワクチンには、ハイリスクHPVの中でも頻度が高い16型と18型に対応する2価ワクチン、これに加えて尖圭コンジローマの原因となる6型と11型にも対応する4価ワクチンがあります。これまでの国内外の臨床試験によると、HPV16型と18型感染と前がん病変発生に対する予防効果は１００％です。このためワクチンが普及すると、16型と18型の検出頻度から考えて、将来的に約70％の子宮頸がんが予防できると推測されています。

HPVワクチンは、HPVの感染をブロックしますが、すでに感染している場合には治療的効果はありませんので、まだHPVに感染していない性交未経験の女性への接種が最も効果的です。日本産科婦人科学会ではHPVワクチンの接種対象者として、10~14歳の女性を最も推奨しています。山形県では本年度、全国に先駆けて、全県的に推奨年代の女性へのワクチン接種に対し公費補助がなされました。これはぜひ続けられるべき事業です。

ワクチン接種によって子宮頸がんは減少すると予測されますが、ハイリスクHPVは16型と18型だけではありませんので、すべての子宮頸がんを予防できるとはいえません。このため、ワクチン接種と検診の両方を推進することが、子宮頸がんの予防と撲滅につながります。

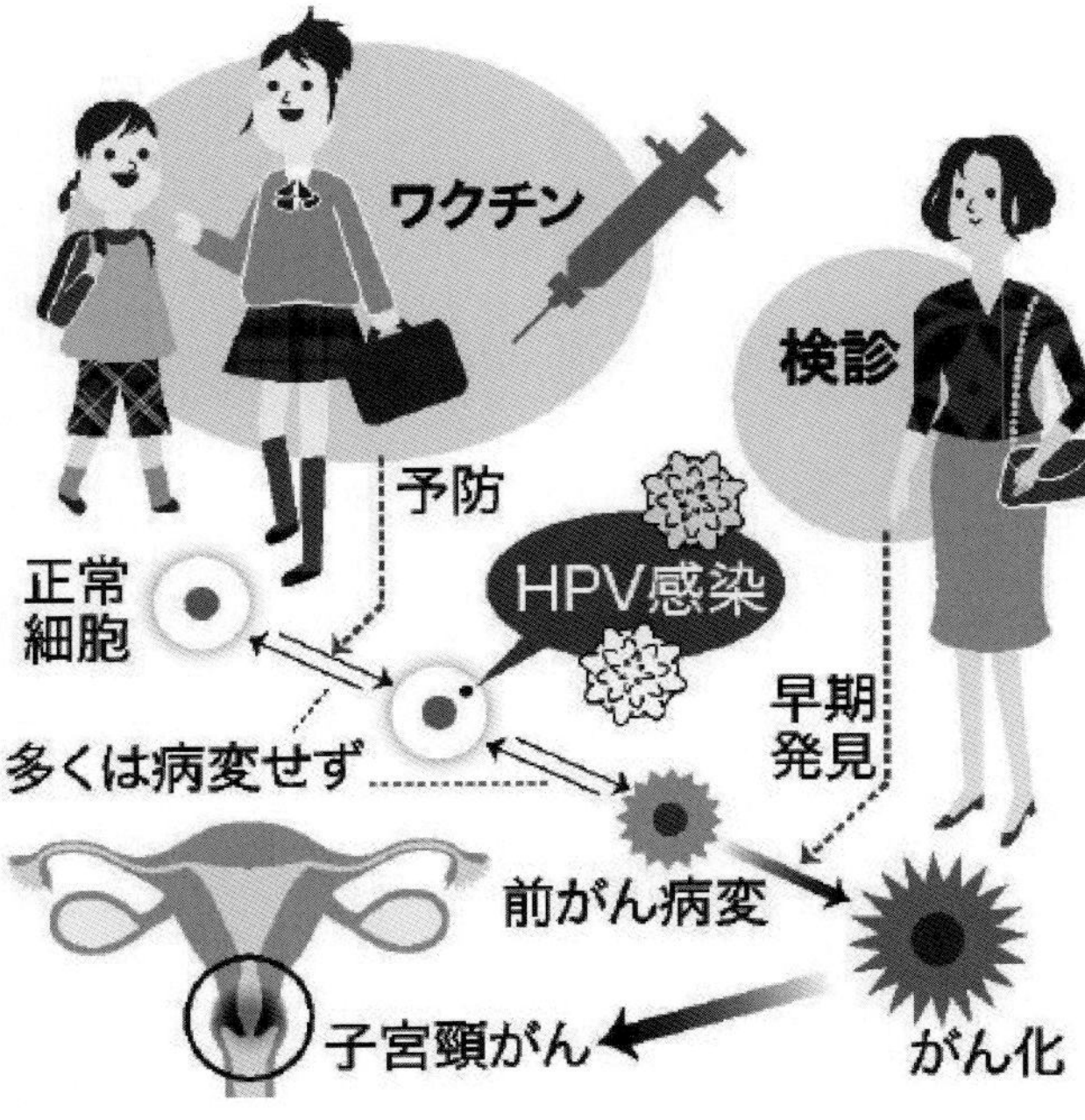

がんの免疫療法（上）

樹状細胞に「抗原」教える

免疫学講座　教授　浅尾裕信

２０１１年のノーベル生理学医学賞が10月３日に発表され、免疫学研究の分野で大変大きな業績をあげた３人の研究者が受賞しました。

その中の１人は、樹状細胞という免疫細胞を発見した米ロックフェラー大学のラルフ・スタインマン博士でした。ところが博士は、受賞の知らせを受ける前に亡くなっていたという驚きのニュースが飛び込んできました。さらにロックフェラー大学によれば、博士は自身の発見した樹状細胞を用いて、がんの免疫療法を試みていたそうです。そのおかげか、通常あまり予後の良くない膵臓（すいぞう）がんを患っていたにもかかわらず、４年間におよぶ闘病生活を送っていました。そこで今回は、樹状細胞によるがんの免疫療法を取り上げてみたいと思います。

私たちの体には、リンパ球という免疫細胞がいます。リンパ球は記憶能力を持つ細胞で、その活性化は病気の予防や治療にとって非常に大切です。例えば感染症予防のために接種するさまざまなワクチンもリンパ球が持つ記憶能力を利用しています。

樹状細胞は木の枝のような腕を多数突き出した奇妙な格好の細胞ですが、実はリンパ球の活性化に必須な細胞であることが分かってきました。がん細胞に対するリンパ球の攻撃も樹状細胞なしには起こりません。

昨年のこのシリーズでも紹介しましたが、がん細胞を殺す殺し屋リンパ球（キラーTリンパ球）に指令を出しているのが樹状細胞です。

毎日発生するがん細胞の多くは、キラーTリンパ球によって殺されていると考えられます。この仕組みがうまく働かないと、がんを発症してしまうかもしれません。そのような場合でも、患者さんの樹状細胞にがん細胞の特徴をうまく伝え、正しく教育すれば、がん細胞に対するキラーTリンパ球を活性化してくれます。これが樹状細胞を用いたがんの免疫療法（樹状細胞ワクチン療法）の原理です。

がん細胞の特徴といいましたが、では樹状細胞にいったい何を教えればよいのでしょうか。それは、がん細胞だけが持つがん抗原と呼ばれる分子です。難しいのは、がん抗原はがん細胞ごとに異なることが多く、がんの進行に伴い変化することもあります。これまで有望ながん抗原がいくつか発見されていますが、がん抗原が見つかっていないがんも多いのです。

そのようながんを発症してしまった場合、どうしたらよいでしょうか。一つの方法は、がんを手術で切除し、その細胞をすりつぶし、本人の樹状細胞と混ぜ合わせます。そしてその樹状細胞を注射で体に戻すのです。これなら未同定のがん抗原でも樹状細胞に教えることができそうです。

がんの免疫療法は体に優しい治療法として大いに期待され、研究が進められていますが、課題もまだたくさんあります。次回はがん細胞が免疫細胞の攻撃から逃れる戦略について紹介します。

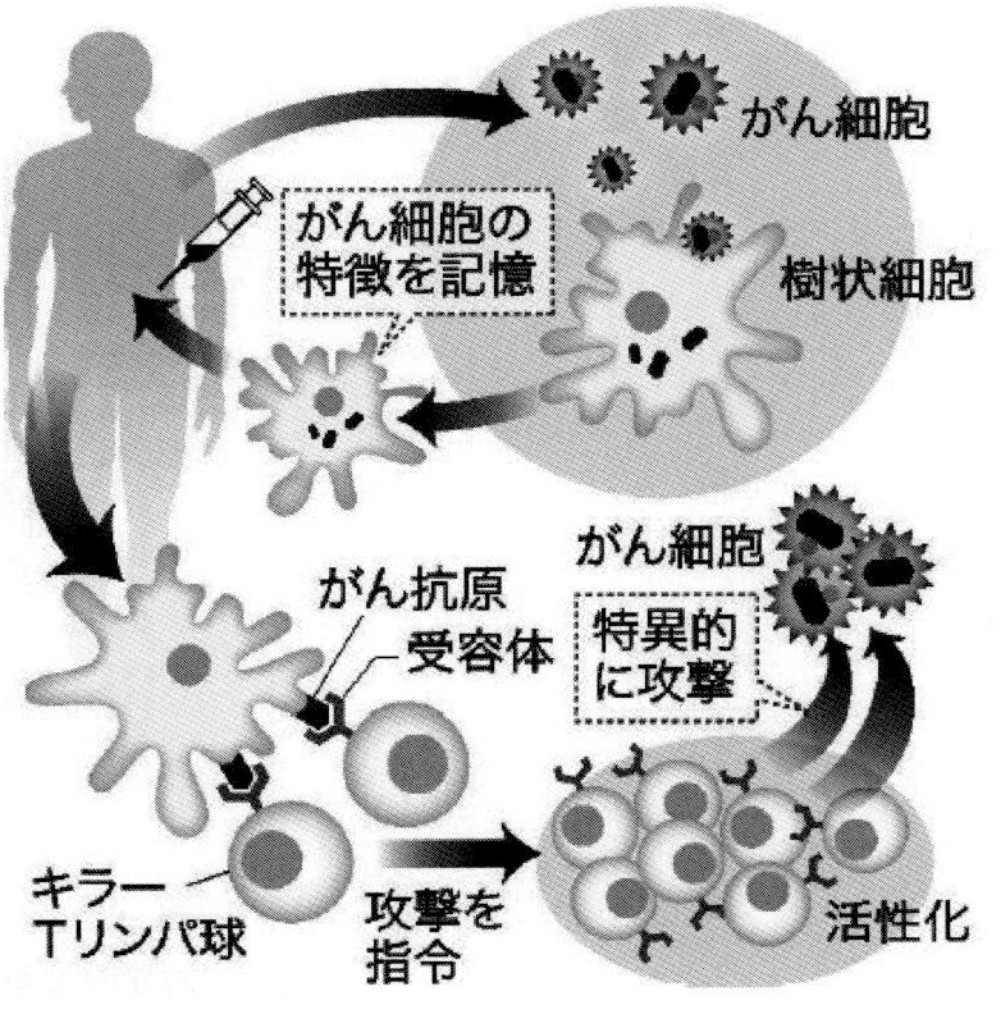

がんの免疫療法（下）免疫系の無力化徐々に解明

免疫学講座　教授
浅尾裕信

先週ご紹介しましたように、樹状細胞やキラーTリンパ球を中心とした私たちの免疫系が正しく働いていれば、がん細胞は簡単には増殖できないはずです。しかし、現実には多くのがんの患者さんがいます。では、患者さんの免疫細胞はどうなっているのでしょうか。

実は、がん細胞はさまざまな手法を駆使して免疫細胞から逃れたり、さらには免疫細胞を無力化してしまうことが分かってきました。がん細胞による免疫細胞の抑制メカニズムを解明し、その抑制を取り除くことができれば、がんに対する免疫療法は格段に効果的になるはずです。今回はその最先端の研究をご紹介したいと思います。

がん細胞はさまざまな分子を細胞表面に発現しています。その中には、近くに寄ってくる免疫細胞を無力化したり殺してしまうものがあります。例えばFas-LやPD-L1という分子は、がんを攻撃しに来るキラーTリンパ球を逆に迎撃し殺してしまいます。また、がん細胞はサイトカインという液性因子を何種類も分泌しますが、その中には、キラーTリンパ球やその司令官である樹状細胞の機能を抑えてしまう、免疫抑制サイトカインがあります。さらに、がんに対するリンパ球の働きを抑えてしまう制御性Tリンパ球という特殊なリンパ球がいますが、この細胞を増やしてしまうがんもあります。

このように、がん細胞は自分に都合の良いように勝手に免疫系を調節し、身を守ろうとするのです。がん細胞が免疫細胞を無力化する仕組み自体は、それほど特別なものでありません。免疫系が自らの暴走を止めるためにあらかじめ備えている安全装置のような仕組みで、がん細胞はそれを悪用しているのです。

ところで、ダイオキシンは私たちの細胞が持つダイオキシン受容体に結合し、がんや奇形の発生、免疫異常をもたらす環境汚染化学物質です。この受容体に結合する本来の生体内免疫制御分子は長らく不明でした。ごく最近、ある種のがん細胞が異常に産生するキヌレニンという分子が新たな免疫抑制物質として報告されました。キヌレニンは必須アミノ酸であるトリプトファンの代謝産物ですが、面白いことに、免疫細胞のダイオキシン受容体に結合し、免疫能を低下させていたのです。

このように、がん細胞が持つ免疫細胞の抑制メカニズムが徐々に明らかになってきたことで、新たな免疫療法の可能性が広がります。例えば、がん細胞から産生される免疫抑制サイトカインやキヌレニンを阻害する薬を投与すれば、がんに対する免疫力が回復し、より強力な免疫療法が可能になると考えられます。

がんの免疫療法には、がん抗原の同定など解決しなければならない課題が山積みですが、遠くない将来、手術、化学療法、放射線療法に次ぐ第4の治療法として、がん治療法の選択肢の一つになるのではないかと期待されます。

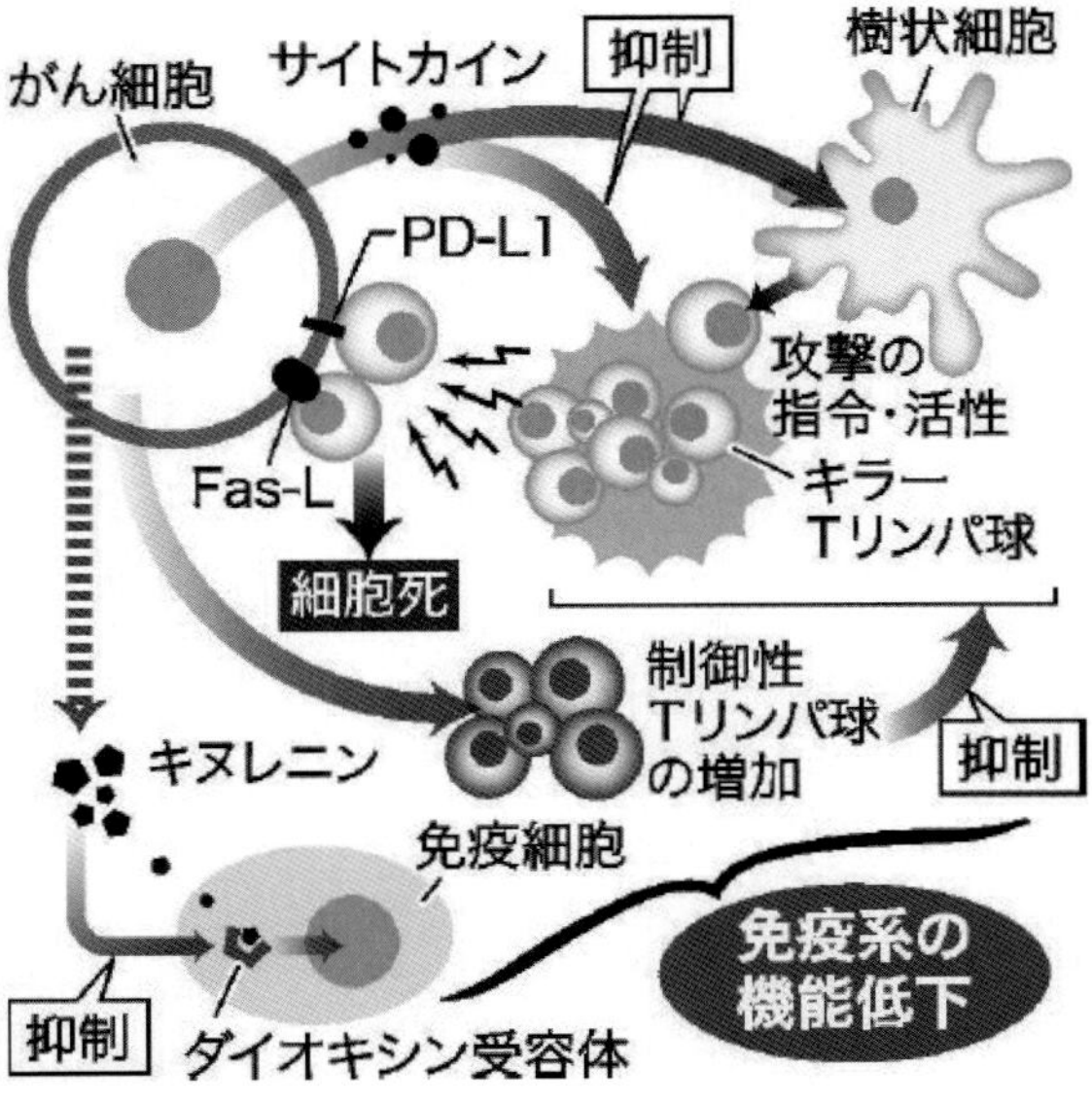

放射免疫療法　がん細胞攻撃、全身に効果

放射線腫瘍学講座　助教
鈴木志恒

放射免疫療法とは、放射線を出す性質をもつ物質とがん細胞に結びつく性質をもつ物質を組み合わせた治療法です。この物質は体に入るとがん細胞と結びついて放射線を放出し、がん細胞を攻撃します。この放射線は、結びついたがん細胞だけではなく周りにいるがん細胞も攻撃することができます。従来の治療方法（化学療法や抗体療法など）では、到達したがん細胞のみにしかダメージを与えることができませんでした。一方、放射免疫療法では、上記のように到達したがん細胞の周りにいるがん細胞も同時に攻撃できるため、従来の治療法が効きにくい病気に治療効果が期待できます。現在、血液のがんに対する放射免疫療法が実用化されていますので、そちらについて簡単に解説します。

血液はいろいろな種類の細胞から構成されており、その中のリンパ球という細胞ががん化した病気を悪性リンパ腫と言います。悪性リンパ腫は「非ホジキンリンパ腫」と「ホジキンリンパ腫」に大きく分けることができます。日本人に多いのは非ホジキンリンパ腫で、この病気はさらに細かく分けることができ、その一部の病気に対して放射免疫療法が行われています。リンパ腫に対する放射免疫療法では、放射線を出す物質とCD20抗原という名前のたんぱく質に対してのみ結びつく性質をもつように作られた物質（以下「モノクローナル抗体」）を組み合わせて注射します。すると、モノクローナル抗体がリンパ腫細胞に結びつきべー

タ線と言う放射線が出てリンパ腫細胞にダメージを与えます。ベータ線は平均で5・3ミリ(最大で約11ミリ)程度の距離まで到達しますので、結びついたリンパ腫細胞だけでなくその周りにいるリンパ腫細胞にもダメージを与えることができます。現在、保険適応となっている病気はCD20抗原を持ち、再発または難治性の「低悪性度B細胞性非ホジキンリンパ腫」と「マントル細胞リンパ腫」です。

この治療が受けられる医療機関は残念ながら山形県内にはありません。全国でも限られた施設でのみしか行われていませんので、治療を希望される場合は主治医の先生とよく相談の上、治療を行っている医療機関に紹介してもらうようにしてください。

費用ですが、健康保険を使わずに全額自己負担となると総額で500万円前後が必要となります。日本では高額医療費制度と言う高額な医療費を必要とする患者さんに対して医療費を補助する制度がありますので健康保険・医療機関にご相談ください。

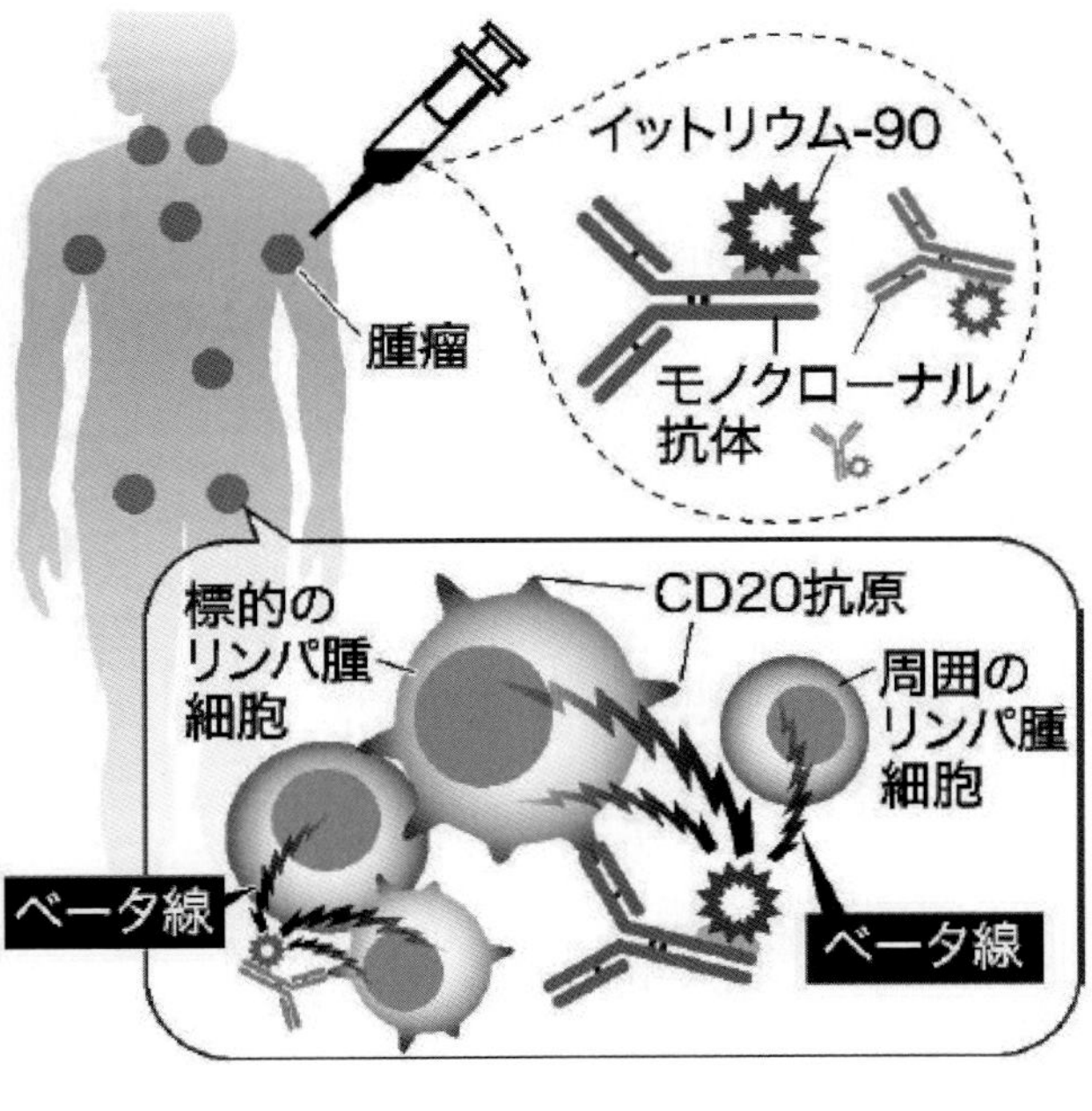

国のがん医療政策　基本計画に沿って対策

医療政策学講座　教授
村上正泰

がん医療の重要性が高まる中、政府はさまざまな取り組みを行ってきました。その嚆矢（こうし）は1962年の国立がんセンターの設置にさかのぼります。81年にがんが日本人の死因の第1位となって以降、政府は、84年から「対がん10カ年総合戦略」、94年から「がん克服新10か年戦略」、2004年から「第3次対がん10か年総合戦略」と、3次にわたる戦略事業を推進してきました。

こうした取り組みによって、わが国のがん対策は一定の成果を収めてきました。しかし、依然としてがんは国民の生命と健康にとって重大な問題となっており、がん対策の一層の充実が求められています。そこで、がん対策の総合的・計画的な推進を目的として、06年に「がん対策基本法」が議員立法により制定されたのです。

がん対策基本法成立によって、いくつかの変化が生まれました。まず、政府に具体的目標・達成時期を定めた「がん対策推進基本計画」の策定が義務づけられました。この基本計画を作成するために、がん患者やその家族・遺族の代表者、がん医療従事者、学識経験者で構成される「がん対策推進協議会」を設置することになりました。都道府県にも「都道府県がん対策推進計画」の策定が義務づけられました。

さらに、がん対策基本法では、基本的な施策として(1)がんの予防及び早期発見の推進(2)がん医療の均てん化（居住地域にかかわらず、がんの状態に応じた適切ながん医療を等しく受けることができること）の推進⑶研究の推進―の三つを進めていくことになっています。

がん対策基本法が07年4月に施行されると、がん対策推進協議会の議論を経て、同年6月にがん対策推進基本計画が閣議決定されました。

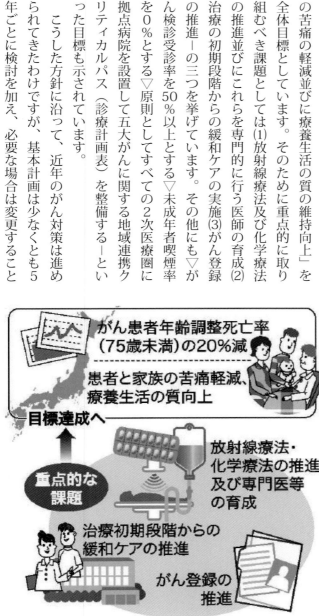

基本計画は「がんの年齢調整死亡率（75歳未満）の20％減少」と「すべてのがん患者及びその家族の苦痛の軽減並びに療養生活の質の維持向上」を全体目標としています。そのために重点的に取り組むべき課題としては⑴放射線療法及び化学療法の推進並びにこれらを専門的に行う医師の育成⑵治療の初期段階からの緩和ケアの実施⑶がん登録の推進―の三つを挙げています。その他にも▽がん検診受診率を50％以上とする▽未成年者喫煙率を0％とする▽原則としてすべての2次医療圏に拠点病院を設置して五大がんに関する地域連携クリティカルパス（診療計画表）を整備する―といった目標も示されています。

こうした方針に沿って、近年のがん対策は進められてきたわけですが、基本計画は少なくとも5年ごとに検討を加え、必要な場合は変更すること

になっています。現在、がん対策推進協議会で計画見直しの議論が進められています。間もなくその案がまとまる予定ですので、注目していただきたいと思います。

【追記】本稿執筆後、2012年6月に第2期のがん対策推進基本計画が閣議決定されました。新たな計画では、従来からの課題に加えて、新たに喫煙率の数値目標（2022年度までに成人喫煙率を12%にするなど）が導入されたことや、がん患者の就労支援などによる「がんになっても安心して働き暮らせる社会の構築」が目標として掲げられたことが注目されます。

がん を 知 る ● 20120108

がん医療費　高齢化、技術進歩で増大

医療政策学講座　教授
村上正泰

がんの治療のために、医療費は一体いくら掛かっているのでしょうか。まず、国全体のがん医療費を見てみましょう。

国全体の医療費の水準は厚生労働省が毎年発表している「国民医療費」で確認することができます。ただしこの統計は、保険診療の対象となる傷病の治療に要した費用を推計したものですので、保険診療の対象外である先進医療などの費用は含まれていません。

２００９年度の国民医療費は約36兆円となっています。このうち傷病別の医療費を見ると、最も多いのは循環器系疾患で約５兆５千億円ですが、それに次いで多いのが新生物の約３兆４千億円となっています。このうち悪性新生物（がん）は約３兆円で、これは、歯科医療費や薬局調剤医療費などを除く医科診療の一般医療費のうち、11・１％を占めています。

これを10年前の１９９９年の水準と比較してみましょう。10年前は約２兆１千億円でしたので、がん医療費は40・８％増えたということです。同じ期間で国民医療費全体は17・３％の増加でしたので、医療費全体の伸びよりもがん医療費の伸びの方が大きいということがお分かりいただけると思います。そして、この中に含まれていない先進医療などの費用も含めると、実際のがん医療費はもっと掛かっているということになります。

このようにがん医療費が増大しているのは、高齢化やがん患者の増加に加え、がん治療の世界では特に技術進歩が盛んであり、新しい抗がん剤や医療機器が開発されて導入されるためです。

それでは次に、一人一人の患者レベルでは、がん治療のため費用をいくら支払っているのかを見ていくことにしましょう。

といっても、がん患者が実際に支払う費用は人それぞれであり、一概には言うことはできません。なぜなら、その人のがんの部位や進行度によって、さらには治療法によって、医療費も異なってくるからです。

平均的に見て、患者にどれぐらいの経済的負担が生じているのかについては、いくつかの調査が行われています。例えば、日本医療政策機構が実施した患者アンケートによれば、平均で年間約１３２万９千円の負担が生じているとの結果が示されています。他の調査でもおおむね同様の結果ですが、これは直接的な治療費だけでなく、それ以外に健康食品などの費用も含んだ金額です。さらに、高額療養費制度（次回解説します）が適用されて一部が還付されたり、民間保険に加入している場合は保険金が給付されたりして、実際の負担額はもう少し小さくなります。

とはいえ、療養期間が長くなるなどして患者の経済的負担が大きくなっていることは間違いなく、政府では負担軽減に向けた議論も行われているところです。

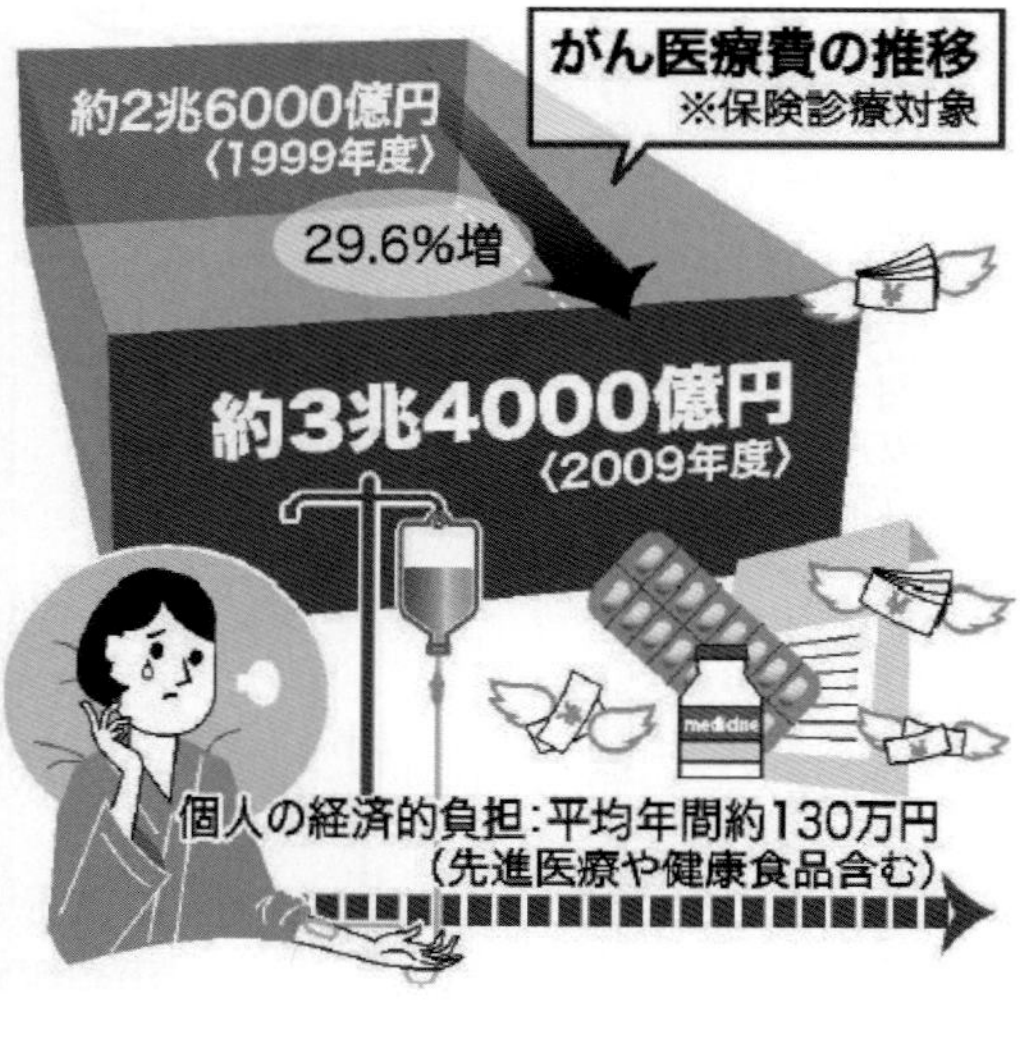
がん医療費の推移
※保険診療対象
約2兆6000億円
〈1999年度〉
29.6%増
約3兆4000億円
〈2009年度〉
medicine
個人の経済的負担：平均年間約130万円
（先進医療や健康食品含む）

がんと医療保険　公的制度拡充議論に注目

医療政策学講座　教授
村上正泰

わが国では国民誰もが、健保組合や協会けんぽ、国民健康保険、後期高齢者医療制度など、何らかの公的な医療保険制度に加入しています。国民皆保険の下、いつでも、どこでも、誰でも保険証一枚で必要な医療を受けられる体制が構築されているのです。

わが国は「必要かつ適切な医療は基本的に保険診療により確保する」という理念を国民皆保険制度の基本に据えてきました。したがって、がんについても、多くの診療は公的医療保険によってカバーされています。公的医療保険の給付対象の診療であれば、患者の窓口負担は現在のところ3割（義務教育就学前児童は2割、70歳以上は現役並み所得者を除き1割）となっており、残りは保険料や税金を財源にして支払われています。

しかし、いくら3割ですむといっても、患者負担が高額に上る場合があります。そこで、患者の年齢や所得に応じて一定限度額まで負担をさらに軽減する仕組みが設けられています。これを高額療養費制度といいます。

例えば、一般の現役世代の場合、1カ月に100万円の医療費が掛かると、定率負担だけでは30万円を自己負担しなければならなくなりますが、月額上限額が「8万100円＋（医療費－26万7000円）×1％」

に設定されているため、負担は8万7430円に抑えられるのです。

このようにわが国の公的医療保険制度が充実していることはぜひ知っておいていただきたいと思います。とはいえ、がんの場合に多く見られますが、治療が長期間に及ぶと、高額療養費制度を使っても負担が増大しますし、先進医療による治療を受けると公的医療保険が利用できないため、やはり負担は重くなります。こうした場合に備えたサービスを提供しているのが民間保険会社による医療保険であり、その中でがんに特化しているのが「がん保険」です。

がん保険では一般的に、がん入院給付金、手術給付金、がん診断一時金、通院給付金、先進医療給付金などのメニューが用意されています。ただし、がん保険をはじめとする民間保険は、それぞれ任意で加入するものですし、保険会社によって、さらには加入する保険の種類などによって、掛け金も違えば給付内容も異なります。民間保険に加入する必要があるかどうかは、そうした点を理解した上で、各人で判断することが必要です。

他方、公的医療保険制度においても、抗がん剤を中心に未承認・適応外薬の迅速な保険適用に向けた取り組みが進められているほか、高額療養費制度の負担上限額引き下げの是非なども議論されています。がん患者の経済的負担が社会問題となる中、今後の行政の対応にも注目していく必要があります。

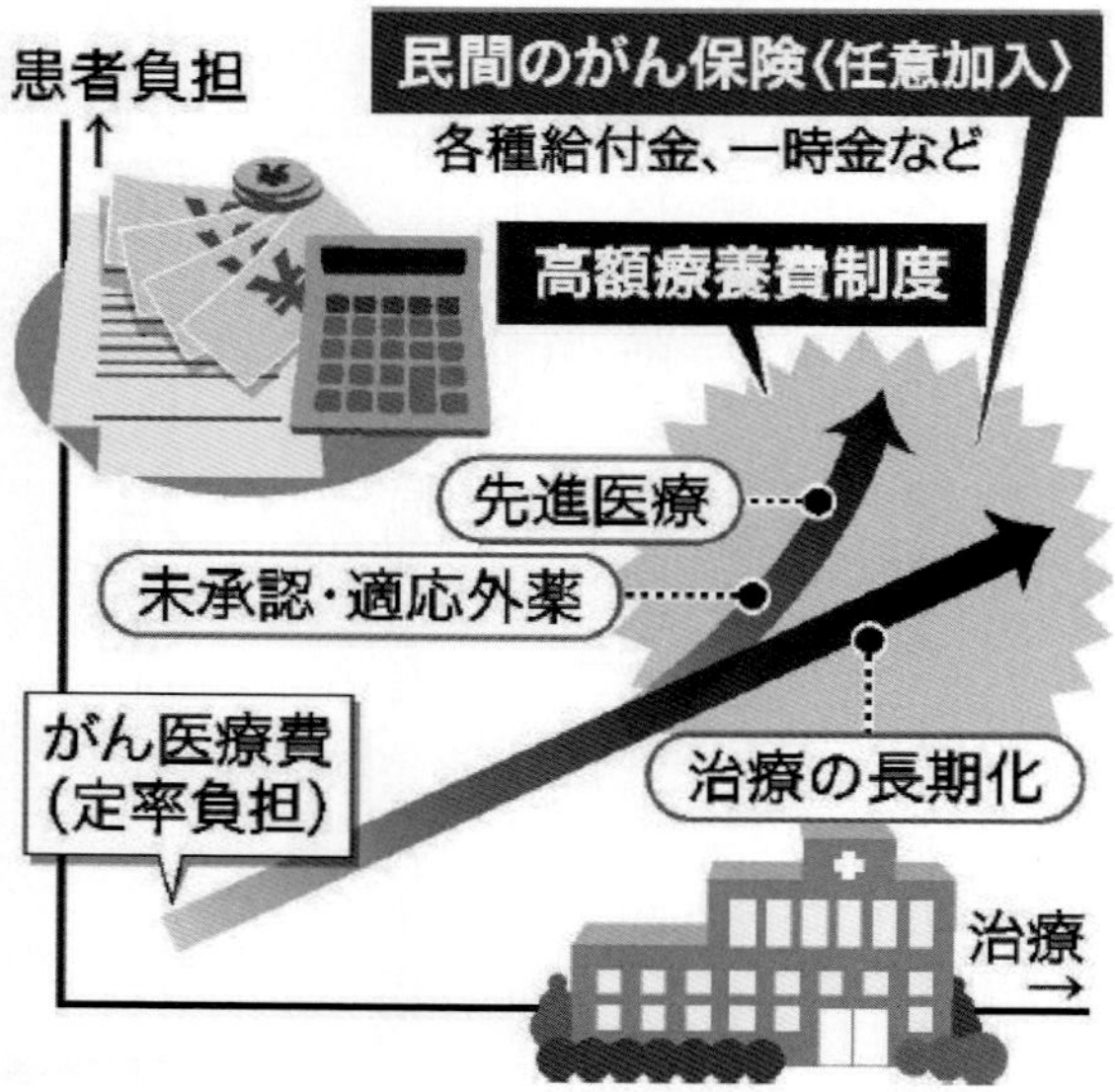

緩和ケアチーム　専門家連携、主治医に協力

医学部附属病院疼痛緩和内科
緩和ケアチーム　山川真由美

「がん」と診断された時から、多くの患者さんは、痛み・吐き気・倦怠（けんたい）感など体のつらい症状、気分が落ち込む・不安・眠れないなどの精神・心理的な苦しい症状におそわれます。また、治療費や入院費・仕事のことなど、さまざまな経済的・社会的な問題にも悩まされます。がんに対する治療（手術や化学療法、放射線治療など）が始まれば、苦痛や悩みはさらに増すでしょう。患者さんと一緒に過ごすご家族の苦しみや悩みも尽きません。そんな患者さんとご家族を支える医療が「緩和医療」であり「緩和ケア」です。

昨年（7月8日）紹介した「緩和ケア病棟」は緩和医療の専門部門ですが、設置している病院は限られています。そうした特別な病棟ではなく、一般の病棟で緩和ケアを提供するのが「緩和ケアチーム」です。がんが引き起こすさまざまな症状や療養全般の問題に対応する専門のスタッフ、〝その道のプロ〟で構成する頼もしいチームです。

緩和ケアチームは、がんのどんな時期（病期＝ステージ）であっても、診断された時から退院されるまで、さらに退院後の外来でも、患者さんとそのご家族を緩和ケアで支えます。チームを構成するメンバーは▽身体症状の緩和を担当する医師▽精神症状の緩和を担当する医師▽緩和ケアの経験を有する看護師▽緩和ケアの経験を有する薬剤師－が基本です。

山形大学医学部附属病院の場合、身体症状の緩和を麻酔科医が、精神症状の緩和を精神科医が担当し、経験豊富な緩和ケア認定看護師と薬剤師がチームの主体です。その上に、放射線治療専門医や腫瘍内科医、複数の看護師、さらに統計や会計・システムのチェックなどを担う事務職員などが参加して、合計17人でおのおの専門を生かしたチームを組んでいます。緩和ケアチームは、がん診療連携拠点病院には必ずありますし、その他の多くの病院でも活動しています。

緩和ケアチームに診療を依頼する場合、患者さんやご家族から「緩和ケアチームに介入してほしい」と意思表示をしてください。主治医や病棟スタッフからの連絡（治療介入依頼）によってチームのメンバーが患者さんを診察に訪れ、要望に沿って一人一人に合った症状コントロールの方法などを立案します。患者さんやご家族に十分な説明を行って納得を得た上で、主治医に適切なアドバイスを行います。

こうした方法（コンサルテーション型）で〝主治医の協力隊〟となって患者さんの苦痛を取り除き、治療・療養（在宅療養も含む）・社会生活上の問題解決にあたっています。

「がん」と診断された時から、緩和ケアチームはあなたの応援団です。つらい症状や心配事などは、我慢しないで伝えてください。必ず、お役に立ちます！

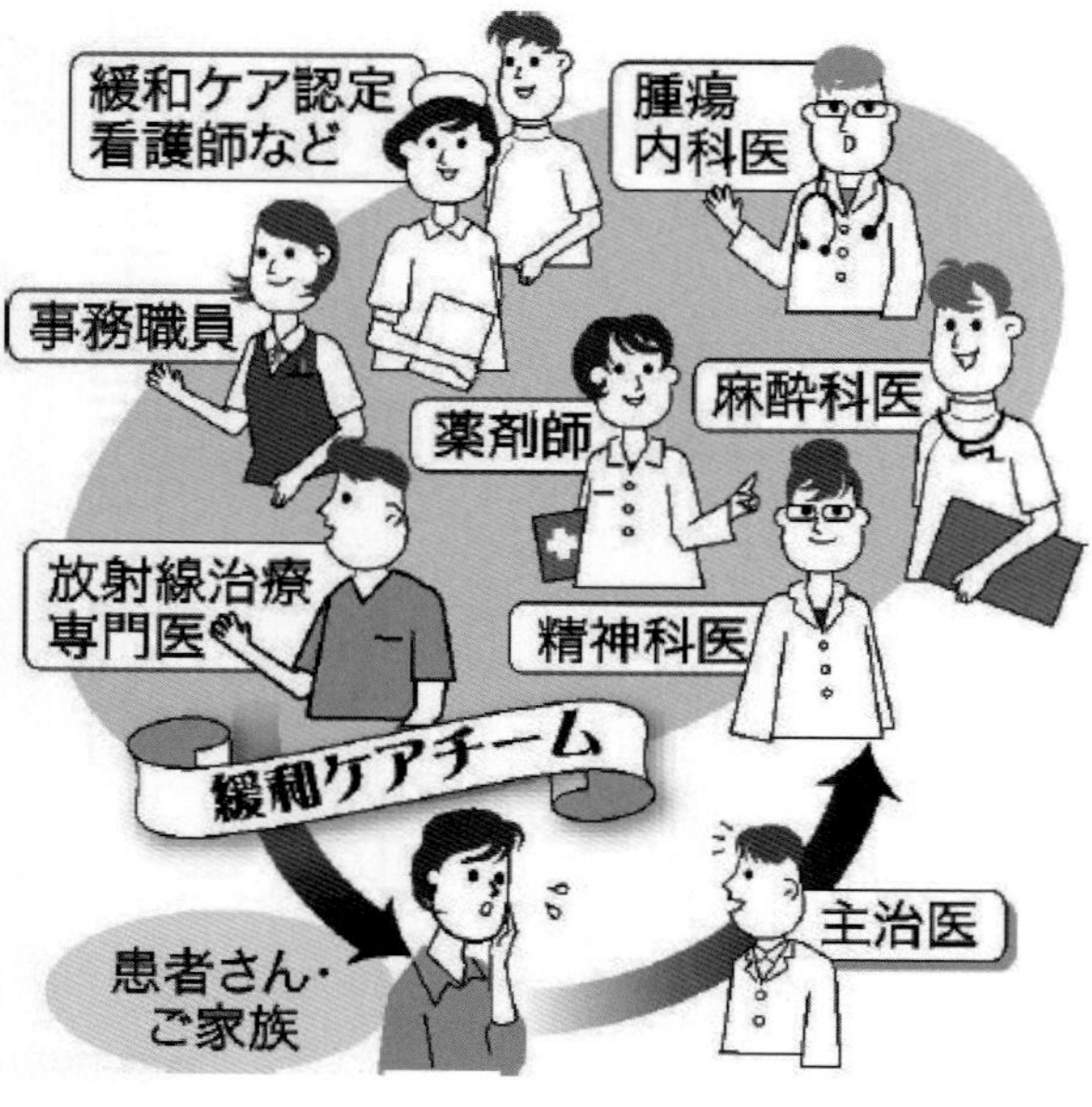

チーム医療NST　適切な栄養管理、回復支援

附属病院薬剤部
NST専門薬剤師　丘　龍祥
消化器・乳腺甲状腺・一般外科
教授　木村　理

皆さんは時代劇で、貧乏のため食べるのもやっとの農民が病気にかかっている場面をよく見かけると思います。その時、お医者さんが診察をした後に「せめて何か精のつく物を食べさせてやれば…」とお決まりのせりふをよく言いますね。これは時代劇の中だけの話と思われがちですが、実は現代の病院でも日常的に起こっていることなのです。

例えばある患者さんが、がん化学療法を行うために入院し、抗がん剤の副作用による吐き気で食が進まず、さらに下痢も続くなどの症状もあり、長期間入院することがあります。この場合、適切な栄養管理が必要になってきます。近年の医療はとても高度になっており、医師は病気の治療に専念するため、栄養管理のための時間が限られます。そこで「NST（栄養サポートチーム、Nutrition Support Team の頭文字の略）」という名前の栄養を専門に見るためのチームがつくられています。

NSTはさまざまな医療スタッフから構成されています。初めに栄養状態を専門に診る医師、患者さんの一番身近にいてその状態を把握する看護師、食事の摂取量や必要量を評価し調節して提供する管理栄養士、栄養輸液などを管理する薬剤師、検査結果から患者の状態を判断する検査技師、食べ物などののみ込みを判断する言語聴覚士など。各専門のスタッフたちがそれぞれの知識や技術を出し合い、栄養管理の必要な患者さ

んにとって一番良い方法で栄養支援を行うチームです。

NSTの具体的な役割は⑴栄養状態を評価し、栄養管理が必要かどうかを判定する⑵適切な栄養管理が行われているかどうかを監視する⑶最適な栄養管理方法を主治医に提言する⑷栄養管理に伴う合併症の予防・早期発見・治療を行う⑸栄養管理上の問題点に対応する⑹退院後の社会復帰を助け、生活の質を向上させる⑺新しい栄養に関する知識や技術を他の医療スタッフに紹介・啓発する－などがあります。

NSTの発祥元の米国では、既に総合病院の半数以上に設立されています。日本でも、ここ数年の間に栄養管理の重要性が認識され、日本静脈経腸栄養学会が中心となって啓蒙（けいもう）活動を行った結果、全国の病院で次々とNSTが稼働しています（２０１１年までのNST稼働認定施設数は１４４７）。

適切な栄養管理が行われていなければ、他にきちんとした治療がなされていても、回復が遅れてしまいます。実際にNSTのある病院からは「回復が早くなり、入院期間が短縮できた」「感染症の併発が減少し、抗生剤の使用も減少した」などの成果が報告されています。

「たかが栄養、されど栄養」。NSTは患者さんの栄養状態を改善させ、病気を早く治すことをチーム一丸で考え、実践するチーム医療の一つの形です。

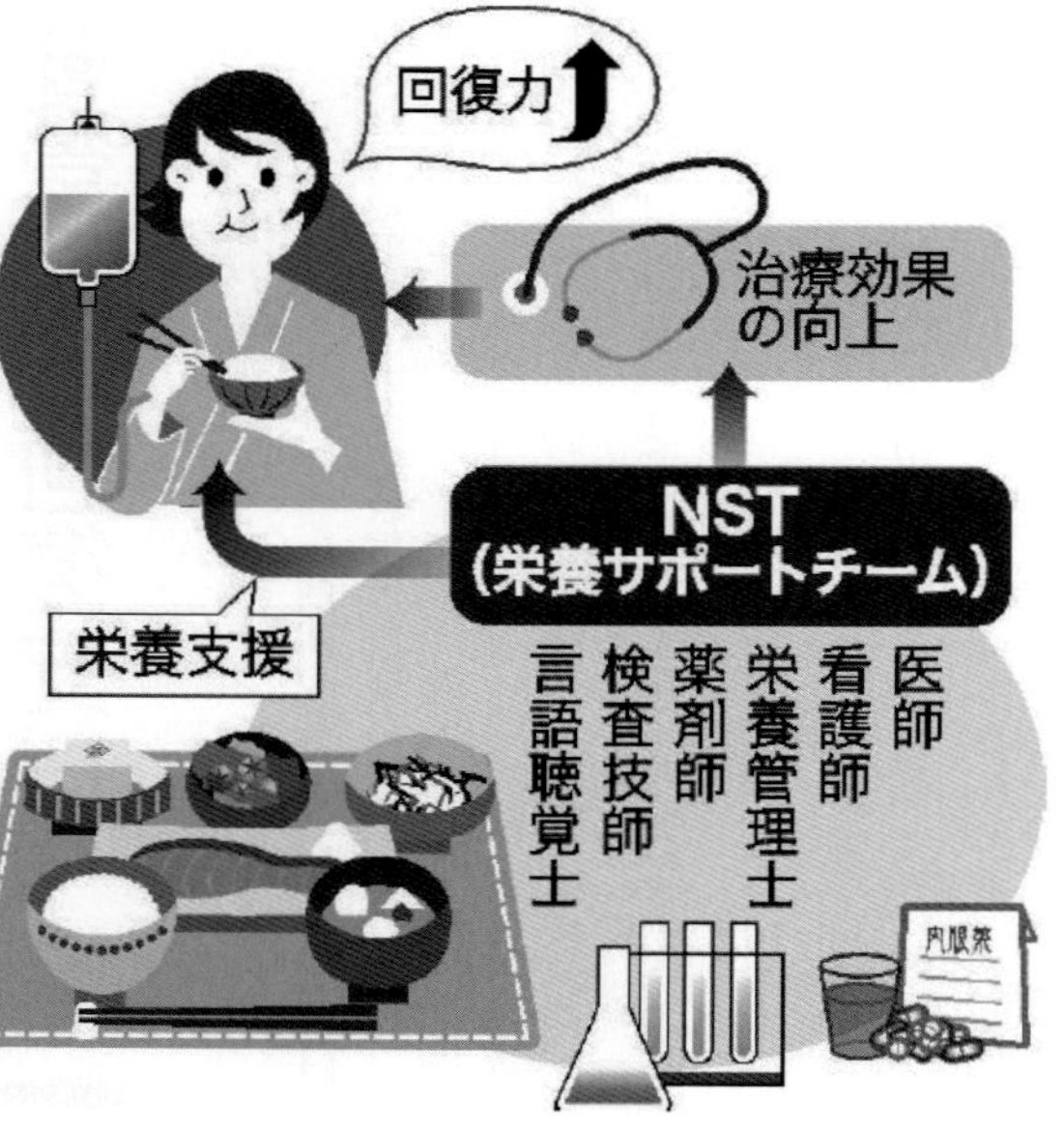

チーム医療放射線治療　日々の品質管理で安全に

がんセンター　医学物理士
主任診療放射線技師
鈴木幸司

がん治療は「チーム医療」と呼ばれ、さまざまな分野の専門職が連携し合い、患者さん一人一人を中心に治療や支援を行っています。がん治療の3本柱である放射線治療も、放射線治療医、看護師、診療放射線技師、医学物理士という専門スタッフが協力して行っています。

放射線治療は、治療方針の決定、治療の準備（治療計画）、実際の治療（照射）という流れで進みます。まず治療医より治療や副作用などの説明があり、患者さんの同意を得た上で治療方針を決定します。一般的な放射線治療は2週間～2カ月ほどの期間、毎日（土日、祝日は除く）実施され、治療医は定期的に患者さんの診察をし、看護師は相談役としてサポートしていきます。

放射線治療装置（リニアックなど）で照射を担当するのが診療放射線技師で、治療期間中一番患者さんと接するのも技師になります。また、医学物理士は治療計画から照射にわたり、物理的な専門知識を生かして放射線治療の品質管理を専ら担当しています。

近年、装置の性能や照射技術が急速に進歩し、ミリ単位で位置合わせが可能な画像誘導放射線治療（IGRT）やコンピューターで放射線の強弱を最適化し腫瘍の形状に放射線を集中させる強度変調放射線治療（IMRT）など高精度な治療が行えるようになりました。しかし、安全に精度の高い放射線治療を実施するには、日頃の放射線治療の品質管理が重要となります。管理が悪いと、意図しない場所に放射線を集中させてしまう場合があるからです。

放射線治療装置の動作精度や照射される線量を確認し、患者さんの治療計画ごとに線量や分布を検証するのが主な品質管理業務で、照射業務が終わってからの時間に行われています。日本では放射線治療品質管理士の認定を受けた医学物理士や放射線治療専門放射線技師が、責任を持って品質管理を行っています。

県内の施設にも認定資格（放射線治療認定医、がん放射線療法看護師、放射線治療専門放射線技師、医学物理士、放射線治療品質管理士）を持ったスタッフが徐々に増えてきていますが、品質管理専門に働いている医学物理士は県内にはまだ1人だけです。県内のどの治療施設でも患者さんにとって最良な放射線治療を受けられるように、専門職を介した施設間の連携が重要になってきています。

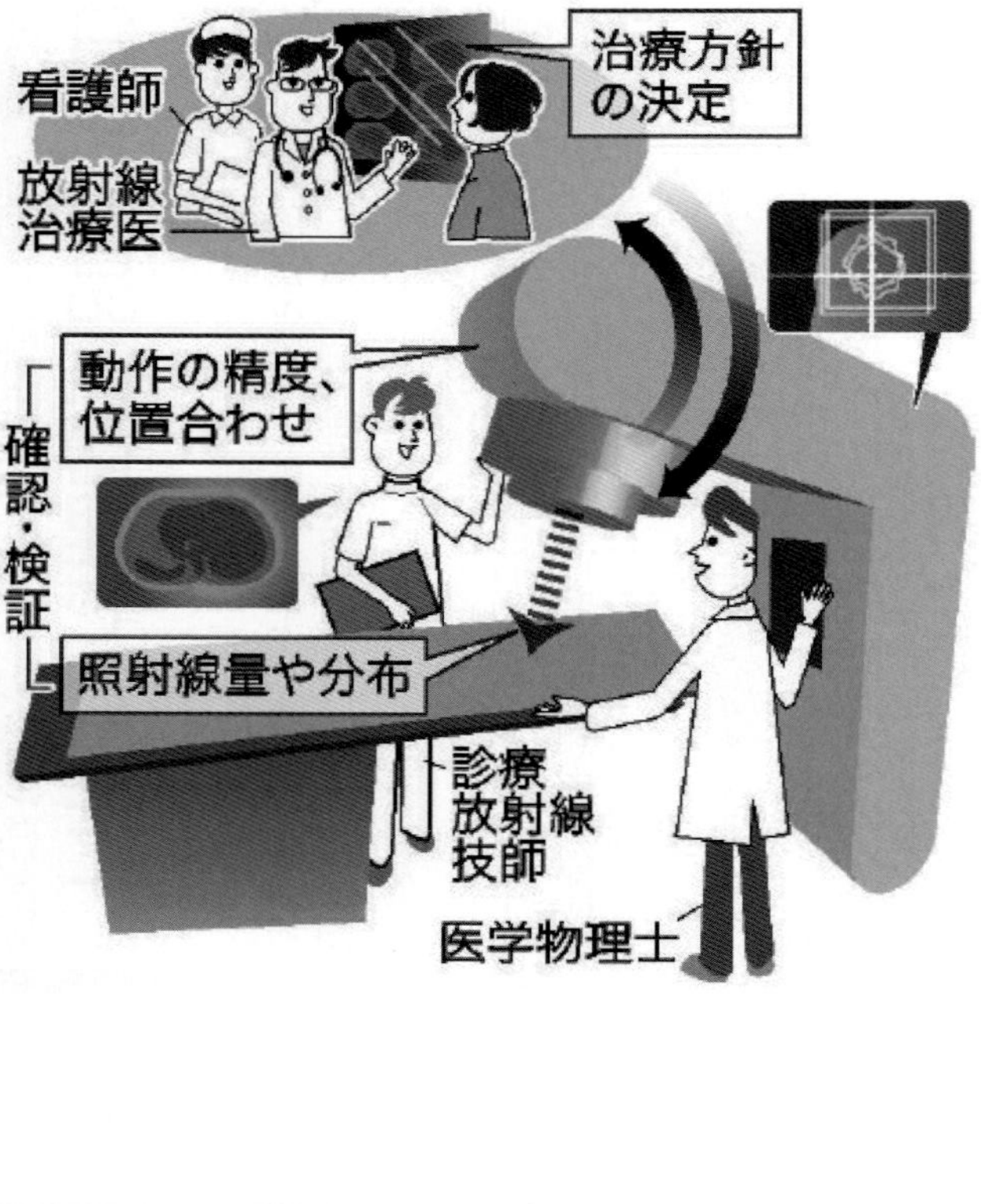

感染症とがん　院内感染防ぐ手指消毒

附属病院　感染制御部部長
病院教授
森兼啓太

今回は、感染症とがんとの関係についてご紹介します。

がんにかかった患者さんは、その種類や病期の進行の程度に応じて、この欄ですでに登場したさまざまな治療を受けることになります。手術、抗がん剤、放射線が代表的でしょう。これらによってがんは治るかもしれませんが、影響で別の病気になってしまう患者さんもいます。感染症はその一つです。

感染症とは、細菌やウイルスなどの病原体が人の体に入り込み、数を増やし、人の体に有害な作用を及ぼす状態をいいます。

がん患者さんと普通の生活をしている人の間で、感染症にかかる危険性はどの程度異なるのでしょうか。これには二つの要因が関係してきます。

一つめは、感染症に対する抵抗力です。病原体が人の体に入り込んだからといって、人間は必ず感染症になるとは限りません。免疫の力によって病原体を排除し、感染症にならないことの方がむしろ普通です。この免疫の力が、がん患者さんでは弱くなっている場合があります。免疫の主な担い手であり一つの目安となる白血球の数で見るのがわかりやすいのですが、抗がん剤や放射線治療によって白血球が極端に減少する場合もあれば、全く変化がない場合もあります。治療法によって大きく異なりますので、主治医の説明をよく聞いてください。

二つめは、周囲の環境です。普通の生活をしている人の周囲（一般社会）には、インフルエンザの流行期でもない限り、感染症の人はあまりいません。それに対して、入院生活では多くの人が比較的狭い空間で長時間一緒に暮らすことになります。感染症の治療を目的に入院している人もいます。このような状況では、ベッドが隣同士の患者さんの間で感染症がうつっても不思議ではありません。また、医師や看護師などの医療従事者が病原体の「運び屋」になったり、不衛生な環境から患者さんが病原体をもらって感染症になってしまったりすることもあるかもしれません。

これらの感染症を総称して院内感染と呼びます。どの病院でも組織的に院内感染の対策をとっていますし、その方法も科学的に解明され確立してきています。医療従事者も院内感染をできるだけ減らすよう日々努力しています。特に大切なのは医療従事者の手指消毒です。不衛生な手で患者さんの処置などを行うと、病原体の運び屋になりかねません。皆さんを診察する前や処置をする前に、医療従事者が手指の消毒をしていなかったら、遠慮なく「きれいな手で私を診てくださいね」と言ってみてください。嫌な顔をされるような病院は、選ばない方が無難です。

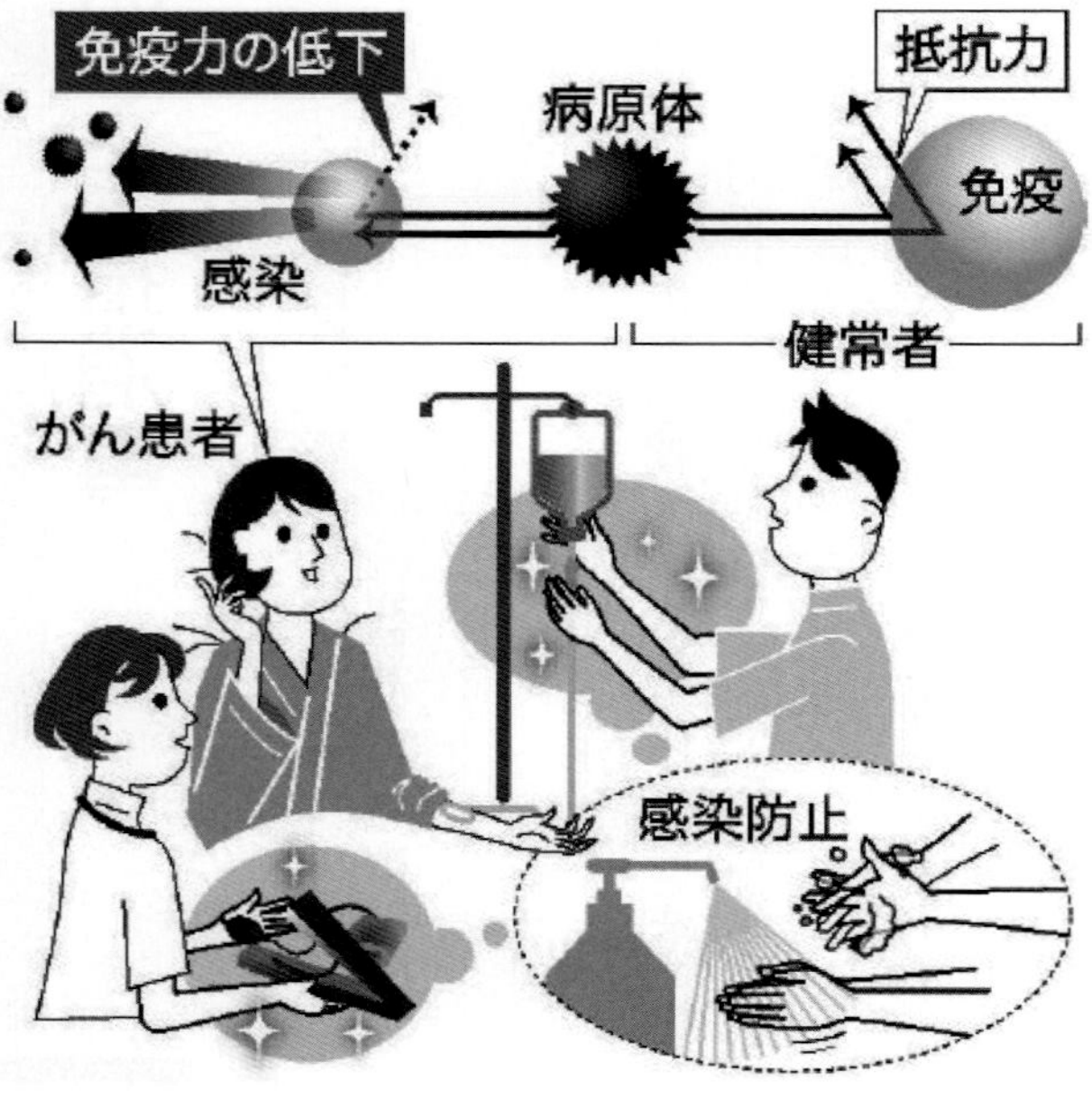

がんリハビリ　治療後のQOL高める

附属病院　リハビリテーション部
主任作業療法士
村川美幸

がんは「不治の病」であった時代から「共存」する時代に変わってきました。これは治療技術が進歩し、早期診断・早期治療が可能となって、がんの治療を終えた、あるいは治療を受けながら生活している患者さんが非常に多くなってきたことが背景にあります。

リハビリテーションは、がん自体が直接身体にもたらした障がいや体力の低下ばかりではなく、手術・放射線療法・化学療法などの治療によって起こる後遺症を予防・軽減し、治療後のQOL（生活の質）を高めるために重要な役割を果たしています。

障がいには、脳や脊髄の腫瘍による手足のまひ、開胸・開腹術後の呼吸器合併症、乳がん術後の肩の運動障がいや腕のむくみ、子宮がん術後の足のむくみ、舌や喉のがんにより話すことや食べ物をのみ込むことができなくなってしまった障がい、抗がん剤や放射線治療で安静にしていたことによる手足の筋力や体力の低下などがあげられます。

これらによって患者さんの日常生活能力が低下し、今まで当たり前にできていたことができなくなってしまうことがあります。できる限りこれらを予防・軽減するため、リハビリのスタッフである理学療法士、作業療法士、言語聴覚士がそれぞれ専門の分野でリハビリを行い、患者さんの回復力やQOLを高め、できるだけ早く家庭や社会に復帰することを可能にするお手伝いをします。これががんのリハビリの大きな役割です。

わが国では、スタッフ研修が要件になっていますが、２０１０年度診療報酬改定で「がん患者リハビリテーション料」が保険収載され、複数の合併症や機能障がいに対応できるようになりました。

人間は誰でも、できることならば最後まで自分のことは自分でしたいという希望を持っています。もちろん、大勢のがん患者さんも同じ考えのはずで、特に排せつ動作は、最後まで自分でしたいと希望する方が多くいらっしゃいます。

骨折やまひなどの運動障がいがないがん患者さんの場合、その生をまっとうする5日前で約40％前後の方が排便・排尿の障がいを抱え、約50％の方が自分の意志で移動することができにくくなるというデータがあります。自分のことができる、そして自分の意志で身体を動かせる時間をできる限り長く保てるよう、がん治療の一環としてリハビリをとり入れていくことが大切です。

生存率が向上し、がん患者さんのよりよいQOLが求められる時代になりました。患者さん自身がリハビリの必要性をよく理解し、主治医と相談しながら、その状態に合わせてリハビリを積極的に受けていくことが大切になります。山形県内にもリハビリができる病院がたくさんあります。当院のリハビリ部門も、患者さんのよりよいQOLのために他の部門と連携しながら、患者さんの力になれればと思います。

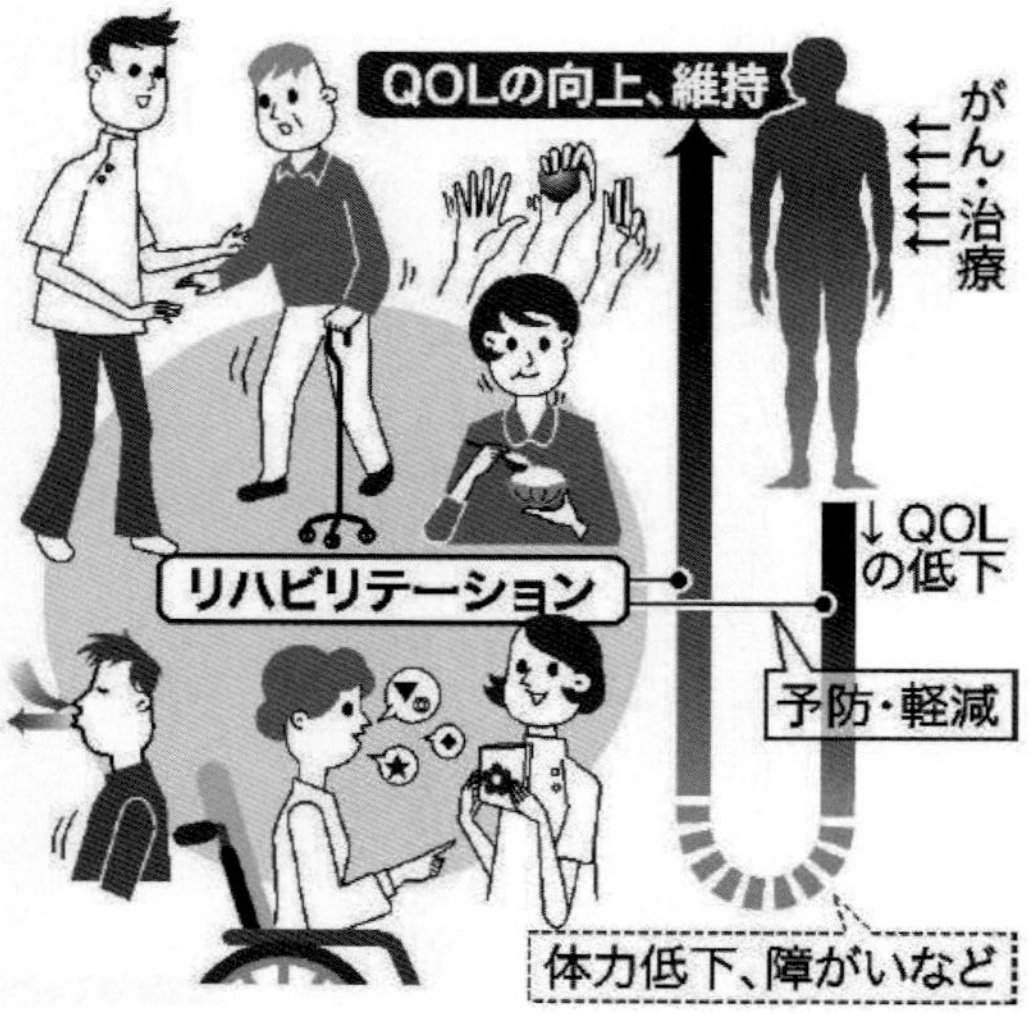

がん幹細胞　治癒への本当の敵

腫瘍分子医科学講座　教授

北中千史

がんは多くのがん細胞が集まってできたかたまりです。

ここで質問です。読者のみなさんは、そのひとつひとつのがん細胞がすべてまたがんをつくる能力（腫瘍形成能）をもっていると思いますか？

実は一昔前までは、一つのがんの中のすべてのがん細胞は等しく腫瘍形成能力をもっていると考えられていました。ところが最近、がんを構成する多数のがん細胞のなかでも腫瘍形成能をもった細胞はごくわずかだということがわかってきたのです。

このごく一部の腫瘍形成能をもったがん細胞を「がん幹細胞」と呼びます。がん幹細胞はいくらでも細胞分裂を繰り返すことができ、細胞分裂をへて、がん幹細胞と幹細胞でないがん細胞（「非幹がん細胞」）のいずれをも生み出すことができます。一方、非幹がん細胞は分裂能力が限られており、かつ非幹がん細胞しか生み出すことができません。

と、ここまで説明しても「だから、何が問題なの？」と思われている読者の方が多いと思いますが、それが実は大問題なんです。やっかいなことにがん幹細胞は、非幹がん細胞に比べて放射線や抗がん剤治療が効きにくいのです。ということはつまり、従来の治療法で治療してがんが小さくなったとしても、それは結局将来がんをつくれないその他大勢の非幹がん細胞をやっつけているだけであって、検査画像に写らないぐらいわずかながん幹細胞がしっかり残存している可能性があります。そうすると治療後の再発が避けられないことは容易にご想像いただけますよね？

つまり「治癒」を考えたとき、私たちはこれまで、間違った相手を一生懸命治療してきたかもしれないということです。再発や転移を防いでがんを治る病気にするためには、がん幹細胞をこそ、やっつけないといけないのです。

このような考え方に基づき、私たちはこれまでがん幹細胞と非幹がん細胞の違いを分子のレベルで明らかにして、その情報を基にがん幹細胞を非幹がん細胞に変化させてしまう薬剤の開発を目指してきました。幸い、私たちは悪性脳腫瘍のがん幹細胞を非幹がん細胞に変化させる遺伝子を発見することができましたので（山形新聞２０１１年９月８日付朝刊１面で報道）、この遺伝子を活性化する薬剤ががん幹細胞の治療に使えないか現在検討中です。

もちろん、がん幹細胞を標的とする治療はがんを小さくする効果は少ないので、従来の手術や放射線、抗がん剤といった治療と組み合わせて使う必要があります。効果的な組み合わせを見つけ出すことで、悪性脳腫瘍や他のがんを「治る病気」にすることができるといいな、と考えながら研究を続けています。

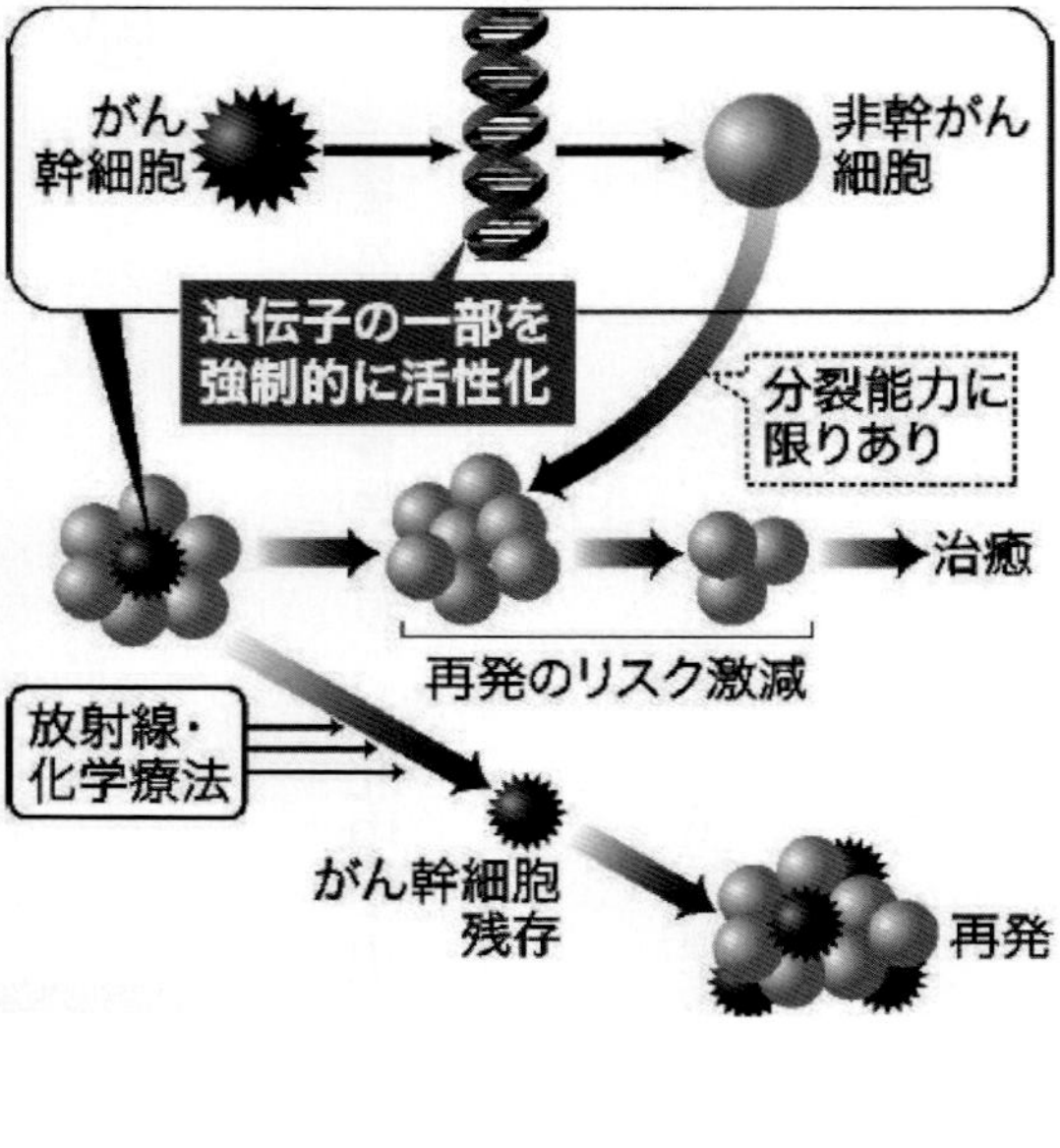

がん幹細胞　治療方針の決定　一人一人の最善考え努力

外科学第一講座　助教　藤本博人
主任教授　木村　理

外科では食道から大腸までの消化器、肝臓、膵臓（すいぞう）、脾臓（ひぞう）などの実質臓器、乳腺、甲状腺にできたがんに対し治療を行っています。主に手術を中心とした治療ですが、がんの治療はそのほかに、化学療法、放射線療法、ホルモン療法などを組み合わせて行います。組み合わせはがんの種類、がんの進行度などによってさまざまで、⑴手術単独治療⑵手術と化学療法・放射線療法を組み合わせた治療⑶手術はせず、化学療法・放射線療法を行う―などの選択肢があります。

それでは、どのようにして治療方針を決定するのでしょうか？　それぞれの疾患に対しガイドラインがあり、それに沿って治療方針を決定します。ガイドラインは日本や諸外国で行われた臨床試験、臨床研究で得られた科学的根拠に基づき作成されており、常に最新の情報を取り入れ改訂し、最善の治療を提供できるようになっています。

しかし、ガイドラインで示された治療法はすべての患者さんに適したものではなく、治療法を決定するのは患者さんと向き合うわれわれです。そのため、患者さんの病態、精神、身体状況を十分に把握し、治療法、それに伴う合併症などを十分に説明し、理解、同意を得て治療法を決定することになります。すなわち、ガイドラインはあくまで治療方針決定の参考にするものであり、われわれは一人一人のために最善の方法を考え、治療を行います。

現在行われている最新の治療について一部をご紹介します。

【食道がん】ステージⅡ以上のがんは、手術前に化学療法を行った方が、手術をしてから化学療法をするより再発率が抑えられるという結果が出たため、今では術前化学療法が一般的になっています。手術は順調にいくと平均6時間以内、術後は約2週間で退院できるようになりました。

【胃がん】早期がんに対しては腹腔（ふくくう）鏡を使用した手術を行い、少しでも患者さんの負担を減らすように取り組んでいます。また、進行がんに対しては手術前の抗がん剤で、少しでもがんを小さくして手術を行い、再発率を下げようという試みがなされています。

【大腸がん】早期がんに対しては腹腔鏡手術が一般的になっていますが、今後は進行がんに対しても拡大される可能性があります。

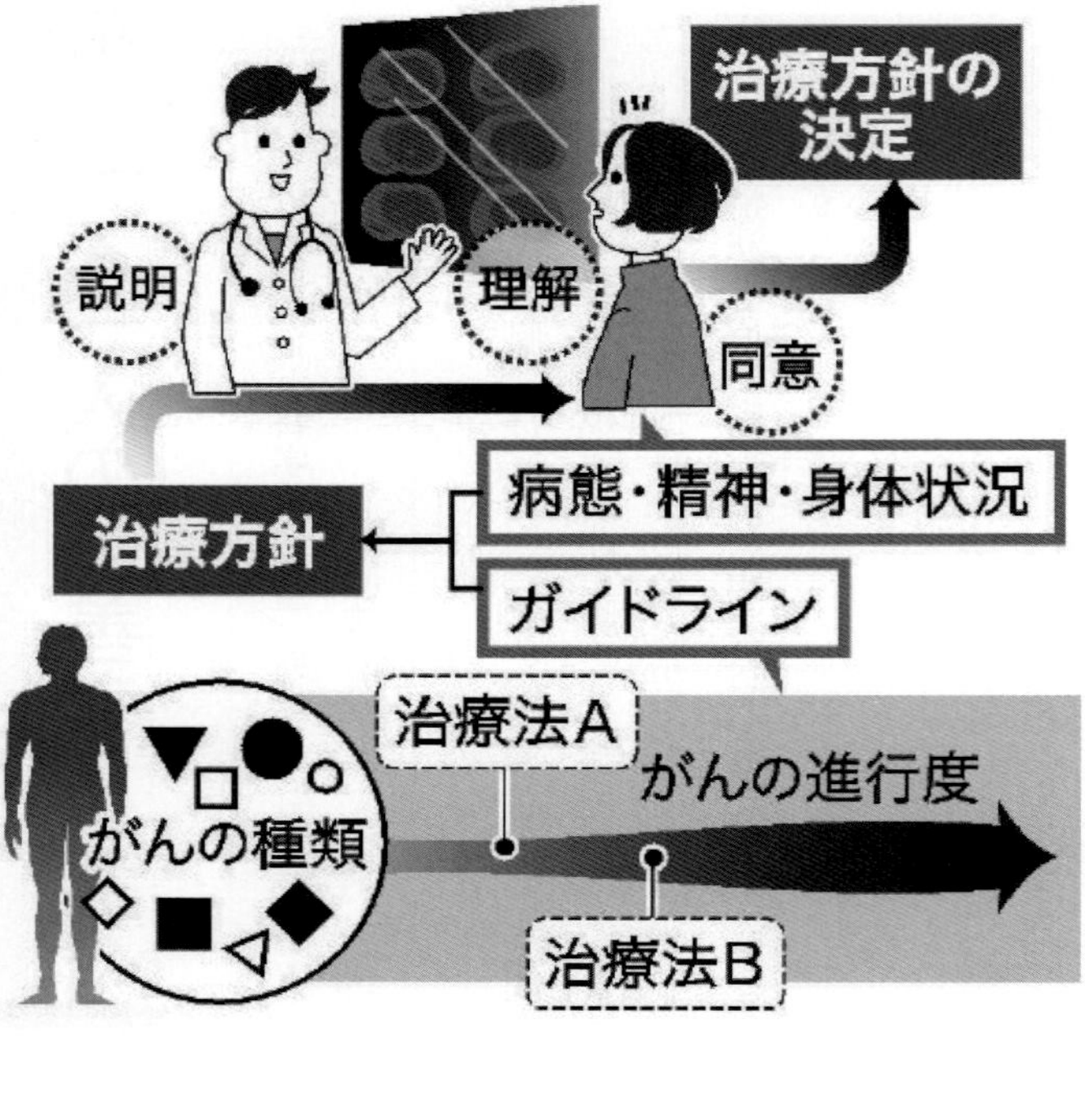

【膵臓がん、胆管がん】がんの場所によっては、膵頭十二指腸切除という手術が必要です。これは、われわれが行う手術の中では一番大きな手術の一つであり、世界的には数％の手術関連死が報告されています。われわれはさまざまに工夫し、危険を減らすよう日々努力を行っています。今まで約３５０人全員の手術を成功させ、患者さんは自分で歩いて退院しました。

【肝臓がん】手術前はコンピューターで肝臓切除範囲を計算し、手術中には色素を注入することにより切除範囲を決定するなど、高度な技術を用いています。

【乳がん】従来は腋窩リンパ節郭清を行っていました。リンパ節郭清はがんの近くのリンパ節を切除するものです。それによりリンパ液の貯留、腕のむくみ、感覚の異常などの後遺症を起こす可能性がありました。しかし、現在は手術中にがん付近に色素を注入し、最初にがんがたどり着くリンパ節（センチネルリンパ節）を探しだし、それに転移がなければ、腋窩リンパ節郭清を省略することができるようになりました。

以上のようにさまざまな試みがなされています。われわれは患者さんのため、そしてがんを治すために努力を続けており、これからもその努力を惜しみません。

肺がん治療の変遷と現在　早期発見、体に優しい手術

外科学第二講座　助教
加藤博久

以前は肺がんというと治療が難しい病気でした。しかし、近年は人間ドックなどの普及により早期に小型の肺がんが見つかることが多く、手術によって完治できる例も増えてきました。今回は肺がん手術の変遷と最近の知見についてご紹介します。

肺がんの標準手術は病巣部を含めた肺葉切除とリンパ節郭清の組み合わせです。肺葉切除はがんが含まれる肺葉（袋に入ったスポンジ状の肺葉が右に三つ、左には二つあります）を袋ごと切除し、リンパ節郭清はがんの近くのリンパ節を切除するものです。肺がんは放置すると高い確率でリンパ節に転移しますので、リンパ節郭清を行います。

肺がんの手術が初めて系統的に行われたのは、片方の肺を全て摘出する肺全摘術でした。その後、徐々に切除範囲が小さくなり、現在の肺葉切除が確立したのは１９５０年ごろです。

近年増えている小型の肺がん、特にコンピューター断層撮影（ＣＴ）でしかわからない肺がんは、ＣＴではあたかももやもやした淡いすりガラスのように見えます。これは通常のエックス線検査では見つかりません。影の全てがこのすりガラスである場合や、すりガラスの中に濃い芯をもった部位がある場合、あるいは全てが濃いものなどさまざまあります。すりガラスが多くを占める肺がんの場合、悪性度は低いと考えられ

ています。すなわち、肺がんの中にもたちの悪いものとそうでないものがあることがわかってきました。

このように性質が同一でないものに対して、同じ手術を行うのはどうかという議論がでてきました。すりガラスが多くを占める肺がんは、たちの良いものがほとんどですから、袋全体を切除してしまう肺葉切除では正常肺の機能を奪ってしまうため、もったいないと考えられます。

そこで、より小さく切りとる縮小手術となるわけですが、これには区域切除と部分切除とがあります。肺の袋である肺葉は、区域というさらに細かいブロックの集合体です。例えば右肺の上葉は三つの区域でできています。肺がんが含まれるその小さな区域を切除し、その近くのリンパ節を切除するという手術法が区域切除です。一方、がんのまわりにある肺のみを切除する部分切除という方法もありますが、区域切除に比べると再発しやすいとされています。

もちろん、大きながんやすりガラスの割合が少ないがんに対して縮小手術は勧められませんが、2センチ以下の大きさですりガラス様である早期のものに対しては縮小切除が適切と考えられてきています。全世界的には、まだ確立された方法ではないのですが、肺の機能を温存でき、しか

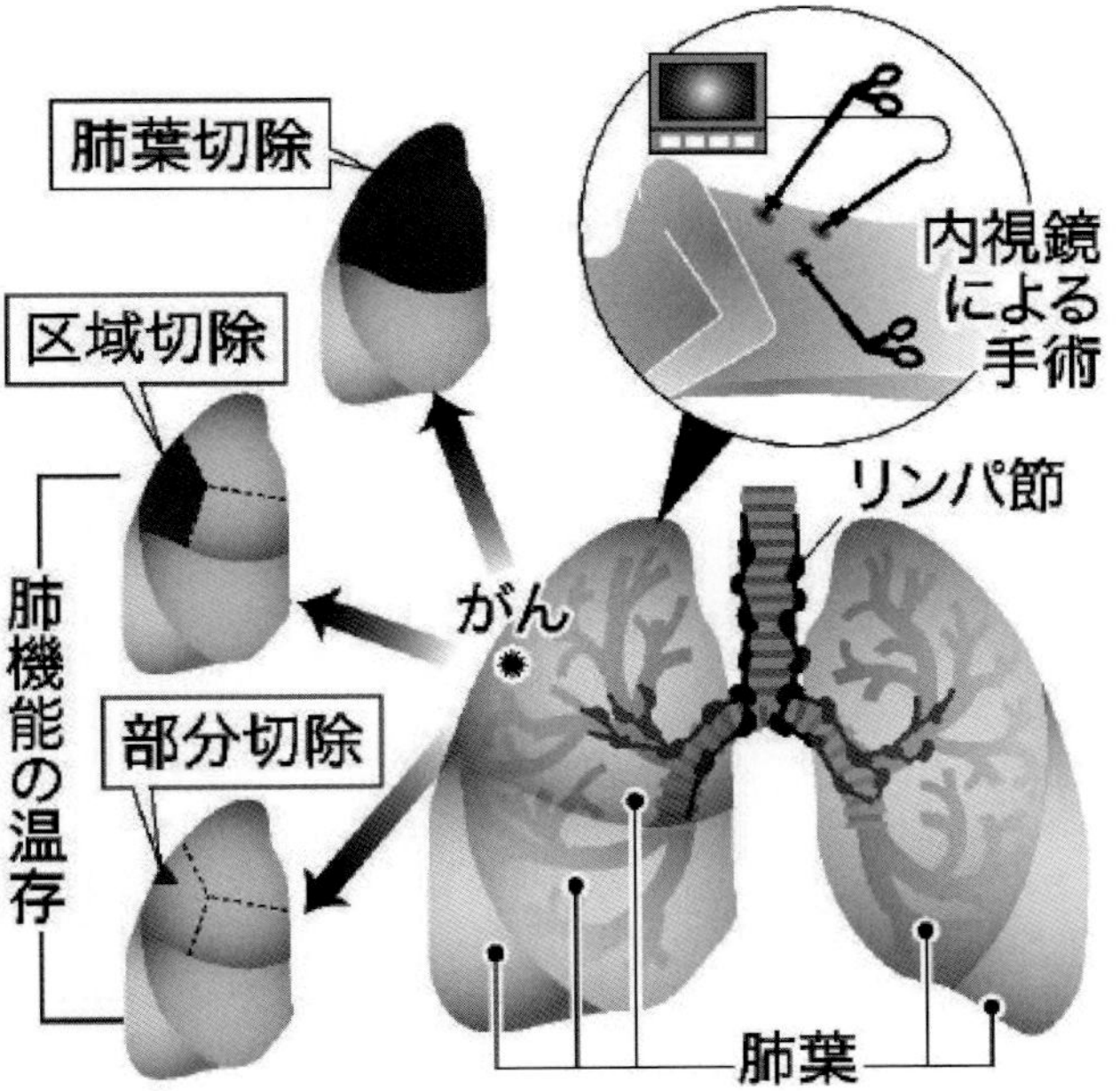

も肺がんを根治的に切除できる優れた方法と考えられています。実際に、山形大医学部附属病院で手術後、5年を経過した全員が、再発なく元気に過ごされています。最近は、さらに体に負担が少ない手術で有名なものに傷口が小さい内視鏡手術があります。区域切除や部分切除もこの方法で行う施設が増えてきました。

ＣＴでしかわからないがんが増えています。早期発見できれば体の負担が少なく完治できる可能性がありますす。たまには、ＣＴでもチェックされることをお勧めします。

肺がん治療・最新の話題　がん細胞を狙い撃ち

第一内科　助教
山内啓子

肺がんの治療法は手術療法、放射線療法、そして化学療法と大きく三つに分けられます。その中で化学療法は抗がん剤治療ともいわれ、薬を全身に行き渡らせることで肺の中にあるがん細胞だけでなく、転移したがん細胞まで攻撃する治療です。

従来の抗がん剤は「殺細胞性抗がん剤」と呼ばれ、がん細胞を攻撃しますが、同時に正常な細胞をも攻撃してしまうことが多いため、副作用が出やすい傾向がありました。しかし、近年、がん細胞を狙い撃ちにして、正常な細胞にはあまり影響を与えない抗がん剤「分子標的薬」が登場しました。

さて、分子標的薬はどのようにがんを狙い撃ちにするのでしょう？　肺がんというと多くの人が「たばこが原因」と思うのではないでしょうか。確かに、たばこは肺がんの発生率を10倍以上高めることが知られていますが、遺伝子の異常が発がんの原因になることが分かってきました。異常な遺伝子の情報により作られた遺伝子産物（分子）によってがん細胞が増殖しますが、その分子をターゲットとして攻撃しようと開発されたのが「分子標的薬」なのです。

肺がんの標準治療となっている分子標的薬の代表に、ゲフィチニブやエルロチニブがあります。がん細胞のEGFR（上皮成長因子受容体）遺伝子の並び方が変わっている（変異陽性）人にはゲフィチニブやエルロチニブがよく効くことが分かっており、約70～80％の人で効果を表します。従来の抗がん剤が30～40％の人にしか効果を表さないことを考えると、非常に効果の高い治療といえます。EGFR遺伝子変異は腺がん、アジア人の女性、非喫煙者に高率に見られます。

血管内皮細胞増殖因子（VEGF）の阻害薬であるベバシズマブは、がん細胞による異常な血管をターゲットとしています。がんは自ら異常な血管を作り出し、自分自身に栄養を取りこんで増殖しますが、ベバシズマブは異常な血管を減らし、がん細胞への栄養供給を減らすことで効果を示します。さらに正常な血管を作り、がん細胞に抗がん剤が届きやすくする働きも持っているため、他の抗がん剤と組み合わせて使用します。

最近では、肺がんの原因遺伝子としてEML4-ALK遺伝子という異常遺伝子が日本で発見されました。EML4-ALK遺伝子は腺がんの約4～5％に見られ、ALK阻害剤（クリゾチニブ）という分子標的薬が約80～90％の人で効果を表します。

このように、肺がん分野では細胞の形だけでなく、遺伝子の型を見ながら治療を進めていく時代になっており、山形大学医学部附属病院でもより効果的な治療を選択できるように、がんの遺伝子異常を積極的に調べています。

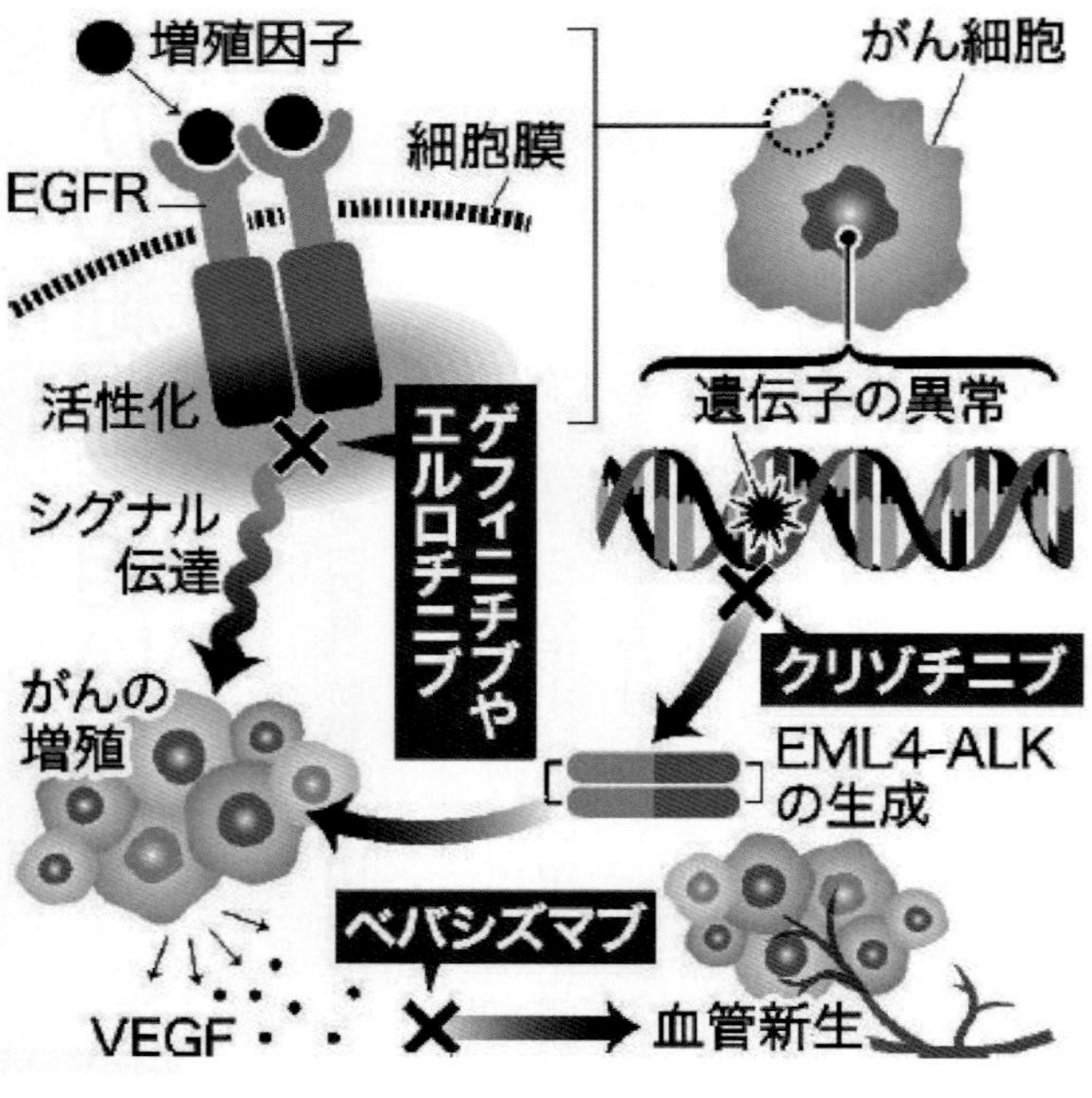

肝臓がん治療・最新の話題　選択肢増え成績も向上

内科学第二（消化器内科学）講座
奥本和夫

肝臓がんは大きく分けて肝細胞がんと胆管細胞がんに分けられます。肝細胞がんは慢性肝炎、肝硬変に発生しやすいことがわかっており、主にC型肝炎、B型肝炎が原因となります。しかし、最近は、ウイルス感染がない人でも発症する方が増加する傾向にあります。とくに、アルコールや脂肪肝によって肝硬変へ進行し発症する場合がありますので注意が必要です。

健康診断などで肝機能障害を指摘された方は、病院で検査を行い、肝炎をおこしていればその治療が肝細胞がんの予防となります。特にアルコール性肝炎や脂肪性肝炎といわれた場合は、お酒を控えたり、体重を落として肝炎を沈静化させることが必要です。肝硬変になると肝細胞がんができやすいことがわかっていますので、定期的にエコー検査やコンピューター断層撮影（ＣＴ）検査を行い、小さいうちに発見し治療することが大切です。

肝細胞がんの診断には、ＣＴ検査とエコー検査が有用です。ほとんどはこの二つの検査で診断が可能ですが、肝細胞がんを小さいうちにみつけるため最近二つの造影剤が用いられるようになりました。一つは磁気共鳴画像装置（MRI）検査で用いるプリモビストという造影剤です。エコーやＣＴでは不明瞭ながんが診断できます。もう一つはエコー検査で用いるソナゾイドという造影剤です。注射をしてエコー検査をすることで腫瘍の性質や、場所が明瞭にわかります。

肝細胞がんの治療として開腹手術、エコーで腫瘍をみて針を刺して腫瘍を焼く経皮的ラジオ波焼灼（しょうしゃく）療法、足からカテーテルを入れて抗がん剤を流す肝動脈塞栓（そくせん）化学療法があります。特に経皮的ラジオ波焼灼療法では、ソナゾイド造影やCT画像をエコー画像と同期させて観察する、リアルタイムバーチャルソノグラフィー（RVS）という超音波の機械を用いることで、安全性、根治性が向上しました。

門脈という血管に浸潤している場合は、肝動注化学療法を行いますが、使用できる抗がん剤の種類が増え、進行した場合も治療ができるようになりました。また、内服薬として、血管の新生を抑制する分子標的薬の抗がん剤、ソラフェニブが保険適応となりました。全身抗がん剤投与や放射線治療を行うこともあり、一昔前に比べると治療法も選択肢が増えており、成績も向上しています。

肝細胞がんは再発の危険が高く、治療を繰り返して行うことが必要となる場合があります。繰り返すうちに肝臓の予備能が下がってしまうと、治療自体が困難になります。

いかに肝臓の予備能を下げずに治療するかが予後を伸ばすために大切です。肝臓がんにならないために、検診やかかりつけ医での定期的な検査が大切ですが、早期発見でコントロールは可能ですので、心配せず根気強く治療を継続することです。

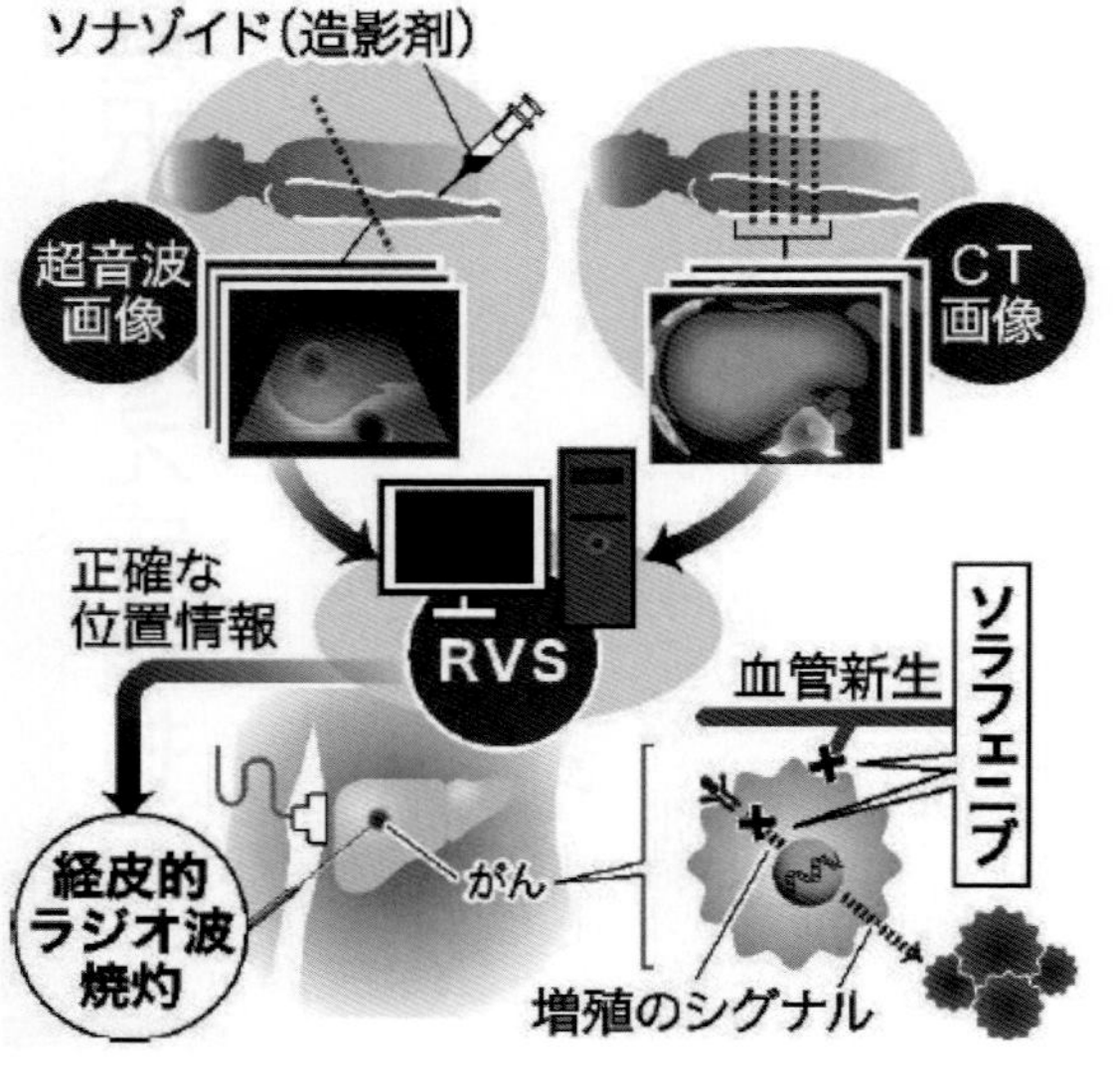

がんサロンと患者会　体験語り、支え合う

看護学科　臨床看護学講座
教授　佐藤和佳子

がんを体験した人たちが、どのような対応や支援を必要と考えるか、克明な報告が出されるようになりました。２００３年の国内実態調査「がんと向き合った７８８５人の声」（「がん社会学」に関する合同研究班）では、悩みや負担等の軽減を得るための要望・支援として、「自身による努力」が圧倒的に多く、第2位に「相談・心のケア」、ほぼ同数で「医療者との良好な関係」、ついで「家族の協力・支え」「同病者との交流・患者会」が挙げられています。

07年、がん基本対策法の施行後、全国のがん診療連携拠点病院では「がんサロン」など、患者同士の語り合いや交流を行う場の提供が、推進されるようになりました。がんサロンの運営形態は、毎回３～４人ぐらいの参加者で交流をはかる所から、同じ地域の患者会が、医療機関と連携し主体的に運営している所など、全国さまざまです。

山形大学医学部附属病院でも、２０１１年9月より、がんサロンと患者会を併せた「さくら会」を開催しています。毎年、山形市内で最も早くに開花する医学部構内の桜並木を象徴し、がん治療に通う患者の皆さんとご家族の心に、一日も早く春が訪れるように、お互いが支え合い、心和む会となることを趣旨としています。

現在の活動は、当院で治療を受けられた患者の皆さんとご家族を対象に、原則として毎月第2金曜日の午後1時間程度、病院のカンファレンス室を借りて行っています。参加費は無料で、毎回10名程度の方が参加しています。

最初に、初めての参加者が、簡単な自己紹介と体験を「語る」ことから始まります。例えば、初参加のAさんが、がんの手術が無事に終わり、その後化学療法を受けることへの不安について語ると、他の参加メンバーから、同じような経過をたどってきた体験や、手術後の困難な状況を解消できた実際の体験などが、Aさんに語られます。

さくら会の参加者は、がんの種類も治療法もさまざまですが、お互いに共通の体験をしていることに気づいたり、逆に、病気への向き合い方が異なっていることがわかる場合もあります。Aさんは「不安なのは自分だけではないのですね。それぞれに（困難を）乗り越えた話がじかに聞けてよかった」と、会の最後に話していました。

同じ体験者から病と向き合うヒントが得られると、がん特有の病気や治療への不安が和らぎ、前に一歩踏

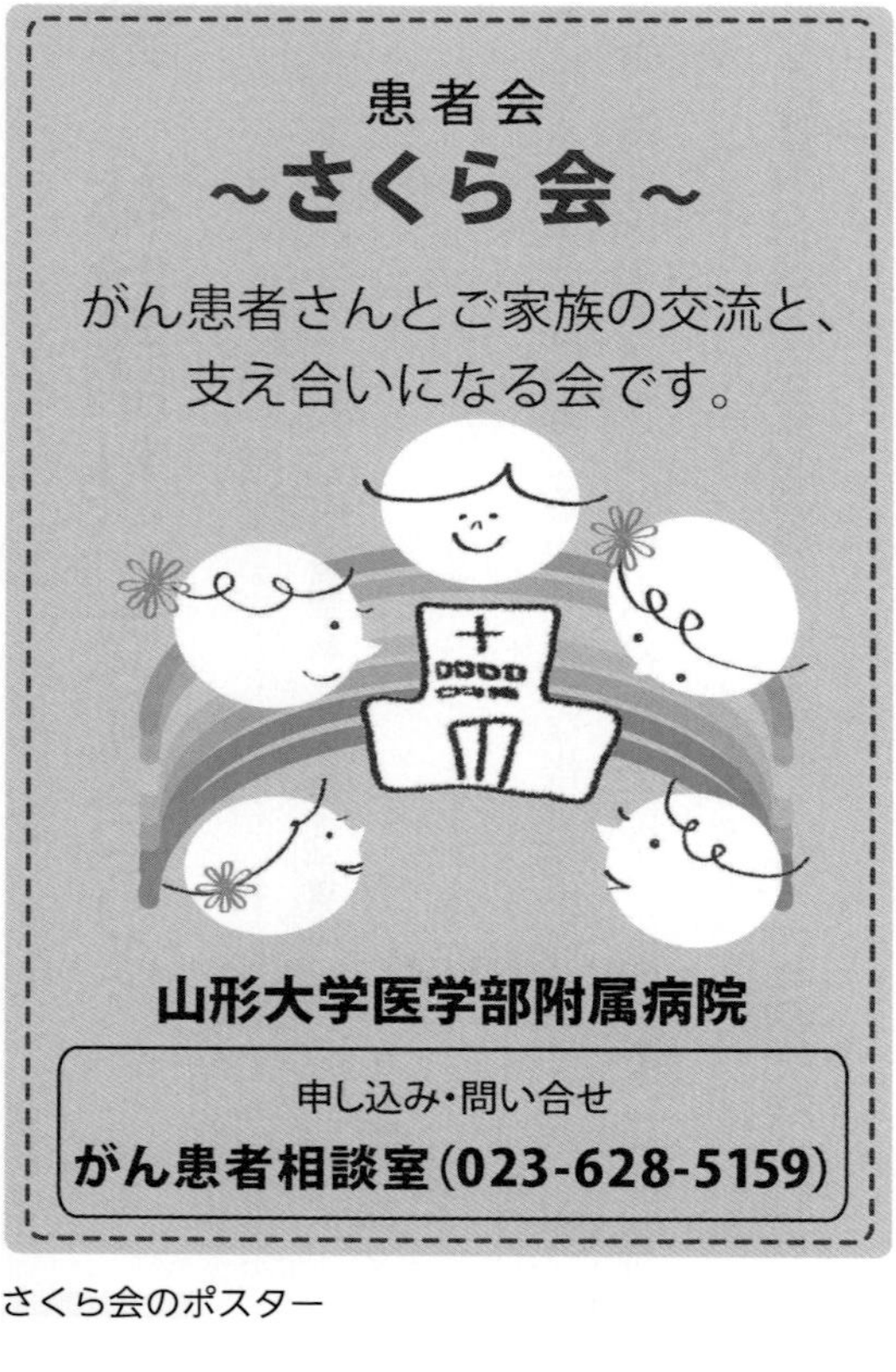
患者会
~さくら会~
がん患者さんとご家族の交流と、
支え合いになる会です。
山形大学医学部附属病院
申し込み・問い合せ
がん患者相談室(023-628-5159)

さくら会のポスター

み出せるような気持ちが出てきます。逆に、同じ病気に悩む人に、自分の体験が役立てられることで新たな意味が見いだせたり、相互のピア（仲間）カウンセリング効果を得ることができます。

重要なこととして、内容によって必要な医療対応が適切にできるように、本院がん患者相談室の相談員が参加者の状況を把握しながら開催し、また、プライバシーの保護や、参加のための簡単なルールをつくっています。

現在、県内の各地でも、がん体験者によるさまざまな患者会が活動されています。しかし、初めは患者会に参加すること自体にちゅうちょすることがあります。そのような場合に、がんサロンや患者会の探し方から利用方法について、詳しく案内してくれるガイドブックが出されています。国立がん研究センター・がん対策情報センターが昨年発刊した「患者必携　がんになったら手に取るガイド」(学研メディカル秀潤社）は、インターネットのホームページ（http//ganjoho.jp/）からもダウンロードが可能です。

自分に合った方法で、同じ病気の仲間との交流や支え合いができる、がん体験者自身がつくる心の資源が、とても豊かになってきています。

脳腫瘍の最新の話題　神経膠腫に効く治療法開発

附属病院　脳神経外科　総合医学教育センター
教授　佐藤慎哉

頭蓋骨の中に発生する腫瘍を脳腫瘍と呼びます。脳腫瘍は、脳自体から発生するものと、脳に出入りする神経や脳を包んでいる膜などから発生するものに分けることができます。

このうち、脳自体から発生するものは正常の神経細胞がお互いに網目状に連結している中に、染み込むように大きくなっていきます。このタイプの腫瘍の代表が神経膠腫（こうしゅ＝グリオーマ）です。がんの手術では、正常な部分も含めてできるだけ大きく腫瘍を取り除くことが求められますが、脳の機能は一度障害が出ると回復が難しいことが多いため、神経膠腫の手術では、腫瘍の一部を正常な神経とともに残さざるを得ないこともあります。

最近の医学や工学技術の発達により、手術前に腫瘍の広がりを詳細に明らかにすることができる磁気共鳴画像装置（MRI）をはじめとする画像診断技術や、切り取る部分の周りにある脳の機能を詳しく調べて作る「脳の機能地図」で、後遺症を防ぎながら以前よりも多くの腫瘍を取ることができるようになりました。山形大学医学部附属病院に配備され、この連載でも以前紹介された術中MRIもこの最新技術の中に入ります。

しかしながら、これらの技術を駆使しても、残った腫瘍が大きくならないとは言い切れません。このために用いられるのが放射線療法と化学療法です。今、脳腫瘍の分野でも、新しい放射線治療や化学療法の薬が開発されて、治療に使われるようになってきました。

神経膠腫は、どちらかというと放射線が効きにくい腫瘍ですが、ホウ素の化合物と熱外中性子という特殊な放射線を組み合わせて治療するホウ素中性子補足療法や、普段治療に使われている放射線よりも腫瘍に対する効果の高い特殊な放射線である炭素線などを用いる重粒子線療法も試みられるようになっています。

一方、薬の治療(化学療法)でも進歩がありました。神経膠腫は化学療法も効きにくく、治療に難渋していましたが、２００６年7月から日本でも使えるようになったテモゾロミドは、これまでの薬と比べて有効性が認められています。さらに新しい治療として、腫瘍が大きくなるために必要な血管が増えるのを抑える効果のあるアバスチン（ベバシズマブ）が、米国では09年に脳腫瘍に使えるようになりました。現時点では保険診療外ですが、日本でも試験的に使われるようになっています。アバスチンは04年に転移性大腸がんに対して使用が認められた薬で、詳しい説明は省きますが、分子標的薬と呼ばれています。

腫瘍（がん）の治療では、手術、放射線療法、化学療法をいかにうまく組み合わせて治療できるかが大切です。脳腫瘍の領域でも近年、最新の治療法を組み合わせた新たな治療戦略が開発されています。

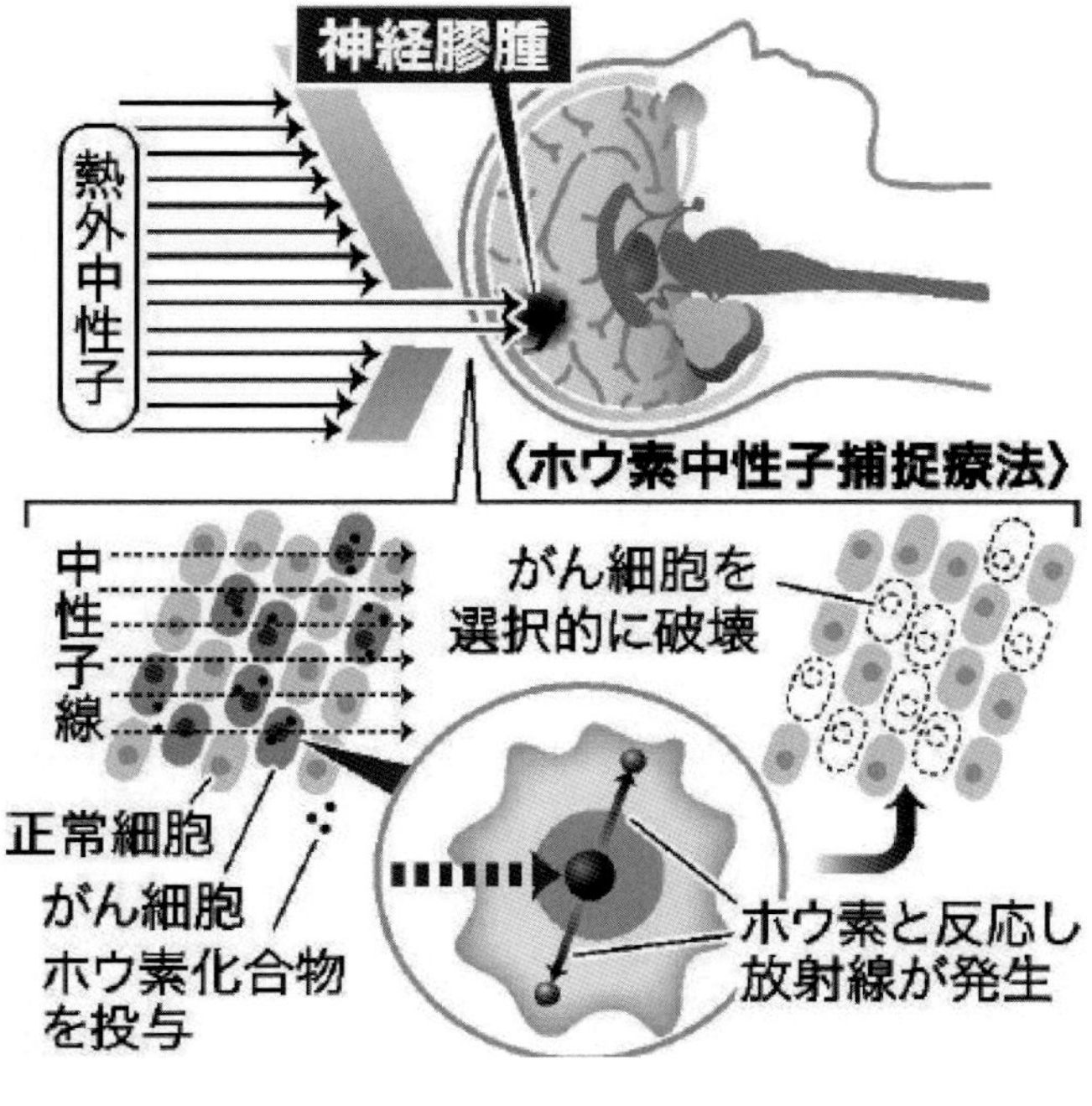

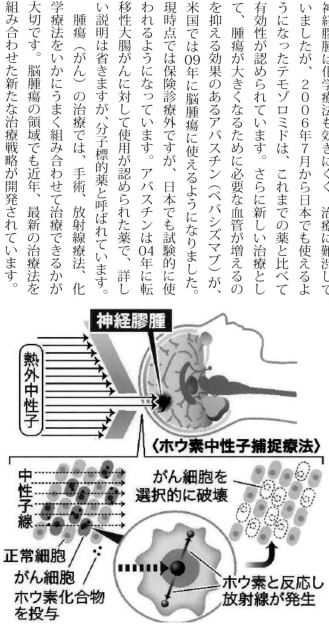

目のがん・最新の話題　機能、組織残す技術進歩

眼科学講座　助教
今野伸弥

眼科では眼球の他にまぶたと、涙腺や涙嚢（のう）など眼球のまわりの組織の治療を行いますが、がん（悪性腫瘍）はどの部位にでも発生します。症状としては、まぶたに発生する場合はできものが急激に大きくなったり、そこから出血しやすくなったりします。また、できものの周りのまつげが抜けるのも悪性腫瘍のサインです。

眼球のまわりの組織に発生する場合はまぶたが急に腫れたり、眼球が下方に偏ったり前方に突出したりします。眼球内の場合は視力が下がったり、眼の向きが外側あるいは内側に向く斜視になったり、ある部分が黒っぽく見えたりして見える範囲が狭くなることがあります。以上のような症状がある場合は悪性腫瘍の可能性があるので早急に眼科を受診したほうがよいです。

最近の診断技術の向上や患者さんの早期受診により目の表面（結膜や角膜）やまぶたにできる悪性腫瘍は手術や抗がん剤の点眼などでかなりの確率で治すことができます。まぶたは正常な部分も含めて大きく切ることになりますが、整容や機能的に問題のないように形成手術ができます。

眼球の中や眼球の周りにできる悪性腫瘍は悪性度が高いものが多く、以前は眼球を摘出したり、眼球とそのまわりの組織も含めて大きく切除する必要がありました。そのために視力がなくなっしまったり容貌が大

きく変わってしまうことが問題となっていました。

どうにか眼球や眼球の周りの組織を残して悪性腫瘍を治すことはできないものかとさまざまな方法が考えられてきましたが、医療技術の進歩により、新しい放射線治療と重粒子線治療が眼科領域の悪性腫瘍治療に効果が期待でき、注目されています。

放射線治療は昔からある治療ですが、悪性腫瘍をたたけるぐらいの強い放射線を眼球に照射してしまうと眼球の正常な組織もだめにしてしまいます。放射線網膜症や放射線視神経症などの合併症を起こし、それがもとで視力がなくなってしまうことが問題で、放射線を眼球のなかの悪性腫瘍にだけ正確に照射できる装置が必要でした。

脳腫瘍や頭頸部腫瘍に用いられていたγ（ガンマ）ナイフやサイバーナイフという治療装置は極めて正確な位置照射が可能であり、正常な組織に放射線があまりかからないように悪性腫瘍に集中して照射することができます。眼球のなかの悪性腫瘍の一つの脈絡膜悪性黒色腫に対し、これらの治療装置が使用され始め、眼球を取らずに視力も残す治療として良好な成績が報告されています。

また重粒子線はその特徴として従来の放射線よ

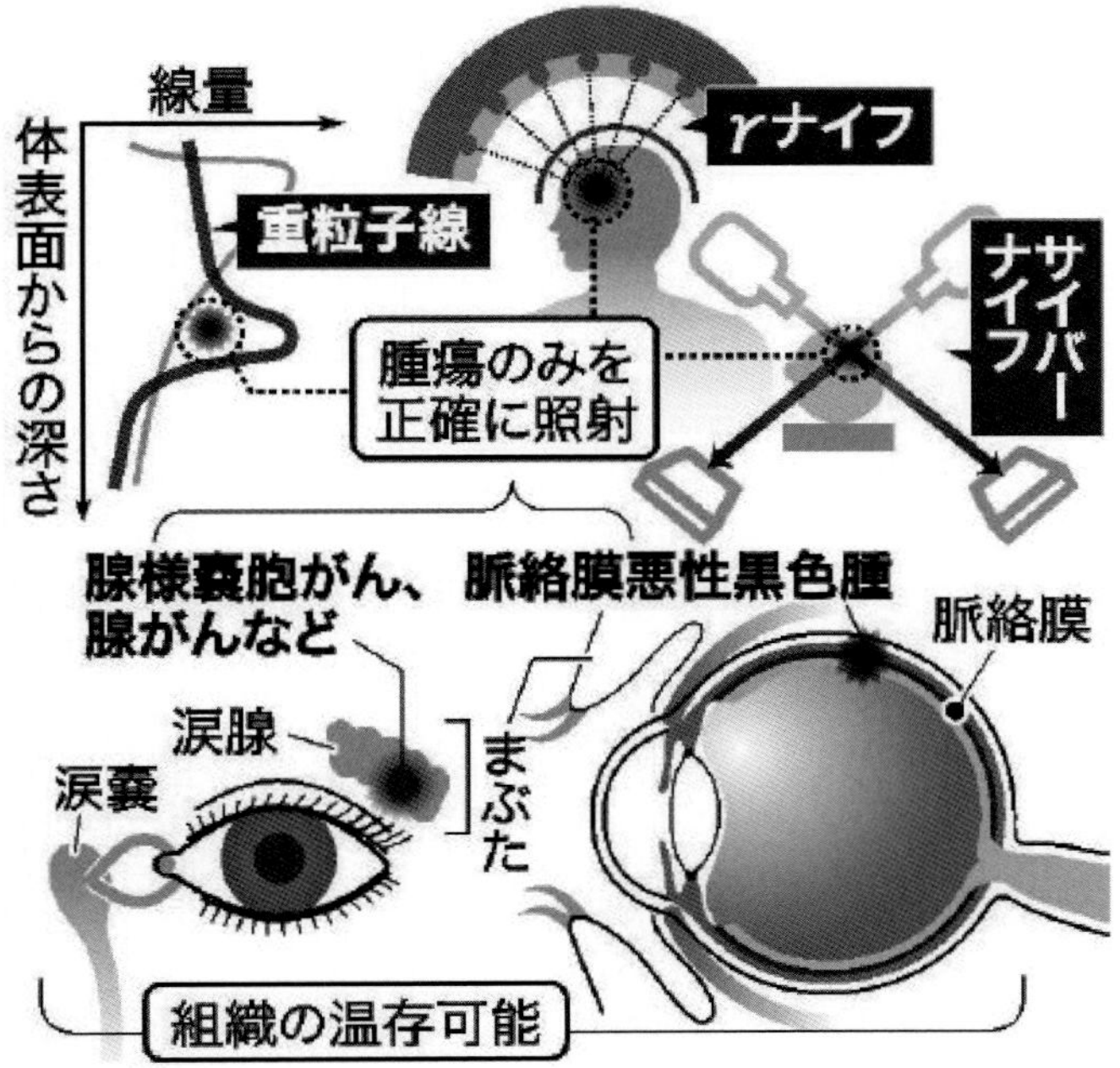

り悪性腫瘍に集中して照射することが可能であり、また悪性腫瘍に対する効果が強い治療法です。涙腺にできることがある腺様嚢胞がんや腺がんなど、昔なら眼球と周りの組織を切除しなければ治せなかったような悪性腫瘍でも重粒子線を照射することで眼球を残すことができます。また前述の脈絡膜悪性黒色腫で腫瘍が大きなものでも重粒子線で治療が可能です。

これら新しい治療法の問題点としては、治療施設が限られていること、重粒子線治療は治療費が高額であることが挙げられます。またすべての患者さんに効果が期待できる訳ではないので、眼科腫瘍の専門医と相談し、従来の治療法と併せてその人その人に最適な治療をすることが大事です。

皮膚がんの最新の話題　塗り薬で免疫力強化も

附属病院　皮膚科　助教　紺野隆之
主任教授　鈴木民夫

「皮膚がん」と一言でいっても、その中にはたくさんの種類のがんがあることを以前、このコーナーで紹介しました。皮膚がんで命を落とすことは無いと考えている方もいるかもしれませんが、皮膚がんも進行すると全身に転移することもあり、残念ながら皮膚がんが原因で亡くなる方もいます。また、「皮膚がん検診」というのはいまだ一般的ではなく、患者さん自身やご家族など周囲の方が発見し、受診されることがほとんどだという点も皮膚がんの特徴です。外陰部など、生じた部位によっては恥ずかしくて受診できずに進行してからやっと病院を訪れる方や、痛い検査は嫌だし、悪いものではないだろうという自己判断で受診が遅れたケースなどもみられます。せっかく直接見える病気なので、早期治療を行うためにも、何か皮膚に異常があった場合は面倒でも皮膚科専門医の受診をお勧めします。

全ての皮膚がんの原因が分かっている訳ではないのですが、顔面に出ることの多いがんの中には長年の紫外線が影響している可能性が高く、屋外の仕事をしていた方に多い傾向のあるがんもあります。常日頃から紫外線の予防をすることは重要です。また、ご高齢の方が頭部をぶつけた後に出るがんや、くぎを踏んだなどの外傷後に出るがん、昔のやけどの痕に出るがんなどが知られており、注意が必要です。

治療の基本は手術です。初期の皮膚がんであれば、手術で病変を取り除いてしまえば治療が終了というケースも多いです。その他、がんの種類、進行度によっては、放射線治療や抗がん剤による化学療法などを単独で、あるいは、併用して行う場合があります。また、いくつかの代表的な皮膚がんについては、学会から診療のガイドラインが発表されており、皮膚がん治療を行っている病院であれば、日本全国どこの病院を受診しても標準的な治療が行えるようになってきています。最近では、塗り薬によってがんのある皮膚の免疫力を高め、ご自身の免疫の力によってがん細胞を消滅させる治療が行えるようになり、ある種の初期の皮膚がんには有効であることが分かっています。その他にも、新しい抗がん剤の有効性も報告されてきており、さらに治療の幅は広がってきています。

どんながんでもそうだと思いますが、皮膚がんでも発見が遅れ、進行期になってしまうと、どんなに治療を行っても進行を止められない場合があります。もちろん新しい治療法を開発し、それらのがんに立ち向かうことも重要だとは思いますが、早期発見、早期治療に努めることも必要です。まずは、皮膚科専門医を受診していただくのがその第一歩だと考えます。

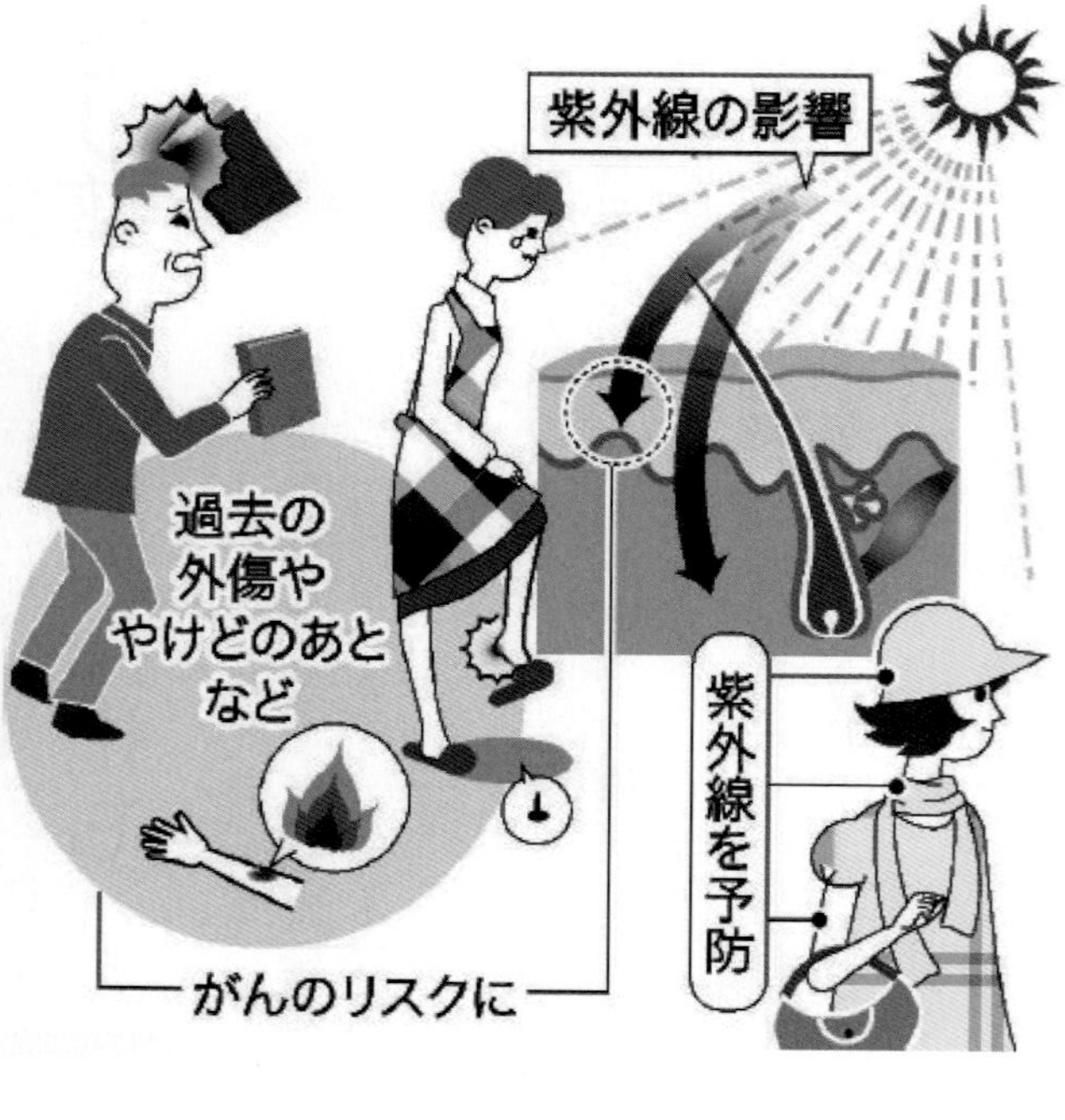

口腔がん最新の治療　進行がんも機能障害少なく

耳鼻咽喉・頭頸部外科学講座
助教　野田大介

口腔（こうくう）は、口唇、舌、口腔底、歯槽・歯肉、頬粘膜、硬口蓋（こうがい）によって構成され、私たちが生きていくうえで必要不可欠な「食べる」「飲む」「話す」「呼吸する」といった機能を担っています。口腔に発生するがんで最も多いのは舌がん（約60％）で、次に歯茎にできる歯肉がん、そして舌と歯茎の間にできる口腔底がん、頬粘膜がん、口蓋粘膜がんと続きます。

口腔がんに対する治療法としては、早期がんでは手術や放射線治療が行われます。どちらを選択するかは、発生部位や年齢、患者さん本人の希望等により決定しますが、どちらの治療法でも治療後に後遺症が出ることはほとんどありません。しかし、進行したがんになると手術に放射線療法や抗がん剤を組み合わせた集学的な治療が必要になります。

進行がんでは手術で切除する範囲が広くなるために術後に「話す」、「飲む」、「食べる」機能に影響が出てしまいます。そのため、がんを切除した後の組織欠損部に、患者さん自身の別の部分の組織（腕の皮膚や足の皮膚、おなかの皮膚）を移植して、術後の機能障害を最小限にする再建外科手術を形成外科医と協力して行うことも必要となります。また、局所再発や遠隔転移を防ぐために、術後に抗がん剤を併用する放射線治療も盛んに行われます。

最近では、進行がんの手術前に放射線科医と協力して、足の付け根の動脈からカテーテルを挿入し、がんに栄養を送っている動脈に抗がん剤を高濃度で注入する治療法（超選択的動注療法）もあります。がんを小さくすることによって切除範囲を小さくし、術後の機能障害を少なくする治療で、積極的に行っています。

口腔がんの原因としては、タバコやアルコール、口腔内の不衛生、そして虫歯や入れ歯、食事による慢性的な刺激などが挙げられています。口腔がんを予防するためには、まず何よりタバコとアルコールを控え、そして口腔内をいつも清潔に保つことを心がけ、粘膜に慢性的な刺激を与えないようにすることです。また、口の中に何か変わったことがないか定期的にチェックをしましょう。

口腔がんは痛みなどの症状を伴わないものが多く、特に早期がんでは潰瘍やびらんのような症状でいわゆる口内炎と区別がつかないことがあります。口内炎は通常は2週間程度で治りますが、持続するような場合には注意が必要です。また、舌や歯肉、頬の粘膜が赤くなったり白くなる症状を呈することもあります。これらは粘膜の組織が、がんが発生しやすい状態に変化した前がん病変である可能性があります。口の中で何か気になることがあれば、気軽に耳鼻咽喉科を受診してください。

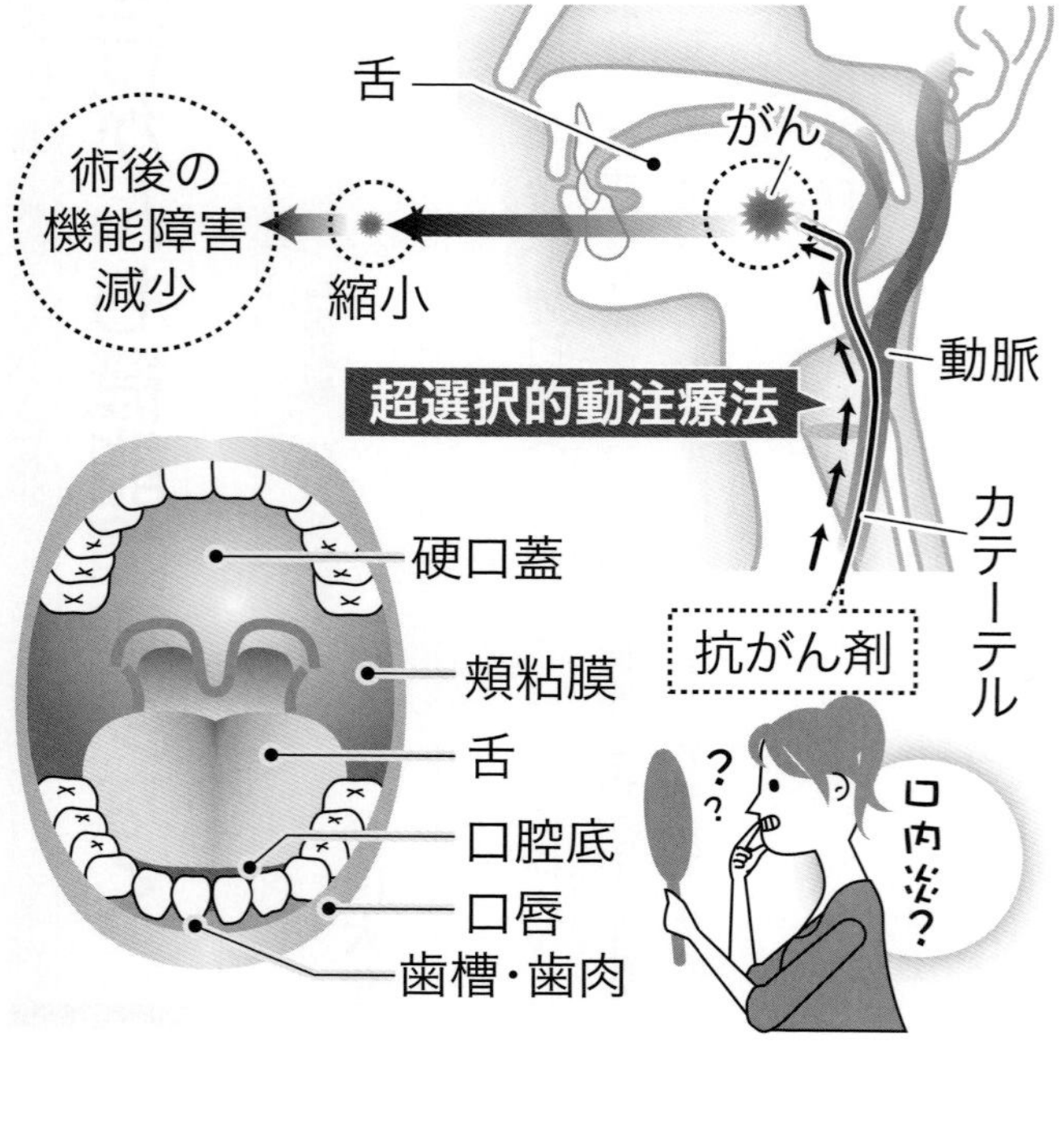

口腔がんの再建手術　血管とともに組織移植

歯科口腔・形成外科
主任教授　飯野光喜

今回は口腔がんの再建手術について説明します。口腔がん治療の主体は手術で、がんに周囲の健全な組織を1センチぐらい付けて大きめに切除するのが基本です。例えば、大きさが1センチのがんであれば周囲を含め3センチ程度の組織を切除します。一般にがんの大きさが2センチ以内の初期がんであれば、病巣を取り除くだけの簡単な手術で治癒するため、後遺症はほとんど残りません。

しかし、3～4センチを超える大きさになると、切除手術だけでは顎の骨や舌に大きな欠損が生じて顔が変形したり、食事や会話などの日常生活に大きな支障が生じたりします。よって、ある程度以上の大きさの口腔がんの手術では、欠損した舌や顎の骨を補填（ほてん）するために、「組織移植による再建手術」が必要になります。口腔がんの再建手術によく用いられるのは、手首の部分の皮膚（前腕皮弁）やおなかの筋肉と皮膚（腹直筋皮弁）などで、顎の骨にはすねの外側の骨（腓骨＝ひこつ）や腰骨（腸骨）などが多用されています。

ここで問題となるのが、ただ単に皮膚や骨を移植しても、その組織に血が通わなければ移植した組織は壊死（えし）してしまうことです。移植組織の壊死を防ぐためには、血管（動脈と静脈）をつけた状態で移植組織を採取して、その血管を首にある動脈、静脈とつなげることにより移植した組織に血が通うようにしなければなりません（図）。

血管の太さは2～3ミリ程度で、顕微鏡を見ながら血管を10針以上縫合（血管吻合＝ふんごう）します。この血管吻合が成功するためには熟練した高度なテクニックが要求されます。

山形大学の形成外科医は全国的に見ても優れた血管吻合の技術を持っており、欠損した舌や顎の骨を再生する手術を数多く手掛けています。また、2012年の4月からは、再生した顎の骨にインプラントを埋め入れ、しっかりかめるようにする最先端の手術が保険治療として認可されました。そのため、今後山形大学では多くの方がこのような治療を受けることになると考えられます。

私たち山形大学歯科口腔・形成外科は、単にがんを治すだけではなく、さまざまな手法を用いて術後の機能障害を最小限にとどめ、円滑に社会復帰ができる口腔がん治療を行っています。

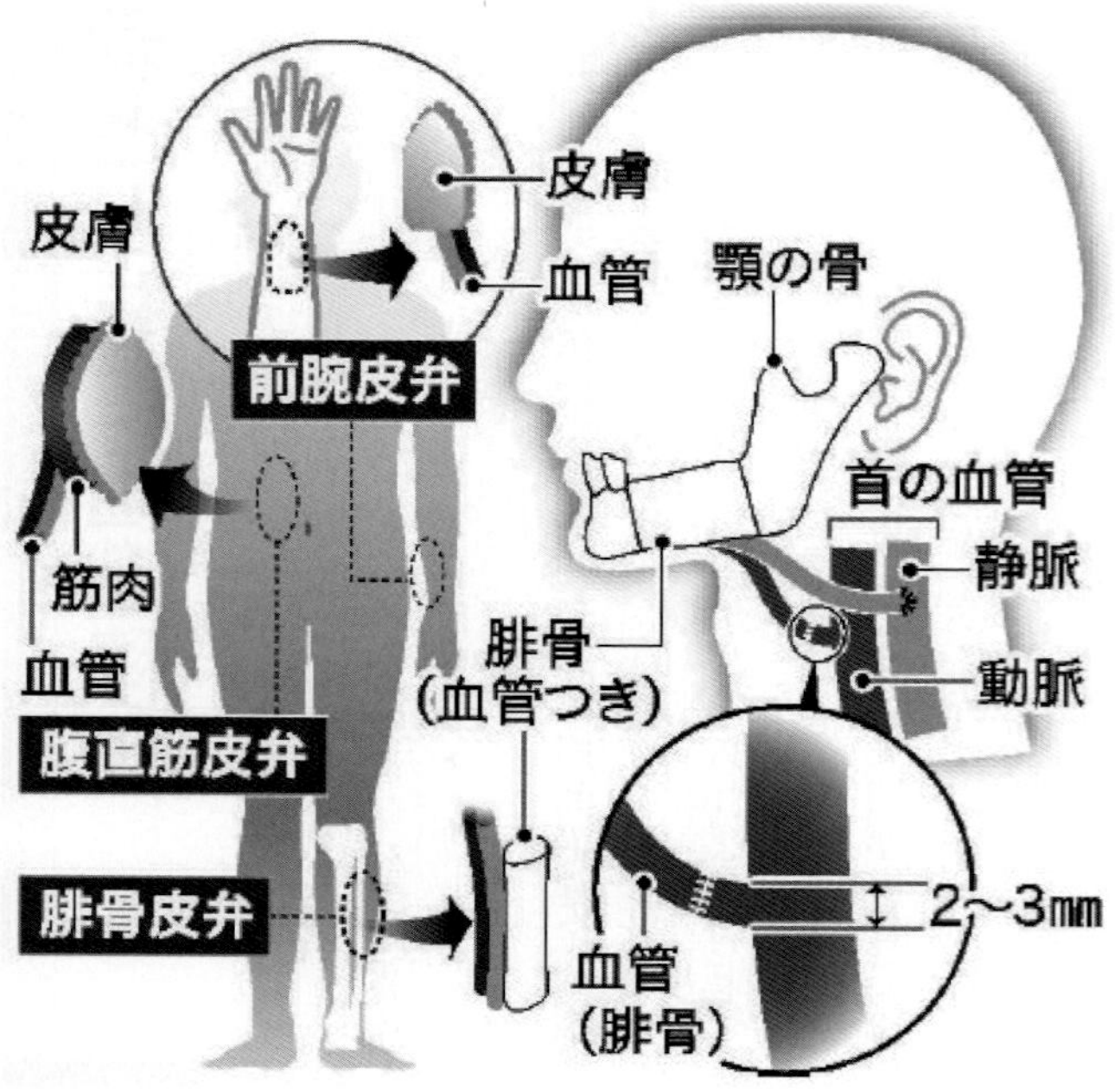

せん妄　認知症と区別、回復可能

精神医学講座　助教
渋谷　譲

「せん妄」という言葉を聞いたことがありますか？「うちのおじいちゃんが、入院したら急につじつまの合わないことを言い出した。日中はぼんやりしているし、夜は点滴を抜いたり『家に帰らせろ』なんて大声を出したりして…。家ではしっかりしていたのに、本当に大変だった」などということがあったら、それがせん妄です。がん患者さんにおいて決して珍しいものではありません。手術後の30～40％、高齢入院患者の10～40％、終末期では実に30～90％程度に認められます。

せん妄になると、ぼんやりして周囲の状況が十分に理解できなくなります。場所や時間が分からなくなったり、いないはずの人や物が見えたり、興奮して点滴を抜いてしまったりもします。一見認知症になってしまったかに思われますが、そうではありません。せん妄は一日の中でも症状の変動が大きく、数時間から数日のうちに急激に現れるという特徴があり、多くの場合、認知症と区別できます。せん妄とは、身体的原因や薬剤などにより、脳の働きが一時的に低下したことによる特殊な意識障害なのです。そして、治療により回復も可能です。

せん妄はどうして起きるのでしょう？　原因はさまざまで、手術によるダメージやがんの脳転移といった場合もあれば、脱水や薬剤の変更だけで起こってしまう場合もあります。入院による環境の変化や、疼痛（とうつう＝うずき）・便秘といった不快な身体症状が、せん妄を悪化させることもあります。また、70歳以上の高齢者、脳卒中になったことのある方、認知症の方などは、せん妄になる危険性が高いとされ、注意が必要です。

せん妄の治療で一番大切なのは、原因を見つけ出し、治療を行うことです。それだけでも自然と回復していきます。しかし、原因がはっきりしない、あるいは症状が激しいときには、不眠・興奮・幻覚などの症状に効果がある薬剤を使用します。

また、環境の調整も症状の改善を助けてくれます。夜間の薄明かりで周囲の様子がある程度分かるようにする▽カレンダー、時計で時間の感覚を保つ▽家庭で使い慣れたものを置いて親しみやすい雰囲気をつくる―といった方法が有効です。家族が付き添って安心感を与えることも大いに役立つでしょう。

せん妄は、患者さんだけでなく家族にとっても非常につらいものです。しかし、脳の働きが一時的に不調となってしまった結果であり、基本的に回復可能な症状です。がんの進行具合によっては完全な回復が難しい場合もありますが、患者さんや家族の苦痛をできるだけ緩和できるよう、可能な治療と目標の擦り合わせを行っていきます。

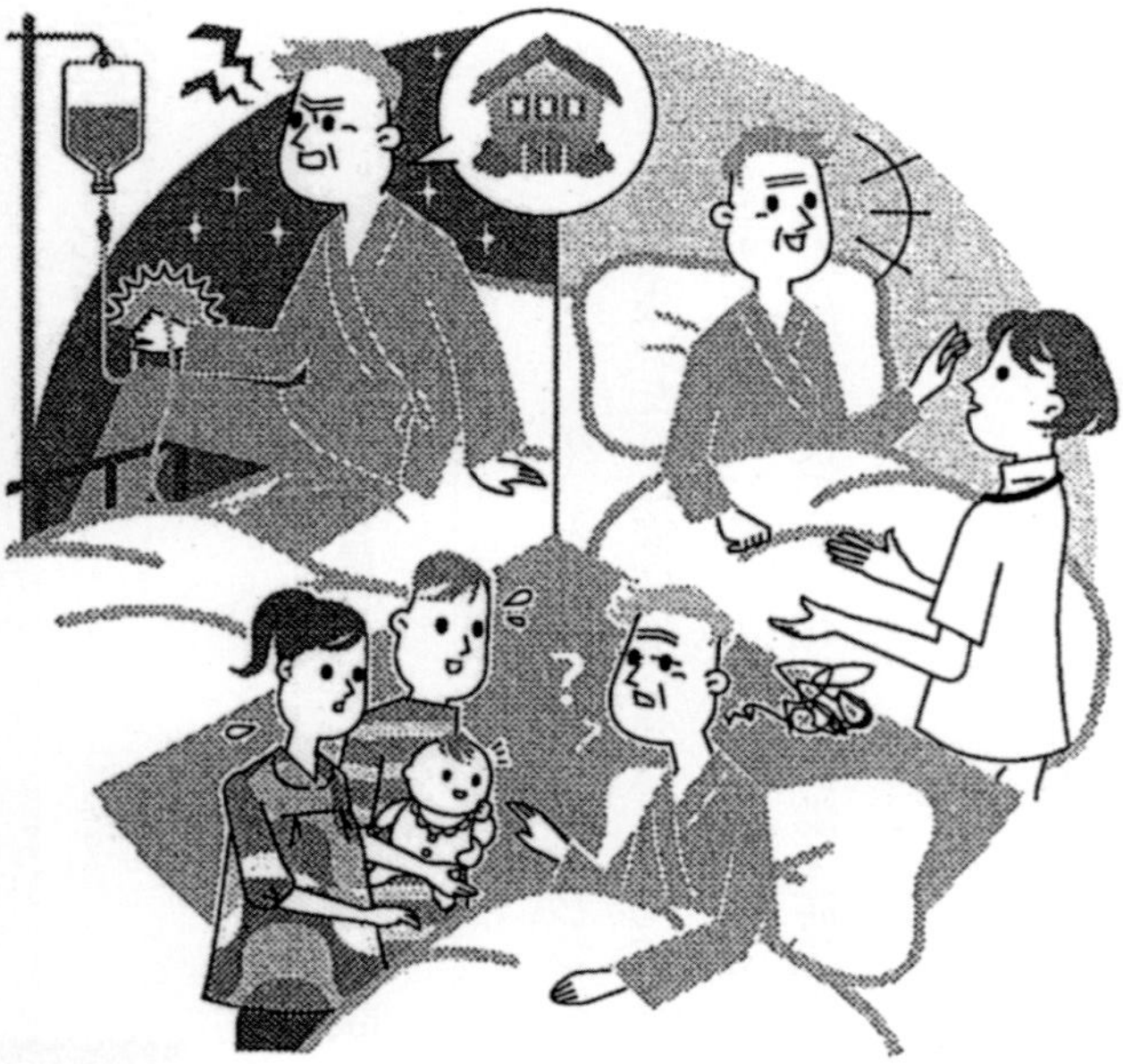

在宅緩和ケア　スタッフ連携し環境整備

医学部附属病院疼痛緩和医療部
緩和ケアチーム　奥山慎一郎

最近よく受ける相談に「病院で緩和ケアを受けていたけど自宅に戻ったらもう受けられませんよね」という声があります。そこで今回は自宅での緩和ケアについてお話しします。

専門的な緩和ケアには、緩和ケア病棟や一般病棟で専門チームが提供するケア以外に、ご自宅で療養しながら受ける在宅緩和ケアもあります。在宅では、往診診療をしてくれる在宅主治医、居宅を訪問し病状の観察・看護や主治医との連携をとる訪問看護師（在宅緩和ケアでは、24時間３６５日電話などで連絡がとれる訪問看護ステーションを利用します）が支援します。

ほかにも、お近くの薬局薬剤師による訪問薬剤管理や説明▽理学療法士や作業療法士による訪問リハビリ▽その時の状態に応じたケア内容の調整を総合的に行うケアマネジャー▽食事・排せつ・入浴などの介助といった日常生活上の手助けをしてくれる訪問介護員－など多職種により生活のサポートを受けることができます。

また、24時間の点滴や酸素投与が必要など医療依存度が高く頻回に医療処置を受ける必要のある場合には自宅での生活を諦める方もいますが、これらの医療処置の多くが自宅で生活しながら受けることもできます。

ケアを提供する場所の違いはあっても、在宅でかかわっている医療・福祉関係者と病院関係者で緩和ケアの基本的な考え方は共通しており、緩和ケアのあり方が変わることはありません。患者さんやご家族が、安心して在宅療養生活に移れるように、退院後の生活を見据えた具体的な調整が重要です。

このため最近は「退院前カンファレンス」を行っている病院もあります。これは、入院医療機関のスタッフと退院後に関わる在宅療養支援スタッフ、そして患者さん・御家族にも参加していただき、それまでの医療やケア内容、在宅療養の目的、ご自宅で不安に感じていることを全員で情報共有する場です。退院後に必要な人・物・サービスの流れ、入院が必要になったり希望する療養場所が変化した時の再入院先の確認などを行い、今後の方針を決めていきます。

切れ目のない緩和ケアを提供するために地域ごとに連携体制が整備されています。入院療養、在宅療養どちらが正しいということはありません。患者さんご自身やご家族がどのように過ごしたいかが重要で、緩和ケアでは希望に沿った環境整備を実現可能な範囲で行っていきます。そして希望はその時の体調や病気の時期などで変化することも多いため、家族や関わっている医療・福祉スタッフとよく話し合っていきましょう。

最後に、在宅でのケアを希望される場合には、がん診療連携拠点病院の相談支援センターやお近くの病院の相談室、ソーシャルワーカーなどが相談に応じています。

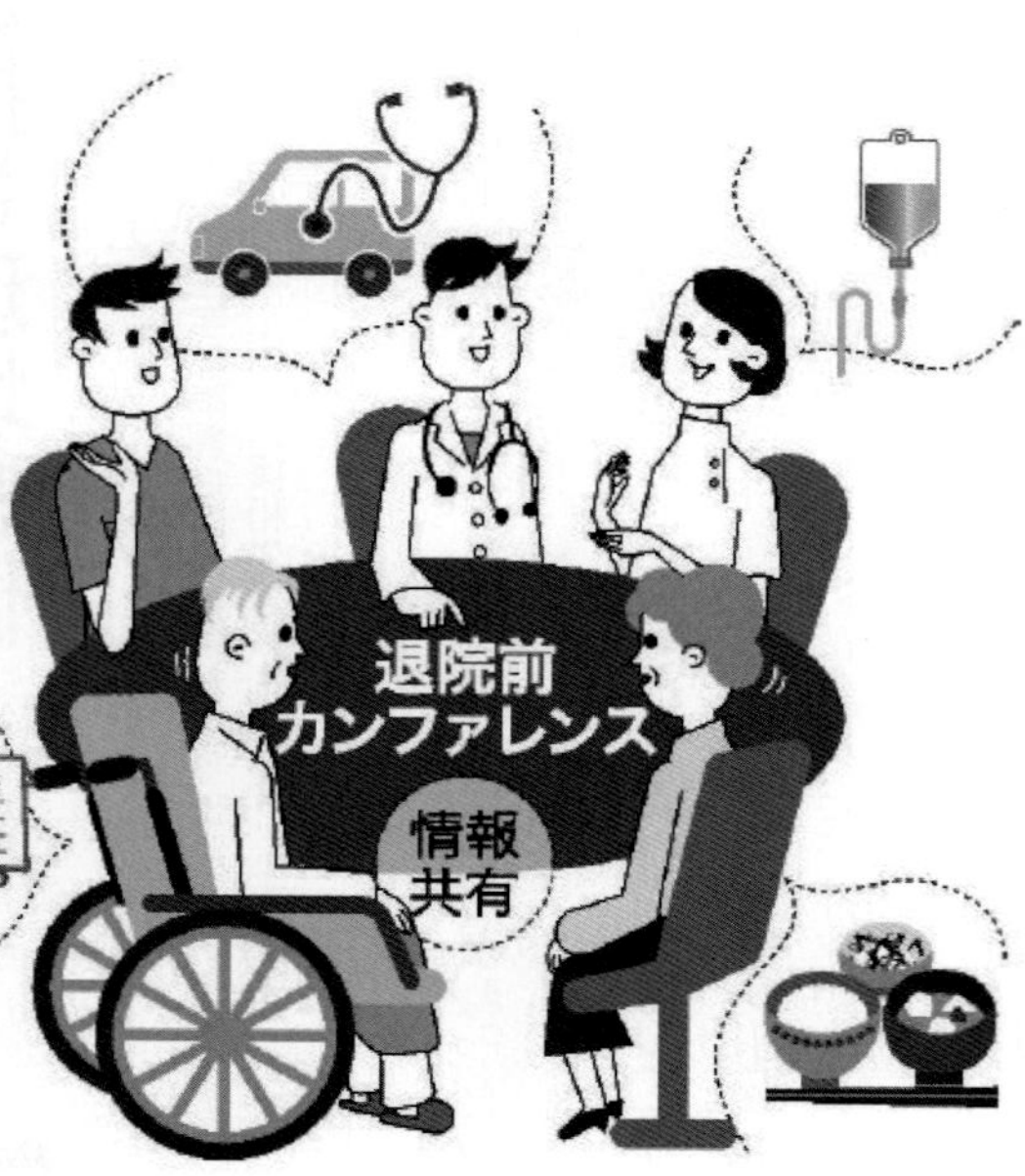

骨肉腫　化学療法導入で生存率向上

整形外科　病院助教

菅原正登

骨肉腫は骨に発生する代表的な悪性腫瘍の一つです。全国骨腫瘍登録（日本整形外科学会骨軟部腫瘍委員会）によると、２００９年度の日本全体における骨原発（骨を初発とする）悪性腫瘍の患者は５２５人で、骨肉腫はそのうちの１９１人（36％）を占めています。しかし、日本全体のがん患者は毎年約60万人で、胃がんが約10万人、肺がんが約８万人、結腸がんが約７万人、乳がんが約５万人ですので、骨肉腫はがん全体からみると０・03％と非常にまれな病気です。

骨肉腫は15歳前後に多く、膝周囲の骨（大腿骨＝だいたいこつ＝、脛骨＝けいこつ）や上腕骨に多く発生します。まれに顎の骨に発生することもあります。症状としては痛みや腫れで気付くことが多く、病的骨折（腫瘍によって骨が弱くなり骨折を生じること）による激しい痛みで病院に来る方もいます。

診断は患部の単純レントゲン写真、MRI、全身の造影ＣＴなどの画像検査を行った後に、生検による病理組織検査で確定します。骨肉腫の治療は、術前化学療法、手術、術後化学療法が標準的です。１９７０年代以前は、診断が分かり次第に四肢切断術が行われていましたが、５年生存率は20％程度と非常に予後不良でした。しかし、手術前後に化学療法が導入されるようになってから、現在では５年生存率は70％程度までに向上しています。

手術方法は大きく分けて患肢温存手術と切断術があります。１９８０年代からは、画像検査の進歩、化学療法の導入、手術手技や人工関節の進歩などによって腫瘍が発生した手足を切断せずに手術を行い、病巣を取り除くことができる例が増えてきました。これを患肢温存術と呼びます。この場合、腫瘍の周りの正常な組織を含んで切除することが必要です。これを広範切除と呼びます。これによって多くの組織が犠牲となり失われますが、この部分をできるだけ元通りにするような手術を組み合わせて行います。これを再建術と呼びます。再建術には人工関節、骨移植、筋皮弁術などがあります。

小児患者では脚延長が可能な人工関節を用いることもあります。また、切除した骨を液体窒素処理やパスツール処理などで再利用する手法もあります。残念ながら腫瘍が大きく切断術を選択せざるを得ない場合もありますが、下肢切断を行った場合も義足を作製して歩行することも可能です。

局所再発率は切断術では数％ですが、患肢温存手術では20％程度です。骨肉腫は肺に転移することが多く、他に肝臓や骨に転移することもあります。積極的に肺転移巣を切除することが、生命予後を改善するともいわれています。

新しい治療としては、広範切除が難しい骨盤な

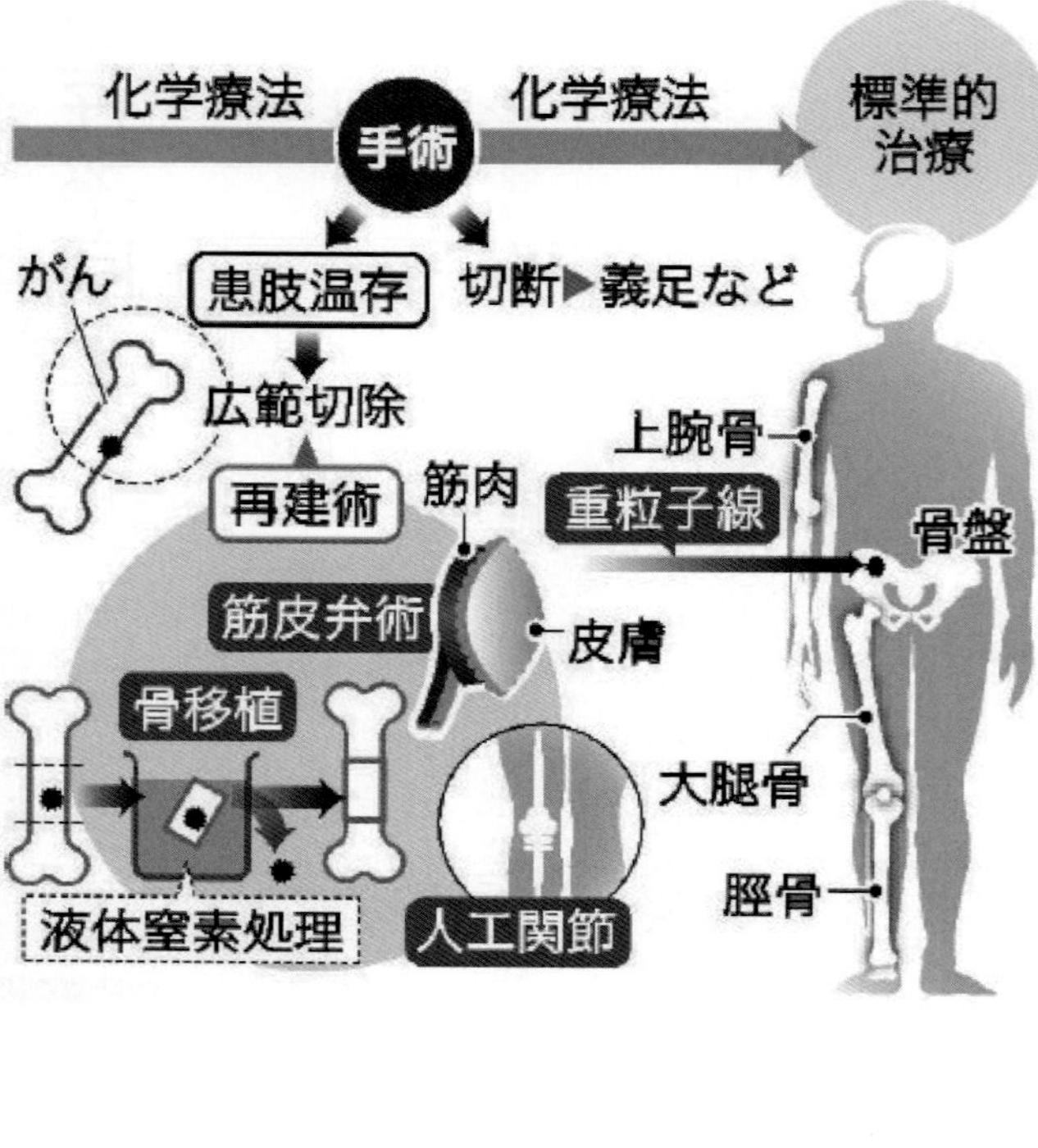

どに発生した骨肉腫に対して、重粒子線治療が行われるようになってきました。その治療成績は局所再発率が20％程度と外科的切除と同等の成績であると報告されています。またカフェインを併用した化学療法で良好な成績を得ている施設もあります。

骨肉腫は非常にまれであり、腫瘍の発生部位、大きさ、化学療法の効果などが一人一人異なります。そのため状況に合わせて患者さん、ご家族と治療方法を十分話し合い、最良の治療を考えて決めていくことが重要です。

悪性骨軟部腫瘍　アクリジンオレンジ導入

整形外科　講師
土屋登嗣

骨、筋肉、脂肪、血管にもがんと同様の悪性腫瘍が発生し、肉腫と呼ばれます。がんと比べると非常に少なく、〝忘れられたがん〟とも言われています。

治療は手術が中心で、化学療法、放射線療法を組み合わせて行います。手術は、広範切除といって、腫瘍を、その周りの約3センチ範囲の皮膚、筋肉、神経、血管、骨と一緒に切除します。その後、切除した部位をさまざまな方法で補いますが、手術をした手足が十分に働かないことがあります。再発率は腫瘍の種類にもよりますが20％程度です。

「アクリジンオレンジ」という物質は、悪性骨軟部（こつなんぶ）腫瘍細胞に選択的に取り込まれます。この性質を治療に応用する技術が近年、注目されています。アクリジンオレンジを取り込んだ腫瘍細胞に、光や放射線を当てることで破壊することができます。この治療法は、従来の手法で切除されていた腫瘍の周りの神経、血管、筋肉、骨、関節などを残すことができ、手足の機能に障害が出にくい利点があります。

実際には、まず、従来よりも狭い範囲で腫瘍切除を行います。次に、アクリジンオレンジ溶液を創内に浸します。さらに、特殊な光線とフィルターで、残っている腫瘍組織が見つかれば、超音波メスで取り除きます。さらに残存した腫瘍細胞を破壊するために、特別な装置を用いて光を10分間当て、創を閉じます。その直後に患部に放射線を当て、治療が終了となります。

アクリジンオレンジ治療は、１９９９年から京都府立医科大と三重大で開始されました。再発率は従来の切除手術と変わりなく、今のところ生命予後の悪化や手術直後の急性毒性も認められていません。この治療の普及のために２００９年にアクリジンオレンジ治療研究会が発足しました。当院でも2年間で15症例に行っています。対象は従来の切除では機能喪失が大きい症例、長時間の手術が困難な症例、転移症例などです。

悪性骨軟部腫瘍は、腫瘍の種類が多く、発生する部位、大きさなどさまざまで、患者さん一人一人ご病気の状況が大きく異なります。その状況に合わせながら、手術方法、化学療法、放射線治療を組み合わせ、より良い治療計画を立てて、患者さんとご家族に提示し、治療を進めています。アクリジンオレンジを用いた治療法もその選択肢の一つとなっています。

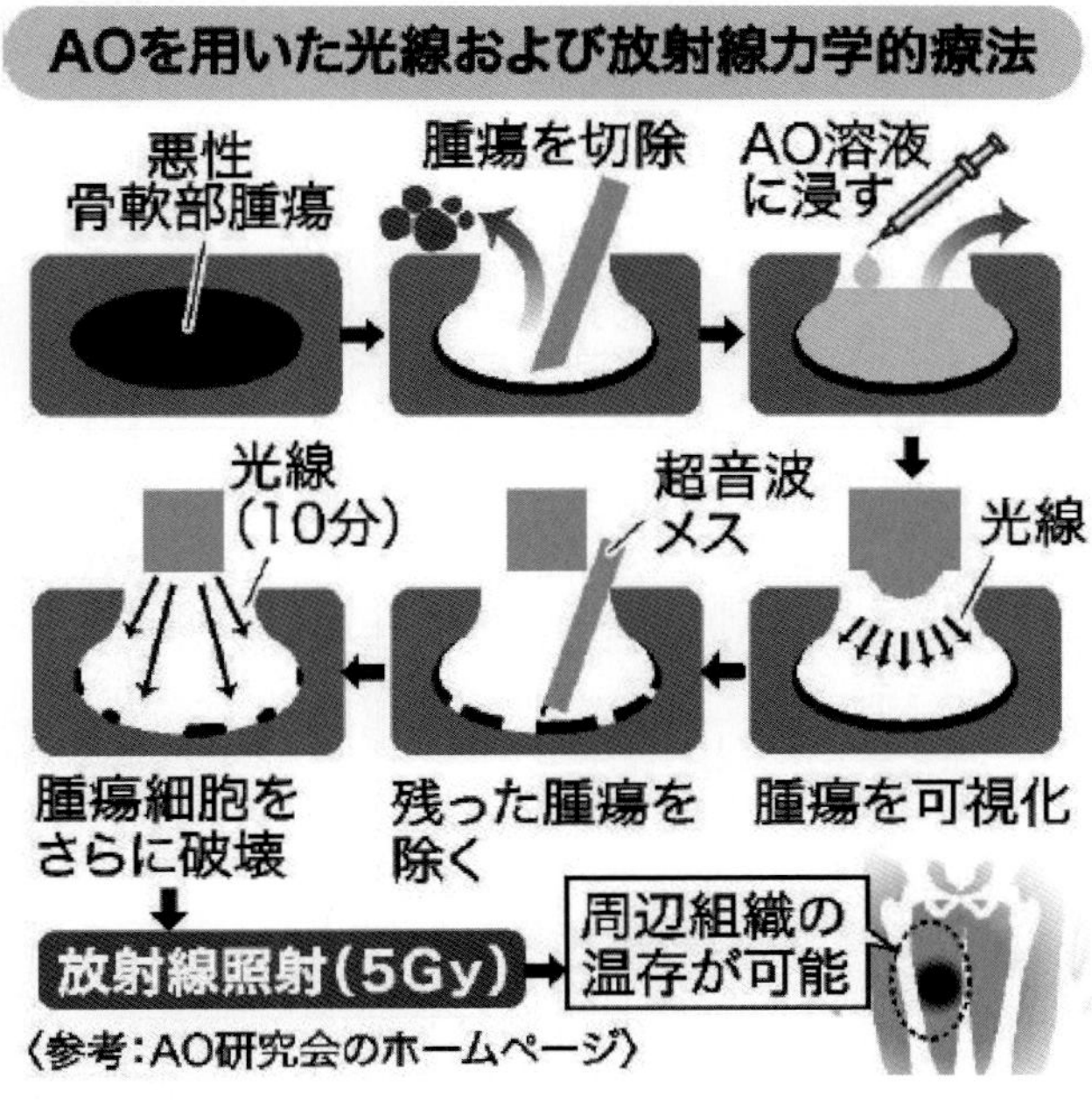

〈参考：AO研究会のホームページ〉

膵臓がん・最新の治療　再発の鍵握る神経叢

外科学第一講座　助教　手塚康二
主任教授　木村　理

膵臓（すいぞう）は、消化液や血糖値を調節するインスリンなどを作っている内臓です。膵臓にはさまざまな〝できもの〟（腫瘍）ができることがあります。代表的なものとしては膵臓がんがあります。

膵臓がんというと、〝治らない病気〟と思われる方が多いと思います。確かに、腹痛などの症状が出てから発見された場合、すでに進行しており、手術ができない場合も多いです。手術ができた人でも5年後に生きている人の割合は10％程度といわれています。また、膵臓には、膵臓がん以外にも嚢胞（のうほう）と呼ばれる〝水たまり〟のようなものができる病気など、膵臓がんより治りやすい病気ができることがあります。最近では、どのような人が膵臓がんに注意した方がいいのか、ということも少しずつ分かってきています。例えば、今まで糖尿病ではなかったのに、糖尿病を発症した方や、糖尿病が急に悪くなったような方では注意が必要といわれています。その他にもたばこや膵管内乳頭粘液性腫瘍という、膵臓に嚢胞ができる病気の人なども注意が必要といわれています。

膵臓がんの治療成績は、新しい抗がん剤などの登場により、10年前と比べると向上してきています。あと半年しか生きることができなかった人が、1年、2年と生きることが可能になってきています。しかし、薬剤の力だけでは膵臓がんを治すことはできません。膵臓がんの治癒を目指すには、より早期の段階で発見し、手術で〝目で見える範囲のがん〟を確実に取り除き、手術後に〝目に見えないがん〟に対して再発予防の抗がん剤の投与を行うことが、現時点では一番いいと考えられています。

山形大では、10年以上前より、膵臓がんの手術で、可能な限りがんを取りきるための工夫として、膵臓の〝神経叢（しんけいそう）〟と呼ばれる切り端の部分を、手術中に1カ所ずつ顕微鏡で調べ、がんが見つかった場合は、追加切除を行うということを世界に先駆けて行ってきました。これは顕微鏡で調べてくれる病理医と外科医の強い連携があって初めて行える医療です。最近では、この膵臓の〝神経叢〟と呼ばれる部分が膵臓がんの再発部位として重要であることが世界的に認識されてきています。

また、膵臓の手術の際には、脾臓（ひぞう）と呼ばれる免疫に関わる内臓を一緒に摘出することがありますが、手術後に数％の頻度で重篤な感染症を発症することがあり、特に欧米を中心に脾臓温存の重要性が唱えられています。山形大では、膵臓がん以外の治りやすい膵臓の病気に限って脾臓を温存した膵切除術や、少しでも手術による創が小さくなるように、腹腔（ふくくう）鏡と呼ばれるカメラを利用した手術も行っています。

全国的には、膵臓関連の手術死亡率は数％程度と報告されています。山形大では１９９８年9月から約３００人の方に膵臓関連の手術を行っていますが、現在まで手術で亡くなられた方はいません。皆さま、自分の足で歩いて退院しています。

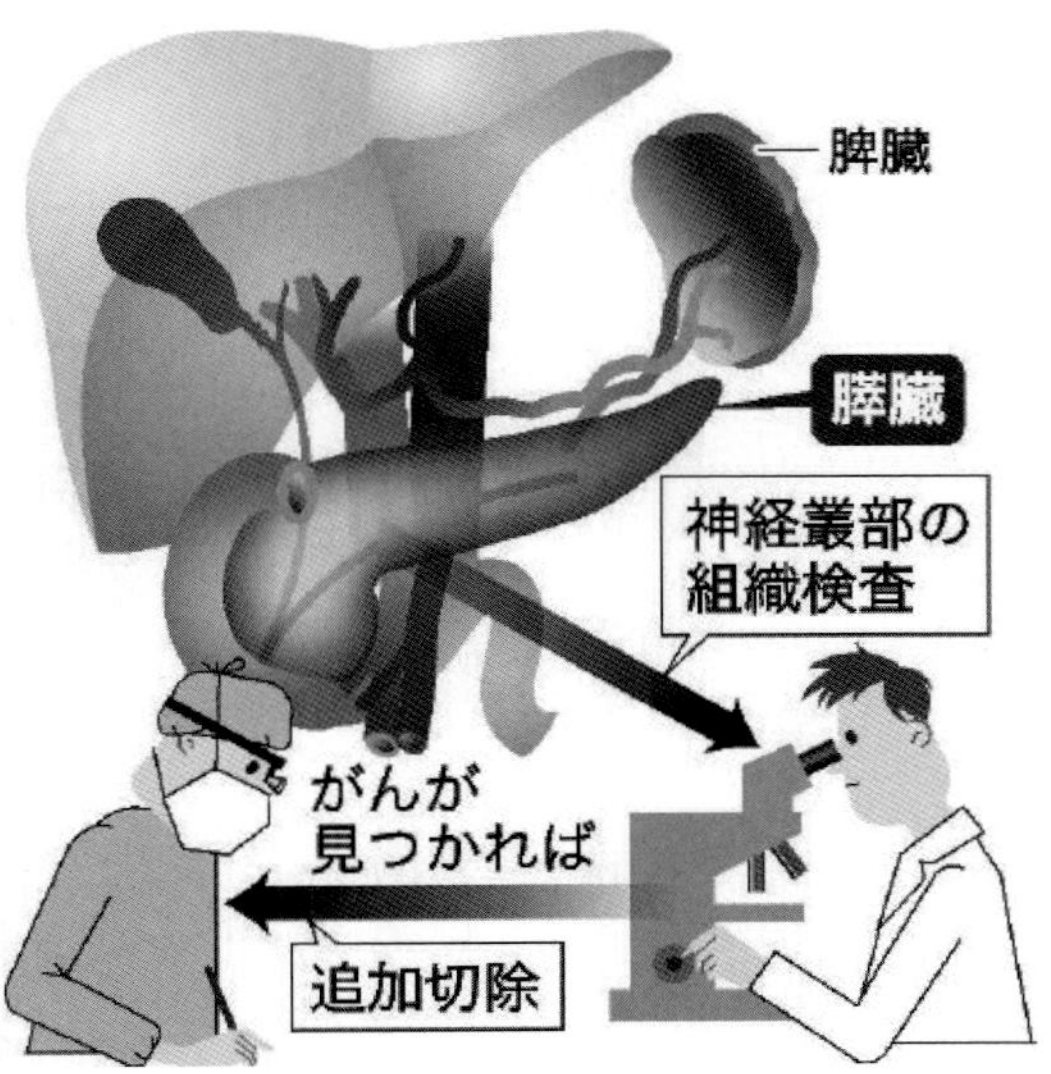

ロボット支援手術　精度高く、普及に期待

附属病院泌尿器科　講師　加藤智幸
主任教授　冨田善彦

近年、外科手術にロボット支援手術が導入され、急速に普及しつつあります。その代表が手術支援ロボット「ダヴィンチ（da Vinci）サージカルシステム」です。ダヴィンチは主として胸腹部の手術を支援するロボットで、体を大きく切らず、小さな孔を開けて手術を行うために、手術後の回復が早く、患者の負担がとても軽くて済みます。

ロボット支援手術と言っても、機械が全自動で手術を行うものではなく、手術を行うのはあくまでも執刀医です。ダヴィンチでは執刀医は患者から離れたコンソールボックスという装置を通してハイビジョン３Ｄ拡大画像で手術を行う場所をよく見ながら３～４本のロボットアームを遠隔操作します。ロボットアームには鉗子（かんし）や尖刀（せんとう）、内視鏡などが装着されており、これらを患者の体に開けた小さな孔から挿入して手術を行います。

ダヴィンチの利点として、⑴人間の手以上の稼働域をもつ鉗子の自由度⑵３Ｄハイビジョンと15倍まで拡大可能な視野による精密な画像⑶手ぶれ補正機能によるスムーズな動き－が挙げられます。特に前立腺がんの手術においては、神経や血管を温存するための繊細な操作が必要とされるため、ダヴィンチによる精度の高い手術により、術後の排尿機能や性機能が大きく改善されました。

このように従来の手術に比べ、精度と安全性の高い手術が可能なため、合併症や術後の疼痛（とうつう）も少なく、患者さんの早期の回復・退院や社会復帰が期待できます。世界的には、2千台以上のダヴィンチが稼働しており、一般消化器外科、胸部外科、泌尿器科、婦人科の手術など、20万例以上にロボット支援手術が施行されています。特にアメリカでは根治的前立腺摘除術の約90%がダヴィンチを用いて行われており、ロボット支援腹腔（ふくくう）鏡下前立腺全摘除術（RALP）が標準手術となっています。

日本では2012年4月から前立腺全摘除術に限って保険適用が認められ、急速にダヴィンチの稼働台数が増えています。山形大学医学部附属病院では、2012年5月に「ダヴィンチ」を導入し、RALPを施行しています。術中の出血も少なく、患者さんの術後の回復も早いというメリットがあり、順調に稼働しています。

まだ新しい技術ですが、日本内視鏡外科学会ではロボット支援手術に関するガイドラインを制定し、慎重かつ適切に手術を施行するためのシステムを整備しています。現在のところ、ロボット支援手術の保険適用があるのは前立腺全摘除術のみですが、近い将来、膀胱がんや腎がんに対する手術にも適用が広がると考えられます。

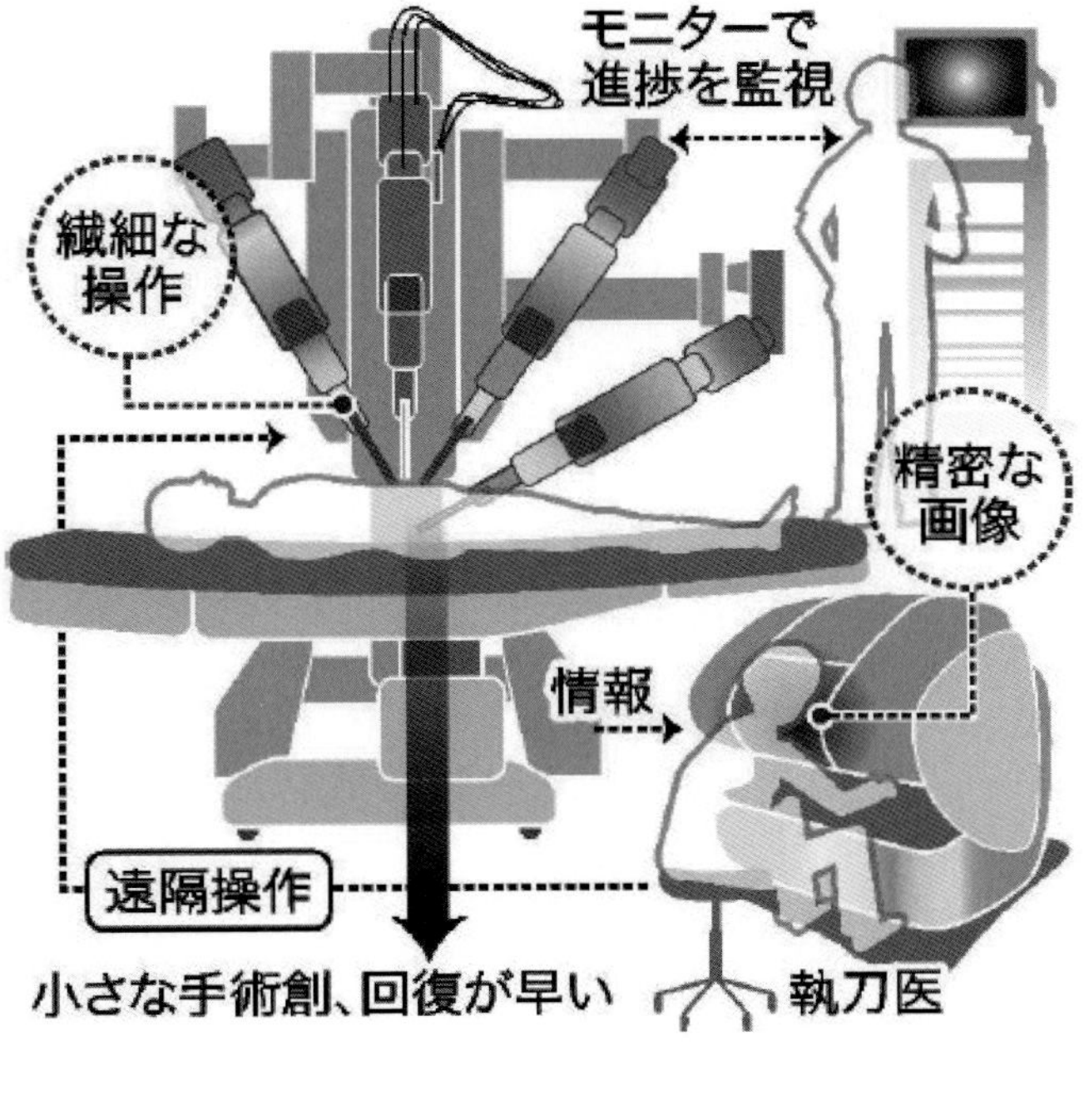

ダヴィンチを用いたロボット手術は、従来行われている開放手術と内視鏡手術、それぞれの利点を取り入れると同時に問題点をクリアした新しい低侵襲手術（体に負担の少ない手術）法として注目を集めています。機械が大きい、コストが高額といった課題はありますが、将来的には泌尿器科以外でのさまざまな手術に適応が広がり、普及していくものと考えられます。

腎がんに対する分子標的薬　副作用への対策重要

附属病院泌尿器科　講師
加藤智幸

腎がんは、放射線や抗がん剤があまり効かないため、数年前までは、外科手術とサイトカイン（免疫）療法しか有効な治療方法がありませんでした。サイトカイン療法にしても、その奏功率は約15％程度と、決して満足できるような治療成績ではありませんでした。しかし、２００８年にチロシンキナーゼ阻害薬（腫瘍の増殖や腫瘍血管の形成に必要な細胞内酵素の作用を遮断する薬剤）の「ソラフェニブ」と「スニチニブ」、10年にmTOR阻害薬（細胞内での信号伝達に関わるmTORという物質を阻害する薬剤）の「エベロリムス」と「テムシロリムス」という分子標的薬が相次いで登場したことにより、腎がんに対してサイトカイン療法以上の効果のある治療が行えるようになり、治療は大きく変化しました。

分子標的薬とは、従来の抗がん剤とは異なり、がん細胞に関わる特定の分子に働いてがん細胞の増殖を止める薬のことです。分子標的薬はその種類ごとに標的とする分子は異なりますが、がんの増殖を抑制する働きと、がんの増殖に必要な酸素と栄養を運ぶ血管の新生を阻害する働きを持つという点では共通しています。腫瘍の増大を抑制するという点からは、約8割の人が分子標的薬によって効果が得られると報告されています。さらに、がんが大きくならずに生存する期間が延長したことも確認されました。

このように効果の高い分子標的薬ですが、副作用対策が重要です。分子標的薬の副作用の出方には▽個人差が大きい▽突然出現する場合がある▽欧米人と日本人では副作用の頻度や程度が異なる－などの特徴があります。チロシンキナーゼ阻害薬では手足症候群（手のひらや足底の皮膚に痛みや、水ぶくれができる）、甲状腺機能低下症、血液毒性、高血圧、下痢など、mTOR阻害薬では口内炎や間質性肺炎、高脂血症、高血糖、感染症などの頻度が高く注意が必要です。分子標的薬による治療では、このような副作用をいかにうまくコントロールして、より長く分子標的薬の効果を引き出すかが治療の鍵となります。

今後も近い将来、さらに新たな分子標的薬が使えるようになる見込みです。どの分子標的薬をどのような組み合わせや順番で使っていくかなど、解決しなければならない問題点はたくさんありますが、分子標的薬をうまく使いこなすことで、腎がんになっても長く健やかに暮らせる時代になってきたと言えるでしょう。それぞれの薬の特徴を十分に知って、副作用をうまくコントロールし、患者さんのQOL（生活の質）を保ちながら治療を続けていくことが大事です。

山形大学医学部泌尿器科では、国内でも有数の腎がんに対する分子標的薬治療の経験を持ち、各科医師、看護師、薬剤師等から構成される治療チームを編成して、個々の患者さんに最適な治療を提供していますので、安心して治療を受けていただけるものと考えています。

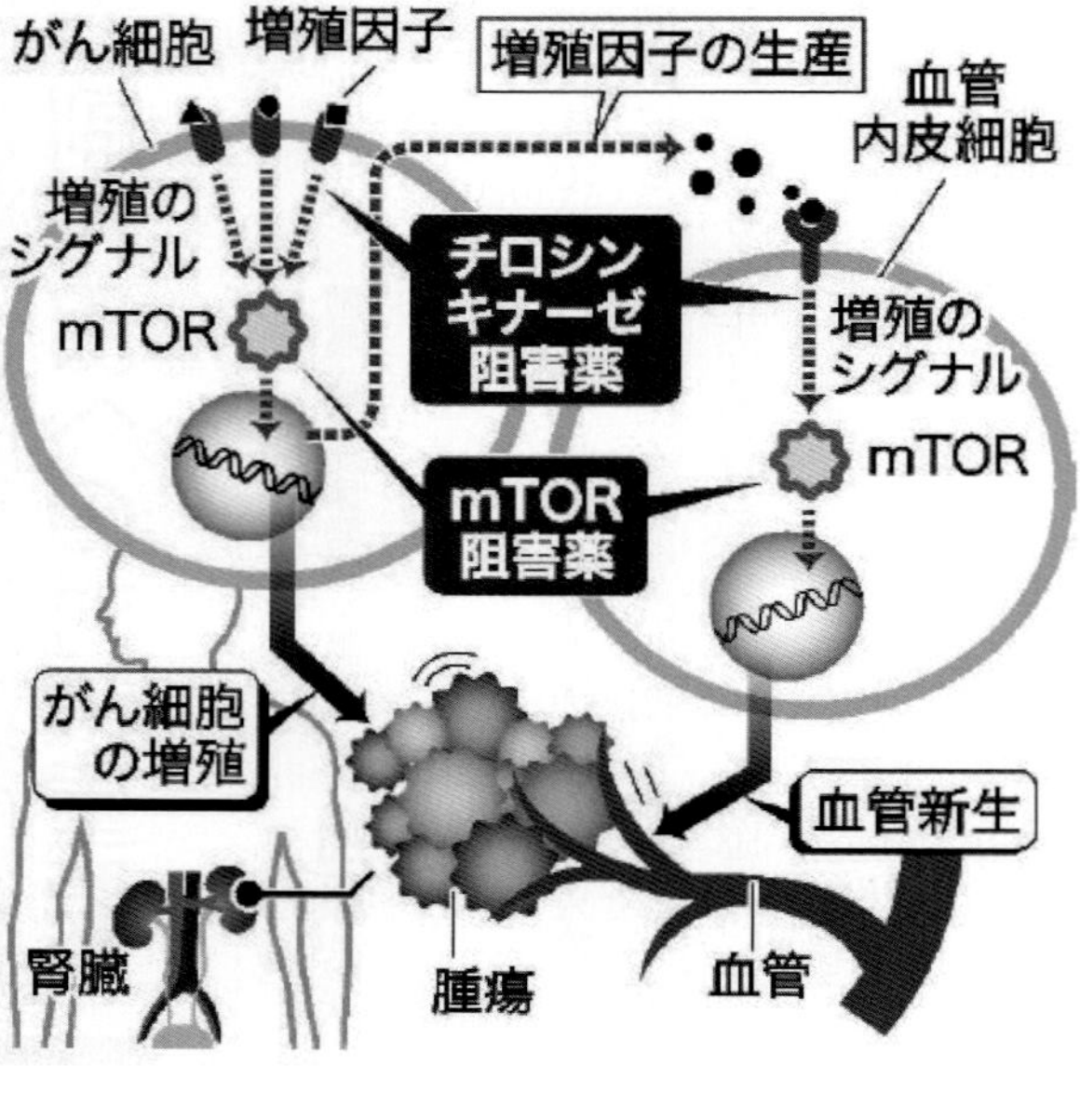

卵巣がん　自覚なく早期発見困難

産科婦人科学講座　助教
太田　剛

正常な卵巣は親指大で、約14グラムの小さな臓器です。卵巣が少々腫れてもほとんど症状が出ないので、早期の卵巣がんは自覚症状があまりありません。しかし、がん細胞が腹腔（ふくくう）内に散らばったがん性腹膜炎という状態になると、腹水がたまり、腹部膨満感や頻尿を自覚します。これはがんの進行度でいうとステージⅢであり、進行がんの状態です。卵巣がんの多くはこのように進行した状態で発見されるため、別名「サイレント・キラー」と呼ばれています。

卵巣がんが早期発見できない理由として、子宮頸（けい）がん検診のように適切な検診方法がないことと、子宮体がんのように早期から「出血」というような症状がないことなどが挙げられます。また、痛みもほとんど無いため、腫瘍によっておなかが膨らんできても「太ったのかな?」程度に考えられがちなのです。

卵巣がんが疑われる場合、腫瘍マーカー検査やエコー、MRI検査を行います。卵巣は腹腔内にある臓器ですので、子宮頸がんや子宮体がん検査のように直接細胞を採取することができません。そのため、卵巣がんの診断にはエコーやMRIなどの画像診断が有用です。

卵巣がんの治療は、主として手術と化学療法の組み合わせで行われます。特に手術で、できるだけがんを摘出することが、手術後の化学療法の効果を高めます。しかし、腹腔内の至る所に転移した卵巣がんでは、がんを完全に取りきることが難しいので、現在では術前に化学療法でがんを小さくしてから手術する方法も行われています。

卵巣がんに対しては、プラチナ製剤とタキサン製剤を併用する化学療法が行われます。化学療法は3週間ごとに3～6回行います。最近は外来通院で行う患者さんが増えてきていますので、自宅療養しながら治療することも可能になっています。

最近ではドラッグ・ラグの問題が少しずつ解消され、卵巣がんに使用できる薬剤が増えてきており、既存薬剤との併用化学療法や、分子標的治療薬と言われる血管新生阻害薬のような新規薬剤による新治療開発がさかんに行われています。私たちの教室でも卵巣がん患者の予後を少しでも良好なものにするため、新規薬剤や臨床試験に積極的に取り組んでおります。

卵巣がんは自覚症状に乏しく、有効な検診法はありませんが、早期発見のためには、子宮頸がん検診時に、超音波の検査をしてもらうことが大切です。そこで卵巣の腫大を指摘された場合は、症状がないから大丈夫と思わず、必ず産婦人科を受診してください。

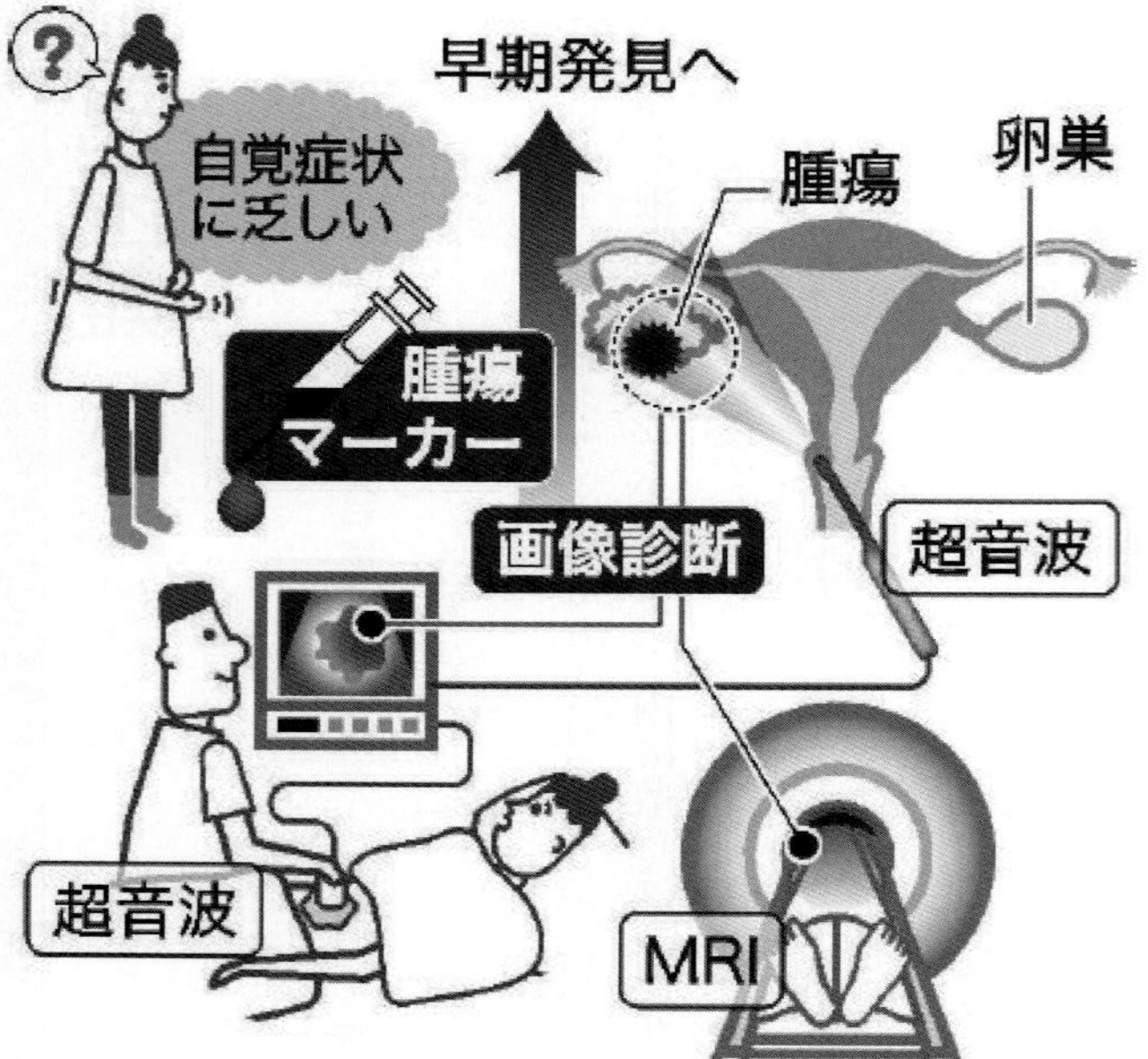

小児がん最新の治療　拒絶反応の「利用」探る

附属病院　小児科
病院教授　三井哲夫

以前よりはずっと治るようになったとはいえ、残念ながら小児がんはまだ、頑張って、頑張って治療しても亡くなってしまう事がある病気です。こうした難治性の小児がんに対しては、これまで抗がん剤の強さを高める治療が行われ、一定の効果が得られてきました。

その流れの中に大量の抗がん剤治療を行い、造血のための細胞を救済治療として移植するいわゆる造血幹細胞移植術がありました。こうした移植治療は、大人も含めて非血縁者の骨髄移植では、今では年1100件を越えるほど行われていて、累計は2011年末で1万4千件弱になっています。非血縁臍帯血（さいたいけつ）移植も2010年から年1000件を超えるまで普及しました。

こうした究極の治療である大量化学療法後造血細胞移植治療は、従来、治療困難であった難治性白血病や、固形腫瘍に素晴らしい効果があったわけですが、結果的に長く生きられる中でいくつかの問題が出てきています。一つはそうした危険な治療でも完全に治ることが難しい病気の存在。また一つは良くなったとしてもこの治療に伴って生じるあとからの障害、晩期障害です。

子どもは病気が良くなるだけでなく、その上で心も身体も立派な大人に成長してもらわなければ本当に治ったとはいえません。しかし、がん細胞をやっつけようと抗がん剤の治療を頑張ったために、成長のためのホルモンや、二次性徴（男らしさ、女らしさ）を担うホルモンが出なくなってしまったりすることがあるのです。また、他人の免疫細胞を移植した事に伴う過剰な拒絶反応で皮膚が堅くなったり、目が見えにくくなったり、手足の関節が曲げにくくなったりといった拒絶反応に伴う晩期障害もあり得ます。

こうした晩期障害を無くしていくために治療の強さを患者さんの病態に応じて、再発を防ぎつつ、できるだけ少ない分量でやっていくという骨髄非破壊的移植法という方法が試されています。晩期障害を起こす強い治療を避けつつ、拒絶反応を利用して、しっかりとした移植治療を行うということです。

移植に伴う拒絶反応は悪いことばかりかというと、患者さんに残存しているがん細胞をやっつけてくれる働きがある事もわかっていて、悪いことばかりではないのですが、このバランスが難しい所です。がん細胞への免疫反応は、全ての人の全てのがんで起こるわけではないことがまた難しいところで、何とかこの良い作用を中心に反応が起こるようにするための治療研究が難治がんで始まっています。

一つはHLA（白血球の型）半合致移植と言われるもので、わざと白血球の型が違った移植をするものです。HLAが違うということはひどい拒

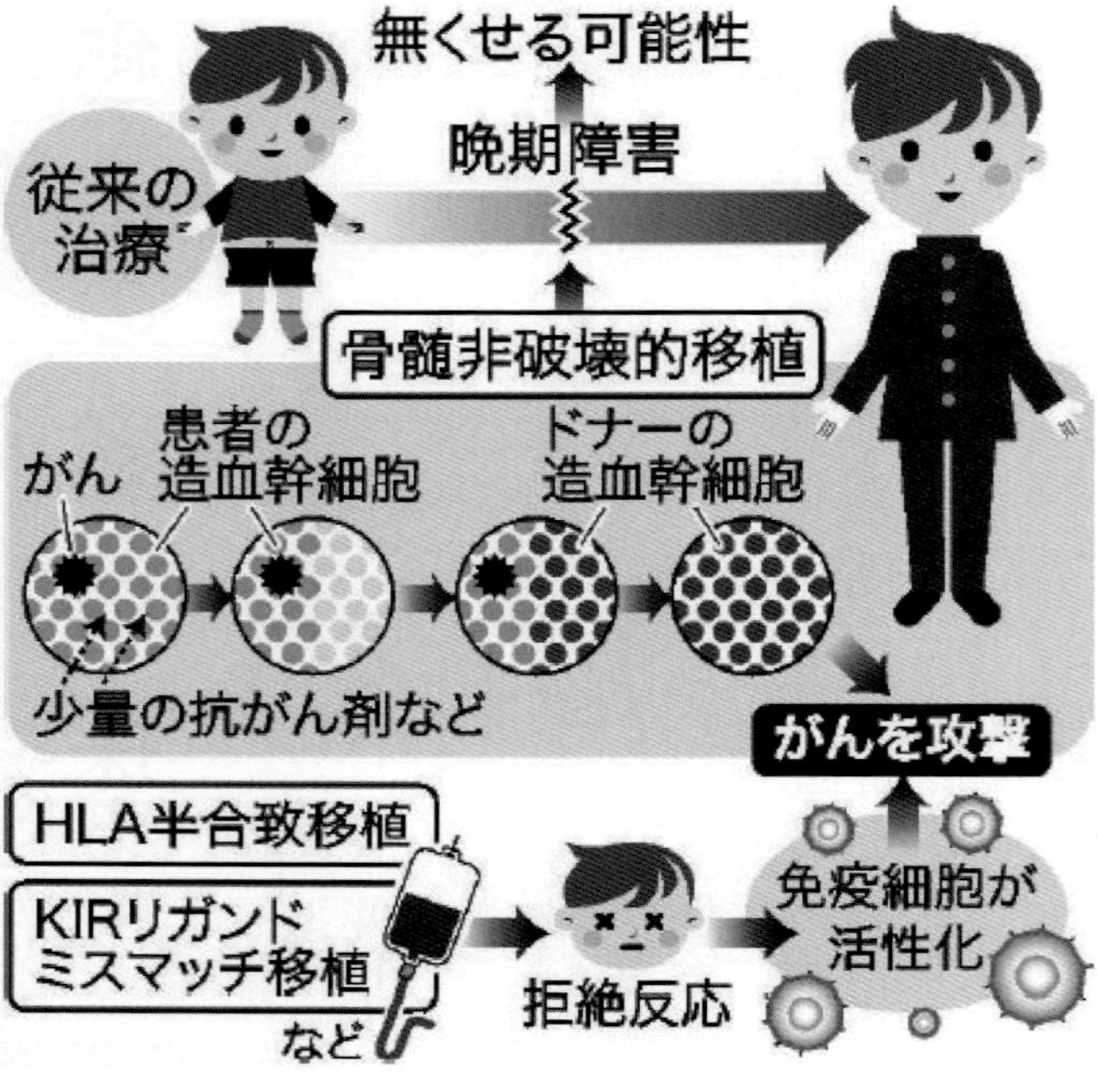

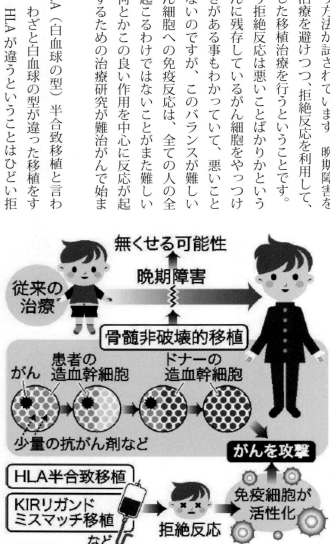

絶反応が起こるのですが、強力な拒絶反応で、結果として、がん細胞への免疫効果が出る可能性を高めることできます。

他にもHLAの特定の部位が異なる組み合わせの臍帯血を移植する事で、ナチュラルキラー細胞という抗がん作用のある細胞の働きを活性化させ、がん細胞のみをやっつけようという「KIRリガンドミスマッチ移植」があります。また、従来とは異なる仕組みの治療薬である分子標的薬や抗体による治療薬を組み合わせて移植を行う試みもあります。

単に治療強度を高める段階から、個々の患者さんに合わせ、異なる作用機序の薬や移植法を組み合わせて患者さんに最適な移植法を適応する工夫へと発展してきています。

急性白血病の治療　第一目標は「寛解」到達

附属病院　輸血部　講師

加藤裕一

皆さまは「血液のがん」というとどのような病気を思い浮かべるでしょうか?おそらくは「白血病」だと思います。白血病の名前は、19世紀に病理学者であるVirchow（ウィルヒョー）が命名しました。白血病は、進行の速さにより「急性」と「慢性」に分類されます。「週」の単位で進行するものが「急性白血病」、「年」の単位で緩やかに進行するものが「慢性白血病」です。これらは全く別の病気で、治療も異なります。

今回は「急性白血病」についてお話しします。年間の発症率は10万人当たり3～4人、がんになる細胞の種類から「骨髄性」と「リンパ（芽球）性」に分類され、成人では骨髄性が、小児ではリンパ（芽球）性が多い傾向にあります。成人の場合、発症の平均年齢は60歳前後、高齢化に伴い60～70歳代が増えています。

次に急性白血病の症状ですが、症状を理解するためには、正常な血液細胞の働きを知る必要があります。正常な血液細胞には、細菌やウイルスなどを退治する白血球、酸素の運び屋である赤血球、出血を止める血小板があります。これらの細胞は、骨の中にある「骨髄」で産生されます。

急性白血病では、骨髄の中で「白血病細胞」が増えることにより正常な血液細胞の産生が止まります。つまり急性白血病の症状としては、正常な血液細胞が不足することによる症状、具体的には、発熱（かぜが治らない、熱が下がらないなど）、貧血（だるい、疲れやすいなど）、出血（皮膚にあざが出来やすい、止まりにくい鼻血など）です。また自覚症状がなくても、血液検査で白血球数の多少や、たまたま白血球の中に白血病細胞が認められることで見つかる場合もあります。

治療は、抗がん剤を組み合わせた「化学療法」が中心となります。化学療法は、寛解導入療法と寛解後療法（地固め療法、強化維持療法）に分類されます。治療前の白血病細胞数は、約＝（10の12乗）個で、これは肝臓に匹敵する重さです。これを寛解導入療法で、＝（10の9乗）個レベルまで減らします。この状態で、骨髄中の白血病細胞は見かけ上消失しています。これを「寛解」と言います。寛解に到達すると前述した自覚症状も消失します。

急性白血病の第一の治療目標は寛解を得ることです。寛解に到達した後も体内には、＝（10の9乗）個レベルで白血病細胞が潜んでいます。つまり寛解＝完治ではありません。寛解後療法を行うことで、白血病細胞が再び増殖できないレベルまで減らす必要があります。

化学療法の進歩は目覚ましく、急性白血病の一部は、化学療法で完治するものもあります。当科が参加している日本成人白血病研究グループ（JALSG）では、寛解導入療法および寛解後療法の成績向上のため日々研さんしています。

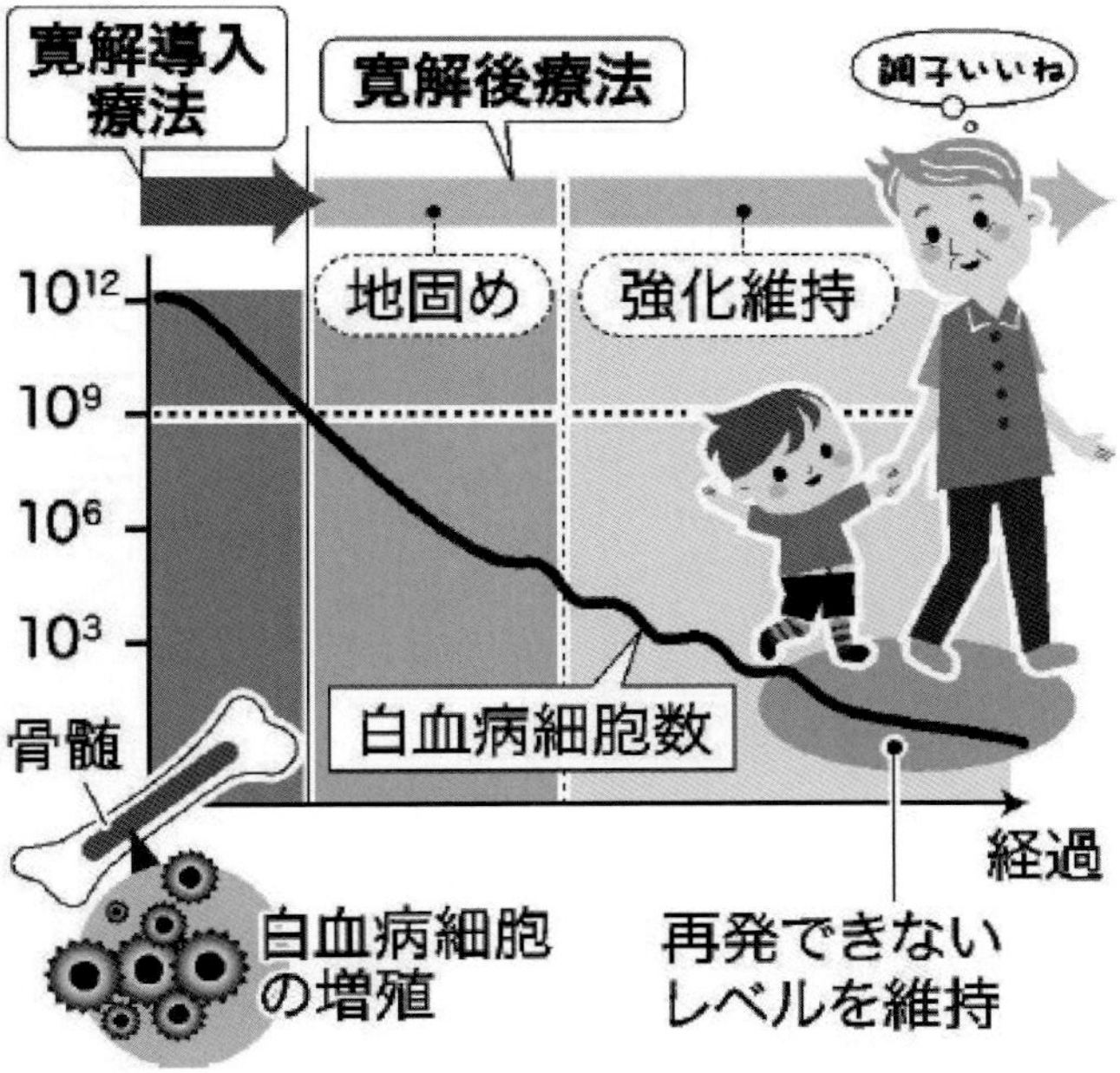

重粒子線治療　副作用少なく効果大きく

放射線医学総合研究所重粒子医科学センター
（前附属病院　がん臨床センター
准教授・現在出向中）
野宮琢磨

一般的に多くの施設でがん治療に用いられている放射線治療はエックス線を用いたものです。エックス線とは赤外線や紫外線のような電磁波の仲間でエネルギーの強いものを指します。これに対して粒子線治療では炭素原子核など粒子そのものを加速器（シンクロトロン）内で加速し、がん病巣に照射します。粒子線治療には「陽子線治療」や「重粒子線治療」があり、それぞれ質量数が1の陽子、質量数が12の炭素原子核を用います。粒子線の特徴は貫通しやすいエックス線と異なり一定の深さで止まる性質を持つため、奥の正常臓器にほとんど障害を与えずがん病巣に絞って照射することが可能です。

同じ放射線でもエックス線や陽子線、重粒子線でがん細胞への効果が異なります。エックス線の効果を1とすると、陽子線の効果が約1・2倍、重粒子線の効果が2～3倍程と、粒子の重さに応じてがん細胞を死滅させる効果が強くなります。前に述べた「標的を狙い撃つ」効果と「強力な制がん作用」によって従来のエックス線治療よりも少ない副作用でかつ良い治療成績が報告されています。

写真（上）は骨盤に発生した未成年の骨肉腫（こつにくしゅ）の症例です。骨肉腫は放射線抵抗性のため通常のエックス線や抗がん剤治療では治すことが非常に困難な悪性腫瘍であり、この部位では手術も非常に困難です。従来の治療では治癒率が低いため重粒子線治療を紹介されました。

写真（下）は重粒子線治療を受けて5年後の状態です。腫瘍が消失して骨盤骨が再形成されており、この時も歩ける状態を維持しています。この症例のように重粒子線治療によって今までほとんど治癒が見込めなかった疾患でも治る患者さんが増えています。他にも前立腺がん、肺がん、頭頸部（けいぶ）がん、肝臓がん、子宮がん、その他多くのがんに適用されています。

課題として、重粒子線治療は国が定める「先進医療」のため約３００万円が自己負担とやや経済的負担が大きいことが挙げられますが、最近のがん保険では先進医療がサポートされている商品も豊富であり、また難治性疾患の一部は近年、国の医療保険適用を受けられる見込みが高いと言われています。

現在、国内で重粒子線治療を受けられる場所は千葉県の放射線医学総合研究所をはじめ兵庫県、群馬県の３カ所で、４カ所目となる佐賀県では２０１３年完成予定、５カ所目となる神奈川県では建設が決定し、全国に導入施設が増えつつあります。山形大学でも重粒子線治療導入計画が進行しており、東北地方でもより効果の高いがん治療が受けられるようになることが期待されます。

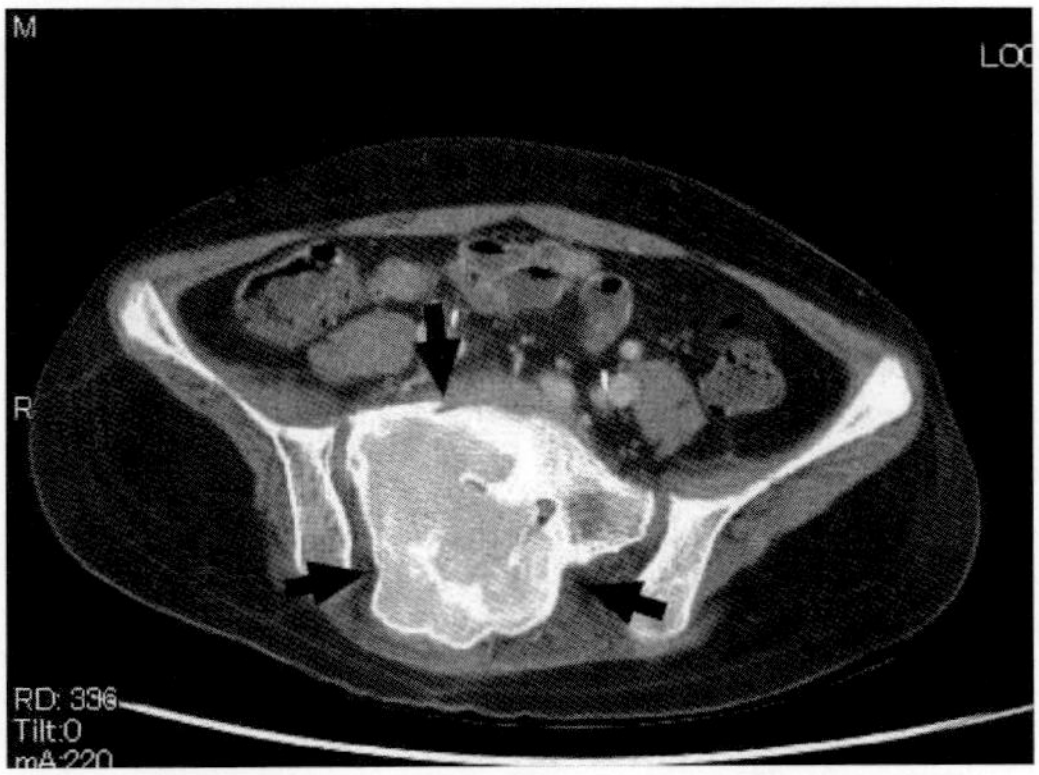

重粒子線治療前の骨肉腫の CT 画像（矢印ががん病巣）

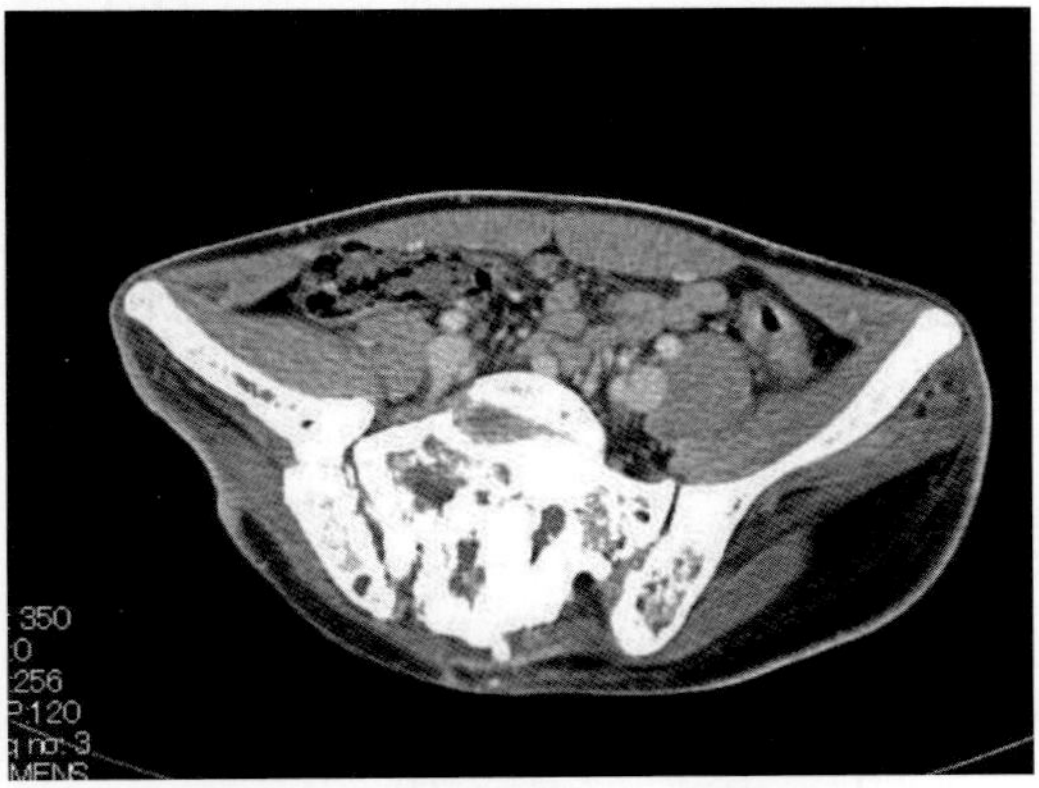
重粒子線治療後の骨肉腫の CT 画像

新たなPET検査　正確に診断、治療効果的に

附属病院放射線診断科　助教
桐井一邦

ポジトロン断層撮影（PET）は、フルオロデオキシグルコース（FDG）の保険適応により、がんの診療になくてはならない検査になりました。以前この「がんを知る」の特集の中でも紹介されましたが、FDGという薬を用いたFDG-PET検査は最もよく行われているPET検査です。FDGはブドウ糖に類似した薬であり、体内でブドウ糖を盛んに消費する部位に集まる性質があります。これを利用して、ＣＴやＭＲＩでは分からなかったがんの糖代謝が評価でき、がんの発見や治療効果の判定に役立っています。今回は、FDG以外の薬を用いたPET検査について紹介したいと思います。

メチオニンという薬を用いたメチオニンPET検査があります。メチオニンはヒトの体に大切な必須アミノ酸の一つで、普通食事などから摂取しています。このメチオニンに放射線を放出する物質（放射性物質）を結合したものが、PETで用いるメチオニンという薬です。がんは正常の組織よりもアミノ酸の代謝が盛んであり、メチオニンをたくさん取り込む性質があります。この性質を利用して、メチオニンをより多く取り込むがんを検出することができます。

現在行われているFDG-PET検査では、がんだけではなく糖をたくさん消費する正常の組織や炎症が起こっている部分にも薬が集まってしまい、がんとの区別が難しい場合があります。メチオニンPETではがん

をよりはっきり見つけることができ、特に脳腫瘍の診断に有効です。

FDG-PETでは正常の脳組織にも薬が集まってしまうために腫瘍がわかりにくいのですが、メチオニンは正常の脳にはあまり集まらないため、腫瘍をよりはっきりととらえることができるのです。

もう一つ別の薬を紹介します。フルオロミソニダゾール（F-MISO）という薬です。この薬も放射線を出すPETの薬ですが、体に注入すると、がんの内部で特に酸素が少ない部分である「低酸素領域」に集まる性質があります。がんの内部に低酸素領域があると、抗がん剤治療や放射線治療が効きにくいということが分かっています。治療を行う前にこのF-MISO PET検査を行って低酸素領域があるかどうかを診断できると、より効きやすい抗がん剤を選んだり、効きづらい部分により多く放射線を当てることができ、治りにくいがんを十分に治療することができます。

このように新しい薬を用いることによって、がんの正確な診断と効果的な治療が行えるようになりますが、残念なことに、これらの新しい薬は現在のところ日常診療で使うことができません。健康保険の適応薬剤として承認されていないからです。山形大学附属病院ではどのような薬でも作れる設備を整えており、いつでも新しいPET検査を行うことができます。今後PETで使える薬の開発や保険適応の拡大が進んで、がんの治療に役立つことを期待しています。

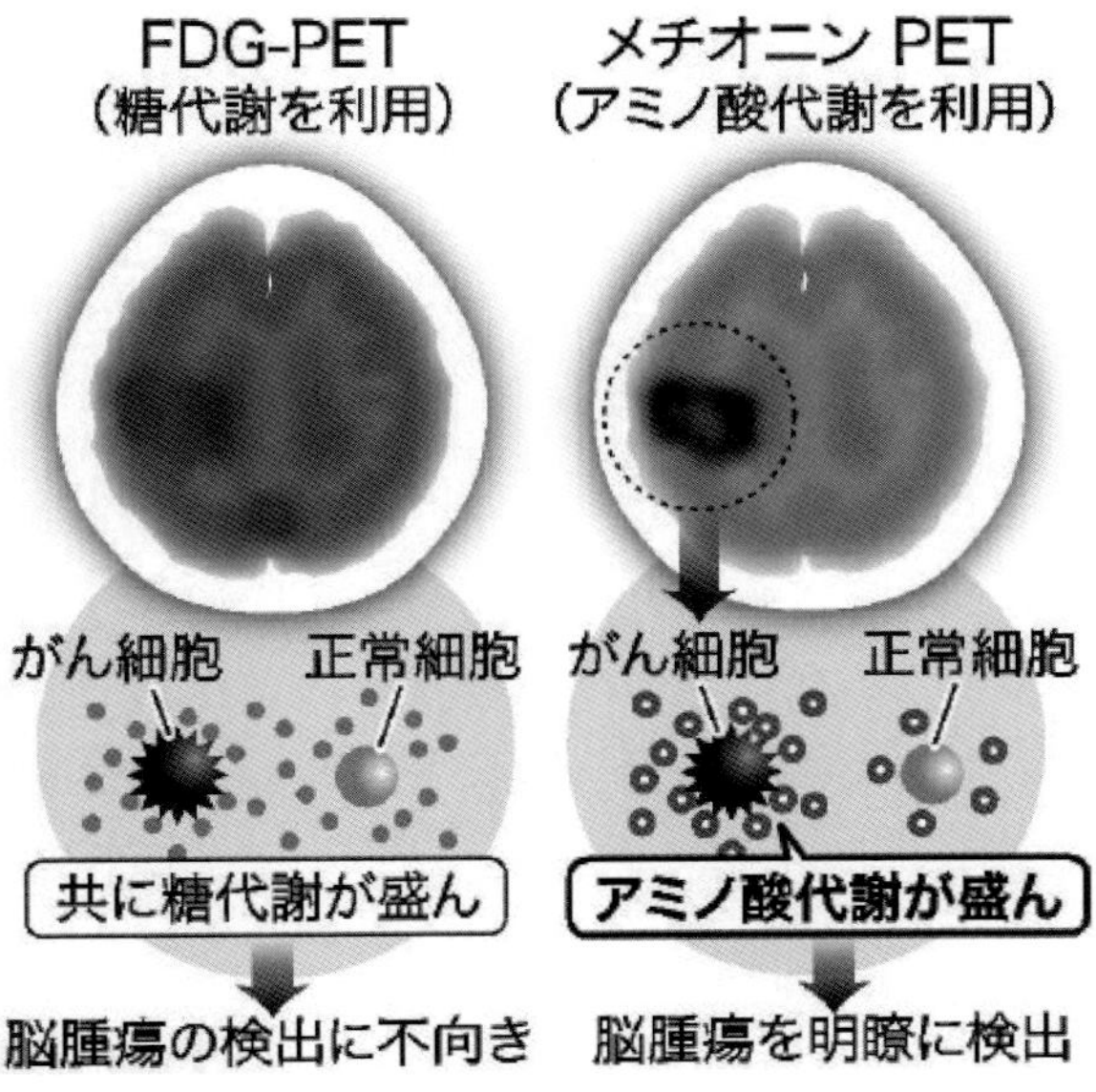

化学療法後の高次脳機能障害　回復可能、早めに相談を

高次脳機能障害　教授　鈴木匡子

このシリーズでお伝えしているように、今や多くのがん患者さんが治療により回復し、普通の家庭生活や社会生活に復帰します。化学療法も外来で行うことが多くなり、治療を続けながら働く方も増えてきました。化学療法により、食欲不振や疲れやすさなど体調の変化がくることはよく知られています。それとは別に、10年あまり前から、化学療法後に「集中力がなくなった」「仕事の効率が落ちた」など脳機能に関係する訴えをもつ患者さんがまれにいることが分かってきました。これは「化学療法（ケモテラピー）に伴う脳機能（ブレイン）の変化」ということで「ケモブレイン」と呼ばれます。

ケモブレインの症状を訴えるのは、化学療法を受けた患者さんのごく一部ですが、社会復帰して初めて「おやっ、どうしたのだろう」と気づくことが多いのです。入院中は治療に専念していて、あまり難しいことはやりませんし、家庭に帰ってもしばらくは周囲の方がいろいろと手助けしてくれるので気づかないのかもしれません。神経心理学的な検査をしてみると、注意力や記憶力の軽度の低下、複数の事を同時に進める機能の低下などが見られる場合があります。

ケモブレインの症状は軽いものが多く、周囲の人からみては分からないことがほとんどです。しかし、本人にしてみれば、「どうして仕事がうまくいかないのだろう」と不安な気持ちになることでしょう。そのよ

うな時は、まず主治医に相談して、必要な場合は高次脳機能科など専門家の診察を受けることで、よりよい対応をとることができます。

ケモブレインの原因はまだはっきりせず、特に関連する薬剤も明らかではありません。欧米の研究では、乳がんの化学療法後のケモブレインが主に報告されていますが、他のがんでの報告もあります。MRI などで脳に形態上の変化はなく、ケモブレインの症状は化学療法終了後、時間とともに改善してくることが知られています。ですから、もし症状が出た場合でも、日々の生活の中での対応策やリハビリテーションを工夫して、回復を促すことは十分可能だと考えられます。

自分の状態をよく知って、早めに相談することが、がんの治療中や治療後の QOL（生活の質）を高めることにつながります。

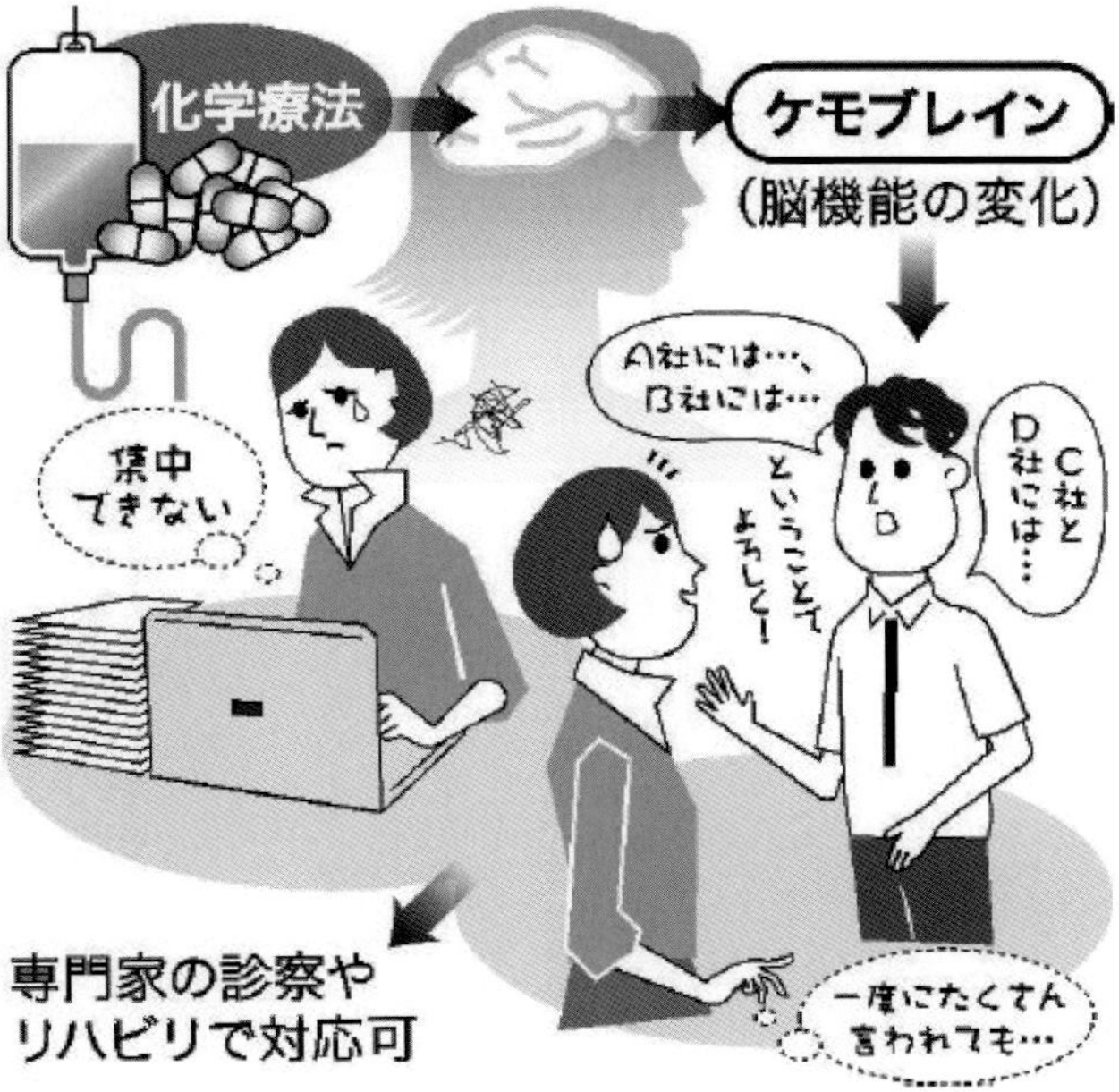
化学療法
ケモブレイン
（脳機能の変化）
集中できない
A社には…、B社には…
C社とD社には…
ということでよろしくー!
一度にたくさん言われても…
専門家の診察やリハビリで対応可

大腸がん最新の治療　完治へ術前術後に補助療法

臨床腫瘍学講座　助教
福井忠久

20年ほど前は大腸がんに有効な抗がん剤はないと言われていました。手術をしても肝臓や肺に転移があると、数カ月で不幸な転機を迎える患者さんが多かったと思います。しかし、大腸がんの抗がん剤治療は目覚ましく進歩しており、最近の治療戦略は大きく変化しています。

まず、完治する患者さんを増やす試みとして、肝臓（転移先として最も多い）に転移のある方への術前補助化学療法があります。手術前に抗がん剤治療を行い、肝臓の病変を小さくする事で、完治を目指した手術ができるようになります。例えば「肝臓の腫瘍が血管に接しているが、もう少し小さければ手術が可能になる」といった状況です。

次に術後補助化学療法で再発率を下げる試みです。手術後半年間にわたり抗がん剤治療を行う事で、20％ほど再発率を下げる事ができます。しかし、術前補助化学療法、術後補助化学療法はすべての患者さんに行われる訳ではありませんので、担当医と十分相談してください。

根治手術ができなかった（手術しても残存病変がある）患者さんに対しても、寿命を延ばす目的で抗がん剤治療が行われます。抗がん剤と分子標的治療薬を併用する事で、さらに治療成績の向上が期待されます。

現在日本で使用される分子標的治療薬は2種類、血管新生阻害薬として「アバスチン」と、抗EGFR（上皮成長因子受容体）阻害薬として「ベクティビックス」「アービタックス」があります。血管新生阻害薬は腫瘍の栄養血管をつぶして兵糧攻めにする薬剤です。一方、抗EGFR阻害薬は腫瘍細胞表面にある増殖のスイッチをブロックする薬剤です。

これらの分子標的治療薬をさまざまな抗がん剤と組み合わせて使用することで、平均3年以上の延命効果が期待できるようになりました。20年前は数カ月の生命予後であったのが、現在は3年以上に延びたことは分子標的治療薬などの新薬の登場が大きく寄与しています。

今年6月に行われた米国臨床腫瘍学会（ASCO）では、さらに新しい治療薬の発表がありました。「Regorafenib（BAY 73-4506）」は血管新生や増殖シグナルを阻害する新しい分子標的治療薬です。標準治療での効果がなくなった患者さんを対象にした国際共同試験（日本も参加）での有効性が報告されました。米国ではすでに新薬使用申請が提出されましたので、日本でも早く使用可能になることを期待したいところです。

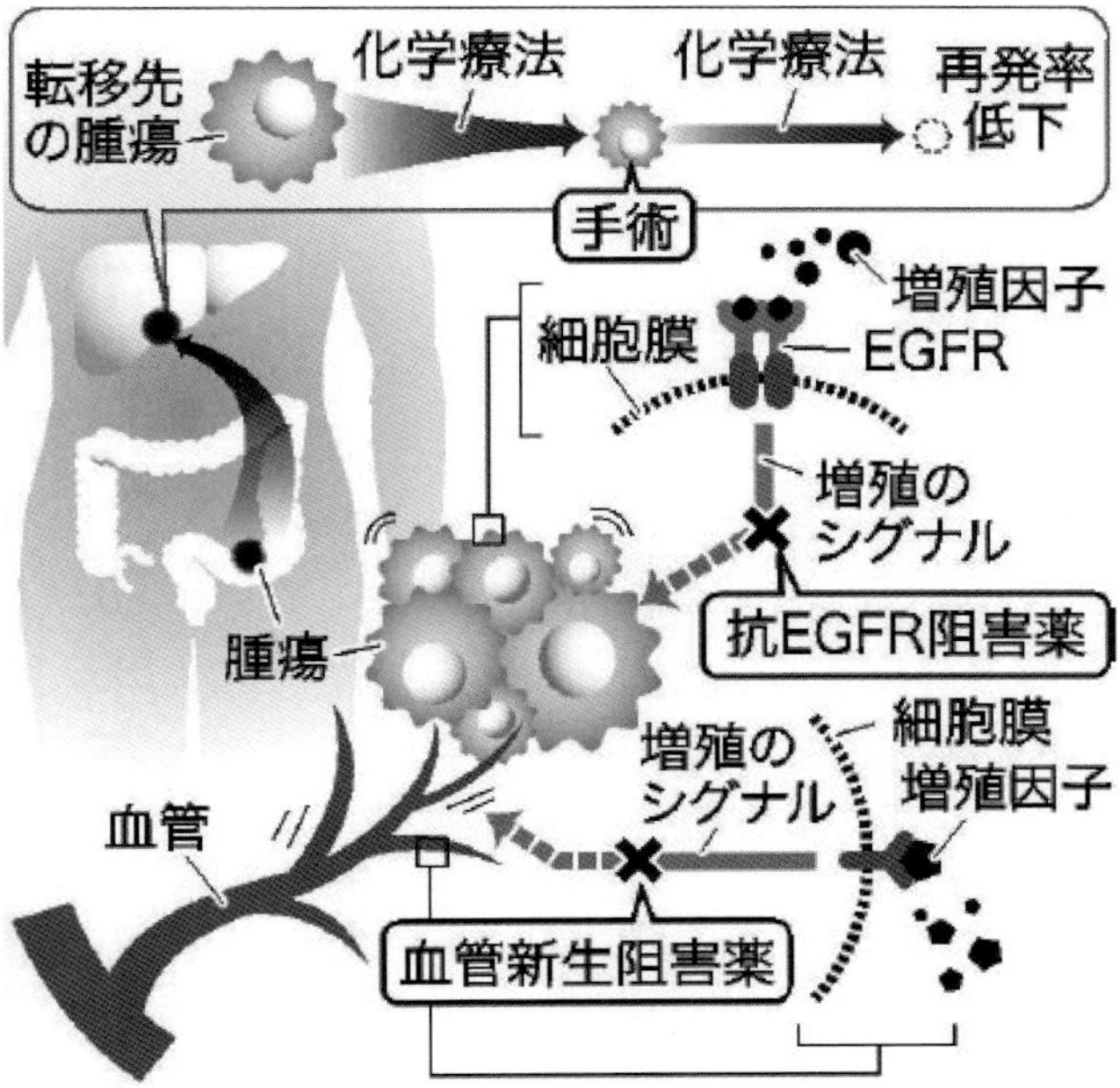

がんを知る● 20120819

連載のおわりに　正しい情報、正しく理解を

がん臨床センター長　根本建二

国民の2人に1人ががんになり、3人に1人ががんで亡くなる時代です。がんは誰にとっても大きな問題となっています。がんという病気は命に関わる病気ですし、怖い、知りたくないという気持ちになることも理解できます。でも、よく考えてみますと一番怖いのは先が見えない、わからないということだと思います。

がん医療では実に多くの取り組みが行われており、その情報も多彩です。最近は情報と言えばインターネットの時代になりつつありますが、ネットもいろいろな情報が飛び交い、さらには口コミによる情報も氾濫しています。中には営利目的としか思えないたいへん怪しいものも少なくありませんし、真に受けてしまうと無駄な出費をしたり、受けるべき治療の機会を失ったりということも起こり得ると思います。

県内のがん診療連携拠点病院（県立中央病院、山形市立病院済生館、山形大学医学部附属病院、日本海総合病院、公立置賜総合病院、県立新庄病院、鶴岡市立荘内病院）には、がん患者さん専用の相談窓口が設置されており、がんに関するいろいろな相談を無料で受けられる体制が整っています。電話での相談を受け付けている場合も多く、特に耳慣れない治療法などについてはネットや口コミ情報をうのみにしないで、この窓口で相談してから対応を考えることをお勧めします。相談方法など詳しくは各病院にお問い合わせください。

国立がん研究センターのがん対策情報センターでも信頼できる情報を数多く提供しています。「がんになったら手にとるガイド」、「もしも、がんが再発したら」など、さまざまな冊子が無料でダウンロードできるようになっています（http://ganjoho.jp/public/qa_links/hikkei/index.html）。がん患者さんや家族の方は一度目を通してみてはいかがでしょうか？　きっと役に立つ情報が載っているはずです。

この連載企画でも、がんに関する正しい情報を正しく理解していただくことを主眼として山形大学医学部の多くの専門家が執筆を行ってきました。今回でいったん終了となりますが、皆さまのがんに対する理解は進みましたでしょうか？　〝がんを知り〟〝がんと向き合っていく〟ために、少しでもお役に立てたとすれば幸いです。

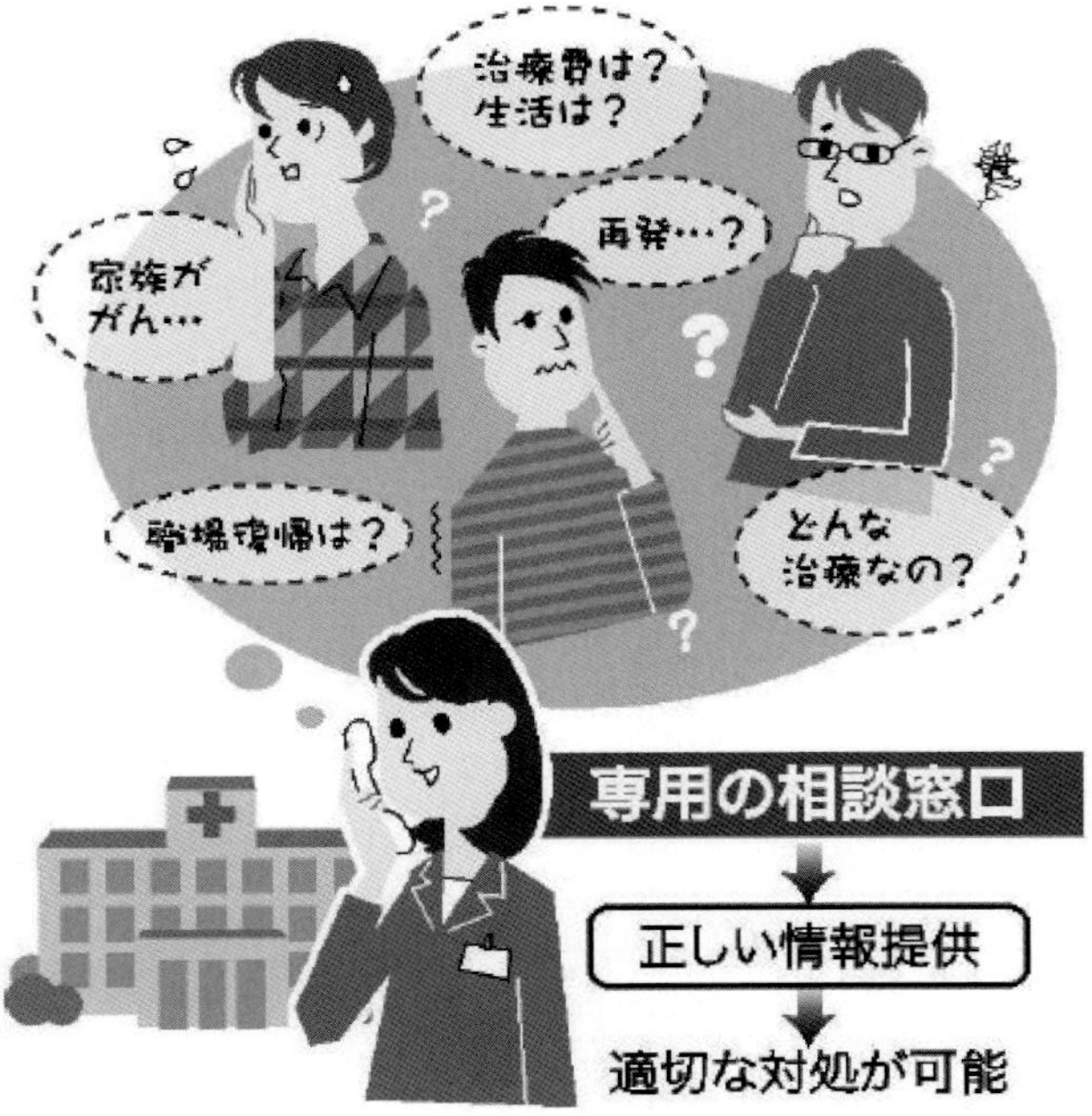
治療費は？
生活は？
家族が
がん…
再発…？
職場復帰は？
どんな
治療なの？
専用の相談窓口
正しい情報提供
適切な対処が可能

がんを知る

2015年1月30日　初版　第1刷発行

編　集　嘉山孝正
発行者　小山清人
発行所　山形大学出版会
〒990-8560
山形県山形市小白川町1-4-12
電　話　023-628-4016（編集）
023-677-1182（販売）
印　刷　藤庄印刷株式会社

Printed in Japan
ISBN978-4-903966-24-3